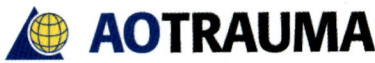

# 创伤骨科软组织治疗手册

# Manual of Soft-Tissue Management in Orthopaedic Trauma

主编　David A Volgas　Yves Harder
主审　曾炳芳
主译　柴益民　张长青

山东科学技术出版社

## 主编

**David A Volgas**, MD, Associate Professor
Department of Orthopaedic Surgery
University of Missouri
One Hosptial Missouri
DC053.00
US – Columbia, MO 65212

**Yves Harder**, MD, PD
Department of Plastic Surgery and Hand Surgery
Klinikun rechts der lsar
Technische Universität München
Ismaninger Straβe22
DE – 81675 Munich

## 编辑顾问

**Thomas P Rüedi**, MD, Professor, FACS
Founding and honorary member of the AO Foundation
Im Brisig
CH – 7304 Maienfeld

## 编者

**Sammy Al – Benna**, MD, MB ChB, PGCNano, MRCS
Department of Plastic and Reconstructive Surgery
BG University Hosptial Bergmannsheil
Ruhr University Bochum
Bürkle – de – la – Camp – Platz 1
DE – 44789 Bochum

**Christoph Andree**, MD
Department of Plastic and Aesthetic Surgery
Sana Hosptial Düsseldorf
Gräulingerstraβe 120
DE – 40625 Düsseldorf

**Jeffrey Anglen**, MD, FACS, FAAOS, Professor of Orthopaedics
Indiana University School of Medicine
541 Clinical Drive, Suite 600
US – Indianapolis, IN 46202

**Volker A Braunstein**, MD
Surgical Hospital and Health Center
Ludwig – Maximiliars – University
Nussbaumstarβe 20
DE – 80336 Munich

**Angelo M Biraima**, MD
Division of Plastic Surgery and Hand Surgery
Department of Surgery
University Hospital Zurich
Ramistrasse 100
CH – 8091 Zurich

**Maurizio Calcagni**, MD
Division of Plastic Surgery and Hand Surgery
Department of Surgery
University Hospital Zurich
Rämistrasse 100
CH – 8091 Zurich

**Claudio Contaldo**, MD, PD
Division of Plastic Surgery and Hand Surgery
Departement of Surgery
University of Surgery
Rämistrasse 100
CH – 8091 Zurich

**John S Early**, MD, Professor
University of Texas Southwestern Medical Center
Texas Orthopaedic Associates, L.L.P
8210 Walnut Hill Ln #130
US – Texas, TX 75231

**Dominique Erni**, MD, Professor
Plastic Surgery Erni
Küferweg 9
CH – 6403 Küssnacht

**Jian Farhadi**, MD, PD
Department of Plastic Surgery
Guy's and St Thomas' Hospital
Westminster Bridge Road
UK – SE1 7EH London

**James R Fricke**, MD, Chairman
Department of Orthopaedics and Rehabilitation
Broke Army Medical Center
3851 Roger Brooke Drive
US – Fort Sam Houston, TX 78234

**Elmar Fritsche**, MD
Department for Hand and Plastic Surgery
Cantonal Hospital Lucerne
CH – 6016 Lucerne

**Pietro Giovanoli**, MD, Professor
Division of Plastic Surgery and Hand Surgery
Department of Surgery
University Hospital Zurich
Rämistrasse 100
CH – 8091 Zurich

**Jörg Grünert**, MD, Professor
Department of Hand, Plastic and
Reconstructive Surgery
Cantonal Hospital St Gallen
Rorschacherstrasse 95
CH – 9010 St Gallen

**Merlin Guggenheim**, MD
Division of Plastic Surgery and Hand Surgery
Departement of Surgery
Unversity' Hospital Zürich
Rämistrasse 100
CH – 8091 Zürich

**Yves Harder**, MD, PD
Department of Plastic Surgery and Hand Surgery
Klinikum rechts der Isar
Technische Universität München
Ismaninger Straße 22
DE – 81675 Munich

**William J Harrison**, MD, Associate Professor,
MA (Oxon), FRCS
Countess of Chester Hospital
Liverpool Road
UK – CH2 1UL Chester

**Urs Hug**, MD
Department for Head and Plastic Surgery
Cantonal Hospital Lucerne
CH – 6016 Lucerne

**Refael Jakubietz**, MD
Department of Trauma, Hand and Plastic Surgery
Julius – Maximilians – University
Oberdürrbacherstr. 6
DE – 97080 Würzburg

**Daniel F Kalbermatten**, MD, PD, PhD, MPhil
Division of Plastic and Reconstructive Surgery
University Hospital Basel
Spitalstrasse 21
CH – 4031 Basel

**Stefan Langer**, MD, Professor
Department of Plastic and Reconstructive Surgery
BG Universtiy Hosptial Bergmannsheil
Bürkle – de – la – Camp – Platz 1
DE – 44789 Bochum

**L Scott Levin**, MD, FACS, Paul B Magnuson
Professor of Bone and Joint Surgery,
Professor of Surgery Chairman
Department of Orthopaedic Surgery
Hospital of the Universtiy of Pennsylvania
3400 Spruce Street, 2 Silverstein
US – Philadelphia, PA 19104 – 4283

**Douglas W Lundy**, MD
Orthopaedic Surgery
61 Whitcher Street, Suite 1100
US – Marietta, GA 30060

**Jörn A Lohmeyer**, MD
Department of Plastic Surgery and Hand Surgery
Klinikum rechts der Isar
Technische Universität München
Ismaninger Straße 22
DE – 81675 Munich

**James N Long**, MD, FACS, Associate Professor
Division of Plastic, Reconstructive, Hand and
Microsurgery
University of Alabama
510 Twentieth Street South, FOT1152
US – Birmingham, AL 35294

**Hans – Günther Machens**, MD, Professor
Department of Plastic Surgery and Hand Surgery
Klinikum rechts der Isar
Technische Universität München
Ismaninger Straße 22
DE – 81675 Munich

**Stefan Milz**, MD, Professor
Department of Anatomy
Ludwig – Maximilians – University
Pettenkoferstraße 11
DE – 80336 Munich

**Themistocles S Protopsaltis**, MD, Assistant
Professor of Orhtopaedic Surgery
School of Medicine
New York University
301 East 17th Street, Room 413
US – New York, NY 10003

**Farid Rezaeian**, MD
Department of Plastic Surgery and Hand Surgery
Klinikum rechts der Isar
Technische Universität München
Ismaninger Straße 22
DE – 81675 Munich

**Timo Schmid**, MD
Department of Orthopaedic Surgery
University Hospital of Berne
CH – 3010 Berne

**Maxime Servaes**, MD
Divison of Plastic, Reconstructive and Aesthetic Surgery
St Luc University Hospital of Brussels
Avenue Hippocrate, 10
BE – 1200 Brussels

**James P Stannard**, MD, Professor
Chairman, Orthopaedic Surgery Department
Missouri Orthopaedic Institute
University of Missouri
1100 Virginia Avenue, fourth floor
US – Columbia, MO 65212

**Hans – Ulrich Steinau**, MD, Professor
Department of Plastic and Reconstructive Surgery
BG University Hospital Bergmannsheil
Bürkle – de – la – Camp – Platz 1
DE – 44789 Bochum

**Lars Steinsträßr**, MD, Professor, FACS
Department of Plastic and Reconstructive Surgery
BG Universtiy Hospital Bergmannsheil
Bürkle – de – la – Camp – Platz 1
DE – 44789 Bochum

**Ulrich Stöckle**, MD, Professor, FACS
Department of Trauma Surgery
BG Trauma Hospital
University of Tübingen
Schnarrenbergstraße 95
DE – 72076 Tübingen

**Robert D Teasdall**, MD, Professor
Department of Orthopaedic Surgery
Wake Forest University
Medical Center Boulevard
US – Winston – Salem, NC 27157

**Esther Vögelin**, MD, PD
Department of Plastic, Reconstructive and
Aesthetic Surgery
Inselspital Berne
Freiburgstrasse
CH – 3010 Berne

**David A Volgas**, MD, Associate Professor
Department of Orthopaedic Surgery
University of Missouri
One Hospital Drive
DC053.00
US – Columbia, MO 65212

**Reto Wettstein**, MD
Division of Plastic, Reconstructive and Aesthetic
Surgery, Hand Surgery
Solothurn Hospitals and University Hospital Basel
Schöngrünstrasse 42
CH – 4500 Solothurn

**Mirjam Zweifel – Schlatter**, MD
Plastic Surgery
Private Practice
Marktplatz 5
CH – 4001 Basel

主　审　曾炳芳

主　译　柴益民　张长青

译　者　（以姓氏笔画为序）

王　挺　刘生和　孙鲁源　苏　琰　吴旭华

邹　剑　汪春阳　宋文奇　张　弛　张智长

金东旭　郑宪友　胡承方　郭彦杰　梅国华

盛加根　韩　培　薛剑锋　魏海峰

# 前　言

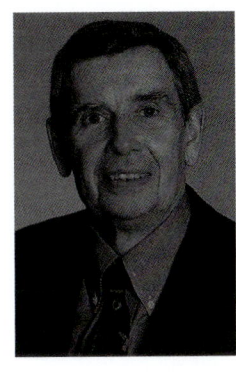

Thomas P Rüedi,医学博士,教授,FACS
AO 基金会创始和名誉会员

真的有出版 AO 软组织处理方面的知识的需要吗？特别是当骨折的微创治疗技术日趋成熟，创伤也比传统手术更小时？即便如此，不幸的是有这样一句话经常被忘记或者被忽视"骨折首先且最重要的是软组织损伤，然后才是骨骼损伤"。这实际上证明了这本书的出版能成为对骨折手术有用的且有价值的辅助手册。

我们可以通过开学习班推广理论，演示操作，教大家如何应用螺钉、接骨板以及其他一些内植物，来固定裸露的、极为复杂的骨折。然而，我们却无法模拟我们手术中一直会用到的骨折复位技巧，也无法在模型上教大家如何去评估和处理软组织损伤。

尽管 AO 创始人在他们早期的教学中强调保护软组织及骨骼血运的重要性，但是大家关注的焦点主要放在骨折的解剖复位和坚强内固定的相关力学研究，这导致术中切口暴露过大，对骨折块操作粗暴，骨膜严重剥离。人们常常孤立地看待骨折，忽视了其血运及周边的软组织，因此常造成骨坏死、骨延迟愈合或骨不连、感染及其他并发症。

50 多年前 AO 就提出并倡导对开放性骨折进行早期清创和手术固定，并证实这对骨折周围软组织的恢复非常重要。目前，无论是闭合还是开放骨折，对损伤仔细评估，正确的手术时机选择和诊疗计划的确认，以及熟练的手术对骨折预后仍然相当重要。此外，特殊区域的软组织条件、皮肤缺损、大面积软组织缺损，也激发了我们对软组织损伤修复的兴趣。

这本书的内容是关于四肢软组织创伤的处理，其目的在于为大家提供一个基础背景及基本理论，以及专家处理软组织损伤，特别是皮肤损伤的经验。只有通过正确清创，利用健康有活力的软组织覆盖创面，才能确保肢体抵抗内在和外在的感染。同样，骨折也只能在可靠的软组织条件下才能愈合。

这本书的两位主编，一位是来自美国的骨科和创伤外科医生 David A Volgas，他对软组织手术有特殊兴趣；另一位是来自瑞士的整形修复外科医生 Yves Harder，他在普通外科、创伤和基础研究方面有深厚的背景。他们邀请了许多来自世界各国的专家，为这本教科书贡献自己的知识和经验。主要针对的人群是那些想全面掌握创伤治疗的低年资及高年资医生。

本书第一章是软组织处理原则，主要介绍骨与软组织的解剖以及它们受损后的愈合过程，损伤机制；以及损伤的评估与分类，治疗模式、机制、损伤和软组织处理的原则、损伤的分类。然后重点介绍创面的治疗策略以及伤口的稳定和处理。在接下来的章节里，讨论了创面闭合的原则及手术技术，包括常用的局部皮瓣和带蒂皮瓣。关于游离皮瓣和其他一些非常用技术也在本书中提及，但未作详细描述，因为这些内容是本领域专家理应掌握的知识。最后我们还介绍了术后护理以及并发症的危害和处理。为了配合文字内容，我们还配上了插图、表格、视频剪辑以及一些病例资料。这些病例所涉及的内容由浅入深，从外科医生都应掌握的基本知识，到专家掌握的修复重建技术，包括显微技术。

  本书主要是帮助大家提高软组织处理原则的认识，无法代替外科医生的临床实践。

# 致 谢

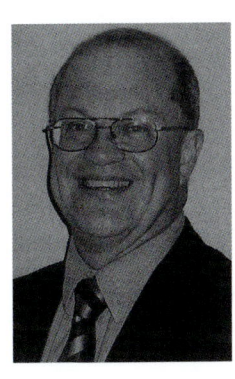

David A Volgas，医学博士，副教授

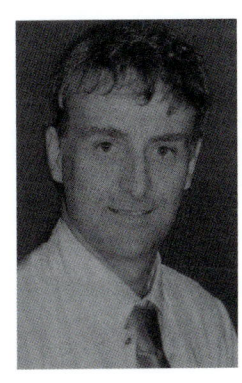

Yves Harder，医学博士，PD

从这个项目最初的构想开始，Thomas P Rüedi 就不断地提供鼓励、帮助和支持。在他漫长的职业生涯中，作为一位对创伤外科有特殊兴趣的外科医生，作为 AO 基金会的创始成员之一，他一直在手术中强调并教导同伴以及住院医师关于软组织损伤处理的原则。他帮助完成了这个项目，并召集人员协助对本书精炼和校对。他的帮助非常宝贵，衷心感谢他对整个项目的指导和帮助。

我们也希望表达对诸位编写章节专家的感谢，他们从非常繁忙的临床实践中抽出时间完成这项工作。我们相信，这一努力将大大促进外科医生的教育。我们也想感谢所有提供材料的外科医生，这些材料包括照片，或是能帮助我们产生有益学习材料的手术室技能，如案例报告，Dr Ladislav Nagy 就是其中之一。

AO 团队提供了资源、专业知识和机会，这是本书不可或缺的。Urs Rüetschi 和 Kathrin Lüssi 自始至终对本书的出版给予了支持。特别要感谢 Sigrid Unterberg，她在规划、管理方面不知疲倦，并对这个复杂的项目提出了建议。每当出现困难，她都帮忙克服。要感谢所有的插图画家，特别是作为主要插图画家的 Jecca Reichmuth、Simone Monhart Wüthrich 和 Susanne Stettler。Roger Kistler 和 Tom Wirth 做了大量的工作，如排版；而 Carl Lau 和 Barbara Gernert 帮助校对。视频团队的 Mike Laws 对创作过程最有帮助，Robin Greene 慷慨地提供配音，制作了有益的学习材料。还要感谢 GmbH，Basel。

最后，要感谢 Thieme 出版社在出版和发行这本书方面的帮助。

# 译者的话

创伤是当今人类三大死因(肿瘤、心脑血管病、创伤)之一,轻者累及肢体,重者危及生命,成为危害人类健康的杀手。机械化和交通业的飞速发展使创伤的发生率有增高的趋势。在创伤中,致死率最高的为颅脑及胸腹复合伤,而发生率和致残率最高的却是四肢和脊柱损伤,占全部创伤的75%~90%。因此,骨折的治疗理所当然地成为创伤骨科要处理的主要内容。

什么是骨折?它不再像以前人们所认为的是骨骼的连续性遭到破坏和丧失,而是一种软组织损伤,只是碰巧骨骼也断了而已。这是因为,骨折作为肢体创伤的结果,总是伴有不同程度的软组织损伤;更重要的是,软组织损伤的处理对伤肢的最初治疗,有时甚至是最终的治疗都起着决定性作用。临床经验告诉我们,骨折的治疗和骨支架作用的重建固然重要,但肢体软组织的修复却是骨折愈合和功能恢复的必备条件,应当把软组织的处理和骨骼连续性的重建有机地结合起来。

作为国际创伤骨科领域最有影响力的研究组织,内固定研究学会(AO)一直致力于骨折治疗的基础和应用研究;为提高骨折治疗的效果,设计并制造出各种新型有效的、用于骨折内固定的内植物,开发应用和普及推广相应的适宜技术,为提高创伤骨科的技术水平,改善骨折患者的服务质量作出了巨大的贡献。AO还与时俱进,更新和改进骨折治疗的原则和理念,提出在累及关节的骨折等治疗上必须做到骨折的解剖复位,通过骨片间加压实现骨折绝对稳定的固定;而骨干骨折的治疗原则从机械固定模式演变为生物固定模式,不再强调骨片间的加压和骨折的坚强固定,转而力求间接复位、恢复骨骼的长度、轴线排列和旋转对位,提供相对稳定的固定方式,目的是保护骨折端局部的血液供应不受进一步的损害,为骨折的愈合维持良好的生物学环境。生物学固定治疗长骨骨折的理念已经为广大临床医师所接受,骨折治疗的AO原则被奉为创伤骨科治疗的"圣经",成为主导骨折治疗的优势技术。面对复杂的骨折,人们在复位和固定骨折时都注意善待软组织,摒弃那种不惜牺牲骨骼软组织的血供一味追求骨折解剖复位的劣习,采用闭合复位或间接复位技术实现骨折的功能复位,倡导微创技术、应用适宜的内植物为骨折提供牢固的相对稳定固定,迅速平稳地达到骨折的间接愈合。保护骨骼软组织的血供,维持骨折部位的生物学环境,成为临床医生处理长骨骨干复杂骨折必须遵循的准则和努力实践的自觉行为。不过,这还不是肢体骨折治疗的全部,因为善待软组织在很多情况下是对闭合损伤而言;对开放性骨折,尤其是合并软组织缺损的病例,软组织损伤的修复和创面的覆盖是经治医生无法回避的难题,处理时需要专门的知识和技术。

现在,AO又出版了《创伤骨科软组织治疗手册》,可谓及时!本手册为肢体软组织损伤的处理提供科学依据,阐述业已验证的基础教程,介绍专家们处理软组织损伤,特别是皮肤损伤的实用技巧。这本手册秉承AO教育的模式,着重传授理念和原则,授人以渔,让读者从中悟出知识的真谛和技术的核心并理解、消化、掌握,成为自己临床实践的借鉴和指南。本书在阐述软组织处理的原则时也是大处着眼、小处着手,细到术中手术器械的操作要点,无一遗漏。对于应用解剖,其内容不仅是面面俱到,而且与软组织处理的主题结合得非常紧密,叙述的内容均不容忽视。对于软组织损伤机制的阐述可以说是周到至极,无疑是学习和掌握软组织损伤处理技术必不可少的基础,值得读者认真阅读、熟记、应用。术前评估、损伤的分级是正确处理所不可或缺的,本书也作了详尽叙述,特别是对上肢和下肢保肢的优缺点分别论述,相信对临床判断和抉择有指导意义，认真掌握和灵活应用一定会给医生和病人的沟通提供不少依据和便利。软组织损伤的处理策略是本书的重点之一，叙述的规范完全可以当做临床路径加以仿效，临床上据此提高软组织损伤处理的效果一定在情理之中。创面处理在软组织损伤的治疗中可以说是最直接和最重要的部分，本书分4章叙述确有必要，内容之详尽、技术之全面、描述之准确，足以使读者受益匪浅。肢体软组织损伤本身就可能伴发许多其他组织或器官的损害，处理过程中也潜在发生各种并发症的可能，是软组织损伤处理的重要内容，不仅需要随时注意预防其发生，更要在一旦发生之后及时采取措施亡羊补牢，以最大限度地减轻病患的痛苦，竭尽所能保留或恢复伤肢的功能，为病人造福，本书在这方面也有独到的论述。本书的最后一章是病例介绍，是本手册最精彩之处，它不仅依技术等级分别例证，更重要的是陈述的方式别具一格。作者把处理病例的过程连同思考的径路呈现给读者，只要认真阅读细细领会，一定能从中得到不少启迪。尽管每个病例的处理方式未必是唯一的，也可能有其他更好的处理手段，但是作者用自己的例证为我们展现一种处理方式可能取得的结果，足以成为读者在自己临床实践中治疗类似病例时的借鉴。

上海市第六人民医院骨科组织一群从事修复重建的年轻医生，由柴益民和张长青两位主任带领，将AO的这本手册翻译成中文，由山东科学技术出版社有限公司出版发行。这无疑为提高我国创伤骨科的技术水平，改善我国创伤病人的治疗效果做了一件有益的工作。他们几易其稿，力图准确无误地把AO专家们的著作介绍给我国的读者。应当说他们做到了！尽管由于理解的原因，不同语种的转换可能会存在意义的偏差，但本质是一致的，核心的内容完全得到了正确的表达。我愿意代表受益的读者们对本书的编译者和出版商表示我们衷心的感谢，也希望读者们在阅读和仿效之余，不妨对译著的用词和表述提出改进的意见，以便日后再版时使之更臻完善！

上海市创伤骨科临床医学中心主任

2013年4月

# 缩略语

| | | | |
|---|---|---|---|
| ABI | 踝肱指数 | MIF | 巨噬细胞移动抑制因子 |
| ATLS | 高级创伤生命支持 | MRI | 磁共振成像 |
| bFGF | 碱性成纤维细胞生长因子 | MRSA | 耐甲氧西林葡萄球菌 |
| BMI | 体重指数 | MSC | 骨髓间充质干细胞 |
| CRP | C反应蛋白 | NISSSA | 神经、缺血、软组织、骨骼、休克、年龄评分 |
| CT | 计算机断层扫描 | NPWT | 创面负压技术 |
| DSA | 数字减影血管造影术 | ORIF | 切开内固定 |
| ED | 急诊室 | PDGF | 血小板衍生生长因子 |
| FDA | 美国食品药品管理局 | PDS | 聚对二氧杂环己酮 |
| FGF-2 | 成纤维细胞生长因子-2 | PLA | 聚乳酸 |
| FTSG | 全厚皮片 | PMMA | 聚甲基丙烯酸甲酯 |
| GCS | 格拉斯哥昏迷计分 | PMN | 分叶核白细胞 |
| HFS | 汉诺威骨折评分 | pO2 | 氧分压 |
| HIT | 肝素诱发的血小板减少症 | psi | 每平方英寸磅数 |
| HPL | 高压灌洗 | PU | 灌注单位 |
| IL | 白介素 | SPARC | 酸性富含胱氨酸分泌型蛋白 |
| INR | 国际标准化比值 | SSRI | 血清素再摄取抑制剂 |
| IV | 静脉注射 | STSG | 中厚皮片 |
| LDF | 激光多普勒血流量计 | TGF-β | 转化生长因子-β |
| LEAP | 下肢评估项目 | TNF-α | 肿瘤坏死因子-α |
| LISS | 微创内固定系统 | UFH | 普通肝素 |
| LMWH | 低分子肝素 | VAC® | 负压封闭吸引 |
| LPL | 低压灌注 | VEGF | 血管内皮生长因子 |
| LSI | 保肢指数 | VRE | 耐万古霉素肠球菌 |
| MESS | 毁损肢体严重程度评分 | | |

# 目 录

1 软组织处理原则 …………………… 1
  1.1 正确处理软组织的重要性 ………… 1
  1.2 术前准备 …………………………… 1
    1.2.1 皮肤准备 ……………………… 1
    1.2.2 止血带的使用 ………………… 1
    1.2.3 切口设计 ……………………… 1
  1.3 术中原则 …………………………… 4
    1.3.1 器械选择 ……………………… 4
    1.3.2 器械操作 ……………………… 9
    1.3.3 止血 …………………………… 12
    1.3.4 手术野止血 …………………… 12
  参考文献 ………………………………… 12

2 软组织与骨骼基本解剖原则和功能
  ………………………………………… 13
  2.1 解剖概述 …………………………… 13
  2.2 筋膜系统:结缔组织系统 ………… 13
    2.2.1 引言 …………………………… 13
    2.2.2 血管轴和来源血管 …………… 14
    2.2.3 血管分布 ……………………… 14
    2.2.4 血管丛 ………………………… 14
    2.2.5 微循环 ………………………… 16
    2.2.6 静脉回流系统 ………………… 17
    2.2.7 神经支配 ……………………… 17
  2.3 皮肤和皮下组织 …………………… 17
    2.3.1 皮肤结构 ……………………… 17
    2.3.2 临床意义 ……………………… 17
  2.4 肌腱和肌肉 ………………………… 18
  2.5 骨 …………………………………… 19
    2.5.1 骨组成 ………………………… 19
    2.5.2 骨膜血供 ……………………… 19
    2.5.3 骨内膜血供 …………………… 19

  2.6 血管解剖的局部变异 ……………… 20
    2.6.1 概论 …………………………… 20
    2.6.2 头颈部 ………………………… 20
    2.6.3 躯干 …………………………… 20
    2.6.4 上肢 …………………………… 20
    2.6.5 下肢 …………………………… 20
  参考文献 ………………………………… 20

3 软组织损伤的机制 ………………… 22
  3.1 钝性创伤 …………………………… 22
    3.1.1 引言 …………………………… 22
    3.1.2 直接创伤 ……………………… 22
    3.1.3 挤压伤 ………………………… 23
  3.2 穿透伤 ……………………………… 24
    3.2.1 引言 …………………………… 24
    3.2.2 弹道伤 ………………………… 24
    3.2.3 病理生理 ……………………… 26
    3.2.4 武器伤的特点 ………………… 27
    3.2.5 爆炸伤 ………………………… 28
  3.3 剪切伤 ……………………………… 29
    3.3.1 引言 …………………………… 29
    3.3.2 闭合脱套伤 …………………… 29
    3.3.3 开放脱套伤 …………………… 30
    3.3.4 张力性水疱 …………………… 30
  参考文献 ………………………………… 31

4 软组织与骨的愈合 ………………… 33
  4.1 皮肤与皮下组织 …………………… 33
    4.1.1 组织对创伤的初期反应
        概述 ………………………… 33
    4.1.2 伤口愈合分期 ………………… 35
  4.2 肌肉和肌腱 ………………………… 36
    4.2.1 肌肉的愈合 …………………… 36

|     |       |                              |      |
| --- | ----- | ---------------------------- | ---- |
|     | 4.2.2 | 肌腱的愈合                   | 37   |
| 4.3 | 骨    |                              | 38   |
|     | 4.3.1 | 正常骨愈合的分期             | 38   |
|     | 4.3.2 | 一期愈合与二期愈合           | 39   |
| 4.4 | 影响愈合的因素               |      | 41 |
|     | 4.4.1 | 概述                         | 41   |
|     | 4.4.2 | 全身因素                     | 41   |
|     | 4.4.3 | 局部因素                     | 42   |
| 参考文献 |                              |      | 43 |

5 软组织损伤的术前评估与分型 ……… 45

- 5.1 软组织损伤的术前评估 ……… 45
  - 5.1.1 评估的基本原则 ……… 45
  - 5.1.2 外伤史的评估 ……… 45
  - 5.1.3 损伤和组织活性的临床评估 ……… 46
  - 5.1.4 外伤和组织活性的非临床评估 ……… 48
  - 5.1.5 损伤的记录 ……… 51
- 5.2 分级系统 ……… 51
  - 5.2.1 概述 ……… 51
  - 5.2.2 Gustilo-Anderson 分级 ……… 51
  - 5.2.3 Hanover 骨折量表（HFS）… 54
  - 5.2.4 AO 软组织分级 ……… 54
  - 5.2.5 国际红十字会战伤分级 ……… 54
- 5.3 保肢——优缺点 ……… 60
  - 5.3.1 概述 ……… 60
  - 5.3.2 上肢 ……… 63
  - 5.3.3 下肢 ……… 65
- 参考文献 ……… 66

6 治疗策略 ……… 68

- 6.1 急诊处理 ……… 68
  - 6.1.1 引言 ……… 68
  - 6.1.2 急诊室组织结构 ……… 68
  - 6.1.3 创伤患者的一般处理 ……… 69
  - 6.1.4 创伤诊室清创和冲洗 ……… 70
  - 6.1.5 细菌培养、抗生素和破伤风抗毒素的作用 ……… 70
  - 6.1.6 伤口包扎 ……… 70
- 6.2 多学科决策制订和分期处理 ……… 70
  - 6.2.1 引言 ……… 70
  - 6.2.2 创伤/骨科医师的作用 ……… 70
  - 6.2.3 修复重建外科医师的作用 ……… 71
  - 6.2.4 危险肢体的决策 ……… 72
  - 6.2.5 治疗步骤分期 ……… 72
- 参考文献 ……… 72

7 伤口的稳定 ……… 74

- 7.1 清创原则 ……… 74
  - 7.1.1 引言 ……… 74
  - 7.1.2 组织活力的评估 ……… 74
  - 7.1.3 清创技术 ……… 76
  - 7.1.4 小结 ……… 77
- 7.2 冲洗技术 ……… 77
  - 7.2.1 冲洗的时机和目的 ……… 77
  - 7.2.2 冲洗容量 ……… 78
  - 7.2.3 抗生素冲洗 ……… 78
  - 7.2.4 加压冲洗 ……… 79
  - 7.2.5 小结 ……… 81
- 7.3 骨折固定 ……… 81
  - 7.3.1 骨折固定的原理和作用 ……… 81
  - 7.3.2 骨折固定的方法 ……… 82
  - 7.3.3 小结 ……… 82
- 参考文献 ……… 83

8 伤口闭合和覆盖原则 ……… 84

- 8.1 临床决策原则 ……… 84
  - 8.1.1 伤口处理的历史背景 ……… 84
  - 8.1.2 患者和伤口情况的评估 ……… 84
  - 8.1.3 术前计划和手术时机选择 ……… 85
  - 8.1.4 手术原则 ……… 87
  - 8.1.5 结果分析 ……… 87
- 8.2 重建的目的 ……… 87
  - 8.2.1 引言 ……… 87
  - 8.2.2 线性概念与新的模块方法 ……… 87
- 参考文献 ……… 89

## 9 伤口护理 ························· 90

### 9.1 敷料 ························· 90
- 9.1.1 伤口包扎的目的 ········ 90
- 9.1.2 传统敷料 ··············· 90
- 9.1.3 现代敷料 ··············· 91
- 9.1.4 抗微生物敷料 ·········· 91
- 9.1.5 止血敷料 ··············· 93
- 9.1.6 生物敷料 ··············· 93

### 9.2 局部抗生素治疗 ············ 94
- 9.2.1 不可吸收抗生素珠链治疗 ························· 94
- 9.2.2 可吸收的抗生素珠链治疗 ························· 96

### 9.3 伤口负压治疗
- 9.3.1 基本生理学概念 ········ 96
- 9.3.2 适应证和禁忌证 ········ 98
- 9.3.3 伤口处理 ··············· 99

### 9.4 替代方法 ··················· 101
- 9.4.1 胶体敷料 ··············· 101
- 9.4.2 蛆虫清创疗法 ·········· 103
- 9.4.3 其他方法 ··············· 104

参考文献 ························· 104

## 10 伤口的关闭与覆盖技术 ······ 107

### 10.1 一期和二期伤口关闭 ······ 107
- 10.1.1 引言 ··················· 107
- 10.1.2 一期伤口关闭 ········· 107
- 10.1.3 二期关闭 ·············· 114

### 10.2 皮肤移植及其替代物——原则 ························· 116
- 10.2.1 引言 ··················· 116
- 10.2.2 植入 ··················· 116
- 10.2.3 中厚植皮 ·············· 117
- 10.2.4 全厚植皮 ·············· 119
- 10.2.5 皮肤替代品 ··········· 120
- 10.2.6 脱套伤皮肤的皮肤移植 ························· 120
- 10.2.7 移植方法及敷料包扎 ························· 123
- 10.2.8 术后护理 ·············· 124

### 10.3 组织瓣总则 ················ 125
- 10.3.1 组织瓣的定义 ········· 125
- 10.3.2 组织瓣分类 ··········· 125
- 10.3.3 损伤区域与组织瓣手术 ························· 131
- 10.3.4 血管的术前评价与组织瓣手术 ··············· 131
- 10.3.5 延迟手术 ·············· 132

### 10.4 局部皮瓣——原则 ········· 132
- 10.4.1 引言 ··················· 132
- 10.4.2 随意皮瓣 ·············· 132
- 10.4.3 轴型皮瓣 ·············· 139

### 10.5 区域皮瓣——基本原则和常用组织瓣介绍 ························· 144
- 10.5.1 引言 ··················· 144
- 10.5.2 筋膜皮瓣 ·············· 144
- 10.5.3 肌瓣 ··················· 156

### 10.6 游离皮瓣——原则 ········· 165
- 10.6.1 历史 ··················· 165
- 10.6.2 游离皮瓣手术的基本考虑因素 ··············· 166
- 10.6.3 游离皮瓣的适应证和种类 ························· 168
- 10.6.4 游离皮瓣供区后遗症 ························· 172

### 10.7 术后处理 ··················· 173
- 10.7.1 引言 ··················· 173
- 10.7.2 术后伤口的即时护理 ························· 173
- 10.7.3 患者的活动和负重 ······ 174
- 10.7.4 皮瓣覆盖后的二期手术 ························· 175

参考文献 ························· 175

## 11 并发症 ························· 179

### 11.1 创伤相关并发症 ············ 179
- 11.1.1 引言 ··················· 179
- 11.1.2 骨筋膜室综合征 ······ 179
- 11.1.3 横纹肌溶解症 ········· 183
- 11.1.4 神经损伤 ·············· 183

### 11.2 清创不完全的并发症 ······ 184
- 11.2.1 引言 ··················· 184

11.2.2　浅表感染 ················ 184
　　11.2.3　深部感染 ················ 184
　　11.2.4　气性坏疽 ················ 186
　　11.2.5　清创后的功能重建 ······ 188
　11.3　软组织覆盖相关并发症 ············ 188
　　11.3.1　一期关闭伤口的并发症
　　　　　 ························· 188
　　11.3.2　皮肤移植的并发症 ······ 188
　　11.3.3　皮瓣相关并发症 ········ 191
　11.4　术后粘连及瘢痕挛缩 ··········· 198
　　11.4.1　引言 ···················· 198
　　11.4.2　皮肤移植物及皮瓣
　　　　　 粘连 ···················· 198
　　11.4.3　瘢痕异常增生以及瘢痕
　　　　　 挛缩 ···················· 200
　参考文献 ···························· 202

**12　病例** ······························ 204
　12.1　技术等级Ⅰ:病例1 ············ 205
　12.2　技术等级Ⅰ:病例2 ············ 208
　12.3　技术水平Ⅰ:病例3 ············ 211
　12.4　技术等级Ⅰ:病例4 ············ 213
　12.5　技术等级Ⅰ:病例5 ············ 216
　12.6　技术等级Ⅱ:病例1 ············ 219
　12.7　技术等级Ⅱ:病例2 ············ 223
　12.8　技术等级Ⅱ:病例3 ············ 226
　12.9　技术等级Ⅱ:病例4 ············ 229
　12.10　技术等级Ⅱ:病例5 ············ 232
　12.11　技术等级Ⅱ:病例6 ············ 235
　12.12　技术等级Ⅲ:病例1 ············ 238
　12.13　技术等级Ⅲ:病例2 ············ 241
　12.14　技术等级Ⅲ:病例3 ············ 244
　12.15　技术等级Ⅲ:病例4 ············ 247
　12.16　技术等级Ⅲ:病例5 ············ 250
　12.17　技术等级Ⅳ:病例1 ············ 253
　12.18　技术等级Ⅳ:病例2 ············ 257
　12.19　技术等级Ⅳ:病例3 ············ 259
　12.20　技术等级Ⅳ:病例4 ············ 264

**附录** ·································· 270

# 1　软组织处理原则

译者　孙鲁源　梅国华

## 1.1　正确处理软组织的重要性

作者　James N Long

骨折几乎都伴有不同程度的软组织损伤,但通常情况下仅仅是骨折周围的软组织损伤。尽管医生不能改变原始伤害导致的组织损伤程度,但是他们可以技巧性地使用器械和牵拉来避免加重原有的软组织损伤。相反,为了骨折的解剖复位,医生往往忽视因广泛显露骨折而导致的医源性损伤,更为常见的是手术助手粗暴牵拉对软组织造成进一步的损伤。然而,即使在没有骨折的情况下,软组织亦有可能受到广泛的损伤,而不正确的处理方法必然会导致功能损害,如活动受限、疼痛等。

造成这个问题的原因是,低年资的骨科医生常常把注意力集中于对骨折的治疗,从而容易犯上述的错误。经典骨科教科书中并未对软组织处理技术进行详细描述,而高年资骨科医生常将手术切开和清创手术授权于低年资骨科医生,这样就等于放弃了传授正确的软组织操作方法的机会。本节将介绍器械的使用和牵开的基础知识,缝合技术将在"10.1　一期和二期伤口关闭"中进行讨论。

## 1.2　术前准备

作者　James N Long

### 1.2.1　皮肤准备

有效的皮肤消毒方法多种多样,但在具体使用这些消毒方法时,必须遵循医院的特定程序。在切开皮肤之前,必须将消毒液完全擦干。开放伤口内的大块异物(如污泥、大片砂石及树叶)一般应在术前去除,因为对大块异物不可能做到彻底消毒。

有碎砂石等异物隐藏其中的表浅擦伤需要特别注意。对于这种伤口,在采用外科洗手刷进行刷洗之前,需要轻柔地清洗。清洗操作必须仔细,不可过度用力,以免对软组织造成额外的伤害。谨记清洗目标是清除经外科擦洗即可去除的松散附着物。某些情况下,隐藏在真皮层下方的异物需要留待手术清创时进行清除。

一般来说,含碘消毒剂(如 Betadine®、Braunol®)对于皮下组织都具有一定的毒性,故对于开放伤口应尽量避免使用。含碘消毒剂还可以影响骨的生长,亦应避免使用于骨外露的部位。含乙醇消毒剂若未擦干,使用电凝时可能被点燃。

### 1.2.2　止血带的使用

四肢手术时,为了减少出血和简化手术操作(如切取皮瓣、解剖显露皮瓣血管蒂或者受区血管),常需要使用止血带。然而,如果术中能仔细止血,止血带并不需要常规使用;尤其在清创过程中,组织持续的点状出血对于判断其是否具有活力是非常关键的。过长时间地使用止血带,在放松止血带后由于肢体再灌注会促进肢体水肿形成,并会加重因骨折而导致的肢体水肿的程度。这与择期手术不同,后者术前并不存在水肿和炎症。

### 1.2.3　切口设计

具体治疗骨折时,手术切口必须能提供充足

的显露,同时损伤最轻。手术切口应该是可延长的,在这点上直切口要优于弧形切口。多数手术入路基于 Langer 线,有时也称为分裂线。Langer 线是人体解剖示意图上的拓扑线条,沿该线的皮肤弹性最小,它们和皮肤内胶原纤维的自然排列方向一致。Langer 线代表着皮肤内的小褶皱,允许皮肤沿着和它们垂直的方向伸展。轻捏皮肤或在检查可屈伸关节部位时容易见到(图 1.2 - 1)。外科医生在选择手术切口的位置和方向时,须沿着 Langer 线的方向进行切开。平行于 Langer 线的切口恢复较好,瘢痕形成较少,从而可减轻术后挛缩和对运动的限制。和 Langer 线相关的刺戳伤的方向对于伤口的表现可能具有相当重要的影响。

理论上,切口不应该经过骨突起部位(如尺骨鹰嘴或内踝),而应仔细地绕过它们以免在可能受压部位产生瘢痕。医生亦应考虑可能的后续手术需要,例如胫骨近端骨折后的二期膝关节置换术、组织缺损的二期局部或区域皮瓣修复手术(见 10.4、10.5)。

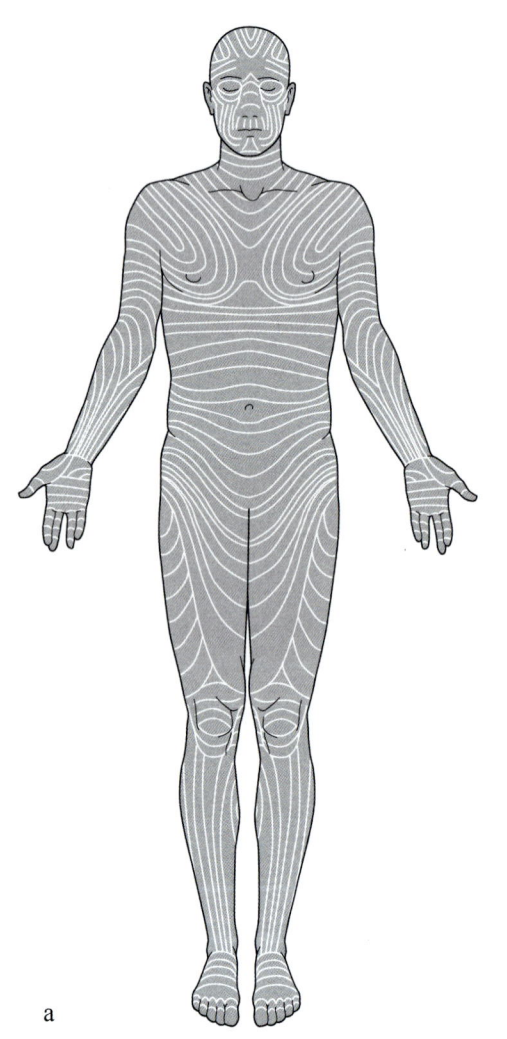
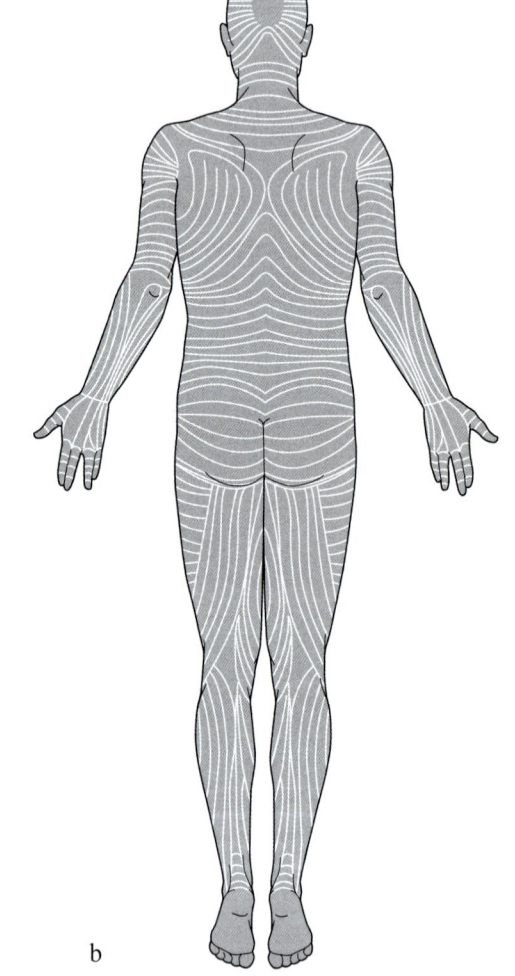

图 1.2 - 1　成人 Langer 线(即分裂线)的分布和方向
a.　前方视图
b.　后方视图

如果手术计划包括多个手术切口，须注意不要损害皮桥的血供。一般来说，皮桥应该尽可能地宽，对于随意皮瓣（见10.3）应有足够的长宽比。长宽比因皮瓣所在的位置（如上肢和下肢、大腿和小腿）而有所不同。手术医生需要清楚，切口之间组织的肿胀、淤伤及潜行脱套伤可能会带来问题。选择切口位置时，还要考虑到如何关闭切口以及伤口愈合后的瘢痕形成情况。骨突起部位的皮肤由于缺少皮下组织，抗剪切能力比较差，因而瘢痕常易于过敏并且不稳定。

手术医生常面临着这样一个问题：在需做切口的部位存在陈旧瘢痕或者做过皮肤移植。如果瘢痕已经超过6个月，可以根据需要做新的切口，而不必担心会造成皮桥坏死；移植皮肤在完全存活后（一般移植后6周）就可以做切口，但是注意不应该行潜行剥离。

横行裂伤比较常见，这种裂伤中断了筋膜内的垂直血流，会造成远端皮肤的血运受损。同时还常伴有骨折或者肌腱断裂。这种情况下，需要延长伤口以获得足够的显露从而利于检查、清创和最终的手术修复。伤口的延长有两种方式：Z型（图1.2-2a）和T型（图1.2-2b）。理论上，远侧皮肤的血供因为横行裂伤已经受损，沿与其垂直的方向延长伤口有利于通过伤口周围血管的向内生长而重建血流。如图1.2-2c~d所示，就从未受损部位的皮肤到伤口边界的距离而言，Z型切口长于T型切口。采用垂直切口延长横行裂伤是首选方法，应避免在延长切口处形成锐角。

尽管微创入路有许多优点[1]，但是小切口未必优于长切口。对于伤口边缘的过度牵拉和过多的皮下分离，会导致愈合不良和瘢痕形成。另外，经皮置入螺钉的刺戳伤口有损伤神经的危险（如腓浅神经）。对于开放性骨折的处理请参阅"7 伤口的稳定"。

总的说来，皮肤开放的时间越短则感染的风险越低，特别是在有创伤存在的情况下。然而，这并不意味着为了追求更短的手术时间可以放弃满意的关节面复位。组织一支有经验的团队而不是将操作委托于经验欠缺者，对于每一病例都完全有目的地进行处理，是保证疗效和缩短手术时间的正确之路。

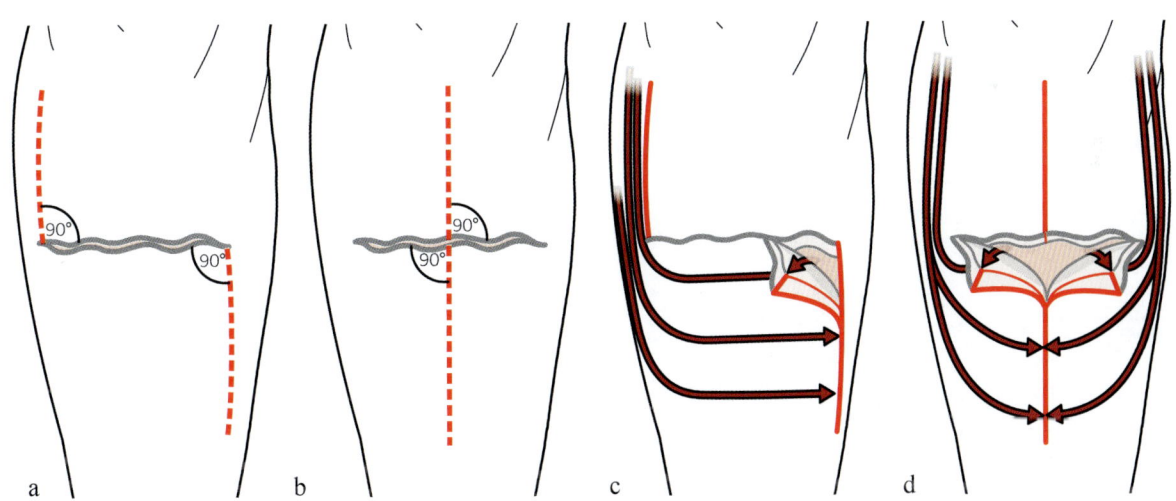

图1.2-2 横行伤口的处理
a. Z形延长切口（红点线＝计划切口）
b. 双T形延长切口（红点线＝计划切口）
c. Z形延长所形成皮瓣的灌注。注意血流必须横过提起的整个皮瓣区域（箭头）
d. 双T形延长所形成皮瓣的灌注。和图1.2-2c相比，灌注到切口（箭头）的距离仅为二分之一

## 1.3 术中原则

作者　James N Long

### 1.3.1 器械选择

**引言**

手术器械（视频1.3-1）是外科医生双手的延伸，用于对组织进行操作、显露手术视野或者对骨折进行复位和固定。选择合适的手术器械，可以为手术提供足够的显露，把对皮肤和所有其他组织所造成的损伤和张力降到最低，每一位外科医生都有不同的器械使用偏好，但器械的使用有一些总的指导原则和禁忌，总结如下。

**手术钳或手术镊**

骨科手术常用的手术镊有多种（图1.3-1），大号的鼠齿镊可用于夹持肌筋膜、骨块或者肌腱等较大的组织。大号的Ferris-Smith镊可用于夹持阔筋膜或者肌腱止点等更大的组织。小号Adson镊可用于皮肤、腹膜或神经束膜等纤细组织。DeBakey镊一般用于解剖神经-血管结构。小号的镊子产生的夹持力较大号镊子小。大号的带齿镊如鼠齿镊或者Ferris-Smith镊不可以在皮肤上使用。

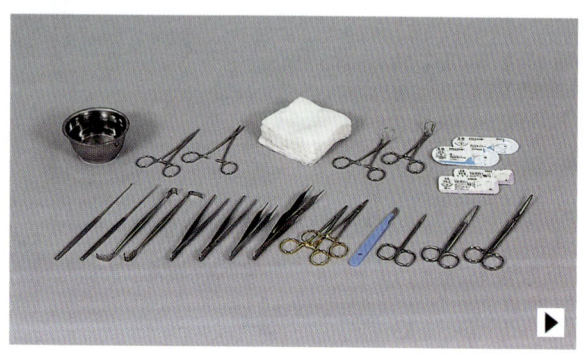

视频1.3-1　软组织手术所需的器械

对于各种不同的组织，除了所用的器械的大小，齿的结构，如平滑的或者锐利的（V形槽），也会影响夹持组织所需的力量。夹持组织时，平齿镊（如Cushing镊、Adson-Brown镊）依赖于其对于组织的压力，因而相对于直接通过锐齿刺入组织的锐齿镊（如鼠齿镊、Ferris-Smith镊）来说，前者的使用需要更大的力量。大号的Russian钳是向伤口内或者组织缺损部位置入骨移植物、海绵等的首选器械，而不是用于镊持组织。

**手术剪**

应根据所需分开或者分离的组织选择不同类型的手术剪（图1.3-2）。手术剪需要良好维护，保持关节平滑，并要定期磨锋或者更换。钝的手术剪不但不能有效地分离组织，反而会挤压组织，应避免使用，特别是在有组织外伤的情况下。

小号的Tenotomy和Reynolds剪专用于精细组织的解剖，如神经或者血管。Metzenbaum剪适合分离厚重组织，如阔筋膜。剪除缝线应该准备独立的线剪，因为线剪在使用后很快会变钝。

尖头剪用于剪开组织，而钝头剪更常用于分离组织。

**组织钳**

组织钳的结构和镊相似，分为带有锐齿的如Kocher钳、Mikulicz钳，以及无齿的如Pean钳。组织钳也具有不同的大小。最精致的钳、镊设计用于血管外科手术中，被称为无损伤钳和无损伤镊，在血管再吻合术中，它们咬合比较轻柔，不会损伤血管壁。

**牵开器**

牵开器有许多不同的类型，其中一些在手柄上带有棘齿，可以实现自动牵开；另外一些则为手持式。牵开器用于显露手术目的区域，如骨折部位。

平滑的牵开器依靠作用在其上的压力来控制其牵开的组织。钝头牵开器如美国军用牵开器或者Faraboeuf牵开器（图1.3-3），用于牵开少量或者中等量的组织。带齿牵开器或者锐头牵开器如Kilner牵开器、McIndoe牵开器，或Volkmann拉钩和牵开器（图1.3-4），带有钩或者锐齿，可以刺入软组织，用于牵开皮肤（Kilner, McIndoe牵开器）或者皮下组织和肌肉组织（Volkmann拉钩）。这类牵开器对于软组织的损伤相对较大，但是所需的牵引力量较小。Hibbs牵开器兼具这两种类

软组织处理原则

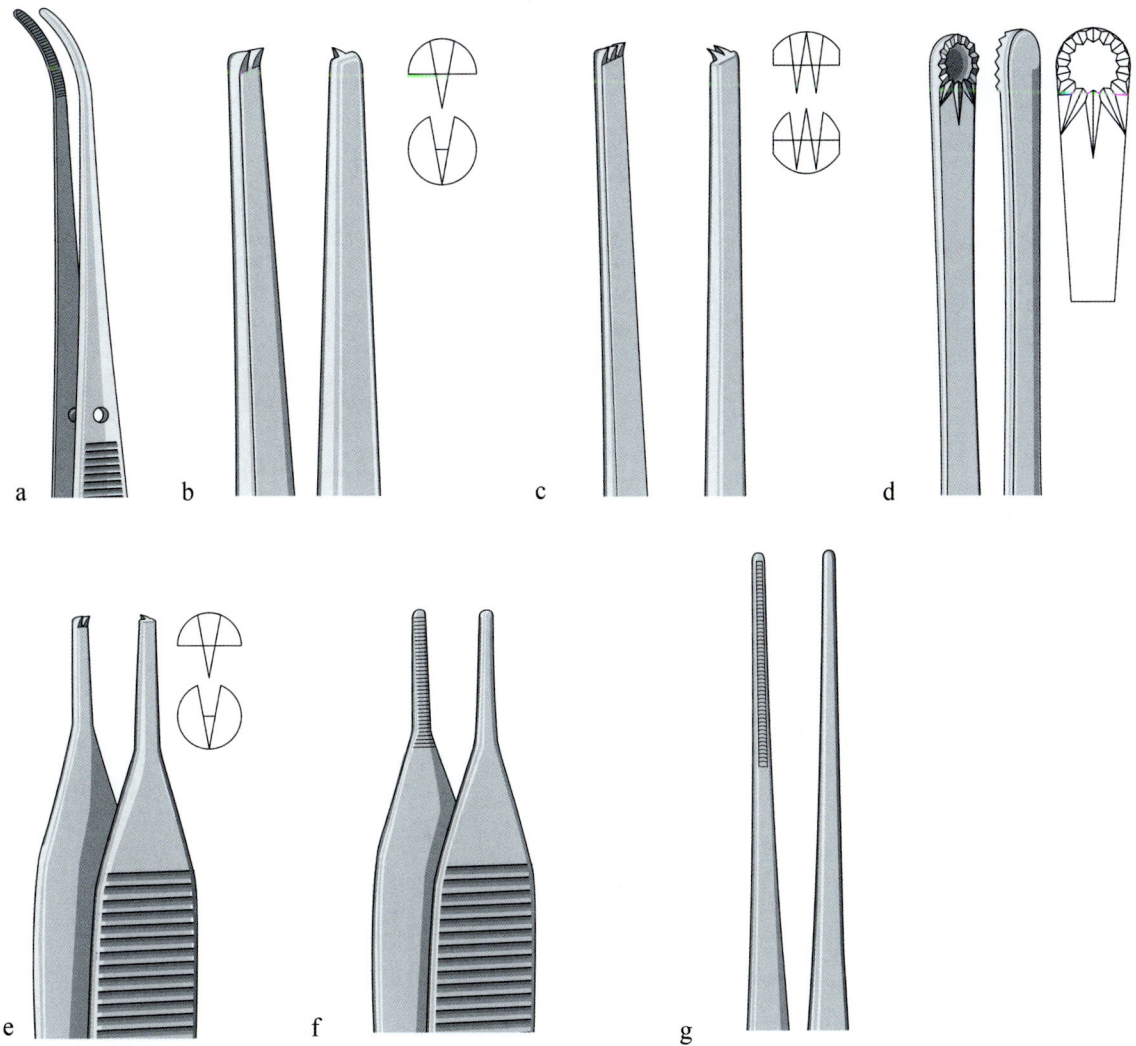

图 1.3-1　常用骨科手术镊
a. Cushing 镊（直镊和弯镊），有非绝缘镊和绝缘镊（电凝镊）两类
b. 鼠齿镊
c. Ferris-Smith 镊
d. Russian 镊
e. Adson 镊（外科镊）
f. Adson-Brown 镊（解剖镊）
g. DeBakey 镊（血管镊）

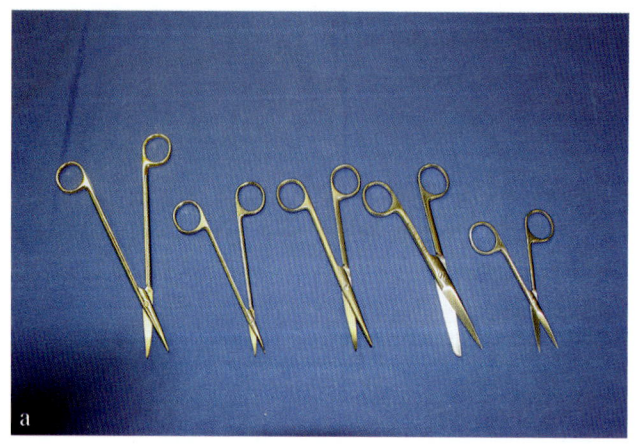
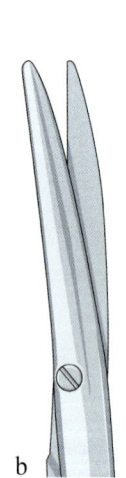
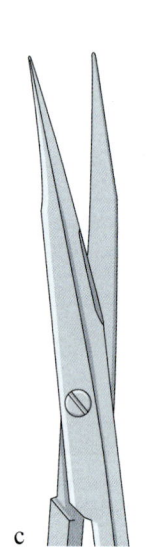
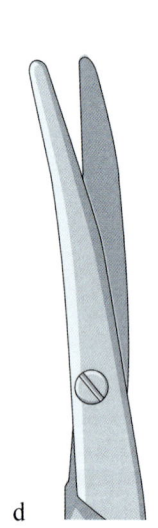
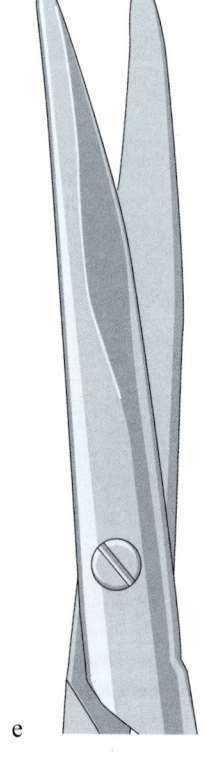
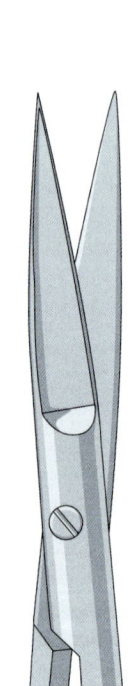

图 1.3-2　常用骨科手术剪
a. 概观
b. Tonnis-Adson 剪
c. Reynolds 剪
d. Metzenbaum 剪（弯剪）
e. Mayo 剪（直剪）
f. 可以用于剪缝线的小尖剪

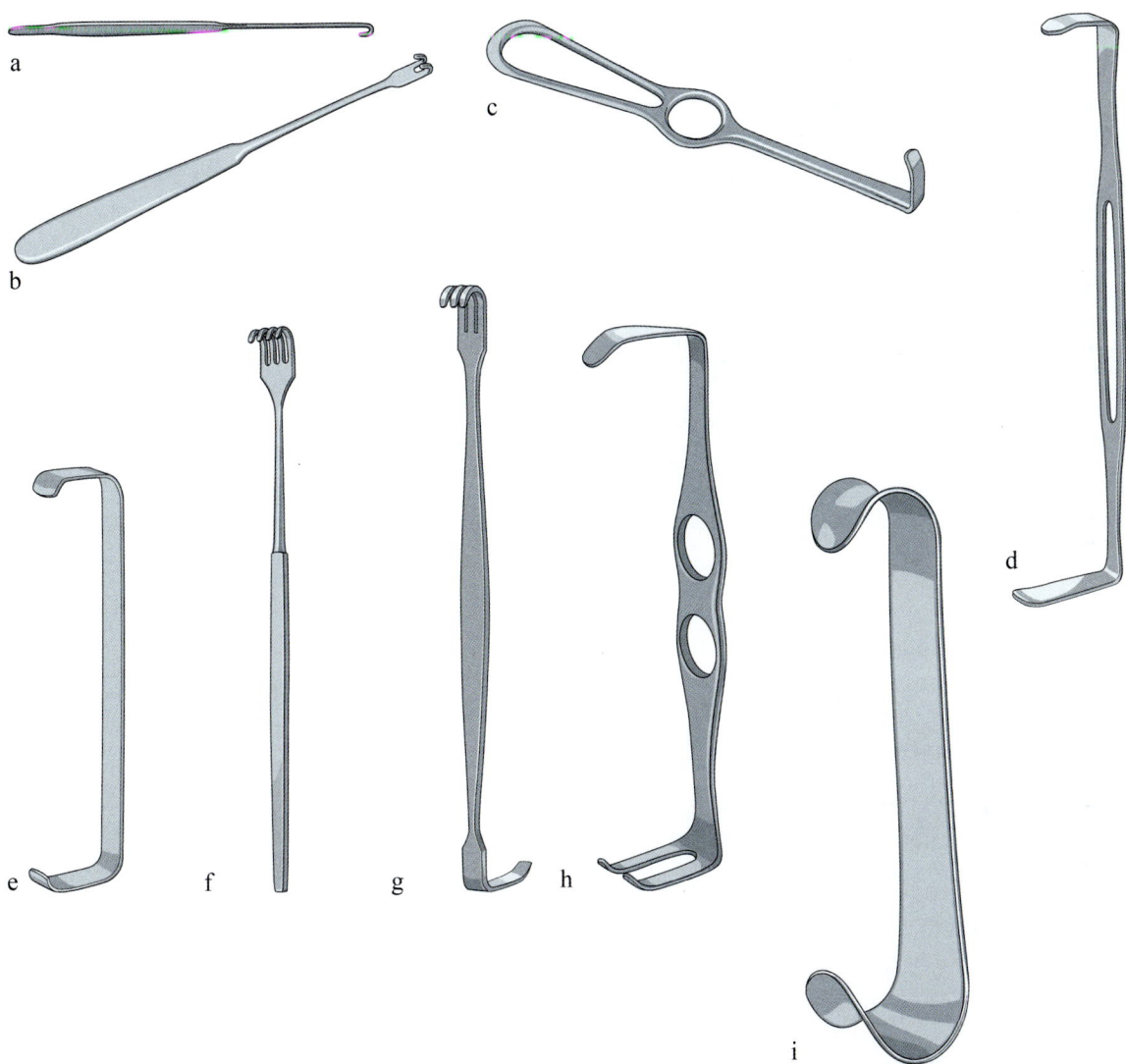

图 1.3-3 钝性牵开器
a. 单钩牵开器
b. 双钩牵开器
c. Langenbeck 牵开器（大）
d. 美国军用牵开器
e. Faraqboeuf 牵开器
f. 多钩牵开器
g. Senn-Miller 牵开器
h. Mathieu 牵开器
i. Roux 牵开器

型牵开器的特点,具有宽的、平滑的刃,刃的底部具有细齿。

自固定牵开器(图1.3-5)也具有锐头和钝头两种类型。这种牵开器可解放外科医生的双手。有一些牵开器如Weitlaner牵开器,将牵拉力量分散于大片区域,可暴露更多的深部组织;而其他类型的如Gelpi牵开器,则将牵拉力量集中于一块狭窄的区域。

杠杆牵开器如Hohmann、Bennett和双角Schumacher牵开器被设计放置于骨的周围,通过杠杆作用牵开组织。在接骨板固定长骨骨折以及骨盆骨折中常常会用到这些类型的牵开器。

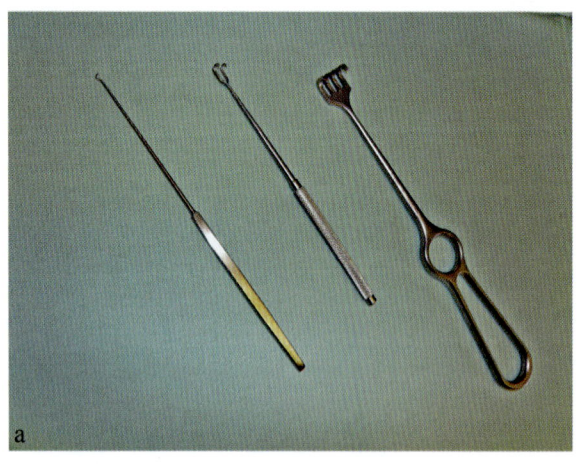

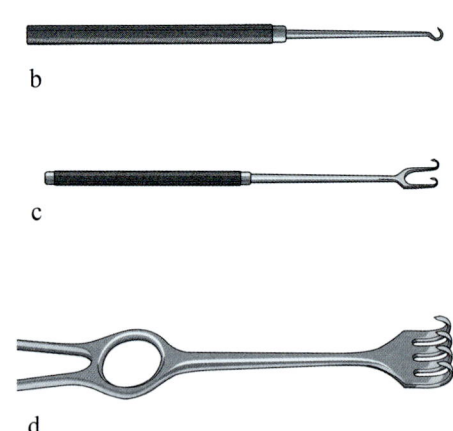

图1.3-4　骨科手术常用锐性牵开器
a. 概观
b. Kilner牵开器(即单头皮肤拉钩)
c. McIndoe牵开器(即双齿皮肤拉钩)
d. Volkmann牵开器(即多齿拉钩)

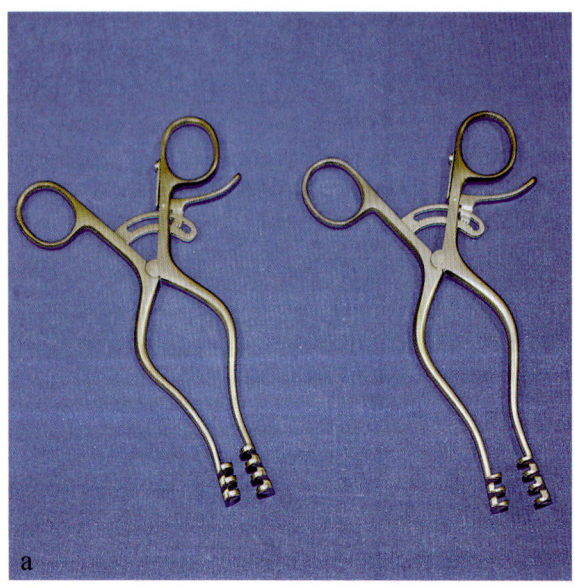

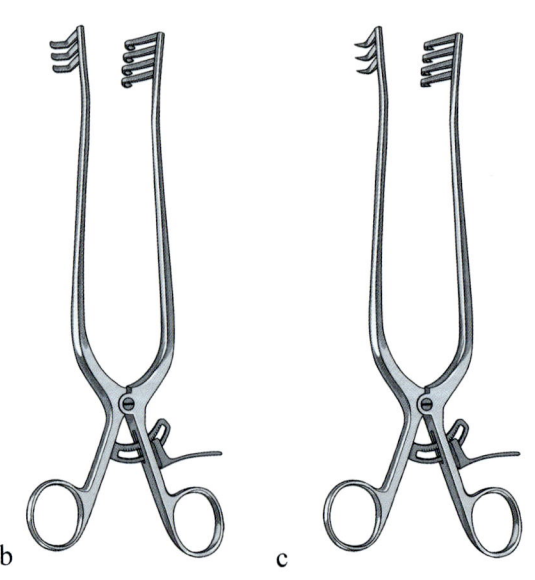

图1.3-5　骨科手术常用自动牵开器
a. 概观
b. Weitlaner牵开器(钝头)
c. Weitlaner牵开器(锐头)

## 1.3.2 器械操作

**手术刀**(视频 1.3-2)

做皮肤切口时,手术刀片必须崭新锋利。切开皮肤时,手术刀必须与皮肤表面垂直,一次性完全切开皮肤,而不要做多次的、部分切开。大号手术刀片如#10 和#21 用于切开皮肤,#10 和#15 刀片通常用于做小切口或者切开深层组织(图 1.3-7a)。对于多数骨科手术,常以拇指和示指采用执笔式持手术刀(图 1.3-7b)。尽量不要削薄或潜行分离皮肤,因为这样会破坏皮肤的血供,损害其愈合能力(图 1.3-7c)。除非在做经皮针、螺钉固定需要皮肤戳切口时,手术刀一般不做穿刺进入。

根据医生自身的喜好,手术刀亦可用于皮下深层组织的解剖。除了切开皮肤所用的手术刀片外,需另外准备一个手术刀片,因为快速切开皮肤会使刀片变钝,除此之外,初次切开皮肤的刀片还有污染深层组织结构的风险。采用手术刀片锐性解剖较手术剪所造成的组织损伤更轻,因为手术剪需要在局部挤压组织。

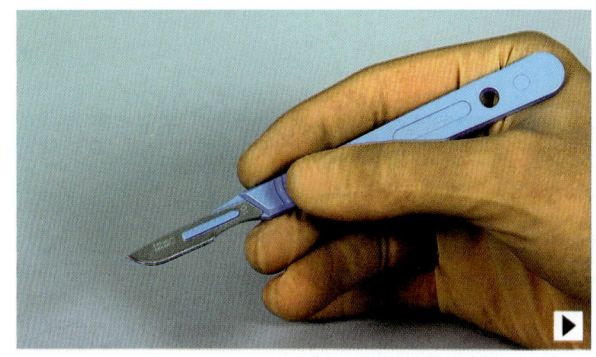

视频 1.3-2　手术刀正确和错误的使用方法

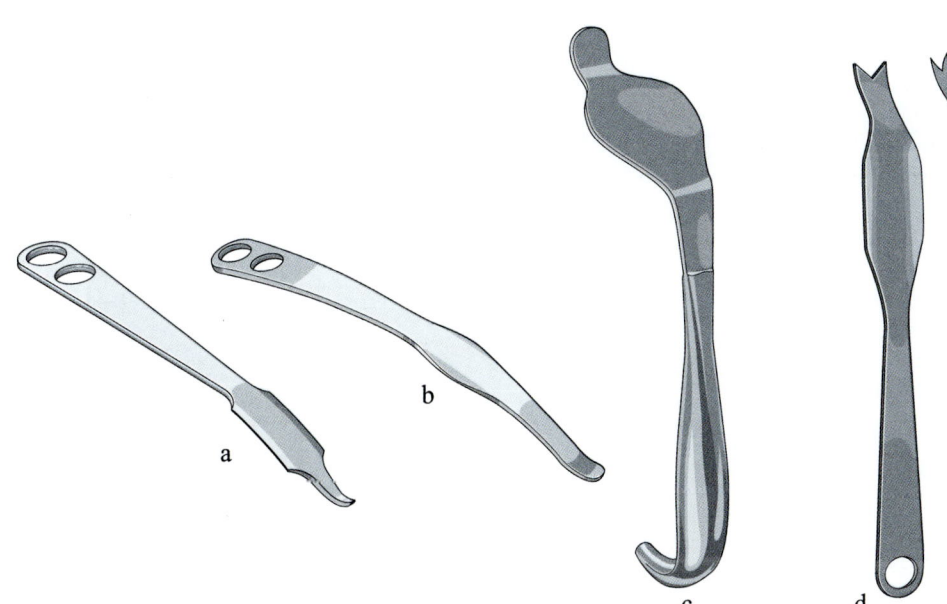

图 1.3-6　骨科手术常用杠杆牵开器
a. Hohmann 牵开器(锐头)
b. Hohmann 牵开器(钝头)
c. Bennett 牵开器
d. Schumacher 牵开器

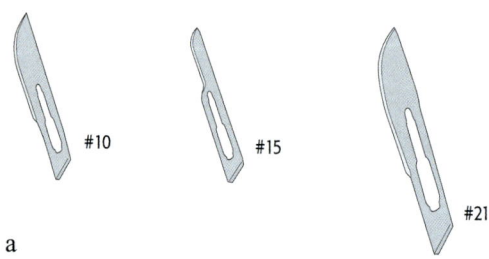

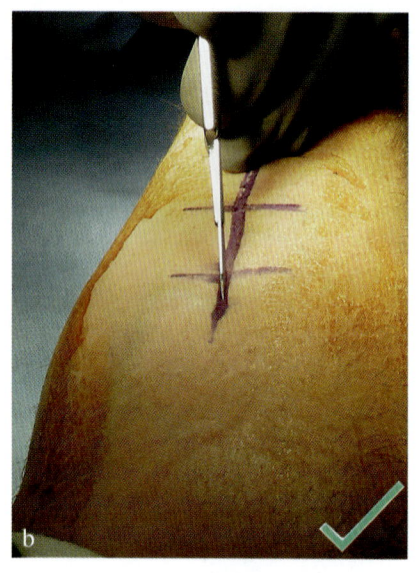
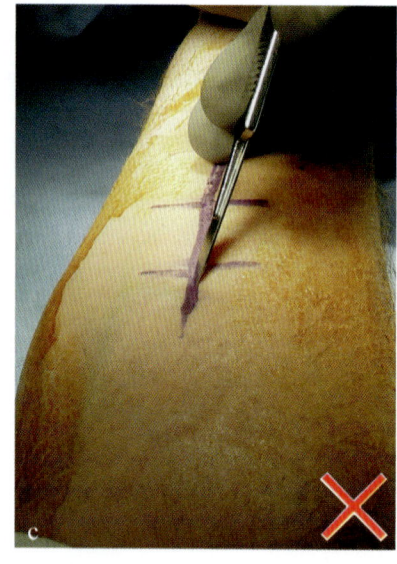

图 1.3-7 手术刀的用法
a. 普通刀片:#10 和#21,用于切开皮肤;#10 和#15,用于解剖皮下组织
b. 正确的持刀方法:像执笔一样用拇指和其余手指把持手术刀,保持刀片和组织垂直
c. 手术刀的不正确使用方法。要避免切削(倾斜切开)皮肤

### 手术钳或手术镊(视频1.3-3)

手术镊用于提起和镊持组织。所有的手术镊都需要在末端具有一定的压力,以利镊持组织。然而,手术医生必须时刻留意对组织施加的压力大小,因为压伤组织会造成持久的损害,在受创伤的组织尤其如此。同时,应使用足够的力量以免组织滑脱。带齿镊可以用于提起组织且不必刺入组织之中(图 1.3-8)。小号的镊子可用于皮肤和皮下组织,大号的镊子可用于厚筋膜。为了避免针刺伤,缝合时应使用镊子而不是手指来把持缝针。

### 手术剪(视频1.3-4)

手术剪用于剪开组织;对于疏松结缔组织,手术剪亦可用于钝性分离。采用手术剪分离组织时,应沿切口方向顺着解剖结构分离(图 1.3-9)。沿着神经和血管的走行纵行分离可减少对皮

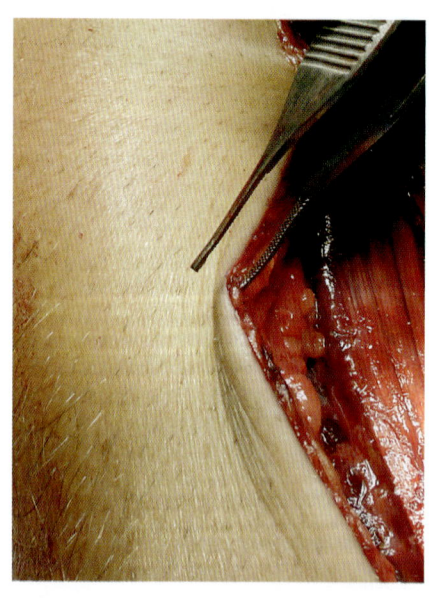

图 1.3-8 用手术镊提起皮肤准备缝合,不可夹住皮肤边缘

# 1 软组织处理原则

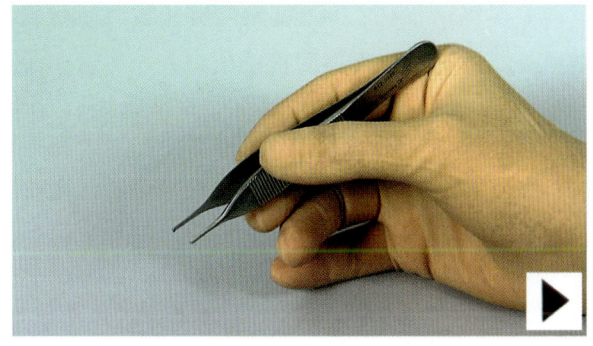

视频 1.3-3　手术镊正确和错误的使用方法

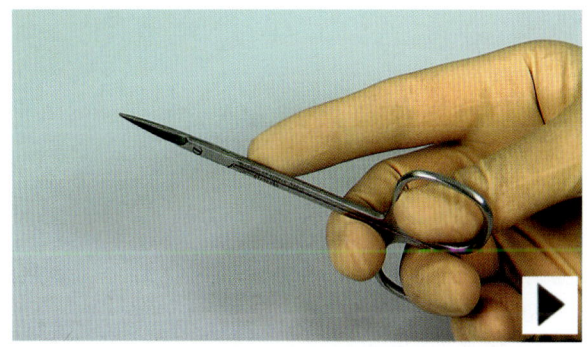

视频 1.3-4　手术剪正确和错误的使用方法

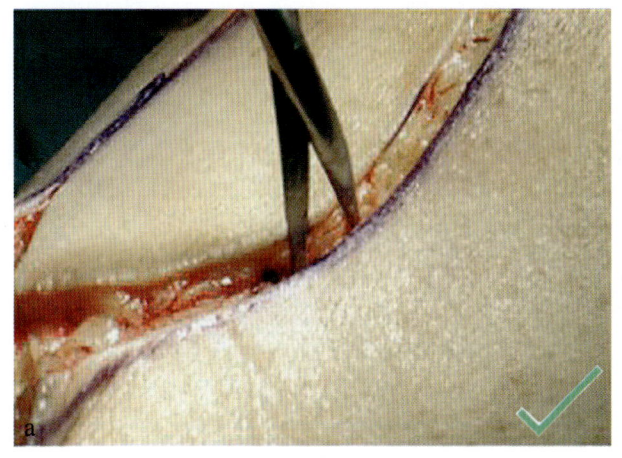

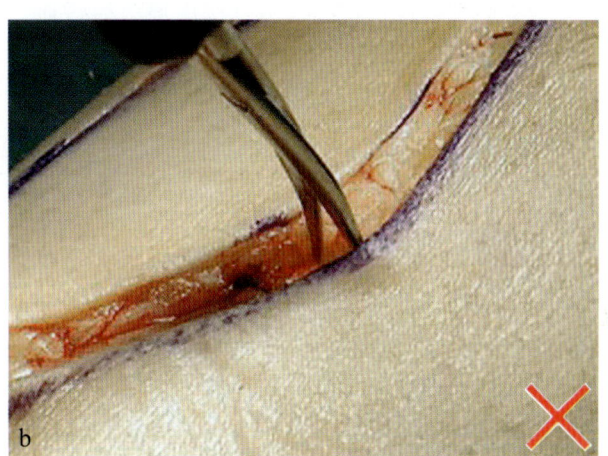

图 1.3-9　皮下组织的解剖
a. 正确方法：沿切口方向解剖
b. 错误方法：与切口方向交叉

肤血管和神经的损伤。尽量避免在真皮层和皮下组织层或者在肌肉筋膜和皮下组织之间做水平分离。同样，如非必须，不要切断肌肉和肌腱。松解骨附着点处的肌肉最好做截骨术而非横断肌腱（如在转子和鹰嘴尖）。

## 牵开器（视频 1.3-5）

使用牵开器时，手术者需要在获得足够术野显露的同时避免因张力过高而损伤组织。助手应时刻注意施加在已损伤的软组织上的牵拉力量的大小，当术者不在伤处操作时，应松开牵开器使组织获得休息和再灌注。应避免过度牵引血管和神经结构。

和施加在组织上的牵拉力量大小一样，牵开时间的长短也是非常重要的。当使用牵开器时，由于毛细血管受到直接压迫，会导致局部微循环障碍。因此，当不需要观察牵开器所显露的术野时，应该及时松开牵开器。

拉钩无论何时都应尽量放在深部，并且拉钩不能放置在表皮层与真皮层之间。当助手在使用拉钩时，主刀医师有责任将其放在正确位置并且监督其合理使用。

对于助手来说，杠杆牵开器把持相对容易，但是会对软组织产生较大的压力，和其他手持牵开器相比更容易导致过度牵拉，因此在使用时应特别小心。同样，自动牵开器也有一定的危险性，术者常会在不再需要使用时忘记将其松开。

锐性牵开器的齿部会刺入软组织，而有可能导致邻近的血管神经损伤，需注意避免。

当没有助手的时候，可使用缝线将边缘缝至附近皮肤上以提供牵开。

### 1.3.3 止血

止血是手术的一个重要部分(视频1.3-6)。止血不恰当不但会影响手术视野,而且会导致术中失血过多,并且可能因血肿形成、术后疼痛和感染而导致伤口并发症的发生。细致的止血对于防止血肿形成很有帮助,可使伤口愈合而无须使用血红蛋白酶降解产物,并且可以去除细菌生长的潜在培养基,从而降低感染的风险[2]。止血方法包括直接或者间接压迫,电凝和血管结扎。

学生们都曾被告知可采用直接压迫法通过血栓形成来控制出血,然而,这种方法可能只是暂时有效,并且因难以直视出血点而增加对出血血管进行烧灼和结扎的难度。因此,局部压迫对于需要后期结扎或钳夹的大血管的急诊止血更加有用。对于控制小血管出血,应施压力于出血血管附近的皮肤,这样便于外科医生使用 Adson 镊选择性地分辨和持夹血管断端并予以电凝。对于深部组织,可以在出血区域首先使用止血海绵,然后将其轻柔地卷起以显露断裂的血管。尽管上述原则显而易见,但常被忽视,临床上常见大面积的组织被无选择地烧灼,导致局部组织坏死。使用自动牵开器可对皮肤施加间接的压力——尽管不是很完美,但可以对皮肤止血直至血栓形成。

在邻近敏感组织易损区域(比如在手外科手术),需要使用双极电凝止血。电流只会通过电极之间的组织,因此双极电凝更加精确。双极电凝一般使用低电流,其作用范围比较窄。因此,对于较大的血管,双极电凝不可能达到结扎的效果。

当使用电凝时,手术镊应避免接触皮肤而导致继发损伤。此外,电凝应精确地针对出血血管,而不是广泛烧灼。对于较大的血管,结扎和钳夹比电凝更加安全。

### 1.3.4 手术野止血

手术野出血可以使用吸血海绵或者负压吸引全部去除(视频1.3-6)。当使用负压吸引时,重要的是注意处理任何出血的血管和电凝活动性出血,而不是持续吸血。对于小血管出血,可以直接使用海绵长时间压迫止血。应该轻压海绵吸血,而不是粗暴地压擦,以免使刚形成的凝血块脱落。

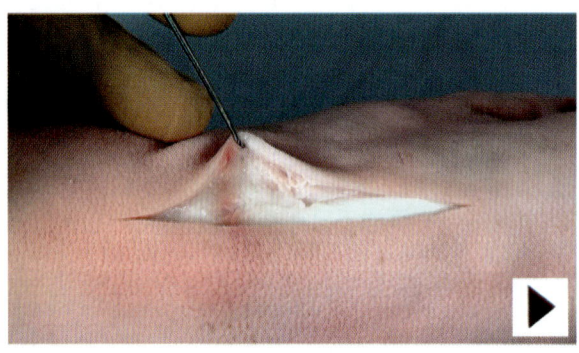

视频1.3-5 牵开器正确和错误的使用方法

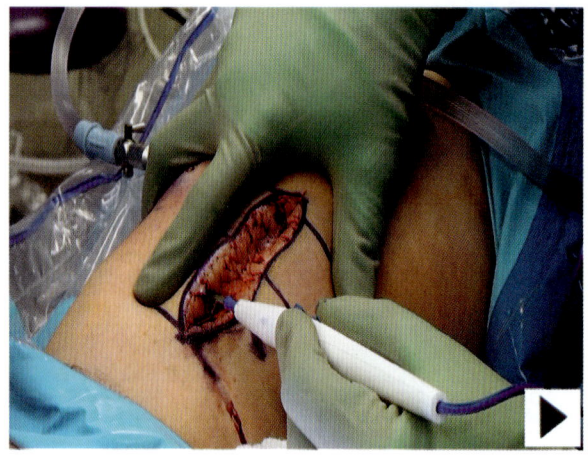

视频1.3-6 电凝正确和错误的使用方法

### 参考文献

[1] **Helfet D,Suk M**(2004)Minimally ir. vasive percutaneous plate osteosynthesis of fracture of the distal tibia *Instr Course Lect*;53:471-475.

[2] **Lorenz HP,Longaker MT**(2006)Wound healing: repair biology and wound and scar treatment. Mathes SJ (ed), *Plastic Surgery*, *Vol.*1.2$^{nd}$ ed. Philadephia: Saunders Elsevier, 209-234.

# 2 软组织与骨骼基本解剖原则和功能

译者 孙鲁源 梅国华

## 2.1 解剖概述

作者 Reto Wettstein, Dominique Erni

骨骼—肌肉系统可以看成骨骼和肌肉相互关联所形成的系统,司职人体运动功能。为了进行详细的组织形态学分析,需要区分以下的组织单位:皮肤、皮下组织、肌肉肌腱和骨与关节。然而,从功能角度来讲,似乎可以将其分为皮肤—皮下组织和骨骼—肌肉系统。

皮肤—皮下组织具有一些物理功能,如机械屏障功能(可以防止细菌的侵入和化学物质的渗入),人体内环境与调节温度、运动功能,相对滑动及缓冲功能(通过掌侧或者跖侧脂肪垫)。脂肪组织另外还参与能量和维生素的储存,具有内分泌功能,并且是一个干细胞的储备库。

骨骼—肌肉单位的生物力学特性(稳定性,活动/移动,力量传导)已经被广泛研究,而两个功能亚单位——骨骼和肌肉——是内在联系的,它们的解剖位置依靠筋膜系统得以维持。除了软骨组织,神经—血管结构对其功能提供支持。

下文将从筋膜系统开始,阐明软组织和骨的特性。重点在于基础知识和血管解剖的描述,它们是外科医生处理软组织损伤和缺损的前提。

## 2.2 筋膜系统:结缔组织系统

作者 Reto Wettstein, Dominique Erni

### 2.2.1 引言

连续筋膜系统渗透所有组织层,其核心为骨和骨膜。筋膜系统形成一个三维支架,将肌肉—肌腱单位腔室化;在皮下组织融入网状真皮之前,将其分为表浅层和深层。这些结缔组织条索的尺寸和强度,以及它们与真皮的连接决定了皮肤相对于其下组织结构的活动度和稳定性。筋膜系统的主要功能在于维持结构稳定性,支持和保护软组织包膜。遭受创伤后,筋膜系统在组织的修复中发挥着关键作用,因为筋膜富含血管,能提供血供丰富的组织基质,使得损伤组织得以快速修复。

筋膜系统是一个由致密纤维和疏松结缔组织构成的连续整体,与蜂巢壁类似。神经和血管包埋于这些结缔组织中,并且沿着筋膜网络分布至显微水平。在坚韧和抗剪切结缔组织中,如肌间隔、骨膜或者深筋膜(如肌肉筋膜),神经—血管结构沿着筋膜走行。在疏松结缔组织中,血管和神经在其中的走行与皮肤浅筋膜相同(图2.2-1)。有时,神经血管结构和肌腱走行于纤维鞘和骨隧道中,后者能对于肌腱的弓弦效应提供稳定性和保护。这些隧道内的疏松结缔组织有利于动脉搏动和静脉充盈。

从病理生理学观点来看,筋膜系统是防止肿瘤生长和浸润的解剖学屏障,它也可能成为潜在的炎症(如足底筋膜炎)或者感染(如脂膜炎,蜂窝性组织炎,筋膜炎)的部位,并且炎症和感染可沿其扩散(如坏死性筋膜炎)。此外,筋膜系统可对创伤及缺血后肿胀产生强烈的限制,引起级联反应,导致筋膜室综合征。

要想胜任软组织创伤处理或者皮瓣手术,筋膜系统及血管的解剖知识是先决条件。

血管系统分为以下部分:

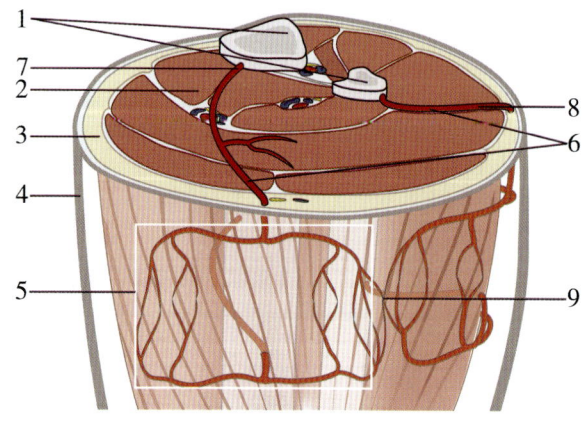

图2.2-1 三维组织结构示意图
骨(1)、肌肉(2)、皮下组织(3)和皮肤(4)及其血管区域(5)。血管区域起源于来源血管(6)，或穿行于肌肉(7)内，或伴随肌间隔(8)走行。血管区域通过扼流血管和血管吻合(9)相关联

- 血管轴和来源血管。
- 血管分布。
- 血管丛。
- 微循环。
- 静脉回流。

这对于阐明从心脏到肌肉、皮下组织和皮肤的不同层次的血供，静脉系统的血液回流，以及领会这些组织内的，特别是在生理学上代谢物质交换最活跃的区域（如微循环）的血管构成，都是非常重要的。

## 2.2.2 血管轴和来源血管

始于腹股沟和腋窝水平呈树枝状分布的动脉和静脉为不同类型的皮瓣提供起源血管。血管树的详细解剖，特别是下肢的血管树解剖将在"10.3 组织瓣总则"中进行描述。

## 2.2.3 血管分布

来源血管（节段和分支动脉）的动脉灌注模型证实了三维单位的存在，包括皮肤和其下的深部组织，形成血管的支配区域[1,2]，称为血管区域（angiosomes）（图2.2-1，图2.2-2）。在该血管区域内的下一级别，皮肤的血供有下述两个主要来源：

- 皮肤血管系统。
- 肌皮血管网络[3]。

皮肤血管系统走行于真皮或者肌间隔等结构内。肌皮血管网络由三种类型的血管组成：

- 节段动脉  节段动脉是大动脉的直接分支，它们一般走行于肌肉深层，有大静脉及周围神经伴行[4]。

- 穿支血管  穿支血管通过隔膜或者肌肉（真正肌肉穿支）。它们是节段血管和皮肤循环之间的连接血管，并分支供应肌肉[5]。

- 皮肤血管  皮肤血管由肌皮动脉和皮肤血管组成，前者与皮肤表面垂直走行，后者与皮肤平行走行。皮肤血管分为筋膜丛、皮下丛和表皮丛（图2.2-3）。

在所有层次的邻近血管区域之间均存在着吻合，可以为真正的吻合或者扼流血管（见图2.2-1）。根据局部血压变化，邻近血管区域之间的血管吻合可能发生双向灌注。如果血管蒂部一条血管分支闭塞，根据来源血管的解剖特征，其他血管区域可以通过血管吻合来代偿其血供。一般而言，相邻血管区域的组织解剖学区域可被包括在皮瓣内，而不会危及皮瓣远端的血供。最重要的是明确每一组织层次的解剖学安全边界，以确保这些组织可作为单一或复合皮瓣进行转移。

## 2.2.4 血管丛

除了连接表浅和深部结构，筋膜系统及其伴随血管丛还呈现水平方向分布。深部肌筋膜血供较好，具有深、浅筋膜层血管丛。相比之下，皮下组织的血供相对较差；但浅筋膜例外，尽管更为表浅，但有真皮下、真皮和表皮下的血管丛来保证皮肤的血供（见图2.2-3）。

2 软组织与骨骼基本解剖原则和功能

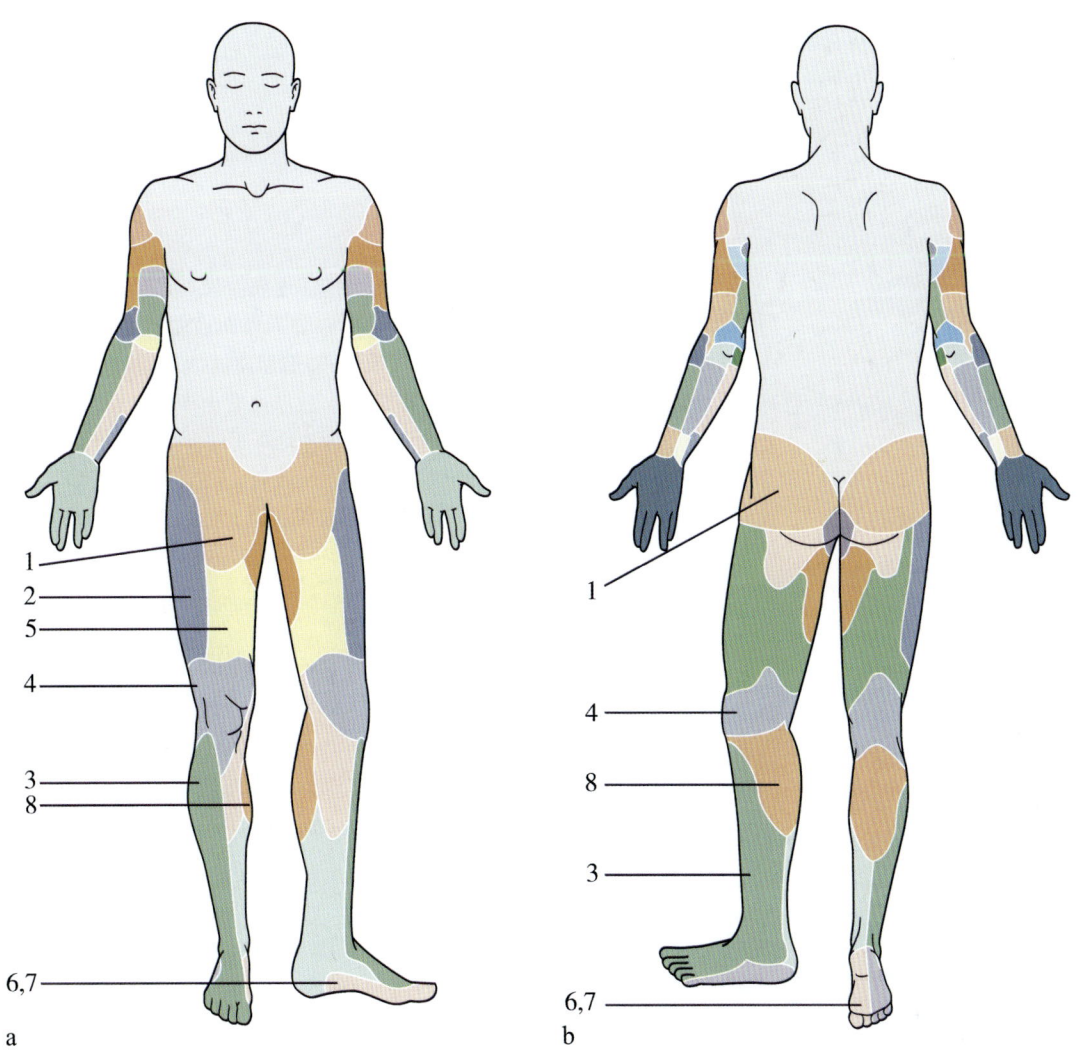

图 2.2-2 四肢的血管区域,及其对于皮瓣手术的重要性
a. 前面观
b. 后面观
1 腹股沟皮瓣(旋髂浅动脉)
2 股前外侧皮瓣(旋股外侧动脉的降支或者横支)
3 外踝上皮瓣(起源于腓动脉的外踝动脉)
4 隐动脉皮瓣(膝降动脉的终末支)
5 远端股内侧皮瓣(来源于腘动脉的内侧副动脉)
6 足内侧皮瓣(来源于足底内侧动脉的皮支)
7 足底内侧动脉皮瓣(足底内侧动脉)
8 腓肠动脉皮瓣(血液逆流的腓肠动脉)

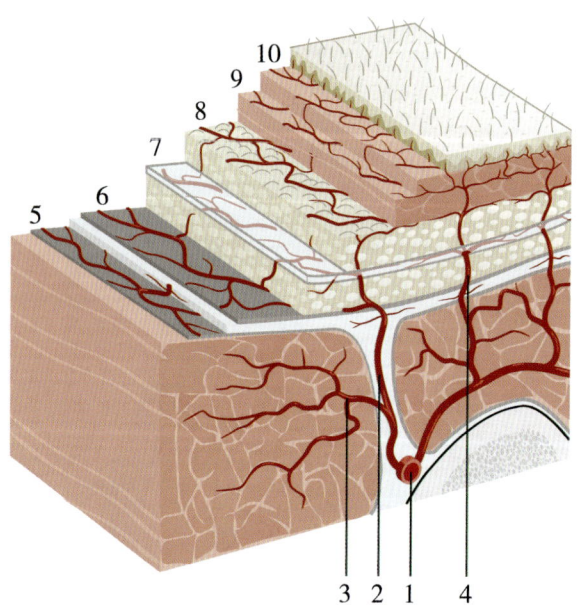

图2.2-3 通过肌间隔(皮肤血管)或者肌肉穿支(肌皮血管)的皮肤血液循环,细分为横向血管丛。节段动脉(1)分支为肌间隔(2)、肌肉(3)和肌皮支(4)。肌间隔和肌皮血管穿过深筋膜(肌筋膜)。皮肤血管由穿支血管(2,4)组成,其中只有穿过肌肉的血管才是真正的穿支。在穿过肌肉之后,这些血管继续垂直于皮肤走行,发出3个横向动脉丛:筋膜丛,可分为筋膜下丛(5)和筋膜上丛(6);位于皮肤浅筋膜内的皮下丛(7);皮肤丛,包括真皮下丛(8)、真皮丛(9)和表皮下丛(10)

## 2.2.5 微循环

在动静脉之间的血管网络,包括微动脉、毛细血管和微静脉,是大多数组织氧合作用、营养和代谢交换的场所。由于创伤、血管数量不足、手术操作损伤(切开、分离等)、血肿、血清肿或蒂部扭转导致的动脉充盈压力不足、静脉回流受阻会损害组织的微循环灌注,引起组织缺血性损害,导致伤口愈合延迟、开裂和坏死(图2.2-4a~b),进而增

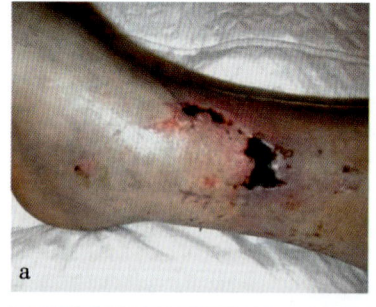
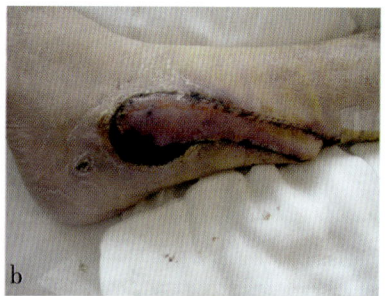
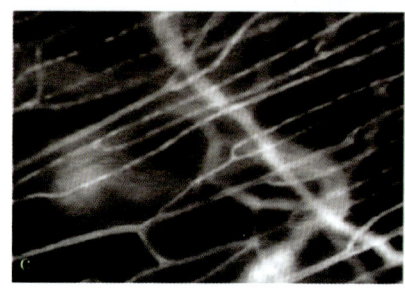
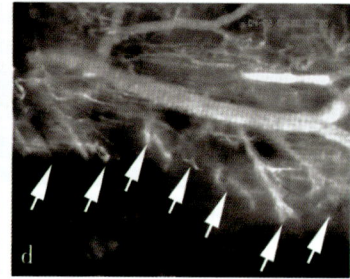
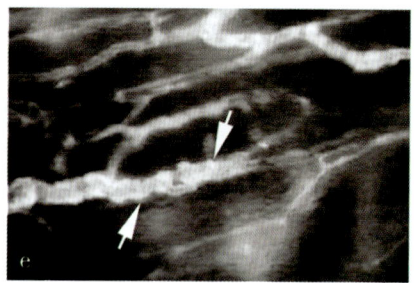

图2.2-4 微循环和坏死
a. 局部皮瓣远端部分坏死
b. 区域腓肠动脉筋膜皮瓣部分坏死
c~e 小鼠体内模型图像
c. 正常的平行排列的毛细血管
d. 组织坏死,有灌注组织和相邻无灌注组织具有边界(箭头)
e. 急性持续缺血的毛细血管(箭头)灌注的微血管重塑(即扩张,迂曲)

加感染风险,进一步加重伤情。在紧急情况下,采用血液稀释法或者药物维持组织灌注已被作为术前组织保护(即组织预处理)得到了深入研究[6,7](图2.2-4c~e)。

### 2.2.6 静脉回流系统

穿支静脉有两种:交迪静脉为大静脉,穿越深部筋膜连接表浅静脉丛和深部静脉系统;伴行静脉较小,常成对与筋膜内的表皮动脉穿支伴行。另外一个显著的区别在于瓣膜,无瓣膜静脉内血液可以双向流动,常常见于小的、水平分布的静脉,而上述大静脉具有静脉瓣膜,使得血液只能向心流动。静脉回流不足会损害动静脉之间的血流平衡,静脉淤滞会导致水肿形成,增加感染、伤口愈合障碍和组织坏死的风险。

### 2.2.7 神经支配

和动脉相似,皮神经在皮肤的某些固定位置穿越深部筋膜,沿结缔组织走行。神经从肌肉的神经血管门穿入,沿肌间结缔组织到达肌束支配肌肉。通常情况下,神经在肌肉内外沿适应肌肉功能的最短路径走行。肌腱的神经支配绝大多数为传入神经元。

## 2.3 皮肤和皮下组织

作者 Reto Wettstein, Dominique Erni

### 2.3.1 皮肤结构

皮肤靠前述的筋膜系统来维持其位置。如在健美运动员中所见,中隔筋膜、骨膜或者肌筋膜附着部在体表形成沟槽或者凹陷。筋膜系统向浅层延伸和真皮网状层的胶原纤维相互交织,真皮网状层和乳头层的细胞外基质主要由胶原组成,故而真皮具有一定的强度。皮下组织由包埋于筋膜小叶内的脂肪细胞形成,在身体的绝大部分,皮下组织被浅层筋膜分隔为浅深两层。在腹部,该浅筋膜称为Scarpa筋膜,在会阴部则称为Colles筋膜[8]。上肢远端没有明显的皮下筋膜[9],代之以隐约可见逐渐变薄的纤维膜,将单层皮下脂肪和其下的肌筋膜分开。手掌侧和足跖侧的皮肤和皮下组织具有显著的特征,尤其是足底,为了适应两足直立运动,需承受剪力、扭力和压力。跖侧皮肤的特征如下:相对于身体其他部位0.04 mm的角质层厚度,足底的角质层厚达2~4 mm,具有光镜下可见透明层,没有皮脂腺和大汗腺,但有大量的小汗腺,因此不会有油脂分泌而影响行走;跖底的皮肤真皮乳头层较厚并且有明显的纹理,由坚实的纤维隔与深层的组织紧密连接;皮肤内有丰富的感觉接收器。足跟垫衬于跟骨和其表层皮肤之间,可以分散压力,防止溃疡形成。从皮肤向跟骨和跖腱膜延伸的纤维隔构成小的腔室,里面填充着脂肪组织。尽管这些含脂肪腔室在压力下会变形,但致密的纤维隔会防止脂肪组织从腔室中逸出。位于这些小腔内的无数弹性纤维保证其可恢复到原来的形状。

### 2.3.2 临床意义

皮肤和皮下组织解剖的外科学意义在于,在关闭伤口时需要明确不同组成部分的血供和可提供的力学强度。在健康没有创伤的组织,单纯手术切口的关闭不会导致任何问题。皮肤挫伤、擦伤、过度分离、创伤后和术后肿胀、血肿或者血清肿形成,以及潜在的疾病,例如糖尿病、动脉硬化或者静脉血栓形成可破坏局部平衡,导致愈合障碍(见4.4)。为了防止产生并发症,需要限制组织分离,良好止血以及轻柔的组织操作(见1)。对于骨突起部位和小腿,皮肤灌注相对于其他部位更容易发生问题。多个特别是平行切口应该避免,或者遵循上述的解剖学原则仔细规划,以免损害血供导致覆盖的软组织和皮肤坏死。组织损伤的范围和程度在创伤初期常难以准确判断,需数日之后才能明确(见5.1,10.3)。血供受损和污染会增加感染的风险,从而进一步影响伤口愈合。如有软组织缺损,应彻底评估创面,明确组织活力和暴露的程度。在这种情况下,清除血供差的组织(见7.1)和污染伤口的冲洗(见7.2)对于后续治疗是必不可少的。

从上述原则我们可知,筋膜系统可提供机械稳定性,并承受伤口关闭所产生的张力。在广泛切开的情况下,为了防止肌肉肿胀或者形成肌疝,深部肌筋膜需要一期缝合。然而,需要注意发生筋膜室综合征的风险。如果筋膜缺损需要一期覆盖，可使用网状补片。在关闭切口时，第二层可抵抗张力的结构是皮下组织内的浅筋膜层，为了防止皮下脂肪的坏死，应该选择性地将其缝合。除此之外，位于深筋膜和皮肤之间的完整脂肪层可以防止产生粘连。真皮层可能是伤口关闭中最稳定的一层。真皮层深部缝合可以将伤口边缘对合整齐，降低伤口张力，从而可行美容皮内缝合；另外，可早日拆除经皮缝线（4~7 d），防止皮肤上产生较大瘢痕。在其他各个方面都很理想的情况下，由于浅筋膜缺损、粘连和缝线瘢痕导致的外形不佳是患者术后不满意的常见原因。

## 2.4 肌腱和肌肉

作者 Reto Wettstein，Dominique Erni

和肌肉神经一样，肌腱也是一种结构特殊的组织。它位于网状结缔组织组成的支架中——与构成人体的筋膜系统（见2.2）相似，并且二者相互联系——形成肌外膜、肌束膜和肌内膜，以及腱周组织、腱鞘和腱内膜，以及神经内膜、外膜、神经束膜。这些细胞外基质框架决定了组织和器官的结构，将细胞和组织分隔为功能单位，参与弹性能量的储存和耗散，并且是细胞黏附、生长和分化的基质。组织学上，肌腱由胶原纤维（主要是Ⅰ型胶原）构成的细胞外基质网络和细胞成分组成，基质主要包括蛋白多糖、黏多糖、糖蛋白，后者主要包括肌腱细胞和成肌腱细胞。肌腱的代谢率相对较低，耐缺氧环境，这点对于肌腱承受持续的机械张力是很重要的。另外，肌腱的血供较差，损伤后自愈能力较低。

肌腱作为缓冲装置，可以吸收外力从而减少对肌肉的损伤；另一方面，肌腱可以将肌肉收缩蛋白产生的力量约束并传递到骨杠杆。肌肉附着处的骨结构不会产生任何变化，而在肌腱附着点会有明显的解剖标志，如骨突起或者骨嵴。肌腱受支持带纤维鞘（滑车）的约束，后者可改变力的方向（如拉力）。这些鞘管位于骨突起或者骨沟槽表面，其下可衬垫纤维软骨。肌腱的外形和尺寸多种多样，可呈扁平状（如腱膜）或圆形；肌腱可位于肌肉的起止点，也可位于腱性结合部。肌腱可分为三部分：肌肉—肌腱结合部（musculotendinous junction）、骨—肌腱结合部（osteotendinous junction）和位于二者之间的真性肌腱部分。肌肉—肌腱结合部承受巨大的机械应力，肌肉撕裂常发生于此处。骨—肌腱结合部为从肌腱到纤维软骨直至板层骨的过渡结构，可防止弯曲、磨损和剪切力量对于胶原纤维的损害。纤维软骨起"拉伸闸"作用，因为软骨基质可防止肌腱受拉时变窄。

肌腱的血供来源多变，并非人人知晓，主要包括肌束膜和骨膜（内源性血管）、腱周组织和腱系膜（外源性血管）。肌腱结合部位的血供较差（图2.4-1），特别是在纤维软骨区域和承受机械摩擦、扭转或者压缩力量的部位。上述特点在一定程度上可解释为何胫后肌腱、冈上肌腱和跟腱断裂好发于特殊部位。

与肌腱相比，肌肉的代谢需求高，血供好。一般来说，相对固定部位的肌肉血供来源于较短的、节段血管蒂，而大块表面光滑非固定部位的肌肉血供来源于长血管蒂。骨骼肌几乎都由包裹于肌筋膜中的肌肉细胞组成，整个肌肉群位于腔室内。肌肉组织对超灌注或者灌注不足的反应是水肿形成，导致肌肉体积的改变。由于构成肌肉腔室的筋膜基本上没有弹性，故肌肉体积增加会导致筋膜腔室内的压力快速升高（即骨筋膜室综合征）。

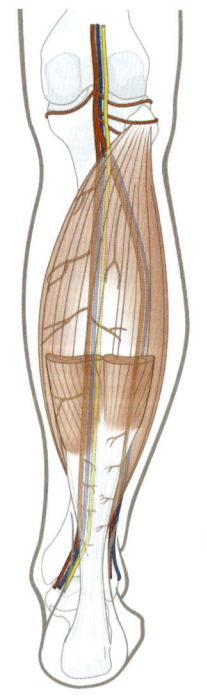

图2.4-1 小腿前、后筋膜室内的肌肉、肌腱、主要血管和神经。注意肌肉和肌腱结合部血供稀疏

## 2.5 骨

作者 Stefan Milz，Volker A Braunstein

### 2.5.1 骨组成

骨组织由间充质细胞分化而来。骨为其周围的软组织提供支撑，决定人体的外形，并保护中枢神经系统。骨组织可以由致密结缔组织直接转化、替代形成，如膜内成骨；或者经成形的软骨模板间接替代形成，如软骨内成骨。骨形成之后，还需要经历再塑形，在人体内形成板层骨结构，在某些部位形成具有特征性的骨单位结构（osteonal composition）。致密的骨干骨皮质具有典型的骨单位结构，而长骨骨骺和干骺端的特点是松质骨小梁结构。影响骨组织发育水平的因素包括发育阶段、年龄、不同身体部位和机械应力。不同种属间骨组织的组织结构和愈合反应差异很大[10]。

### 2.5.2 骨膜血供

骨组织血供良好，并且具有特殊的模式。皮质骨外层三分之一的血供来源于骨膜和其表面肌肉血管（图2.5-1）。此外，骨膜血管和髓腔内微血管之间存在大量的皮质内吻合[11, 12]。观察豚鼠的股骨血供可见骨膜血供的重要性：70%~80%的动脉血供和90%~100%的静脉回流依赖于骨膜血管[13]。

### 2.5.3 骨内膜血供

**骨干**

长管状骨皮质内层部分的血供来源于髓内血管系统，后者由从长骨骨干滋养孔进入的营养动脉和干骺端的大量血管分支组成。神经纤维伴随滋养动脉和分支进入骨皮质内管道系统，最终到达骨内膜和骨髓腔[14]。许多这种神经纤维对于P物质和降钙素基因相关肽具有免疫反应，因此和疼痛感受有关[15]。与身体其他部位的动脉一样，骨髓营养动脉对于血管活性物质具有反应[16]。

滋养血管通过一个或多个骨孔进入骨干皮质，常位于长骨的背侧部位，向骨干远、近端发出分支，营养骨髓和骨皮质内层三分之二[17, 18]。在髓腔内，部分静脉窦联合形成中心静脉，中心静脉通过一个营养孔回流[19]。此外，通过与骨膜以及肌肉静脉的直接联结（图2.5-2），毛细血管窦在髓腔骨皮质表面形成骨内膜血管系统[19, 20]。

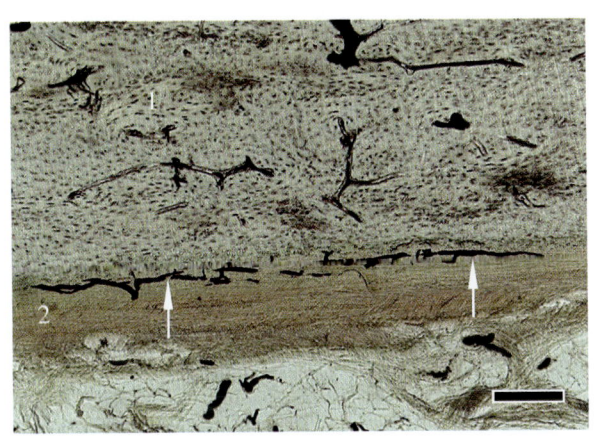

图2.5-1 通过注射印度墨显示绵羊骨的骨膜血供。皮质骨的外层部分（1）接受骨膜内血管（2）的血供。比例尺：200 μm

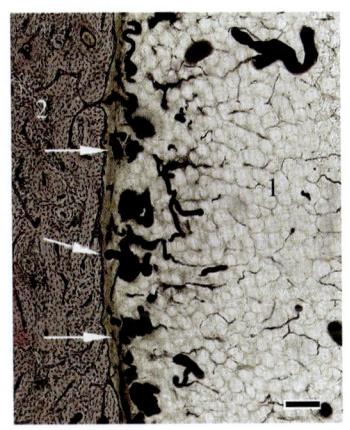

图2.5-2 通过注射印度墨显示绵羊骨磨片骨内膜血管系统。来自髓腔的毛细血管窦（1）在临近皮质骨表面（2）形成骨内膜血管系统。比例尺：200 μm

**骨骺**

随骨骼生长发育保留的血管形成骨骺区域的血供[17, 21]。在生长过程中，人类骨骺血管系统仅通过跨骺血管（transphyseal vessel）和干骺端血管系统相连[22]。随着骺板骨小梁的重塑和孔隙的产生，骨骺和干骺端髓腔得以贯通，血管联系亦更加紧密[23]。终生存在的骺板其孔隙率会发生改变，可将干骺端和骨骺隔开。MRI 研究发现，骺板明显封闭的患者股骨头缺血性骨坏死的发生率较高[24]。和人类相比，跨骺血管在鸟类更多见，和细菌从干骺端向骨骺扩散有关，从而易导致骨髓炎[25]。

## 2.6 血管解剖的局部变异

作者 Reto Wettstein, Dominique Erni

### 2.6.1 概论

人体不同部位的血供模式各不相同，而这关系到损伤软组织的恢复。皮肤和皮下组织的厚度，以及筋膜内血管丛的密度，决定了切口的选择、皮肤的分离和皮瓣的长宽比。

### 2.6.2 头颈部

在整个机体，这部分的皮肤灌注最好。由于非常靠近心脏，动脉腔内压力高于身体其他任何部位。动脉呈波浪形走行，常仅有一条伴行静脉。静脉瓣很少出现，使得静脉回流易受胸廓内压力增高的影响。真皮下血管丛发育极好，为撕脱皮瓣回植、伤口边缘分离及随意皮瓣的长宽比提供了许多选择（见10.3）。相应地，头颈部对于伤口感染的耐受能力最强，除非伤口受到唾液的污染。此外，在面部和颈部的皮下，颈阔肌和皮下肌腱膜系统仍然具有原始脂膜肌的遗迹，也是一层血管丰富的组织。

### 2.6.3 躯干

躯干软组织的血供取决于表面积大的肌肉，如胸大肌、背阔肌和腹直肌都可以作为皮肤血供的来源，特别适合于肌皮瓣手术。另外还有皮下血管，如旋肩胛动脉、肋间动脉、腹壁浅与旋髂浅动脉。躯干皮肤的血管不如头颈部，但是比下肢要好。越是偏身体的下方，血管壁越厚，静脉瓣的数量越多。躯干的皮下脂肪最厚，因此最易发生脂肪坏死和伴发感染；另一方面，这对于大块组织移植手术又是有利的。

### 2.6.4 上肢

上肢的血供非常好，和头颈部一样，对创伤或者手术切口的耐受较好，不单单是软组织，骨骼结构亦是如此。上臂近端由肌皮血管系统营养，而前臂远端和手肌肉稀少，皮肤仅仅通过隔膜和皮下的血管灌注。虽然如此，手仍然属于身体血供最好的部分。和其他肢体末端的结构一样，在手掌和手指具有高密度的功能化动静脉吻合[26]。

### 2.6.5 下肢

下肢是人体血供最差的部位。此外，人的下肢易患血管疾病，如外周动脉闭塞、静脉曲张或静脉功能不全微循环障碍并导致水肿形成。越靠近肢体末端，这种危险性就越高。由于下肢体位性压力升高，静脉壁较厚，静脉瓣亦较密集。小腿静脉的解剖特征是伴随静脉呈网状结构，使得解剖分离比较困难。和上肢一样，下肢远端三分之一和足部的皮肤无肌皮血管灌注，此处仅由皮肤和筋膜结构对下方的骨、肌腱、血管和神经提供血管化的组织覆盖[27, 28]。

## 参考文献

[1] **Taylor GI, Palmer JH** (1987) The vascular territories (angiosomes) of the body: experimental study and clinical applications. *Br J Plast Surg*; 40(2):113–141.

[2] **Taylor GI, Gianoutsos MP, Morris SF** (1994) The neurovascular territories of the skin and muscles: anatomic study and clinical implications. *Plast Reconstr Surg*; 94(1):1–36.

[3] **Daniel RK, Williams HB** (1973) The free trans-

fer of skin flaps by microvascular anastomoses. An experimental study and a reappraisal. *Plast Reconstr Surg*; 52(1): 16-31.

[4] **Daniel RK, William HB** (1975) The anatomy and hemodynamics of the cutaneous circulation and their influence on skin flap design. *Grabb WC, Myers MB (eds), Skin Flaps*, Is ted. Boston: Little Brown.

[5] **Taylor GI** (2003) The angiosomes of the body and their supply to perforator flaps. *Clin Plast Surg*; 30(3): 331-342.

[6] **Erni D, Wettstein R, Schramm S, et al** (2003) Normovolemic hemodilution with Hb vesicle solution attenuates hypoxia in ischemic hamster flap tissue. *Am J Physiol Heart Circ Physiol*; 284(5): 1702-1709.

[7] **Harder Y, Amon M, Laschke MW, et al** (2008) An old dream revitalized: preconditioning strategies to protect surgical flaps from critical ischaemia and ischaemia-reperfusion injury. *J Plast Reconstr Aesthet Surg*; 61(5): 503-511

[8] **Lockwood TE** (1991) Superficial fascial system (SFS) of the trunk and extremities: a new concept. *Plast Reconstr Surg*; 87(6): 1009-1018.

[9] **Markman B, Barton FE Jr** (1987) Anatomy of the subcutaneous tissue of the trunk and lower extremity. *Plast Reconstr Surg*; 80(2): 248-254.

[10] **Pearce AI, Richards RG, Milz S, et al** (2007) Animal models for implant biomaterial research in bone: a review. *Eur Cell Mater*; 13: 1-10.

[11] **Rhinelander FW** (1968) The normal microcirculation of diaphyseal cortex and its response to fracture. *J Bone Joint Surg Am*; 50(4): 784-800.

[12] **Trueta J, Morgan JD** (1960) The vascular contribution to tosteogenesis. I. Studies by the injection method. *J Bone Joint Surg Br*; 42: 97-109.

[13] **Chanavaz M** (1995) Anatomy and histophysiology of the periosteum: quantification of the periosteal blood supply to the adjacent bone with 85Sr and gamma spectrometry. *J Oral Implantol*; 21(3): 214-219.

[14] **Chen B, Pei GX, Jin D, et al** (2007) Distribution and property of nerve fibers in human long bone tissue. *Chin J Traumatol*; 10(1): 3-9.

[15] **Bjurholm A, Kreicbergs A, Brodin E, et al** (1998) Substance P-and CGRP-immunoreactive nerves in bone. *Peptides*; 9(1): 165-171.

[16] **Lundgaard A, Aalkjaer C, Holm-Nielsen P, et al** (1996) Method for assessment of vascular reactivity in bone: in vitro studies on resistance arteries isolated from porcine cancellous bone. *J Orthop Res*; 14(6): 962-971.

[17] **Olerud S, Strömberg L** (1986) Intramedullary reaming and nailing: its early effects on cortical bone vascularization. *Orthopedics*; 9(9): 1204-1208.

[18] **Shapiro F** (2008) Bone development and its relation to fracture repair. The role of mesenchymal osteoblasts and surface osteoblasts. *Eur Cell Mater*; 15: 53-76.

[19] **Harms J, van de Berg PA** (1975) [The venous drainage of the long bone after reaming and intramedullary nailing. An experimental study of the dog tibial]. *Arch Orthop Unfallchir*; 82(2): 93-99.

[20] **Brookes M** (1971) Cortex and Periosteum. *The blood supply of bone. An approach to bone biology.* Ist ed. London: Butterworth, 115-122.

[21] **Trueta J, Harrison MH** (1953) The normal vascular anatomy of the femoral head in adult man. *J Bone Joint Surg Br*; 35: 442-461.

[22] **Chung SM** (1976) The arterial supply of the developing proximal end of the human femur. *J Bone Joint Surg Am*; 58(7): 961-970.

[23] **Klümper A** (1976) [Intra-osseous angiography of human tubular bone]. *Röfo*; 125(2): 129-135. German.

[24] **Jiang CC, Shih TT** (1994) Epiphyseal scar of the femoral head: risk factor of osteonecrosis head: risk factor of osteonecrosis. *Radiology*; 191(2): 409-412.

[25] **Ogden JA** (1979) Pediatric osteomyelitis and septic arthritis: the pathology of neonatal disease. *Yale J Biol Med*; 52(5): 423-448.

[26] **Inoue Y, Taylor GI** (1996) The angiosomes of the forearm: anatomic study and clinical implications. *Plast Reconstr Surg*; 98(2): 195-210.

[27] **Taylor GI, Pan WR** (1998) Angiosomes of the leg: anatomic study and clinical implicaitons. *Plast Reconstr Surg*; 102(3): 599-618.

[28] **Attinger CE, Evans KK, Bulan E, et al** (2006) Angiosomes of the foot and ankle and clinical implications for limb salvage: reconstruction, incisions, and revascularization. *Plast Reconstr Surg*; 117(Suppl 7): 261-293.

# 3 软组织损伤的机制

译者 郑宪友 魏海峰 梅国华

## 3.1 钝性创伤

作者 *James R Ficke*

### 3.1.1 引言

钝性创伤通常由直接暴力所造成,往往导致软组织损伤。因为它的临床表现没有穿透伤那么显而易见,其损伤程度往往被低估,软组织损伤的范围会随着伤后数天内病理进程的发展而扩大(见 10.3.3)。了解皮肤、肌肉、神经和血管等结构在受到钝性伤和挤压伤后的不同表现,有助于临床医师准确评估损伤区域的病情并确定治疗方案。本章将阐述钝性伤的损伤机制,特别是直接撞击伤和挤压伤。与其他损伤类型一样,钝性伤也有不同等级的轻重程度,从单纯挫伤到闭合性撕脱伤,再到毁损性的挤压伤。闭合的钝性创伤虽然不像贯通伤或开放性挤压伤那样容易导致感染,但往往导致血管损伤或大量肌肉坏死,预后同样很差。

### 3.1.2 直接创伤

钝性损伤最常见的病因是直接暴力,可引起明显的软组织破坏,除了伴有不同程度的皮肤损伤外,其影响范围往往超过穿透伤。如果受伤时的着力点比较集中、皮肤破裂,则可能伴发血管和神经的损伤。如果受伤时的着力点比较广泛,能量得到分散,发生开放伤的可能较小,但仍可能导致明显的软组织伤害。

在大鼠模型中,Crisco 等[1]发现软组织的损伤程度取决于致伤物的质量、速度以及致伤物的半径或者大小,并揭示了损伤后的病理过程。伤后,接近表面的受损肌肉组织呈现明显的出血和水肿,这种损伤自着力点呈放射状延伸(图 3.1-1)。在显微镜下,这一区域显示存在不同程度的肌原纤维断裂,而在完整的肌原纤维细胞内则出现空泡。胶原数量没有即刻出现改变,未能检测出纤维细胞迁移的早期标志物。

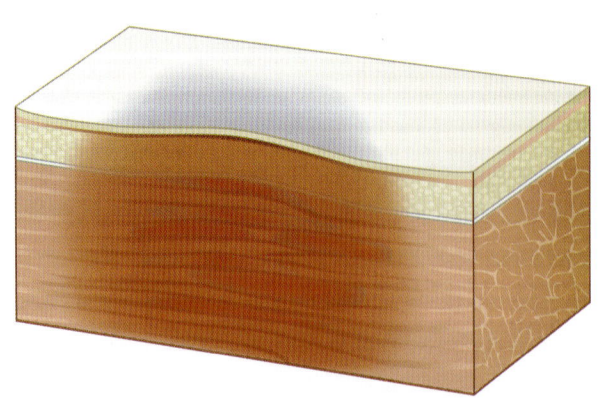

图 3.1-1 肌肉内挫伤。注意尽管出血和水肿自着力点呈放射状蔓延,肌纤维尚完整

损伤区呈现3种不同的区域(图3.1-2)：中心或裂隙区，位于着力点的正下方；再生区，即伤后数天内的水肿区域；未受损区，即幸存区。这些区域的范围取决于传导到软组织能量的大小以及其与周围硬组织的毗邻关系，也与肌肉体积和肌肉位置的变化有关。研究已证实，肌肉收缩时遭受损伤，其受损的严重程度要小于肌肉松弛时。在肌肉松弛时，直接损伤区域容易发生位移，而且创伤会更深，在临床上第一时间判断损伤的程度也会较为困难。严重损伤时，明显的肌肉断裂会导致出血，而较轻的损伤则更易引起肌肉间出血。

钝性伤导致的损害很大程度上取决于受力区组织的特性。当有大量软组织包裹时，冲击产生的剪切力会被脂肪组织和其下方的肌肉及血管神经组织分散，削减部分能量。然而，当包被的软组织较少时，皮肤和骨骼将首先受到损害。如果遭受暴力很大而皮肤和骨骼却完好无损，则往往意味着有严重的撕脱伤发生。这类损伤的特点是肌肉组织在受伤的部位断裂、收缩，造成局部明显的缺损。如果肌肉组织的线性结构仍存在，那些承受着同样剪切力的神经可能早就受损，因为神经组织对拉伸和挤压伤的耐受性更差。

钝性创伤能引起血管损伤[2]。引起血管损伤的创伤常十分严重，可能导致严重出血、肢体截肢，甚至威及生命的躯干损伤，或者全身性的炎性反应。在这种情况下，必须进行仔细的临床评估，包括对周围神经血管的检查和踝肱指数的测定。这种动脉损伤与其说是一种挤压伤，倒不如说是一种撕脱伤（内膜撕裂），因此脉搏并不一定会完全消失，诊断时需要牢记这点并详细评估。对于健康的个体，如果踝肱指数小于0.9，则发生隐匿性下肢血管损伤的可能性是100%[3]。

### 3.1.3 挤压伤

当暴力在一段相对长的时间内作用于身体的某个固定部位时会发生挤压伤。血管受压闭塞后造成局部缺血，肌肉的挤压伤常引起与缺血相关的全身反应，并可导致严重的电解质紊乱和肌红蛋白尿。挤压伤会造成全身反应，而且反应的程度与组织损害的严重度及持续时间直接相关。受压时组织缺血，一旦压力解除，受损区域将发生再灌注（缺血—再灌注损伤）(图3.1-3)。细胞坏死产物随后进入循环系统，对脑、肺或肾等终末器官产生直接的毒性作用。少数情况下，如神经和血管断裂或破裂，会阻碍组织的再灌注。

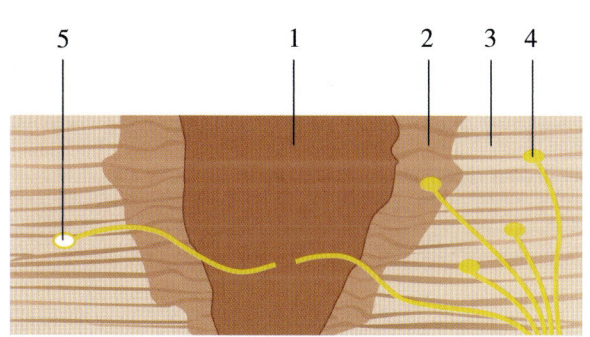

图3.1-2　肌肉损伤的3个分区
1　中心裂隙区
2　周边再生区
3　周围肌肉完整区
4　未受损神经
5　横断的神经

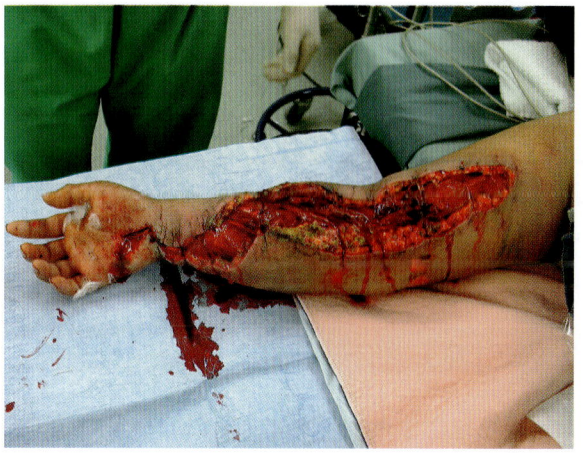

图3.1-3　臂部挤压伤筋膜切开减压术后，切口从肘部到掌部。深部的间质水肿和再灌注导致臂部肿胀及手部充血变红

挤压常超过皮肤的弹性限度,导致皮肤破裂(图3.1-4)。血管、神经等对持续性压力最为敏感的组织在早期就出现损伤。因此,直接由创伤造成或继发于缺血的失神经支配和失灌注现象较为常见(图3.1-5)。长时间挤压伤的临床表现为:全身情况不稳定、大面积局部软组织损伤、畸形、合并骨折等。为了正确评估损伤,必须了解从损伤到获救的时间间隔,因它在之后的再灌注损伤效应中起着十分重要的作用。

受损部位的病理生理过程类似于之前描述的钝性损伤,但其受损区域更广泛,会出现急性肌肉断裂和血肿。有相关血管损伤时,可能发生骨筋膜室综合征,即使没有直接的血管损伤,缺血肌肉的再灌注也可导致大面积的水肿伴迟发性的骨筋膜室综合征表现。研究证实,伤后2~4 d开始出现终末毛细血管持续扩张,这种严重钝性损伤的典型表现受较高的一氧化氮水平的介导调控[4]。高血流量、水肿及缺血区域毒性介质进入血液循环都能导致肌肉的抵抗力下降,而一氧化氮导致的特征性高灌注可能对肌肉产生进一步的破坏效应。临床上可以看到,受到挤压伤后的肌肉在清创时出血迅速,而且常难以止血。

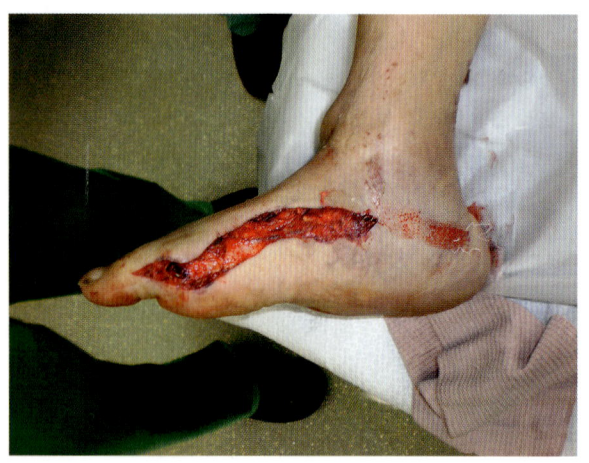

图3.1-4 足部严重的"deck-slap"损伤,当钝性暴力超出软组织弹性限度时,将导致严重的撕裂伤

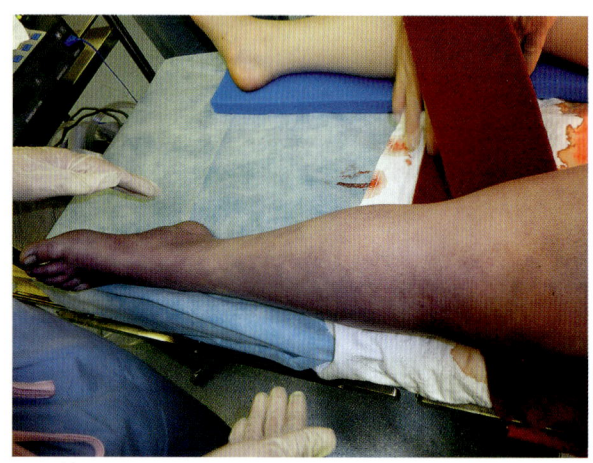

图3.1-5 下肢严重挤压伤伴发血管损伤,涉及从腹股沟至大腿中段的整个股动脉。持续的挤压作用导致肢体不可逆的损伤。注意肢体远端部分的发绀表现

## 3.2 穿透伤

作者 James R Ficke

### 3.2.1 引言

穿透伤包含多种类型的软组织损伤,从低能量的刺戳伤到能引起全身性灾难性反应的战争相关的爆炸伤。损伤的严重程度与损伤区的结构、部位、能量耗散程度、穿透物在组织中的运动方式及污染程度等各方面因素密切相关。这些因素是决定损伤程度、致死率和长期生存率的关键。我们将在下文描述这些损伤的临床评估和治疗,但首先必须明白导致这些损伤的机制及相关病理,包括对机体影响程度和相关的典型损伤。这里我们将从弹道伤的基本概念开始讨论,研究发射物对机体的影响。

### 3.2.2 弹道伤

为了充分理解弹道伤的影响,首先必须明确几条很少应用于临床、只有在穿透伤领域才能用到的名词。弹道是发射物体在飞行过程中所经过的3个不同阶段的运行轨迹:内弹道指子弹在枪管或被击发瞬间的运动轨迹,外弹道指从枪管到目标物的飞行轨迹,终末弹道指在目标物体中的轨迹。只要发射物作用于活体组织,终末弹道就与

创伤弹道学相关联。当发射物经过组织时,直接受损的区域被叫做永久性空腔。临时性空腔用来描述子弹飞行不稳定且翻滚时形成空腔后组织被拉伸的状态。终末或创伤弹道是我们讨论的重点。

发射物对目标物的基本损伤作用与其传递给目标物的动能大小直接相关,而动能大小又与发射物的成分、结构、稳定性及受累器官的特点及部位等因素有关。动能符合如下等式:$KE = 1/2\ mv^2$,其中,m 指发射物的质量,v 指发射物的速度[5]。发射物质量各异,从非常小的爆炸物碎片到 3.5 g 的 M16 军用步枪弹头,再到几千克重的炮弹弹头。纵观弹道损伤的研究历史,人们大多把研究重点放在了对发射物速度的研究上。实际上,虽然实验室条件下速度是非常重要的因素,但对人体受伤方式的研究而言,它的意义就没有那么明确了。现实条件下,打击时的速度往往难于测量,它取决于发射物的形状和成分、飞行距离以及周围空气和所经组织的摩擦力和阻力。虽然未经准确测量,但目前普遍认为此类发射物枪口速度超过每秒 609.6 米(即每秒 2 000 英尺)。之前这一速度被看做致使软组织形成空洞的下限。导致损伤的最重要因素是发射物传递到组织的能量而不仅仅是速度。发射物的能量也不一定总是完全释放于在目标物内:当发射物穿透身体导致贯通伤口后,它仍具有部分动能。

当人体为目标物时,无论发射物是高速子弹还是低速的猎枪子弹、弓箭甚至刀片,都将传递运动或动能到达目标物。目标物的受损程度与传递的能量成正比,但也很大程度上受施加于发射物上的外力的影响。理解发射物在组织中的运动方式对于确定能量传递的决定因素十分重要。具有向前动量的非球形发射物遭遇迎面的力量使之减速(叫做摩擦力或阻力),这种力往往作用于物体前表面。如果非球形发射物的长轴与飞行方向一致,减速力仅仅是减慢飞行速度。然而,如果其长轴与飞行方向不一致,减速力将转变成动量并使发射物偏离原来的运动方向,这叫做偏航。偏航越大,发射物表面传递到目标物的能量就越大,也就是基底浸入现象(图 3.2-1)。常见的误解是偏航只在击中目标物前的飞行过程中起主要作用。如果发射物是旋转的,如现代步枪子弹在带螺旋沟槽的枪管内的运动方式,那么回旋力能够反作用于偏航从而减少偏差。随着子弹发射距离加大,子弹可能存在明显的偏航,但回旋力会减少偏航的程度,直到击中目标。然而,当撞击发生后,因为组织密度明显不同于空气,偏航变得更加明显,子弹的运动也变得更加不稳定。许多情况下,子弹在第二介质中会完全翻转,变成底部向前的运动状态。

在弹道明胶中进行的发射物研究实验证实,不同的发射物发生翻转时的穿透深度各不相同[6]。这一现象的临床意义在于当发射物翻转时存在能量的转移。这个翻转点可能因为与物体的撞击而受到明显的影响,外部的物体如树干、窗户、衣物,内部的物体如骨骼、筋膜或不同密度的组织,如肌肉和肺组织。在这种情况下,发射物或者会撞击更大的表面,或者发生变形,或者发生碎裂,而每一个小碎片都形成自己的弹道。有时,原始发射物的碎片或者原始发射物与另外的运动物体相撞会形成二次发射物。发射物穿过物体形成的破坏路径,称作永久性空腔,分成 3 个区域(图 3.2-2):中央区,扩散中间带,震荡周边带[7]。

空腔的形成与发射物穿过时软组织的拉伸相关。当任何有速度的物体射入时,都会形成空腔或发生软组织的拉伸,而当速度超过 609.6 米/秒(即 2 000 英尺/秒)时,则会形成持续而显著扩张的空洞。这并不会对组织造成不可逆的损伤,如在永久性空腔内受到直接创伤时看到的那样。但某些组织如脑、神经和骨骼,则对这种弹道伤的耐受性要小于富有弹性的组织,如肺和肝。空腔的开放只是一瞬间,但它却可以造成一种真空状态,这种真空状态能将外部的碎片和污染物带入空腔。弹道凝胶是一种均一的材料,易于再现空腔形成现象(图 3.2-3,图 3.2-4)。由于筋膜和结缔组织的非均质特性,空腔在活体组织中更易于缩小。因此,空腔的影响并不像理论上描述的那样复杂。另外,邻近永久性空洞部位的神经和血管也可能因为组织牵拉而造成损伤。

现已证实,认为发射物是无菌的且伤口不会发生感染的观念是错误的[8]。事实上人们已经发现,在形成空腔的瞬间,临时空洞形成时的真空状态能将外部的物质甚至是细菌带入空腔中。我们也可称这一真空效应为回吸现象。

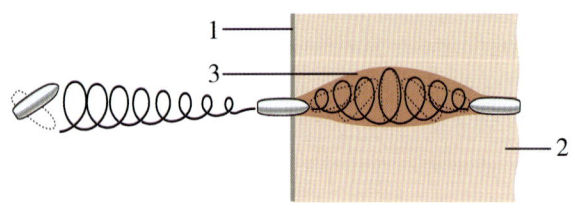

图 3.2-1　理想化的步枪子弹飞行模式。随着飞行距离的增加,偏航逐渐减少,直到子弹进入另一种介质,如肌肉组织。在高能状态下,子弹变得不稳定,偏航增加直到子弹发生 180°逆转,尾部在前持续飞行,也就是人们熟知的基底浸入效应。但当发生这一效应时,巨大的能量将逸散至受伤组织中
1　皮肤表面
2　深部组织
3　永久性空腔

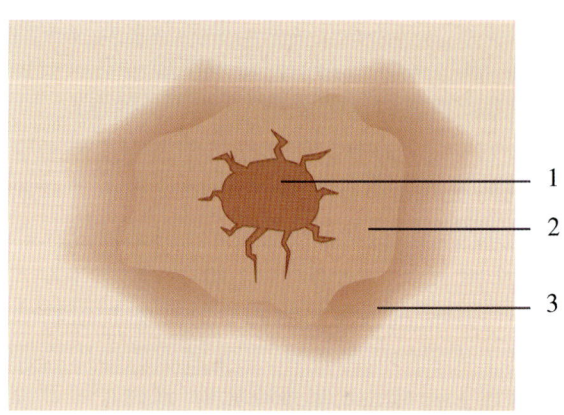

图 3.2-2　理想化的骨骼肌软组织枪弹伤病理形态的表面观。伤口包含 3 个区域
1　永久性空腔中央区
2　扩散中间带
3　震荡周边带

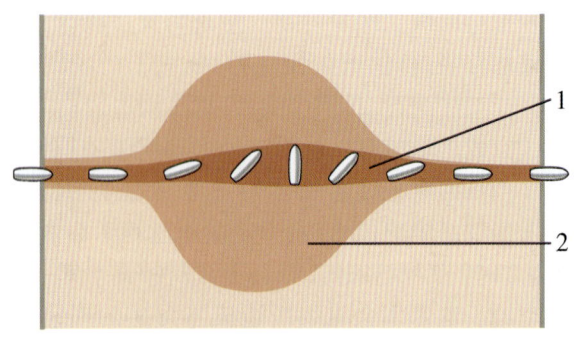

图 3.2-3　高速弹道伤,(重 150 g,速度 863 米/秒,即 2 850 英尺/秒),发射物没有发生翻转,在直线上造成一个小的永久性的(1)和大的临时性的(2)空洞。现实情况下,空腔的形成情况取决于组织平面、筋膜间隙和坚硬组织结构的影响

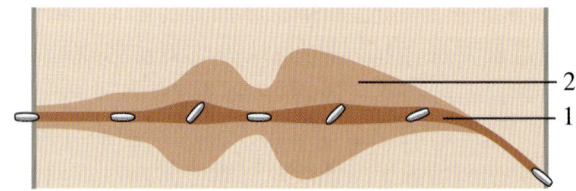

图 3.2-4　高速弹道伤,发射物的质量及速度较图 3.2-3 的情况稍小。发射物翻转为基部向前的状态,造成爆炸式能量扩散,并因能量衰减形成第二弹道
1　永久性空腔
2　临时性空腔

## 3.2.3　病理生理

穿透性弹道伤中最需掌握的是发射物造成受伤组织破裂的机制[9]。组织损伤可能由以下一种或一种以上的机制造成:

· 切割,由直接的接触造成。
· 拉伸,由横向或剪切波通过动能的传导(空腔形成)造成。
· 挤压,由发射物前方的纵向波或冲击波造成。

· 热损伤,源于以摩擦力的形式形成的能量传导。

早期许多有关创伤弹道学的研究都是在弹道明胶中进行的。明胶是均质材料,即它对任何方向、任何速度运动的发射物的影响是相似的,因此并不能精确还原人体内的情况。皮肤、脂肪、筋膜和肌肉层可以明显地影响发射物的飞行过程。已经证实,一个圆形物体需有 76.2 米/秒(即 250 英尺/秒)以上的速度才能穿透人体皮肤[10]。值得注意的是,锐利的物体如刀片或箭头只需很小的速度就能穿透皮肤,且对局部组织造成的伤害也

较小。如弹道学研究显示的那样,发射物击中目标物瞬间以及此后动能传导至受体组织的大小是最为重要的。其他影响因素包括发射物在组织中的稳定性,发射物的大小和构造,它所穿透的人体组织,被穿透组织的弹性和密度,组织破裂的机制及发射物碎片的数量[11]。

对特定组织所形成的创口进行的研究证实,组织的有效弹性较密度更重要。当发射物直接进入肌肉组织时,形成的永久性空洞应该是线性的,但它会受到肌肉中筋膜分布、腱骨附着及肌肉厚度等的影响。发射物穿过肌肉中部造成的损害要小于穿越肌肉止点造成的损伤。一旦发射物变得不稳定,它会发生旋转并造成比单纯线性轨迹更大的损害。同样,发射物与骨撞击后常产生二次碎片,并形成多条永久性空洞轨迹。虽然不常见,但有的发射物也可在软组织中破碎,形成碎片。神经血管很少发生横断,但与空腔形成有关的张力会导致血管神经撕脱(动脉内膜破裂)、牵拉(神经麻痹)或神经内断裂(轴索断裂)[12]。当它们位于组织界面紧密结合处或肢体远端时更容易受伤,因为上述部位中较小的神经或血管分支缺乏弹性。较小的组织结构更易遭受直接损伤,与大血管相比毛细血管损伤的风险更大,并且往往位于渗出区的中心位置。随着时间推移,受伤组织存在附加效应:受伤当时,可以看到直接的弹道损伤、出血和破损(也就是渗出区)。伤后24 h内,周围软组织呈现挫伤表现,可看到明显的局部缺血、炎症、水肿表现,以及残留的污染。挫伤中间带的镜下表现类似钝器伤。最后,中空器官对临时空腔形成时的压力波更为敏感。高弹性的组织则会由于液体(不可压缩)的压力而胀大,导致器官破裂,如肠、膀胱、心脏等。因此,这些器官会最终痿陷或者,附着于其上的血管被撕脱。

### 3.2.4　武器伤的特点

一般来说,任何特定武器的杀伤力均取决于它将动能传递到受体组织的能力。当低速发射物穿透组织时,仅有少量动能可供传递。虽然任何发射物都可形成空洞,但爆炸效应并不常见于低能量枪弹伤。相反,如果高速弹头穿入或完全穿过软组织时没有击中骨组织,它所传递的动能只是其总动能中的一小部分(图3.2-5)。相同的发射物所造成的伤害取决于它所传递的能量,一个明显的例子是霰弹枪伤。霰弹枪能发射大量的子弹以及用以推进子弹飞行的火药,其有效性很大程度上依赖于子弹的射伤范围。具体来说,较小的鸟枪弹每颗子弹的质量都很小,然而却包含巨大的总能量。由于子弹射出后每颗子弹的减速,

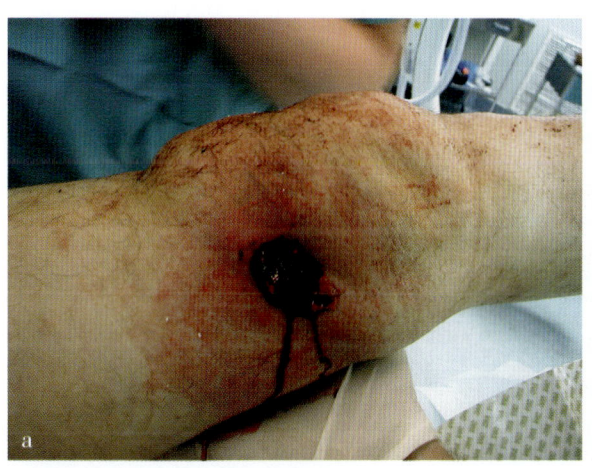
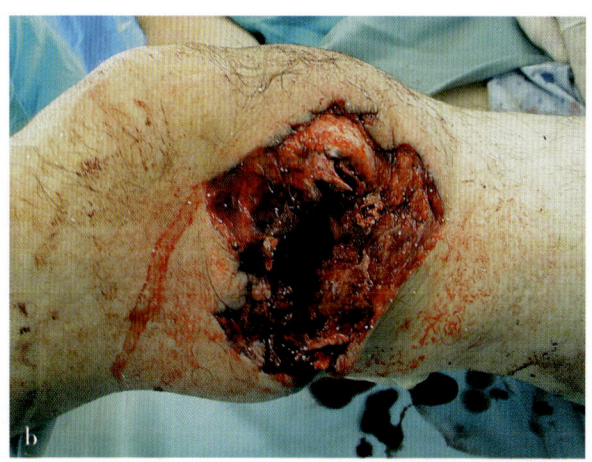

图3.2-5　高能发射物致膝关节上方穿透伤。注意子弹撞击骨骼后形成的骨碎片导致的严重损伤。出口并不一定总是比入口大,取决于子弹在目标物中的轨迹
a. 内侧观:入口点
b. 外侧观:出口点

它们的射程相对较近(图3.2-6)。而较大的子弹,如狩猎用的大型铅弹或金属块,其尺寸与步枪相似。实战中,狩猎用的大型铅弹与22 mm口径步枪弹头非常相似。然而,霰弹枪子弹是会发散的,在发射后几米内它们的能量就开始分散。Ordog等依据目标物与霰弹枪的距离将严重度分为3型[13]:目标距离大于6.4米时为Ⅰ型损伤,单个子弹能造成明显的损伤,但通常只能造成分散的皮肤弹孔和多种低能量损伤;Ⅱ型损伤发生于射程2.74~6.4米,包含多个平行的破坏弹道,血管损伤率可高达35%;Ⅲ型损伤射程小于2.74米,不管子弹大小和火药的加载量,常导致目标物的完全破坏。这些通常可以通过伤口的直径是否小于15.24 cm来鉴别。Ⅱ型和Ⅲ型损伤患者的主要骨折发生率可高达48%,周围神经损伤率达58%(图3.2-7)。因此,虽然子弹的大小和速度各异,但霰弹伤往往导致较高的致残甚至致死率。

最后,刀刺导致的贯通伤传递的动能相对较低,不会导致像子弹伤那样广泛的局部组织损伤。刀刺伤通常通过直接的切割,导致非常有限的永久性空腔,对具体组织结构的损伤取决于刀的穿刺路径。与子弹等发射物不同,此类损伤路径通常是直的,与组织弹性或组织平面无关。刺伤很少伴有拉伸、压缩或热损伤[11]。同样,污染局限于刺破皮肤的器具,未挫伤区域很少发生感染。

前面我们已经描述了很多关于手枪和用于军事行动的高能武器之间的不同。上述的基本原则适用于所有各种损伤。如系手枪枪伤,需对损伤局部的神经血管损伤情况进行评估,而几乎所有的步枪损伤都能导致广泛的损伤。

### 3.2.5 爆炸伤

最后一种软组织贯穿伤是爆炸伤。在全世界范围内,爆炸伤都带来较高的致残和致死率。在最近的战争冲突中,54%~70%的损伤是骨骼—肌肉系统损伤,而这些损伤中与爆炸有关的高达78%。爆炸发生时,爆破点周围的气体快速膨胀,超音速的冲击波向各个方向播散,导致人员受伤。与爆炸有关的损伤都与此机制相关。

原发性爆炸伤来自作用于身体的超强冲击波,通常发生于离爆炸源较近的地方。冲击波作用于空腔器官,如肺和消化系统,对这些器官造成直接伤害,很少有受伤者能够幸存。在幸存者中可发生散在的急性出血性肺挫伤,以及渐进性呼吸衰竭。几乎所有的受害者均会发生气胸和血胸,除非立即接受急救和治疗,否则常不能存活。与原发性爆炸伤相关的腹部损伤主要影响空腔脏器,造成结肠破裂、肠穿孔、肠系膜剪切伤和出血。各种强度的爆炸伤均普遍造成鼓膜破裂。典型的爆炸伤造成的软组织损伤破坏严重,其中最严重的是创伤性截肢,死亡率很高。

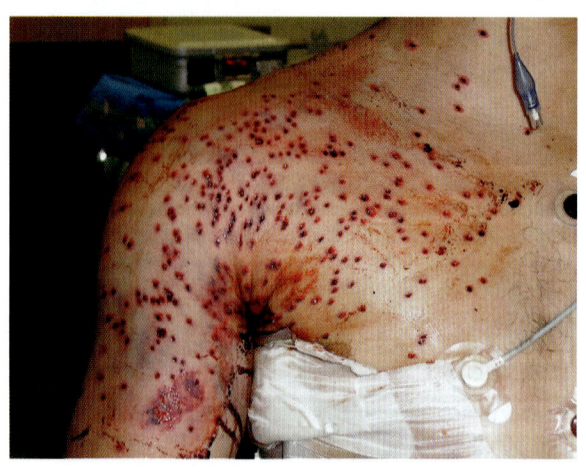

图3.2-6 在相当近的距离内,霰弹枪伤与高能量损伤相似,因为子弹没有时间与空间扩散。而再远出几米,子弹扩散,并能形成多个贯通伤口,并常伴有能量损耗。图示肩部霰弹枪伤

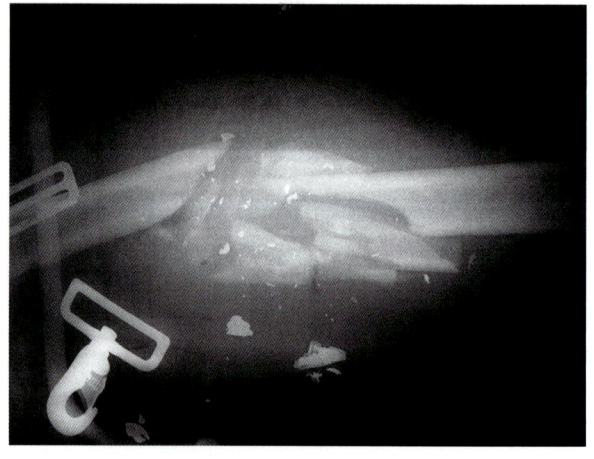

图3.2-7 高能步枪枪击致股骨骨折的前后位X线片。之前子弹首先击穿了木质门

继发性爆炸伤是由于爆炸导致的飞行碎片击中身体所致[14]。本章所述大部分穿透伤均是继发性爆炸引起。由于初始的爆炸推动力，碎片能获得非常高的初始速度，能达到1 800米/秒（即5 095英尺/秒）。所有因继发性碎片造成的穿透损伤都是高能损伤，并伴有严重的污染和组织破坏。

第三种爆炸伤通常是一种严重的钝性损伤，是身体本身被爆炸气浪推动撞击静止物体造成的。这种情况下，受害者本身成为了发射物，损伤是典型的钝性伤或刺伤。

第四种爆炸伤包括各种各样的其他损伤，如烧伤、吸入性损伤、挤压伤或辐射损伤，这些都可能与爆炸有关（图3.2-8）[15]。

所有这些损伤模式也同样受到环境因素的影响。密闭空间内易遭受来自额外压力波、发射物或塌陷物体及挤压排空力的复合影响，常合并其他损伤，如颅骨骨折、烧伤、穿透性腹部损伤等，需要及时的评估。穿透性材料通过切割、撕裂、挤压、烧伤等方式损伤软组织。这也适用于爆炸的病理生理学。爆炸发射物可能是武器外壳、日常用品或有机物体。弹头产生的弹道往往可以预测，然而爆炸碎片却因为大小不一、形状不规则而轨迹不定。这些发射物不具有空气动力学的稳定性，在非常接近爆炸点时可能会具有非常高的速度和动能，但速度降低很快[16]。与枪弹伤类似，软组织损伤程度与传递到组织的动能直接相关。

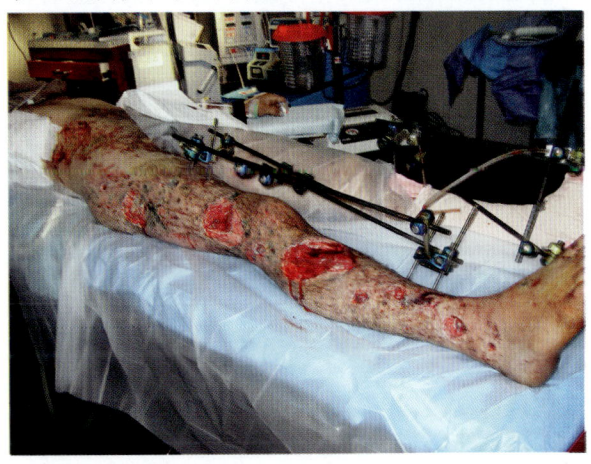

图3.2-8 爆炸伤伴广泛的穿透性损伤。伤口清创，肢体固定。各种大小和深度的软组织损伤类似霰弹枪伤，能量几乎逸散于整个靶组织。不规则的碎片导致更严重的裂伤和不规则的伤口，与子弹伤相比，更易造成神经和血管损伤

发射物大小不一、形状不规则及表面的凹凸不平等性质，可能加重组织的撕裂或挤压伤。另外，这些碎片常损伤纵向走行的组织结构，这些结构可以耐受一定的牵拉伤，但往往易受到直接切割伤。由于这些破坏性机制及大面积组织损伤时救治不及时，或同时有大批伤员的情况下延误治疗，常导致骨筋膜室综合征及挤压伤的发生。

## 3.3 剪切伤

作者　James R Ficke

### 3.3.1 引言

当水平方向的力，特别是摩擦力，作用于相对固定、移动度较小的平面和弹性平面之间时就会发生剪切损伤。皮肤是身体的保护层，也是人体最大的器官。为了准确评估剪切力或水平力对软组织的损伤，了解皮肤的基本知识是十分重要。外层的表皮和深层的真皮之间是强韧的基膜，基膜下面有小血管和淋巴管。表皮能抵御部分剪切力，而真皮富有弹性。皮下层的深面有脂肪沉积，脂肪层因身体的不同部位和体型的不同而厚度各异。深层脂肪组织对撞击有一定的防御力，但对经由皮肤和其他组织层传导来的剪切力防御作用较差。剪切力作用于这些组织的结果取决于这些组织层次与骨的相对附着力。表层组织与骨骼几乎没有附着，因此可以耐受剪切力，但更深层次的组织则可能断裂。本部分将首先阐述剪切力对最深层组织的影响，并由深到浅依次介绍。

### 3.3.2 闭合脱套伤

皮肤作为整体有一定的弹性。然而，位于皮下组织和真皮层之间的微脉管系统会受到撕脱暴力的影响。在下腰区、大转子和大腿近端以及膝或肩关节，表皮层相对较厚，较深部结构更耐摩擦。Morel-Lavallée损伤最早是用来描述骨盆骨折时皮肤和皮下组织从深筋膜分离的情况[17]。这种类型的损伤是由挤压和剪切力作用于皮下组织与肌筋膜/骨膜的移行区导致的，常见于碾压事故，导致皮肤和皮下组织从深层的肌肉和骨骼分离，形成的空隙被血肿充填并在身体的一定部位

出现脂肪液化(图 3.3-1)。如果皮肤完整,这种闭合性的脱套伤能持续数周甚至数月,并有感染的风险,感染的原因通常与血肿有关。超过46%的闭合脱套伤在切开和清创前抽吸物培养呈阳性。临床表现通常是皮肤可活动伴有波动感,但也可表现为实体肿块而误认为是肿瘤。一旦开放,这些病例与全层烧伤一样,会引起感染和皮肤坏死(图 3.3-2)[18]。

### 3.3.3 开放脱套伤

在身体的大多数部位,剪切力导致皮肤的破损。与 Morel-Lavallée 损伤不同,这些损伤都是高能量损伤。由于高能冲击,常导致深部组织的损伤,包括骨折、肌肉断裂、神经和血管的断裂和撕脱。由于伤势严重,往往容易作出诊断(图 3.3-3)[19]。

### 3.3.4 张力性水疱

如果作用于皮肤的剪切力来自内部,常由广泛的水肿所致,这种损伤往往看起来较为表浅。这种表浅剪切损伤叫做张力性水疱(fracture blisters)(见 12.1)。水疱内的液体可以是清亮的,也可是血性的。清亮水疱位于表皮层内,但血性水疱常深达真皮层,与微循环交通(图 3.3-4)。Giordano 和 Koval 发现 53 例有血性张力性水疱的患者中,有 7 例出现了术后并发症,这些并发症或由水疱导致或发生于水疱附近;而清亮水疱患者均未出现并发症[20]。另外,有关张力性水疱标准化处理的前瞻性研究表明,在所有的下肢骨折中,水疱的发病率是 7.2%;其中 47% 是血性的,43% 是清亮的,二者均出现的几率是 10%。这项研究还证实对水疱去顶排液的同时应用银离子磺胺嘧啶外敷的治疗方法是有效的,到皮肤肿胀程度允许手术治疗并且水疱出现再上皮化,这一过程的平均时间是 7.7 d[21]。

最后,最表浅的剪切损伤类型是擦伤,皮肤的弹性不足以对抗相对固定的表面。皮肤是否出现整层的完全撕脱,则取决于暴力的持续时间和皮肤的厚度,也取决于受伤的深度、真皮浅层内的微血管层所受的剪切力及后续的感染。表层皮肤保护层的缺失,增加了深部结构暴露的风险,随后深部组织也被持续的剪切力所破坏。

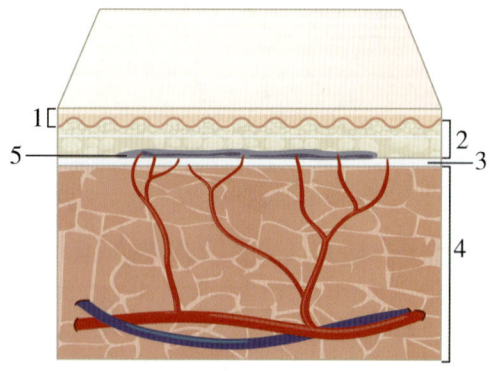

图 3.3-1 Morel-Lavallée 损伤的病理表现。皮肤和皮下组织从深层肌筋膜分离后,广泛的血肿在肌肉筋膜表面形成,有时候表现为膨隆状并出现波动
1 表皮和真皮
2 皮下组织
3 肌筋膜
4 肌肉
5 广泛的血肿

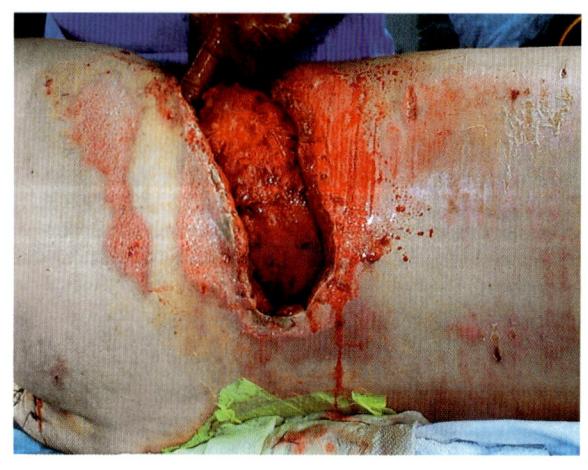

图 3.3-2 Morel-Lavallée 损伤(脱套伤)行开放清创术。髋臼骨折患者的大转子部位可见大空腔。小的开放伤口与空腔相通,几乎延伸至膝关节并向后到达后侧中线

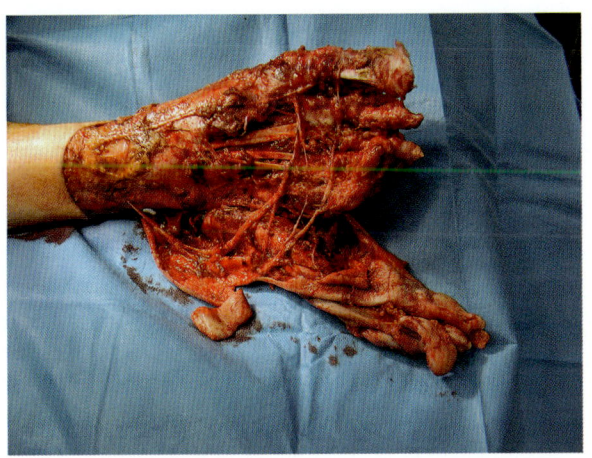

图 3.3-3　足部开放脱套伤,患者足部被汽车轮胎碾过

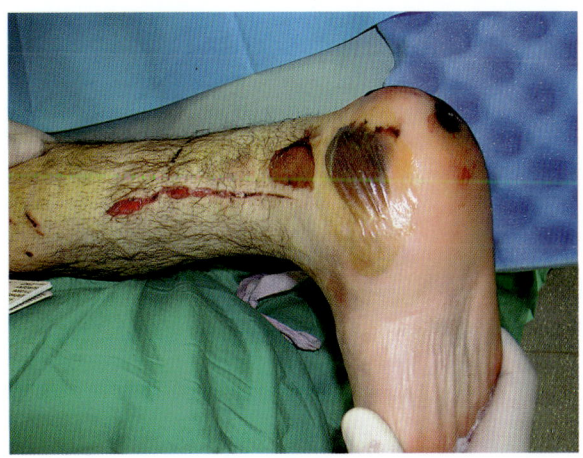

图 3.3-4　高能量损伤及闭合跟骨骨折的水疱

## 参考文献

[1] **Crisco JJ, Jokl P, Heinen GT, et al** (1994) A muscle contusion injury model. Biomechanics, physiology, and histology. *Am J Sports Med*; 22(5): 702-710.

[2] **Pretre R, Bruschweiler I, Rossier J, et al** (1996) Lower limb trauma with injury to the popliteal vessels. *J Trauma*; 40(4):595-691.

[3] **Peck MA, Rasmussen TE** (2006) Management of blunt peripheral arterial injury. *Perspect Vasc Surg Fndovasc Ther*; 18(2):159-173.

[4] **Rbuinstein I, Abssi Z, Coleman R, et al** (1998) Involvement of nitric oxide system in experimental muscle crush injury. *J Clin Invest*; 101(6):1325-1333.

[5] *Wound Ballistics: an Introduction for Health, Legal, Forensic, Military and Law Enforcement People.* Film produced by the ICRC in cooperation with Robin M Coupland and Beat P Kneubuehl. International Red Cross, Geneva, Switzerland, 2008.

[6] **Jenkins D, Dougherty P** (2005) The effects of bullets. Mahoney PF, Ryan J, Brooks AJ, Schwab CW (eds), *Ballistic Trauma: a practical guide.* $2^{nd}$ ed. London: Springer-Verlag, 40-44.

[7] **Wang ZG, Tang CG, Chen XY, et al** (1988) Early pathomorphologic characteristics of the wound track caused by fragments. *J Trauma*; 28 (Suppl 1):89-95.

[8] **Tian HM, Deng GG, Huang MJ, et al** (1988) Quantitative bacteriological study of the wound track. *J Trauma*; 28 (Suppl 1):215-216.

[9] **Bellamy RF, Zajtchuk R** (1991) The physics and biophysics of wound ballistics. *Jenkins DP, Zajtchuk R (eds) Conventional warfare: Ballistic, blast, and burn injuries.* Washington, DC: US Government Printing Office, 107-118.

[10] **DiMaio VJ, Copeland AR, Besant-Matthews PE, et al** (1982) Minimal velocities necessary for perforation of skin by air gun pellets and bullets. *J Forensic Sci*; 27(4): 894-989.

[11] **Bartlett CS** (2003) Clinical update: gunshot wound ballistics. *Clin Orthop Relat Res*; 408:28-57.

[12] **Lai X, Liu Y, Chen L** (1996) The effect of indirect injury to peripheral nerves on wound healing after firearm wounds. *J Trauma*; 40 (Suppl 3): 56-59.

[13] **Ordog GJ, Wasserberger J, Balasubramaniam S** (1988) Shotgun wound ballistics. *J Trauma*; 28(5):624-631.

[14] **Baskin TW, Holcomb JB** (2005) Bombs, mines, blast, fragmentation, and thermobaric mechanisms of injury. Mahoney PF, Ryan J, Brooks AJ, Schwab CW(eds), *Ballistic Trauma: a practical guide.* $2^{nd}$ ed. London: Springer-Verlag,45-66.

[15] **Stuhmiller JH** (1997) Biological response to blast overpressure: a summary of modeling. *Toxicology*; 121(1):91-103.

[16] **Covey DC** (2002) Blast and Fragment Injuries of the Musculoskeletal System. *J Bone Joint Surg Am*; 84-A(7):1221-1234.

[17] **Morel-Lavallèe M** (1863) [Degloving of skin and underlying tissues]. *Arch Gen Med*; 1:20-38, 172-200, 300-332.

[18] **Sarlak AY, Buluç L, Alc T, et al** (2006) Degloving injury of pelvis treated by internal fixation and omental flap reconstruction. *J Trauma*; 61(3):749-751.

[19] **Gwinn DE, Morgan RA, Kumar AR** (2007) Gluteus maximus avulsion and closed degloving lesion associated with a thoracolumbar burst fracture. A case report. *J Bone Joint Surg Am*; 89(2):408-412.

[20] **Giordano CP, Koval KJ** (1995) Treatment of fracture blisters: a prospective study of 53 cases. *J Orthop Trauma*; 9(2):171-176.

[21] **Strauss EJ, Petrucelli G, Bong M, et al** (2006) Blisters associated with lower-extremity fracture: results of a prospective treatment protocol. *J Orthop Trauma*; 20(9):618-622.

# 4 软组织与骨的愈合

译者 郑宪友 魏海峰 薛剑锋

## 4.1 皮肤与皮下组织

作者 Jian Farhadi

### 4.1.1 组织对创伤的初期反应概述

机体对组织损伤的正常反应是一个及时而有序的过程,目的是恢复受损组织的解剖结构及功能完整性[1]。不过,创伤愈合并非一个简单的线性过程,而是涉及多种因素交互作用的过程,包括由体液介导的细胞与细胞之间以及细胞与组织之间的复杂的相互作用(图4.1-1a)[2,3]。了解组织愈合修复的正常生理过程有助于我们理解损伤后的病理过程。创伤愈合可以分为3个典型阶段,这3个过程的出现并不是严格序贯发生,而是有部分重叠的(图4.1-1b)。这3个阶段是:

- 炎性反应阶段(凝血以及炎性反应)。
- 增生纤维化阶段(细胞迁徙增生,蛋白合成)。
- 重塑成熟阶段(伤口收缩)。

以上有序的生理反应即是成纤维细胞介导的瘢痕组织修复过程。创伤愈合有各种不同的分类,其中一期愈合和二期愈合应予以区分。一期愈合(图4.1-2)发生在外科手术切开后的几小时内,这种伤口没有明显的组织缺损,两侧可以准确对合(见10.1)。伤口闭合通常靠缝合线、订皮机或黏合剂,外科手术伤口伤及有限的细胞组织,其瘢痕将是最小的。相反,二期愈合(图4.1-3)

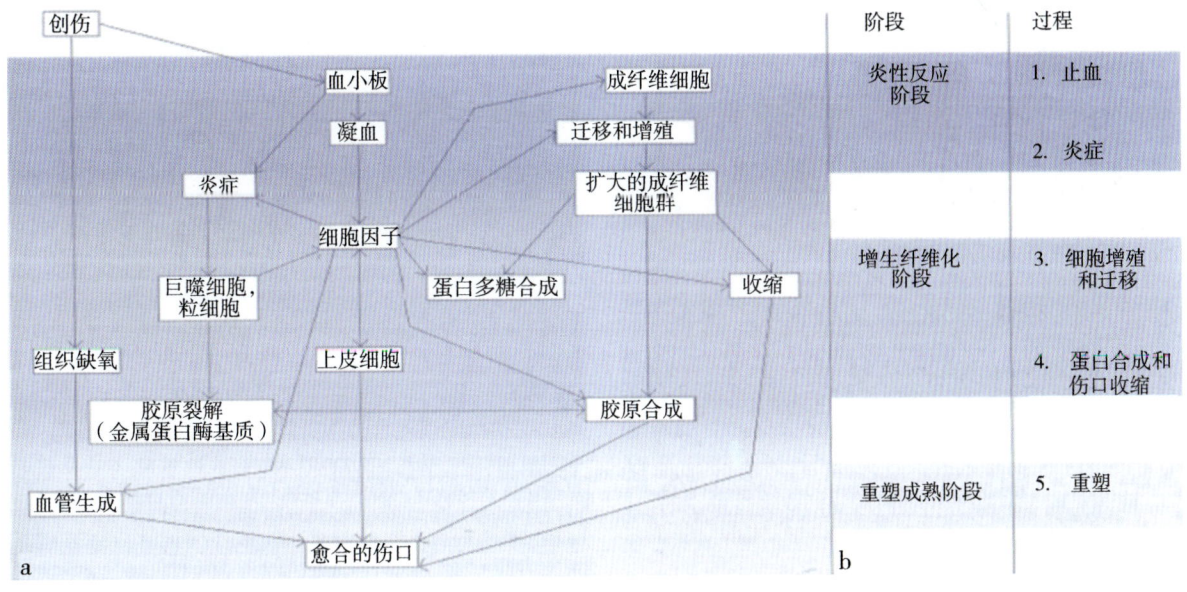

图4.1-1 伤口愈合过程概图
a. 由体液介导的细胞与细胞之间以及细胞与组织之间的复杂作用
b. 5个过程

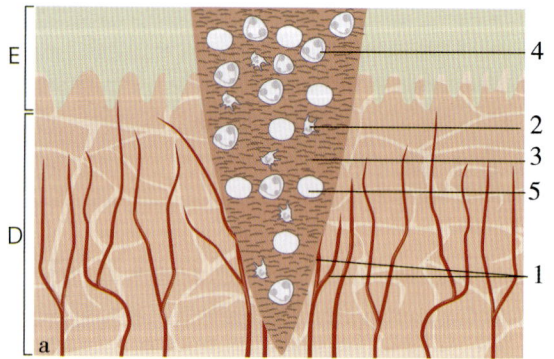
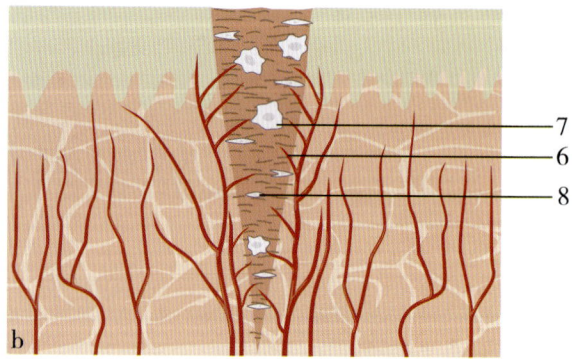
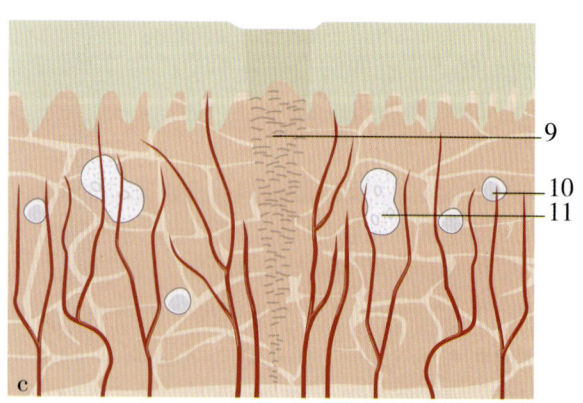

图 4.1-2 伤口一期愈合的三阶段：表皮（E）与真皮（D）
a. 炎症阶段（最初几小时）：血管扩张（1）、血小板（2）、纤维蛋白的活化及渗出（3），白细胞迁徙（4）和红细胞（5）聚集
b. 纤维化阶段（几天内）：源于肉芽组织（endothelial buds or sprouts）的新生微血管形成（6），高浓度的巨噬细胞（7）和成纤维细胞（8）聚集到伤口
c. 重塑成熟阶段（数周内）：缺血性胶原纤维（9）取代伤口组织，组织细胞（10）和巨细胞（11）在伤口附近或是订皮钉（体外）附近出现，表皮层重建完成

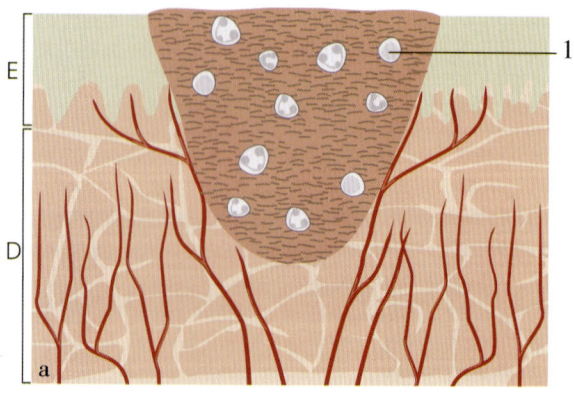
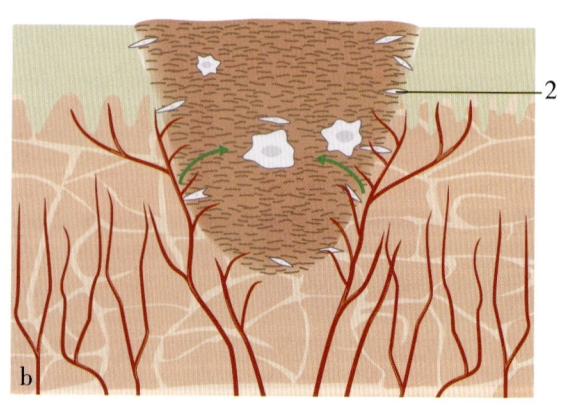
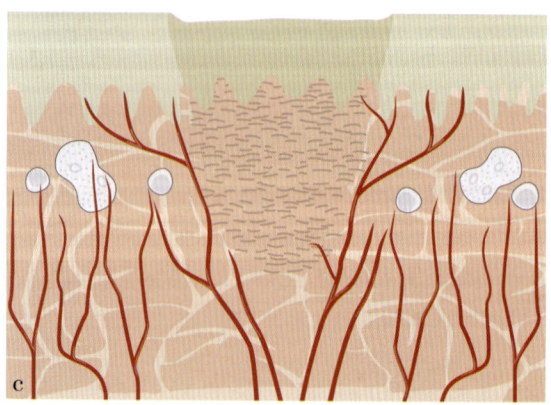

图 4.1-3 伤口二期愈合的三阶段：表皮（E）与真皮（D）
a. 炎症阶段（几天内）：伤口充满源自炎症细胞的肉芽组织（1）
b. 增生阶段（数周内）：成纤维细胞分化为肌成纤维细胞（2），导致伤口收缩（箭头）
c. 重塑成熟阶段

的特征是肉芽组织的形成,最终导致瘢痕愈合(见 10.1)。伤口可深及皮下、皮内或是全层损伤。其较一期愈合更有特点,并且肉芽组织在伤口生长并封闭伤口,这将会导致伤口的显著瘢痕挛缩。

## 4.1.2 伤口愈合分期

**炎症期**(inflammatory or substrate phase)

创伤造成活组织血管损伤和出血,这反过来触发细胞和分子开始止血的应答反应。愈合过程必须在止血完成之后才能开始,因此,对止血阶段的任何干扰都会影响伤口愈合。止血过程中的重要因素包括血管收缩、血小板聚集和纤维蛋白沉积,导致主要由内嵌的血细胞、聚集的血小板和纤维蛋白网组成的血栓形成[4]。当表皮和真皮被穿透后,血管活性胺类物质就立即引发血管收缩。这一过程也引发前列腺素的分泌,如促凝血酶。受损细胞释放的组织因子则刺激血小板的聚集。在纤维蛋白原和血管性血友病因子(von Willebrand因子)参与下,血小板贴附于血管内皮和邻近血小板[5]。纤维蛋白沉积在血凝块上封堵血管,从而阻止了进一步的出血和电解质流失,并降低了外来感染的风险。附近伤口基质内的纤维蛋白提供了内源性的网状构架,以供成纤维细胞和其他细胞迁移,共同继续愈合的过程。

John Hunter第一次将炎症的症状总结为"红、肿、热、痛"。它的其中一个重要功能是募集炎性细胞到受伤部位,从而修复损伤组织。血管通透性增加使得白细胞和巨噬细胞可以迁徙到血管外,开始吞噬、破坏细菌并消灭碎片,启动修复过程[6]。

更准确地说,受伤10~15 min后,紧接血管收缩之后就是血管舒张。同时,伤口周边毛细血管中线性排列的内皮细胞形成细胞间隙,允许血浆和细胞泄露到血管外。炎症阶段由大量释放的细胞因子启动和调节血小板源性生长因子(PDGF)、血小板因子Ⅳ以及转化生长因子β(TGF-β)。同时,血小板中的致密体还释放如组胺、5-羟色胺等血管活性胺类物质。血小板源性生长因子作为成纤维细胞的趋化因子,和转化生长因子β一起,是成纤维细胞有丝分裂的强效调节因子,引导后期胶原蛋白原的纤维合成。胶原蛋白原转化为纤维蛋白,形成凝血过程的最后框架。纤维蛋白为炎症中的细胞成分提供结构支持。这一过程在损伤后立即启动,并会持续数天。

在开始的6~8 h,伴随着伤口中充满了多形核白细胞,下一阶段——增殖期开始了。转化生长因子β协助来自周围血管的多形核白细胞迁移到血管外。在组织受损24~48 h后,多形核白细胞达到最高浓度[7]。这些细胞开始活跃意味着进入了炎症期的终结期。如果多形核白细胞与细菌之间的力量不平衡就可引发急性感染,一般在72 h后出现临床症状。

**增殖期或成纤维细胞期**(proliferative or fibroblastic phase)

在炎症期还没结束,即受伤后的2~3 d,纤维组织就已经开始长入伤口,增殖期一般持续14 d。血管再生与纤维组织增殖是同时开始的,内皮细胞迁移到伤口部位提供氧气和其他营养物质。大量新生微血管使得血管再生的部位呈现典型的红色。高浓度的乳酸、酸性pH,尤为重要的是低的氧分压是血管再生的关键[8]。血管再生起始于内皮细胞的芽生(endothelial buds or sprouts)或伤口周围及表面原本存在的完好的毛细血管增生[9]。这些芽生血管或新生分支通过细胞的迁移增殖而生长,并和附近其他毛细血管来源的芽生血管或分支相互连接,形成新的具有功能的毛细血管网,运输红细胞、白细胞等细胞物质。对血管再生影响最大的两种细胞因子是成纤维细胞生长因子-2(FGF-2)、血管内皮生长因子(VEGF)。

炎症中所形成的二期伤口愈合特有的肉芽组织,构建了创伤组织愈合的基础。它和炎症过程出现得一样早,从受伤后的2~5 d,持续生长到伤口底床被覆盖。除了成纤维细胞、炎性细胞、内皮细胞和成肌纤维细胞,肉芽组织还包括一种新的、暂时性的血管外基质以及新形成的血管。肉芽组织中大概含有30%的Ⅲ型胶原蛋白。

最后,伤口的表皮再生对于皮肤的屏障功能至关重要。只有很小的上皮切口会在24~48 h内完成表皮再建。基底细胞出现在伤口边缘,并开始迁移到裸露的伤口表面。如果未伤及皮肤的附属结构,如发囊、皮脂腺、汗腺,上述结构也会为愈合过程提供迁徙性内皮细胞。该迁徙过程一直持续到内皮细胞与迁徙自其他方向的内皮细胞相遇为止,当内皮细胞相遇后,"接触抑制"效应会阻止其过度生长[10]。

**重塑和成熟期**(modeling and maturation phase)

这一阶段基质沉积的数量和质量对瘢痕的强度有着重要的影响[11]。瘢痕组织中超过50%的蛋白为胶原蛋白,它的产生对愈合至关重要。成纤维细胞负责胶原蛋白和其他蛋白质在修复过程中的合成。转化生长因子β、血小板源性生长因子和内皮细胞生长因子促进了胶原蛋白合成[12,13]。胶原蛋白合成有赖于伤口和患者的全身情况,包括年龄、伤口的张力、压力(见4.4)。胶原蛋白以最大速度合成2~4周,随后开始减慢。有问题的慢性伤口不愈合通常是胶原蛋白沉积出现异常的结果,如糖尿病患者或吸烟者(见4.4)。相反,胶原蛋白过度合成则导致肥厚性瘢痕或瘢痕疙瘩。

一开始,伤口基质主要由纤维蛋白和纤维连接蛋白组成,以后逐渐由胶原蛋白和其他蛋白如蛋白多糖替代,它们是成熟基质的重要组成部分。在成熟的伤口基质中同样发现有额外的蛋白如凝血酶致敏蛋白Ⅰ、富含半胱氨酸的酸性分泌蛋白(SPARC)的合成,后者起到支持细胞募集并刺激伤口重塑的作用。胶原蛋白各种亚型的浓度在不同的组织中是不一样的[14],Ⅰ型胶原蛋白在完整真皮的胶原蛋白中占主要地位,达到80%~90%,剩余10%~20%由Ⅲ型胶原蛋白组成。

受伤3周后瘢痕重塑开始在伤口愈合中占主导地位,并可持续至伤后2年。胶原蛋白合成的速度在第三周达到高峰,然后开始减慢,最终和胶原蛋白分解速度一致,达到平衡。胶原蛋白合成速度的下调由干扰因子γ[15]、肿瘤坏死因子α[16]和胶原基质[17]自身介导。伤口收缩是一个持续的过程,由成肌纤维细胞增殖所引起。这是一种特定的、类似于可收缩的平滑肌细胞的成纤维细胞。相比一期愈合,伤口收缩在二期愈合中更加明显,主要依赖于成纤维细胞分化为肌成纤维细胞的速度(见图4.1-3b)。伤口部位的张力在第12周达到最大,最终瘢痕组织的张力只有原有皮肤的80%[18,19]。

## 4.2 肌肉和肌腱

作者  Douglas W Lundy

### 4.2.1 肌肉的愈合

造成骨折的外力总是能引起其周围软组织不同程度的损伤,这些损伤可以从轻微到整个运动单元缺损等严重情况(见3)。

愈合过程分为3个阶段,这些阶段同时发生、又各自交叉重叠(见4.1)。损伤后的肌肉立即进入炎症反应阶段,蛋白酶开始降解坏死的肌肉,炎症细胞从撕裂的血管进入损伤区域,这些细胞包括巨噬细胞、多形核白细胞和淋巴细胞,后者能释放炎症趋化因子并加强炎症反应(图4.2-1)。有趣的是,受损伤的区域被限制在肌肉收缩带内,这一收缩带会限制损伤区域的修复过程。这种现象增强了损伤区域内的炎症反应,但保护了周围正常组织免受炎症级联反应的影响(见10.3.3)[20,21]。

增殖阶段最早开始于伤后的7~10 d,炎症细胞产生的细胞因子激活了潜伏在基底膜上的星形细胞(satellite cells)。这些肌肉祖细胞被激活,参与促进肌肉的修复和再建,重新形成肌肉单元。再生的过程在伤后2周达到高峰(图4.2-2),再经2周后结束[20,21]。

瘢痕组织的形成是修复重建最后阶段的标志(图4.2-3)。在血肿释放的纤连蛋白和纤维蛋白的影响下,肉芽组织在修复过程中出现很早。纤维母细胞迁徙进入损伤区域,释放纤连蛋白,增加了受损伤区域修复组织的张力和弹性。增生阶段结束后,纤维母细胞开始产生Ⅰ型胶原。TGF-β和其他生长因子可促进上述反应,Ⅰ型胶原能加强纤维瘢痕的强度。一旦纤维瘢痕成熟,修复过程即完成。但是肌肉不能恢复到受伤前的状态,因为它们之间会有纤维组织桥接[20,21]。

伤后短时间固定患肢有利于肌肉修复。固定有助于减少肌肉边缘收缩,减少血肿的生成,从而减少纤维瘢痕的生成[22]。

缺损过多的肌肉必定会损害特定肌肉的功能。如果有其他肌肉维持功能,则受损的肌肉可能

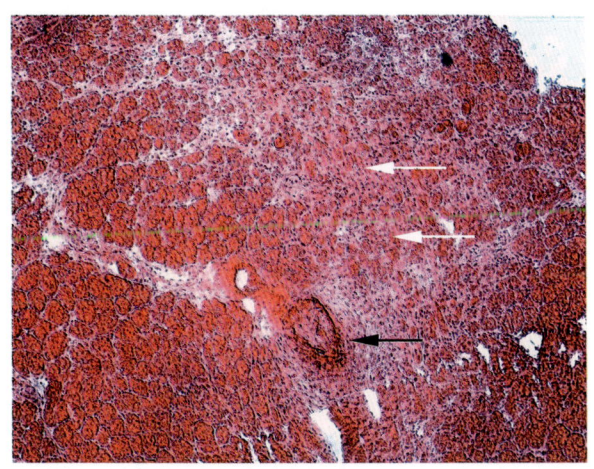

图 4.2-1　大鼠肌肉钝性损伤后 1 周。可见肌原纤维溶解坏死(白色箭头)以及血管周围炎性渗出(黑色箭头)

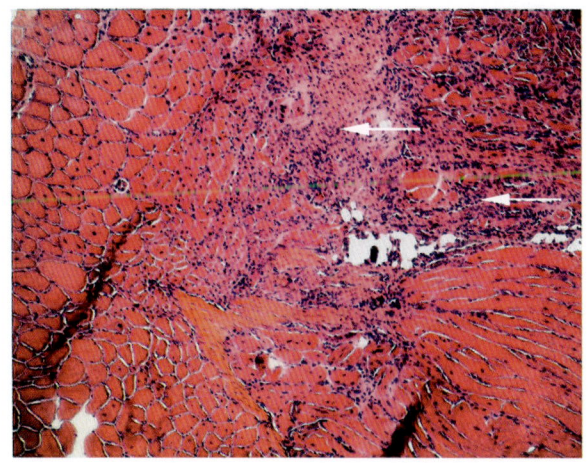

图 4.2-2　大鼠肌肉挫伤后 2 周。注意损伤区可见多形核白细胞侵入(箭头)以及未成熟成纤维细胞的增殖

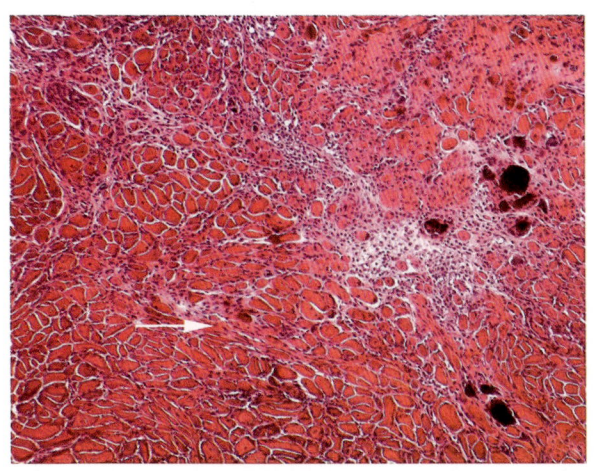

图 4.2-3　大鼠肌肉挫伤后 4 周。可见成纤维细胞急剧增殖(箭头)以及持续的炎症反应

不会影响整体的功能。但是,肌肉缺损会导致关节活动不平衡,使拮抗肌变得相对过强。

## 4.2.2　肌腱的愈合

尽管肌腱主要是非血管结构,但也遵循皮肤、肌肉等有血管组织的愈合模式。接下来将描述肌腱的腱周愈合机制。肌腱损伤后,炎症阶段是以炎症细胞迁入受损区域为起始的。腱鞘细胞被激活,在纤连蛋白的影响下分化成为腱鞘母细胞,纤连蛋白还吸引纤维母细胞到达受损肌腱的周围,腱周组织和周围的结缔组织成为了初始细胞反应的主力,巨噬细胞迁入腱鞘的边缘,并参与愈合过程[20]。

下一阶段是增殖阶段。在此阶段中,损伤区液体的渗出量、蛋白多糖、透明质酸盐、硫酸软骨素以及硫酸皮肤素都会相应增加,受伤肌腱的空隙被胶原和纤维母细胞充填。在此阶段,最早在损伤后 3 d 可以发现胶原质的形成。起初的胶原纤维相当紊乱,但在伤后 4 周内会趋向于纵向排列[1]。

在组织塑形和成熟阶段,瘢痕开始成熟。随着组织修复的进展,受损区域细胞的活动减少,而组织的分布趋于有规律,Ⅲ型胶原向Ⅰ型胶原转变。一旦Ⅰ型胶原和蛋白质在该肌腱中形成最后的瘢痕,肌腱重塑过程即结束,腱细胞的活性也恢复到伤前的水平[20]。

被覆腱周组织的肌腱和被覆腱鞘的肌腱在愈合方式上有一些不同。虽然还不清楚参与被覆腱鞘肌腱修复的初始细胞,不过人们已经明确其内在和外在的愈合机制。肉芽组织的形成是外在愈合机制的重要标志,腱鞘细胞参与形成肉芽组织,而腱细胞却不参与修复过程。内在愈合机制是一种新的理论,认为腱鞘细胞以及肌腱本身提供了肌腱修复所需的细胞。两种机制都参与修复过程,外在机制在一开始起主要作用而内在机制在后续阶段占主导地位[23]。

在腱鞘内肌腱的顺利滑行对于其功能来说至关重要。如果肌腱修复后形成大量组织,导致肌腱太粗或者在腱鞘中受到束缚,会使肌肉—肌腱单元丧失功能。肌腱在修复之初需要固定，随后在保护下进行早期活动以减少粘连的形成。在肌腱修复过程中必须避免受力过大，否则会有断裂的危险；肌腱粘连可能会引起疼痛和肿胀，也会因为肌腱滑动度的减少而限制关节活动。大约在肌腱损伤20周后，肌腱在组织形态上和正常的肌腱才非常相似，但是就生物化学和生理特征来说，修复的肌腱比受损伤前的肌腱要差。尽管肌腱不能回到损伤前的状态，但最终还是能够履行其正常的生理功能[20,23]。

肌腱愈合在很多方面不同于肌肉的愈合。在肌腱愈合初期，Ⅲ型胶原所起的作用以及最后Ⅲ型胶原转化成Ⅰ型胶原是肌腱修复过程中所特有的。愈合均会有瘢痕形成，但不同于肌肉；如果有肥厚性瘢痕形成，则肌腱无法恢复正常的功能[20]。

## 4.3 骨

作者　Douglas W Lundy

### 4.3.1　正常骨愈合的分期

经观测，骨折或截骨后骨血流减少可达50%，这是生理性血管收缩或骨膜和骨髓血管功能紊乱引起的。骨折愈合的最初阶段是炎症反应，骨内外血管充血，到第二周达到高峰，之后慢慢消退。与血管反应同时进行的，还有骨愈合本身也随着炎症反应开始，随之而来的是软骨痂形成期、硬骨痂形成期和塑形期3个阶段。尽管每个阶段各有特点，但是它们相互交织重叠，不像在皮肤和皮下组织愈合中表现的那样有明显的界线（见4.1）。

炎症期是由损伤暴力与血肿形成共同引起的。这一过程将持续到纤维网形成为止，共1～7 d（图4.3－1）。局部血管渗透性的升高以及细胞因子和炎症介质的释放都促进了血肿的形成，多形核白细胞、巨噬细胞和间充质干细胞浸润其中；随后，新形成的血管渗透至损伤区域，并形成纤维蛋白及胶原蛋白网。而后肉芽组织取代血肿，同时，破骨细胞也开始吸收坏死的骨皮质[21,26,27]。

下一阶段相当于创伤愈合的增殖期，软骨痂的形成就发生在此阶段。这一阶段包括膜内成骨：骨折间隙形成编织骨，骨痂逐渐钙化，并有血管长入间隙内的纤维和软骨组织中（图4.3－2）。这一过程由外向内逐渐发展并持续2～3周。临床上表现为当骨痂变"硬"、轴向稳定性增高时，疼痛减轻。

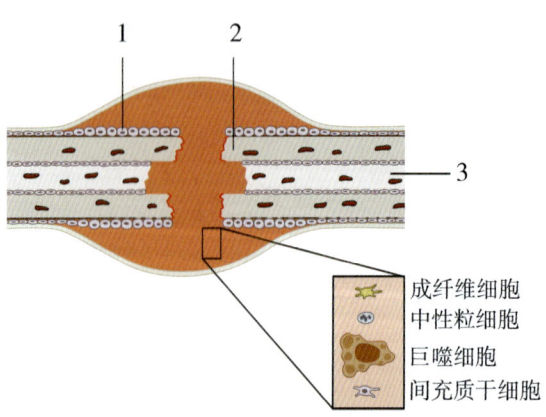

图4.3－1　骨折愈合的炎症期：血肿和炎症。注意急性炎症细胞的出现：成纤维细胞，多形核白细胞，巨噬细胞和间充质干细胞
1 骨膜
2 坏死物质
3 骨内膜

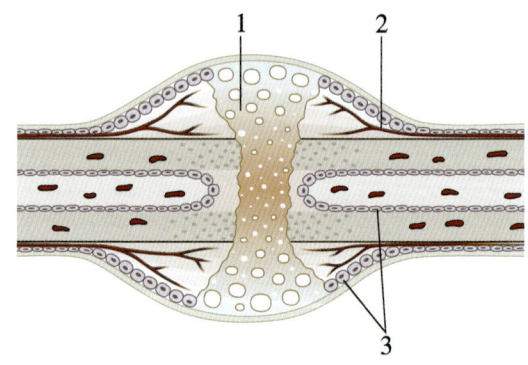

图4.3－2　二期愈合中的修复阶段。注意来源于骨膜的新生血管的长入和软骨原基的形成，这一过程与骨内成骨相似
1 软骨原基
2 毛细血管长入
3 成骨细胞

在骨折线附近,间充质细胞增殖并转移入骨痂,分化为成骨细胞和软骨细胞。第三阶段由此开始(其中也包括软骨内成骨),其最终结果是将软骨痂变为硬的钙化骨痂。

骨痂随时间推移逐步变硬,骨折逐渐愈合,此时典型骨痂的宽度超过原始皮质骨,其抗弯强度与直径的三次方相关。此过程将持续 3~4 个月。因此,虽然处于硬骨痂阶段的骨为编织骨,但仍是十分强韧的。在狗的动物模型中,扭转强度不断增加,到第 8 周达到高峰,而后保持稳定[28]。如果骨折部位长时间暴露于过强的应力下,骨折端产生的纤维组织和软骨将无法钙化。软骨痂桥接延迟不仅可能造成骨折的延迟愈合,甚至会导致骨不连的发生[21,26,27]。

重塑阶段是最后也是最长的一个阶段,这一过程将持续 2 年,直到骨完全重构并获得最初的强度和形态(图 4.3-3)。重塑过程中最初的修复往往是无序的,新骨的结构在之后的进程中不断完善。破骨细胞吸收编织骨,成骨细胞将未成熟骨转化为成熟的板层骨[24~26]。

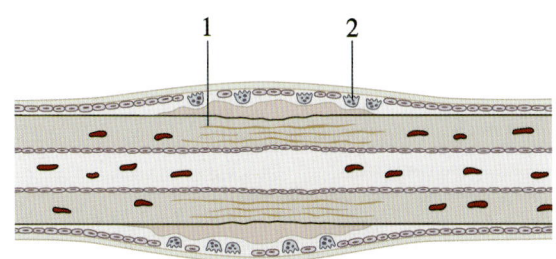

图 4.3-3　骨折二期愈合的重塑阶段。注意在皮质骨中,板层骨已经取代编织骨
1　板层骨
2　成骨细胞

调控骨折愈合的细胞起源广泛(图 4.3-4)。破骨细胞起源于骨髓细胞或单核细胞,而成骨细胞起源于与骨或骨髓相似的未分化的间充质细胞(骨膜、内膜等)。成骨细胞最终转化为骨细胞,并与周围其他不断由成骨细胞合成的骨细胞一起被整合到新骨中。此处,骨和软组织创伤造成的血肿为成纤维细胞和炎症细胞提供了一个集结区[24~26]。

## 4.3.2　一期愈合与二期愈合

一期愈合(称"直接愈合"更好)只有在骨折经过坚强的加压固定(接骨板和螺钉),获得完全的机械稳定性后才能达到。如果在生理负重下未出现微动,骨折端可直接愈合,骨单位直接长过骨折线并与对侧皮质相连。这种情况下,没有或只有极少的骨膜或骨内膜骨痂形成(图 4.3-5)。所谓的间隙愈合发生在骨折断端存有很小间隙(150~200 μm)的情况下,这时间隙先由板层骨填充,然后骨单位跨板层骨长入对侧骨端;在皮质骨变形的过程中,哈弗管也随之重新建立。血管和祖细胞的产生都受到局部氧分压的影响。骨折部位的氧分压高和低应力有助于促使骨原细胞增殖形成板层骨。这就要求骨折部位的固定足够坚强,从而提供骨折部位低应力的愈合环境[21,26,27]。

二期愈合(也称间接骨化或膜内骨化)发生于软骨内成骨、软骨为骨所替代的情况下(见图 4.3-2)。固定提供的相对稳定性(髓内钉、桥接接骨板和外固定),使骨折区域存在中等或更高水平的应力和氧合度,而这往往需要通过"正常"的二期愈合(如上所述的骨痂形成的生理愈合方式)来进行修复[21,26,27]。

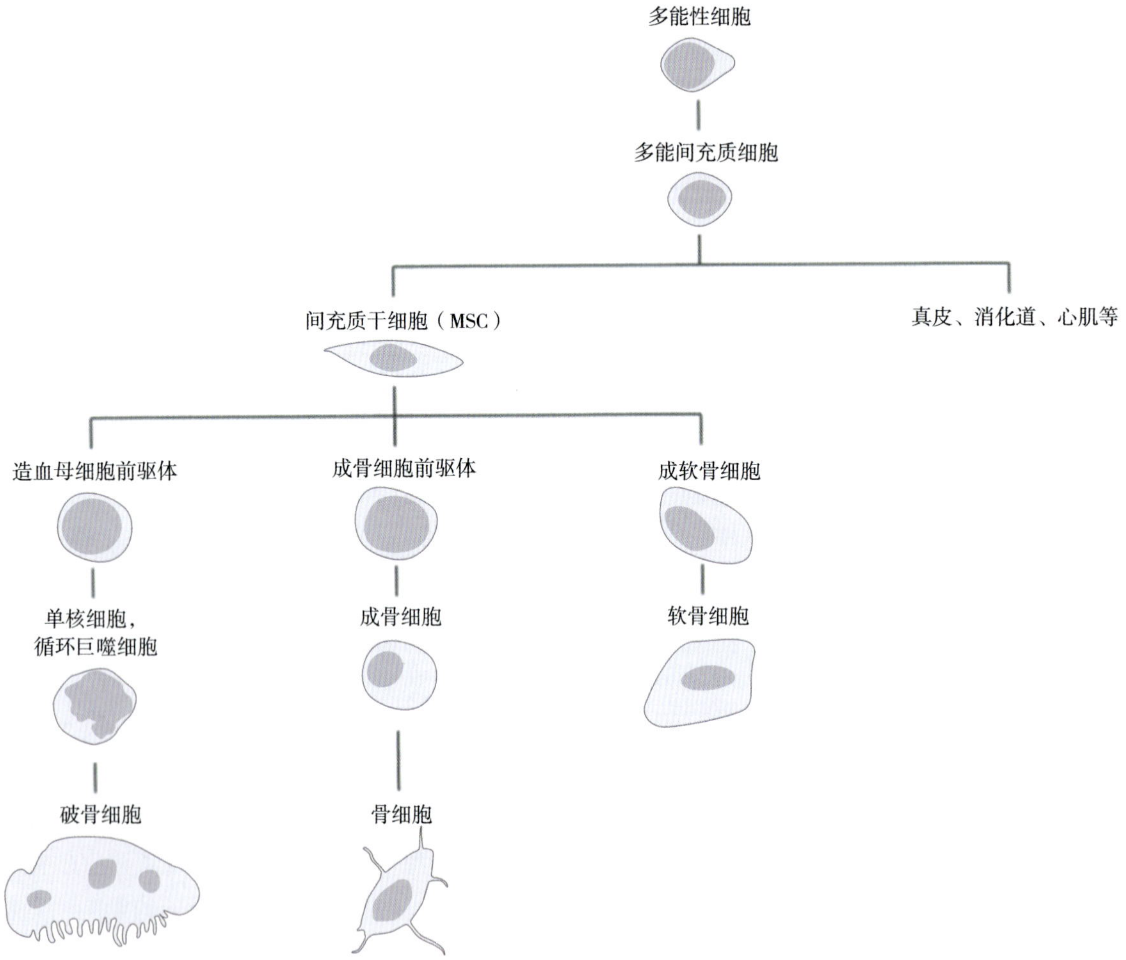

图4.3-4 骨细胞的起源

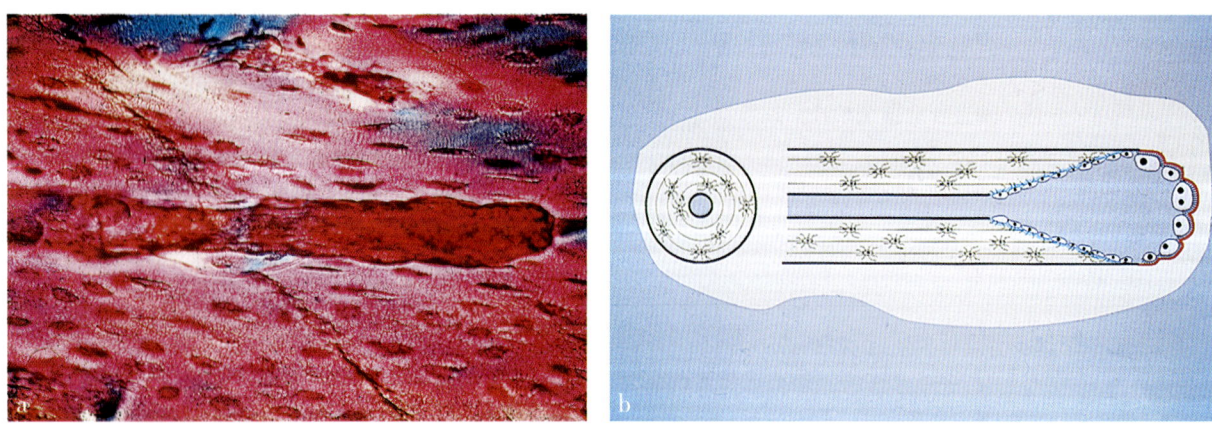

图4.3-5 哈弗管的重塑
a. 骨一期愈合后的显微镜照片
b. 切割锥（cutting cone）重塑骨皮质。破骨细胞溶解旧骨或坏死骨，形成切割锥，并随后被成骨细胞填充

## 4.4 影响愈合的因素

作者 *Jian Farhadi*

### 4.4.1 概述

如果创伤愈合未受影响,愈合过程将按照上述顺序有序进行。然而,骨折愈合过程中可能会受到一系列因素的影响。性别、年龄、全身疾病、免疫反应、医源性因素、药物、营养状况、吸烟、局部因素和力学因素等,都可能影响愈合过程中的任何时期(表4.4-1)。明确这些机制对于治疗急慢性创伤的不良愈合是必要的。

表4.4-1 影响创伤愈合的因素

| 全身因素 | 性别 | - |
|---|---|---|
| | 年龄 | - |
| | 影响血管系统的疾病 | 动脉硬化、脉管炎、糖尿病等 |
| | 药物 | 细胞抑制剂、类固醇、非甾体抗炎药等 |
| | 营养 | - |
| | 吸烟 | - |
| 局部因素 | 受伤机制 | - |
| | 辐射 | - |
| | 陈旧性瘢痕 | - |
| | 血肿和血清肿 | - |
| | 感染 | - |
| | 坏死组织 | - |
| | 外科术后的组织 | - |

修订引自 Monaco JL, Lawrence WT (2003) Acute wound healing: an overview. Clinics in Plastic Surgery; 30 (1):1-12,Elsevier Science(USA)

### 4.4.2 全身因素

**引言**

医生在手术前需要先对一些常见疾病(如患者先前接受动脉硬化治疗、脉管炎、肾衰竭导致尿毒症、肝功能损伤导致低蛋白血症、维生素缺乏、激素水平不稳、神经病变合并感觉障碍、可能需要经常治疗的糖尿病)进行单独处理。当然,新鲜创伤与慢性创伤的处理有所不同,主要体现在以下两方面:

1. 根据创伤范围和重要结构的暴露程度早期确定正确的治疗决策(见6)。
2. 创伤护理,如冲洗和清创以减少周围组织进一步的损伤(见7.1,7.2)。如若处理不当可能破坏更多组织以致创口闭合困难。

在治疗慢性创伤时,对于愈合不良的原因的处理比处理伤口本身更重要。

**性别**

雄激素和雌激素可影响急性创伤的正常愈合。睾酮及其代谢产物5α-脱氢睾酮会影响创伤的愈合和修复[29,30]。而诸如TGF-β激动的翻译因子Smad 3等一些因子被认为是雄激素的抑制剂。然而,促进炎症反应的多效细胞因子巨噬细胞迁移抑制因子MIF会抑制卵巢切除母鼠模型的创伤愈合[30]。有趣的是,相比雌性个体,雄性个体貌似由于其对缺血性损伤的耐受性更好,因此其组织坏死的情况更少,而且创伤愈合的能力也更强[31]。

**年龄**

年龄对于创伤愈合的影响,主要由经验性观察得到,因为不能去除年龄因素之外的其他有关因素的混合影响。年龄确实与皮肤结构与功能的改变相关,但部分也可能是由太阳射线及其对于皮肤的影响导致的。创口的张力、影响愈合的各种因子的聚集和创伤闭合的等级都已证明与年龄有关[32],然而其在急性创伤愈合中的临床影响很小。相对于年龄而言,慢性创伤愈合不良往往与并发症有更大的关系。多数慢性创伤发生于年长者,因而让我们得出年龄影响创伤愈合的结论。时至今日,人们所知的年龄对愈合所产生的影响仅限于:可影响组织存活;降低胶原纤维的生成;削弱衰老组织的愈合潜能。这主要是因为组织对微血管的再灌注损伤更加敏感[33]。

### 药物

大量药物被证明会削弱组织的愈合能力,但这也和患者的体质有关[34]。除了抗凝药和免疫抑制剂以外,细胞生长抑制剂、类固醇和非类固醇抗炎药也具有重要影响。通常情况下,诸如细胞生长抑制剂和抗凝剂等很多药物是不能停药的,但可以通过合理使用维生素 A 和维生素 K 来抵消香豆素衍生物和类固醇的副作用。不过,类固醇对创口抗张力的影响还是呈剂量和时间依赖性的[35]。低剂量、短时间使用类固醇不会影响伤口愈合,也不会增加诸如肌肉、皮肤萎缩或出血等并发症。若长时间使用类固醇,即使在停药后 1 年内,都会影响到伤口的愈合。

一般情况下,伤口仅限于皮肤部位的外科手术,无须停用阿司匹林或是其他非甾体类抗炎药[36]。为了确定香豆素衍生物在患者体内的作用,必须监控该患者的国际化标准率(INR)[37]。对于较大的创伤手术,如皮瓣(背阔肌皮瓣,股薄肌皮瓣等),预期术后可能有大量的渗出,形成血肿或是血清肿的风险较高,从而影响伤口愈合。对于这类患者,停用任何影响凝血功能的药物,对患者都是有益的。

### 营养状况

营养状况较差的患者,伤口必然存在延迟愈合。除了伤口本身情况,受伤初期对患者的营养状态评估也很重要,这将影响后续治疗方案。这些因素包括:

- 病史询问,包括体重减轻、食欲下降、呕吐腹泻、饮食习惯以及目前治疗方案等情况。
- 体格检查,包括检查有无肌肉萎缩,皮下脂肪丢失情况,或者有无低蛋白血症导致的水肿。
- 基本的实验室检查,包括蛋白质和白蛋白水平。氨基酸(尤其是精氨酸和蛋氨酸)通过形成胶原蛋白,从而在伤口愈合中发挥重要作用[38]。氨基酸缺乏可由氨基酸丢失过多(如肾病综合征)、过度消耗(如创伤、烧伤、脓血症或是慢性伤口)、合成减少(如肝脏疾病)或是摄入不足(如营养不良)引起。对伤口愈合而言,氨基酸缺乏会导致新生血管和成纤维细胞增殖减少,从而导致胶原的合成、积累以及重塑减少[39]。

- 维生素和矿物质等微量元素对伤口愈合和免疫功能尤为重要。许多微量元素如锌、镁、铜、铁、钙都是胶原合成的辅助因子,其缺乏可导致胶原生成障碍[38]。

### 吸烟

长期以来,吸烟都被证实不利于伤口愈合。尽管临床上已经接受吸烟与伤口延迟愈合有关,但仍没有临床对照试验来证明二者间的具体关系。绝大部分实验是基于动物模型以测试烟草的具体成分对身体的影响,如尼古丁、二氧化碳和氰化氢。尼古丁有强烈的缩血管作用,该作用可持续到吸烟后 50 min[40]。尼古丁也被证明会增强血小板黏附,从而增加小血管中血栓形成的风险,影响微循环。同时,尼古丁也会抑制红细胞、巨噬细胞、成纤维细胞的增殖,从而使胶原合成减少,影响伤口愈合[41,42]。

吸烟较多的人血清中二氧化碳含量增高,后者会和氧竞争与血红蛋白结合,组织氧合减少,从而影响组织的携氧能力。同样,氰化氢(烟草吸食的常见副产物)也会在吸烟者体内出现,酶会在细胞水平选择性抑制携氧代谢过程,从而影响细胞的呼吸作用。通常情况下,一般告诫患者在术前 2～3 周严格禁烟,然而目前证据显示至少要停止吸烟 4 周才能把与吸烟相关的并发症降低到与非吸烟人群同等水平[43,44]。

## 4.4.3 局部因素

### 损伤机制

不论有无骨损伤,所有创伤都会累及被覆的软组织。小的皮肤刺伤可能会掩盖骨骼系统的复杂损伤;若没有明显的皮肤损伤或骨折,广泛的脱套伤可能被漏诊(见 3)。因此,了解受伤机制及其评估对于骨折治疗极为重要。其中必须包括对软组织的细致检查(见 5.1)。为确立损伤分级及严重性评分的标准,学者们对软组织和骨损伤进行了广泛的分类(见 5.2)。

### 伤口的情况

可能影响创伤愈合的局部因素包括血肿、血清肿、感染和组织坏死。异物,如缝线、订皮钉和植入材料等的使用将增高感染及组织坏死的发生率。原始瘢痕或者术后辐射可能影响局部血运。严重的血肿或血清肿将增加皮肤的张力并影响组织的微循环和氧合程度。缺氧虽是血管再生最好的刺激,但它也会影响创伤愈合后的几个愈合阶段[45]。

异物可以是创伤愈合的物理屏障,也可以是感染的源头。

打结过紧、创口边缘张力过大或缝合过多都将引起局部缺血、炎症或感染,影响创伤愈合(见4.1)。异物会延长创伤愈合的炎症阶段、延迟创口收缩和上皮形成。在原始瘢痕附近做平行切口或在瘢痕处做锐角切口会破坏局部微循环,引起局部皮肤坏死。坏死组织会抑制愈合,因此必须进行清除[46]。

辐射会对皮肤产生急慢性影响。其中,急性影响包括适当剂量下出现皮肤红肿、干性脱落,高剂量下出现湿性脱落。慢性影响包括皮肤色素沉着过多或过少、皮肤和皮下组织增厚纤维化、毛细血管扩张以及皮脂腺、汗腺功能改变等。

## 参考文献

[1] **Lazarus GS, Cooper DM, Knighton DR, et al** (1994) Definitions and guidelines for assessment of wounds guidelines for assessment of wounds and evaluation of healing. *Arch Dermatol*; 130(4):489-493.

[2] **Clark RA** (1993) Biology of dermal wound repair. *Dermatol Clin*; 11(4):647-666.

[3] **Robson MC** (1991) Growht factors as wound healing agents. *Curr Opin Biotechnol*; 2(6); 863-867.

[4] **Lawrence WT** (1998) Physiology of the acute wound. *Clin Plast Surg*; 25(3):321-340.

[5] **Cline DB, Pollak ES, Buck CA, et al** (1998) Endothelial cells in physiology an in the pathophysiology of vascular disorders. *Blood*; 91(10):3527-3561.

[6] **Majno G, Shea SM, Leventhal M** (1969) Endothelial contraction induced by histamine-type mediators: an electron microscopic study. *J Cell Biol*; 42(3):647-672.

[7] **Monaco JL, Lawrence WT** (2003) Acute wound healing an overview. *Clin Plast Surg*; 30(1):1-12.

[8] **Witte MB, Barbul A** ([1] Lazarus GS, Cooper DM, Knighton DR, et al (1994) Definitions and guidelines for assessment of wounds and evaluation of healing. *Arch Dermatol*; 130(4):489-493.

[9] **Folkman J, Klagsbrun M** (1987) Angiogenic factors. *Science*; 235(4787):442-447.

[10] **Pilcher BK, Gaither-Ganim J, Parks WC, et al** (1997) Cell type-specific inhibition of keratinocyte collagenase-1 expression by basic fibroblast growth factor and keratinocyte growth factor. A common receptor pathway. *J Biol Chem*; 272(29):18147-18154.

[11] **Pierce GF, Vande Berg J, Rudolph R, et al** (1991) Platelet-derived growth factor beta 1 selectively modulate glycosaminoglycans, collagen, and myofibroblasts in excisional wounds. *Am J Pathol*; 138(3):629-646.

[12] **Tamariz-Domínguez E, Castro-Muñozledo F, Kuri-Harcuch W** (2002) Growth factors and extracellular matrix proteins during wound healing promoted with frozen cultured sheets of human epidermal keratinocytes. *Cell Tissue Res*; 307(1):79-89.

[13] **Lgontz RA, Massagué J** (1986) Transforming growth factor-beta stimulates the expression of fibronectin and collagen and their incorporation into the extracellular matrix. *J Biol Chem*; 261(9):4337-4345.

[14] **Reed MJ, Puolakkainen P, Lane TF, et al** (1993) Differential expression of SPARC and thrombospondin 1 in wound repair: immunolocalization and in situ hybridiazation, *J Histochem Cytochem*; 41(10):1467-1477.

[15] **Granstein RD, Murphy GF, Margolis RJ, et al** (1987) Gamma-interferon inhibits collagen synthesis in vivo in the nouse. *J Clin Invest*; 79(4):1254-1258.

[16] **Buck M, Houglum K, Chojkier M** (1996) Tumor necrosis factor-alpha inhibits collagen alpha 1 (I) gene expression and wound healing in a murine model of cachexia. *Am J Pathol*; 149(1):195-204.

[17] **Madden JW, Peacock EE Jr** (1968) Studies on the biology of collagen during wound healing. I. Rate of collagen synthesis and deposition in cutaneous wounds of the rat. *Surgery*; 64(1):288-294.

[18] **Stephens FO, Hunt TK, Dunphy JE** (1971) Study of traditional methods of care on the tensile strength of skin wounds in rats. *Am J Surg*; 122(1):78-80.

[19] **Ono I** (2002) The effects of basic fibroblast growth factor (bFGF) on the breaking strength of acute incisional

wounds. *J Dermatol Sci*; 29(2): 104–113.

[20] **Beason DP, Soslowsky LJ, Karthikeyan T, et al** (2008) Muscle, tendon and ligament. *Fischgrund JS (ed), Orthopaedic Knowledge Update* 9. Rosemont, IL: American Academy of Orthopaedic Surgeons, 35–48.

[21] **Buckwalter JA, Einhorn TA, Bolander ME, et al** (1996) Healing of the musculoskeletal tissues. Rockwood CA, Green DP, Bucholz RW, et al (eds). *Rockwood and Green's Fractures in Adults.* 4the ed. Philadelphia: Lippincott-Raven, 261–304.

[22] **Kirkendall DT, Garrett WE Jr** (2002) Clinical perspectives regarding eccentric muscle injury. *Clin Orthop Relat Res*; 403 Suppl: S81–S89.

[23] **Frank CB, Shrive NG, Lo IKY, et al** (2007) From and function of tendon and ligament. Einhorn TA, Buckwalter JA, O'Keefe RJ (eds) *Orthopaedic Basic Science: Foundations of Clinical Practice*, 3rd ed. Rosemon, IL: American Academy of Orthopaedic Surgeons, 191–222.

[24] **Grundnes O, Reikeras O** (1992) Blood flow and mechanical properties of healing bone. Feomoral osteotomies studied in rats. *Acta Orthop Scand*; 63(5): 487–491.

[25] **Kelly PJ, Montgomery RJ, Bronk JT** (1990) Reaction of the circulatory system to injury and regeneration. *Clin Orthop Relat Res*; (254): 275–288.

[26] **Brown CR, Boden SD** (2008) Fracture Repair and Bone Grafting. *Fischgrund JS (ed), Orthopaedic Knowledge Update* 9. Rosemont, IL: American Academy of Orthopaedic Surgeon, 13–22.

[27] **Miclau T III, Bozic KJ, Tay B, et al** (2007) Bone Injury, Regeneration and Repair. Einhorn TA, Buckwaletr JA, O'Keefe RJ (eds) *Orthopaedic Basic Science: Foundaitons of Clinical Practice.* 3rd ed. Rosemont, IL: Amercian Academy of Orthopaedic Surgeons, 331–348.

[28] **Markel MD, Wikenheiser MA, Chao EY** (1991) Fromation of bone in tibial defects in a canine model. Histomorphometric and biomechanical studies. *J Bone Joint Surg Am*; 73(6): 914–923.

[29] **Gilliver SC, Ashworth JJ, Mills SJ, et al** (2006) Androgens modulate the inflammatory response during acute wound healing, *J Cell Sci*; 119(Pt 4): 722–732.

[30] **Ashcroft GS, Mill SJ, Lei K, et al** (2003) Estrogen modulates cutaneous wound healing by downregulating macrophage migration inhibitory factor. *J Clin Invest*; 111(9) 1309–1318.

[31] **Harder Y, Amon M, Wettstein R, et al** (2010) Gender-specific ischemic tissue tolerance in critically perfused skin. *Langenbecks Arch Surg*; 395(1): 33–40.

[33] **Thomas DR** (2001) Age-related changes in wound healing. Drugs Aging; 18(8): 607–620.

[33] **Harder Y, Amon M, Georgi M, et al** (2007) Aging is associated with an increased susceptibility to ischaemic necrosis due to microvascular perfusion failure but not a reduction in ischaemic tolerance, *Clin Sci* (Lond); 112(8): 429–440.

[34] **Burns JL, Mancoll JS, Phillips LG** (2003) Impairments to wound healing. *Clin Plast Surg*; 30(1): 47–56.

[35] **Ehrlich HP, Hunt TK** (1969) The effects of cortisone and anabolic steroids on the tensile strength of healing wounds. *Ann Surg*; 170(2): 203–206.

[36] **Billngsley EM, Maloney ME** (1997) In: raoperative and postoperative bleeding problems in patients taking warfarin, aspirin, and nonsteroidal antiinflammatory agents. A prospective study. *Dermatol Surg*; 23(5): 381–383; discussion 384–385.

[37] **Dixon AJ, Dixon MP, Dixon JB** (2007) Bleeding complicaitons in skin cancer surgery are associated with warfarin but not aspirin therapy. *Br J Surg*; 94(11): 1356–1360.

[38] **Ruberg RL** (1984) Role of nutrition in wound healing. *Surg Clin North Am*; 64(4): 705–714.

[39] **Brown KL, Phillips TJ** (2010) Nutrition and Wound healing. *Clin Dermatol*; 28(4): 432–439.

[40] **Jensen JA, Goodson WH, Hopf HW, et al** (1991) Cigarette smoking decreases tissue oxygen. *Arch Surg*; 126(9): 1131–1134.

[41] **Kwiatkowski TC, Hanley EN Jr, Ramp WK** (1996) Cigarette smoking and its orthopedic consequences. *Am J Orthop* (Belle Mead NJ); 25(9): 590–597.

[42] **Jorgensen LN, Kallehave F, Christensen E, et al** (1998) Less collagen production in smokers. *Surgery*; 123(4): 450–455.

[43] **Hoogendoorn JM, Simmermacher RK, Schellekens PP, et al** (2002) [Adverse effects if smoking on healing of bones and soft tissues]. *Unfallchirurg*; 105(1): 76–81. German.

[44] **Knobloch K, Gohritz A, Reuss E, et al** (2008) [Nicotine in plastic surgery: a review]. *Chirurg*; 79(10): 956–962. German.

[45] **Knighton DR, Hunt TK, ScheuenstuhlH, et al** (1983) Oxygen tension regulates the expression of angiogenesis factor by macrophages. *Science*; 221(4617): 1283–1285.

[46] **Steed DL** (2004) Debridement. *Am J Surg*; 187(5A): 71S–74S.

# 5 软组织损伤的术前评估与分型

译者 韩 培 张智长 薛剑锋

## 5.1 软组织损伤的术前评估

作者 Farid Rezaeian, Reto Wettstein, Dominique Erni, Yves Harder

### 5.1.1 评估的基本原则

对于创伤骨科患者，伤口、软组织缺损及伴发损伤的检查应根据标准的系统方法进行以正确的评估损伤（见6.1）。详细的病史应与临床体检、实验室和影像学检查密切结合，才能快速准确地作出诊断。应及时准确地搜集和记录病史和临床体检结果。然而，那些与软组织损伤不直接相关的急诊检查有时可能会延误临床评估，例如处理多发损伤患者时。此外，对无意识患者的评估需要实验室和影像学资料的支持，有时甚至需延缓查体。软组织损伤的评估和其严重性分级的价值很大程度上依赖检查者的经验（见5.2）。因而，应由诊室中最有经验的医生去评估患者。如果安排低年资医生进行诊断检查，他必须与会诊专家保持密切联系。对患者全身情况和局部损伤的系统检查有助于医生更加全面有效地评估伤情，这是作出正确决策和制订术前计划所必需的。此外，必须顾及最初及最终的治疗方案，包括是否需要重建，以及治疗小组成员间的协作（见6.2）。无论程度如何，软组织损伤的评估必须包括病史和以下要素：

· 影响患者全身情况的因素（如年龄、性别、血管疾病、糖尿病、服用药物史、吸烟史、嗜酒史、破伤风抗毒素注射史和乙肝、丙肝、HIV 感染史）。
· 损伤的机制和能量。

· 导致伤口的器物。
· 损伤的时间。
· 伤口的部位、大小、范围和特性（如挤压伤、擦伤、缺损、脱套伤）。
· 伤口污染或异物。
· 周围组织结构情况（包括神经、血管、肌肉、肌腱、骨、软骨或任何这些结构的组合）。

有一些软组织损伤分级系统已在临床上应用，如 Gustilo-Anderson 分级[1,2]、AO 软组织分级[3]和 Hanover 骨折量表[4,5]（见5.2）。下文将详细阐述对外伤史、临床和非临床（即实验室和影像学）结果的评估。

### 5.1.2 外伤史的评估

了解损伤机制和能量有助于判断损害的严重性，并将影响治疗方法和随后的各种决定（图5.1-1）。这些信息可以粗略地显示损伤的范围（见10.3.3）、伤口愈合的可能性和可能的污染程度；另外，也可以估计并发症和功能损害的风险[6]。表皮擦伤、简单的切割伤和低能量损伤可以通过二期愈合或简单的一期关闭伤口而治愈，这些情况的分级和治疗方法与高能量挤压伤、深部多发软组织缺损、广泛脱套伤和严重污染伤口、农业损伤等完全不同（见5.2）。

另外非常重要的是，评估应包括患者的年龄和伴随疾病，因为衰老[7]、糖尿病[8]、吸烟史[9,10]不仅影响伤口愈合能力，还影响着多发伤患者的生存率。

治疗感染性伤口以及合并肌腱、肌肉、血管、神经或骨损伤的软组织缺损应非常积极。对于局部软组织损伤的明确评估有时只能在急诊清洗和

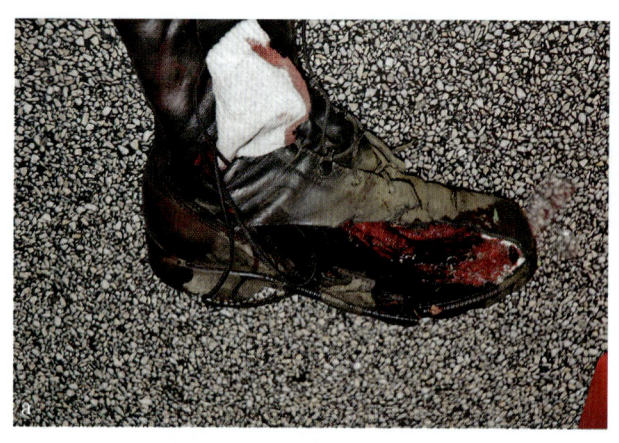
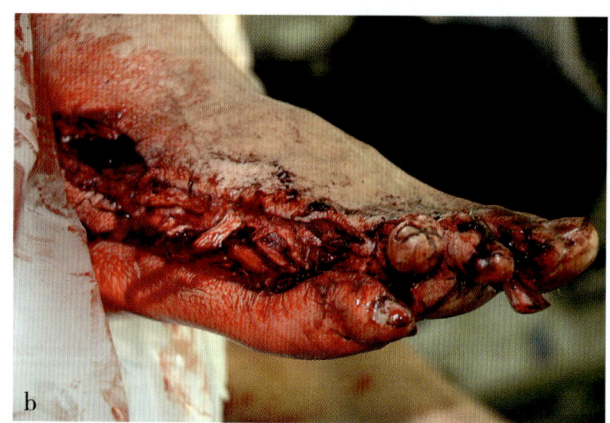

图 5.1-1　右足外侧割草机损伤
a. 割草机撕裂厚重的皮靴
b. 损伤包括广泛的皮肤撕裂，肌腱断裂，骨折，骨外露，以及足底部分脱套

清创，甚至是重复清创后才能得出结论（见 6.1，7.1，7.2）。一旦有了评估结果，软组织缺损的治疗不仅取决于周围组织条件，还包括患者全身情况、主治医生和整个手术团队的技术和经验。

### 5.1.3　损伤和组织活性的临床评估

临床检查应去除患者的衣物，在无菌条件下进行，包括损伤部位的消毒铺巾和检查者佩戴消毒手套、帽子、口罩等，并有充足的光线等。通常，对软组织损伤的充分评估只能在手术室内进行。适度的室温有利于对软组织损伤的准确评估，可以减少温度导致的皮肤灌流变化，从而避免对评估产生影响。损伤的确切部位、类型（清洁、沾染、污染、感染）、程度以及是否累及邻近组织结构等都必须记录、存档、拍照（见 5.1.5）。外伤组织应该与临近健康组织做比较。严重损伤患者，特别是伴有单处或多处骨折的患者，推荐在麻醉下进行评估。

严重软组织损伤不仅包括皮肤、皮下组织，还包括肌肉、肌腱、神经、血管和/或骨骼（图 5.1-2）。临床上软组织评估应该从皮肤开始，从浅表到深层。皮肤的检查需要一定的经验，通过检查肤色、毛细血管再充盈、肿胀和皮温来对皮肤灌注情况作出良好评价。建议与同一相关部位对侧做对比。手掌可以感受到小于 1℃ 的皮温差别。通过肤色对灌注的评估必须在充足的光照下进行，肤色的深浅会影响评估，同样的还有静脉淤血（类似于外伤和/或皮内出血）所致的皮肤淤青。毛细血管再充盈的检查方法是，用手指或器械轻压皮肤，然后快速放开（图 5.1-3）。用锐利的针或锋利的手术刀在皮肤上划过以观察毛细血管出血有时很有帮助，毛细血管出血的速度和颜色（鲜红或暗红）有助于判断是否有足够的灌注。毛细血管出血减少是组织失活的标志。然而，皮肤在创伤后会发生再灌注，因此，评估不仅要包括创伤间隔时间和损伤机制，还要包括皮肤颜色。肤色变蓝提示皮肤存在损伤，但它可以存活；而肤色变灰则提示损伤已经超过皮肤所能承受的缺血程度。所有这些临床表现都可以用来评估正常皮肤或皮瓣的灌注（表 5.1-1）。相对而言，肌肉血供可以通过 4 个 "C" 来评估：颜色（color）；在机械性或电刺激下的收缩能力（contractility）；连续性（consistency）；肌肉出血能力（capacity of bleed）。动脉搏动消失提示近端动脉的严重损伤，较远端的动脉搏动存在并不能证明血管的完整性，因为侧支血管对于损伤血管的逆向灌注可以保持可触及的搏动。因此，临床检查必须包括触诊各条血管搏动，并通过手指阻断可能损伤血管的近端血流。

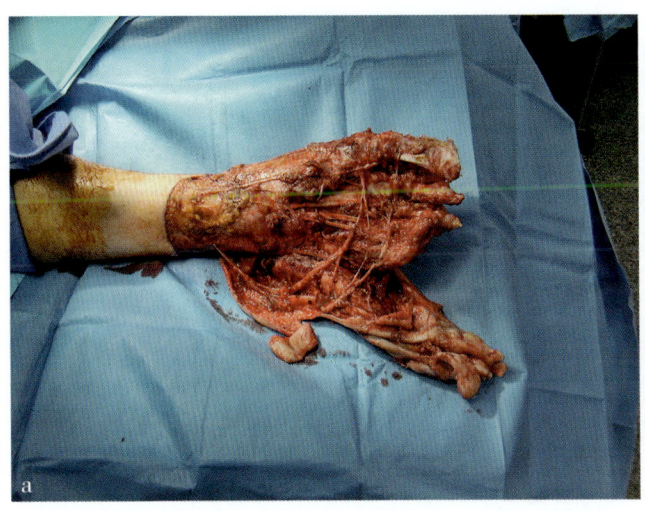
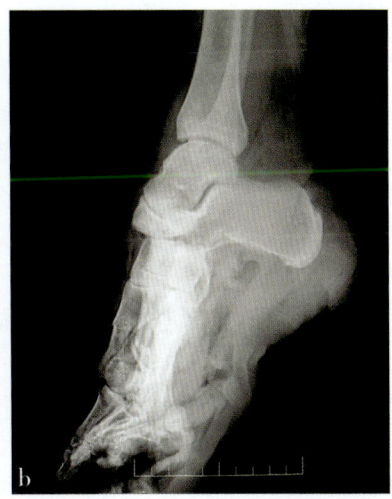

图 5.1-2　右足和胫骨远端严重损伤。严重皮肤缺损和脱套伤,包括皮肤、皮下组织、肌肉和骨骼
a. 足背侧观
b. 侧位 X 线片

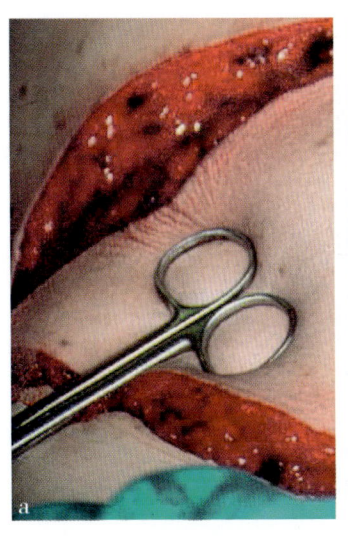
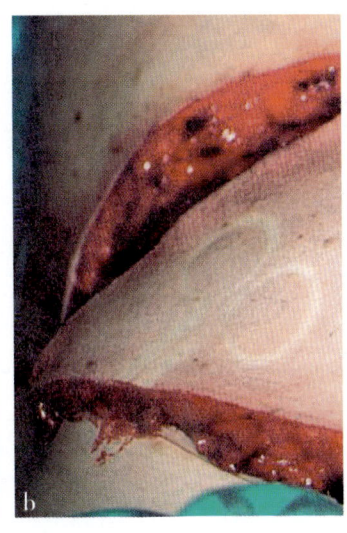
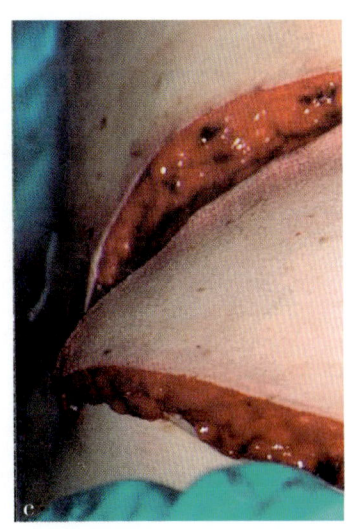

图 5.1-3　毛细血管再充盈
a　用剪刀轻压可以检查毛细血管再充盈
b.　观察剪刀的印记
c.　印记消退。印记在 3 s 内消退是正常的。消退过快或过慢分别提示静脉淤血或动脉供血受阻

表 5.1-1　皮肤灌注的临床表现

|  | 擦伤 | 炎症/感染 | 动脉供血不足 | 静脉淤血 |
|---|---|---|---|---|
| 皮色 | 紫 | 红 | 苍白 | 暗红,紫 |
| 毛细血管再充盈 | 正常 | 加快 | 慢到消失 | 加快 |
| 肿胀 | 增加 | 增加 | 减少 | 增加 |
| 皮温 | 正常 | 升高 | 减低 | 正常到升高 |

如果伤口在肌腱表面,体检应该包括肌腱主、被动功能的检查。如有可疑,应在手术室内探查伤口,并且做好修复肌腱的准备。新鲜外伤患者的肌腱活性无法判断,然而,暴露了一段时间的坏死肌腱将失去张力并变绿色。

肢体轴向畸形和骨擦音是骨折的典型表现,必须通过影像学检查证实(见下文)。

下面的临床表现提示严重的神经损伤,必须立即评估:

- 由于肢体急性肿胀引起的剧痛和感觉迟钝都是神经受压表现(如骨筋膜室综合征)。
- 神经广泛挫伤或断裂,导致麻木;肢体、足或手功能丧失。例如足下垂(腓深神经),垂腕(桡神经),爪形手(尺神经),猿手(正中神经)或外伤性臂丛瘫痪。
- 两点辨别力丧失(两点辨别力即用两个尖锐的物体在近距离触碰皮肤,可以感受到是两个点的能力)。
- 对强烈的疼痛刺激缺乏反应,缺乏周围神经反射。

### 5.1.4 外伤和组织活性的非临床评估

对于软组织损伤的充分评估通常需要应用各种设备进一步检查。一些技术有助于评估皮肤的活性(表5.1-2)。

表5.1-2 各种评估皮肤血流的非临床技术的优劣

|  | 侵袭性 | 可靠性 | 定量 | 操作容易度 |
| --- | --- | --- | --- | --- |
| 温度 | 否 | 一般 | 一般 | 是 |
| 组织氧含量 | 是 | 是 | 是 | 一般 |
| 多普勒超声 | 否 | 一般 | 否 | 是 |
| 激光多普勒流量仪 | 否 | 一般 | 一般 | 一般 |
| 彩色双功能多普勒 | 否 | 是 | 是 | 否 |
| CT | 是 | 是 | 是 | 否 |
| 荧光染色 | 是 | 是 | 一般 | 否 |

#### 间接变量

温度测量

使用皮肤温度测定来评估皮肤(包括皮瓣)的灌注,必须满足以下条件:

- 将患者暴露在常温下,避免因外界环境过热或过冷而引起误差。
- 参考邻近部位的皮温。
- 连续测量,前后比较。
- 同一部位反复测量。
- 推荐使用合适可靠的仪器,如可以固定在皮肤上的温度探针、耳温计或黏附温度计。

如满足上述条件,皮温测定是一种监测皮肤或皮瓣血运简易且可靠的方法。然而,并非总能具备上述条件,如包埋式皮瓣或周围组织血运很好而皮瓣非常小时。必须注意即便皮瓣灌注不足,周围组织的温度也可以使皮瓣维持足够的皮温,而这会引起误导。

组织氧合作用

组织氧合作用通过测量氧分压或组织氧饱和度来评估。二者都是氧输送量和消耗量之间的差别,前者是血流量和动脉氧含量的乘积。氧分压检测值反映了细胞间隙的氧合程度。而氧饱和度主要是通过被观察处的静脉血检测,与组织内血红蛋白总量有关。应用Clark微探针(氧敏感极谱电极)或光纤微探针通过荧光淬灭染色等技术,可以很容易地测定组织表面或组织内的局部氧分压。氧饱和度通常用白光分光光度仪或近红外光分光光度仪测量[11]。在动脉氧含量和氧消耗固定的情况下,可使用氧分压和氧饱和度来估计血流量,特别是在不易触及的身体部位(如包埋式皮瓣)。但是,探针位置不当或温敏性血流变化会导致组织氧合作用的计算结果出现偏差。

荧光染色

通过注入荧光染料(如吲哚箐绿)可以观察皮肤的灌注情况。使用激光诱导发光,然后根据光波的波长使用相应带滤镜的摄像机进行记录。荧光强度作为定量指标,是指染料注射后强度的增加[12]。该技术可以用来测量较大面积皮瓣的灌注,然而荧光染料注射是侵袭性的检查方法。另外,对于大量失血或低体温的严重创伤患者,由于急性外伤导致反应性血管收缩或血流集中,该方法可能会导致误差。

## 直接变量

影像学检查

传统血管造影仍然是检查周围动脉通畅性,特别是血管腔内特征的优选方法,基于磁共振(MR)和计算机断层扫描(CT)的新技术已经有所发展。这些方法可以对直径小于 1 mm 的血管准确地进行3D重建,展示出精细的三维影像,显示血管分支、可疑的动静脉断裂以及血管在周围组织内的走行[13]。在许多医疗机构中,传统血管造影已被CT血管造影所取代,多层螺旋扫描技术可达64层。对于累及肢体的损伤,CT可以同时良好地评估复杂骨折形态尤其是关节内骨折。多层螺旋CT,不管常规使用还是CT血管造影,都具有准确度高、费用低并且观察者间差异小的特点,特别是对特定解剖部位进行3D重建时。其禁忌证包括幽闭恐惧症、造影剂过敏,以及放射负荷过量等,后者在不久的将来可以使用高分辨率MR血管造影来解决。MR扫描特别是MR血管造影,结合3D重建技术,可对软组织(包括肌肉、肌腱、半月板、神经和血管)精确成像,并且没有放射性。然而,MRI数据采集非常耗时、费用昂贵,不适于创伤患者。同时,对于创伤骨科患者,特别是急诊条件下,MRI无法对软组织损伤进行准确的评估。

尽管传统血管造影的侵袭性最大,但仍然是术中评估可疑血管损伤的有效方法。

损伤部位X线平片仍是创伤骨科影像学检查的金标准,因此,X线检查是必需的。在初步评估患者时,X线应该包括2个不同的平面,除非单平面X线检查就可以得出初步诊断,如严重粉碎性骨折或完全、不全离断。X线可以初步排除或确定有无骨折,同时明确其类型和复杂性。有时,X线甚至可以提示伴随损伤的存在和严重性。除了骨结构,特别还要关注软组织内有无积气、不透光的阴影、异物等。

多普勒检查

该方法是以 Christian Andreas Doppler 命名的,他在1842年首次描述了该方法。当波发生器和接收器相对移动时,其波长会发生变化。在医学中,该方法用于测量移动物体(如血细胞)所导致的光学或声学信号的波长变化。

*超声多普勒测速仪*

将超声波向血管发射,由于血管内粒子在管腔内的移动产生了频繁的位移,可以阶段性地反射回声,这些回声与粒子移动速率成正比。这些频繁的位移被记录下来,转换成声音和视频信号,反映红细胞的流动速率。如果再考虑到管腔直径,血管内血流就能量化和更加直观(彩色多普勒或双功能多普勒)。超声多普勒通常用来定位血管或检查其通畅性,并区别动脉和静脉,可用来评估直径小到1 mm的血管(图5.1-4)。除了血管图形,超声还可以容易地鉴别软组织肿胀是血肿还是血清肿造成,也可以诊断肌腱损伤(如肩袖撕裂,髌韧带断裂或拇指Stener损伤)。透X线的肌肉和异物也可以在超声检查中观察。

*激光多普勒流量仪(LDF)*

激光多普勒流量仪向组织表面发射激光[14],光束穿透组织约1 mm深,检测组织血管内移动的所有粒子将其波长进行转换,转换的程度与粒子的速度相关,同时转换的激光总量与移动的粒子总数相关,这就可以计算出检测组织内血管血流量。数据以虚拟灌注单位(PU)表达,但只能评估相对的时间依赖性变化;同时,结果的解释很复杂,并且在完全缺血(生物学为0)的情况下,只要存在人为移动,仍可获得LDF信号。同时,LDF的应用一般限于1 mm$^2$大小的面积。新的扫描技术可以绘制更大面积的血流图(图5.1-5)。

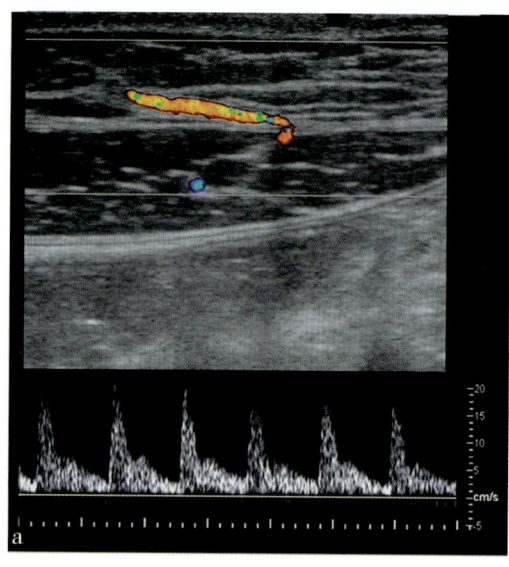
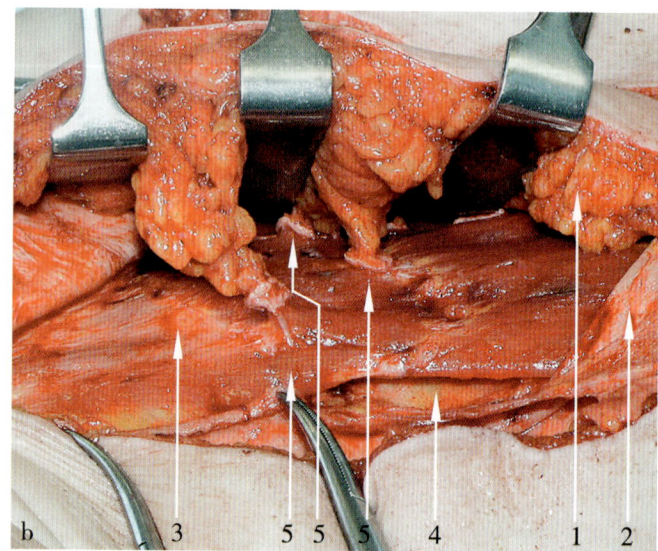

图 5.1-4　多普勒血管监测

a. 腹直肌穿支血管及其搏动性流动速率的超声多普勒显像（Siemens Acuson SC2000）
b. 解剖显露穿支血管后的相关手术中所见
  1 皮下组织
  2 腹直肌前鞘
  3 腹直肌
  4 腹直肌后鞘和腹膜
  5 穿支血管

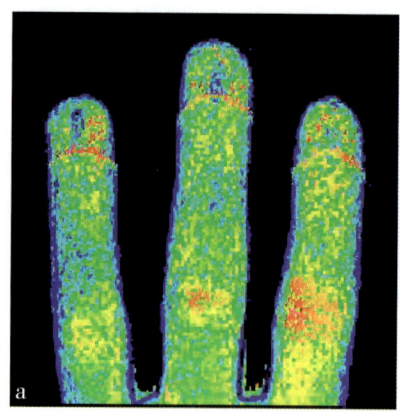
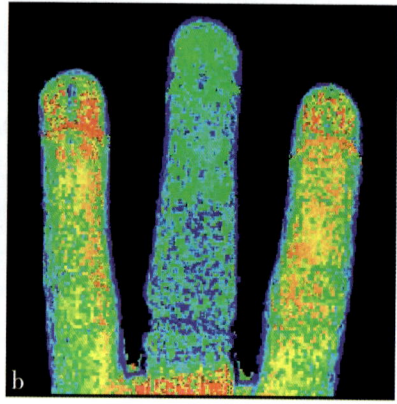
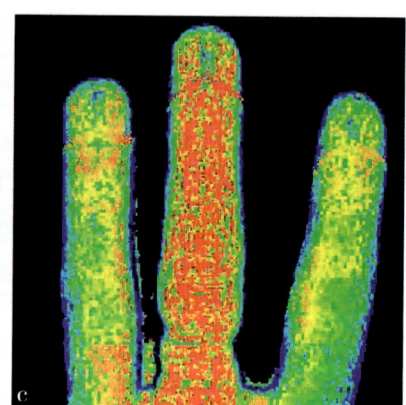

图 5.1-5　应用激光多普勒流量仪半定量监测左手示指至环指的血流变化，同时应用止血带阻断中指血流。环指、示指灌注完全正常（黄色），而止血带阻断血运后中指完全缺血（绿色、蓝色），在移除了止血带后（即恢复灌注）发生过度灌注（红色）

a. 应用止血带前
b. 应用止血带
c. 去除止血带后

**方法选择**

多层螺旋 CT 血管造影是血管检查的最可靠方法。超声最便宜并且最便捷,可以定位远近端血管结构,评估其通畅性;双功能多普勒或彩色多普勒可进一步明确血管特性和血流量。有经验的医生即使是在手术室内,通过临床检查也可以很好地评估软组织的灌注,但不包括肌肉组织或着色的皮肤。基于超声波波长的技术是非侵袭性的,容易实施。然而,超声检查往往非常费时,同时对检查者依赖程度大。

温度测量和激光多普勒流量仪容易操作,常被用来监测时间依赖性变化。然而,两种方法的正确性都易受外部因素(周围温度、光线)的影响,可能导致误差甚至错误,氧饱和度检测也是如此。局部氧分压最能反映组织的氧合作用,它的缺点与荧光染色一样是具有侵袭性。每种方法的优缺点总结见表 5.1－2。总之,上述某些检测方法在急诊并不是常规使用,因为它们不能为创伤急诊治疗决策提供重要信息。但是,它们在某些病例随后的皮肤肌肉损伤或皮瓣的监护上非常有用。

### 5.1.5　损伤的记录

所有急诊检查结果和诊断都应该详细记录在患者的病历上。对于骨折尤其是软组织损伤,损伤图示、部位和范围的记录都将非常有用。软组织损伤的摄影记录,对于会诊专家、进一步治疗计划和下一步治疗决定的确定、科学研究以及法律相关问题都至关重要。有时,摄影记录可以避免太多人检视损伤部位,从而降低感染的风险。遗憾的是,摄影记录经常被遗忘或图片质量很差。为了很好地记录,推荐使用足够分辨率的数码便携照相机。损伤的大体照片很重要,同时特写照片是对大体照片的细节补充。损伤部位最好用干净的消毒巾作为背景,大的污染和血凝块应该先清除。直接使用闪光灯要优于室内灯光或手术室灯光。照片必须带有拍摄的日期和患者的信息。照片应存储于手术室记录文件中,并拷贝给主管医生。目前的共识是,外伤应该及时应用可靠的分级系统来记录,这个系统应对于治疗和诊断具有价值。注意,骨折都伴有一定程度的软组织损伤(见 5.2)。

## 5.2　分级系统

作者　David A Volgas

### 5.2.1　概述

所有的损伤分级系统均用来分析损伤的相似点或区别。将患者根据损伤类型分组,通过积累相似患者的研究资料,可以判断外伤的结果。这些信息可以用来指导类似外伤患者的治疗。遗憾的是,软组织损伤远比骨折更加多样化。X 线可以为骨折提供强有力、可重复和客观的证据。相比而言,软组织损伤的描述即使在有外伤原始影像资料的情况下,仍然依靠相当主观的判断,产生不同的结果。另外,在组织坏死和反复清创之后软组织损伤的程度会发生非常大的变化。因此,基于解剖和/或生理学观察的大量分级系统应运而生,一些局限于损伤部位或局限于特殊类型的损伤,而另一些则包括患者的全身因素。所有的分级系统都依靠外科医生的个人经验,一些适合于临床应用,其他则适合于研究使用。

### 5.2.2　Gustilo-Anderson 分级

Gustilo-Anderson 分级可能是目前应用最广泛的开放性骨折分级系统。它简单易记,但是不够详细。这个分级系统通过对 1 025 个开放骨折及其伴随的软组织损伤特点的检查发展而来[1]。值得注意的是,原始的描述是分型,而不是分级。但在目前的使用中,许多外科医生用术语"分级"作为同义语替代。Gustilo、Mendoza、Williams 随后进一步细分了Ⅲ型损伤[2]。

Ⅰ型:小于 1 cm 的伤口,一般是骨断端从里到外刺出皮肤。根据定义,该型不包括污染的伤口。骨折类型为简单型,如螺旋形或短斜形骨折(图 5.2－1)。

Ⅱ型:伤口长 1~10 cm,但没有肌肉损伤或碎裂等额外损伤。骨折类型更复杂(图 5.2－2)。

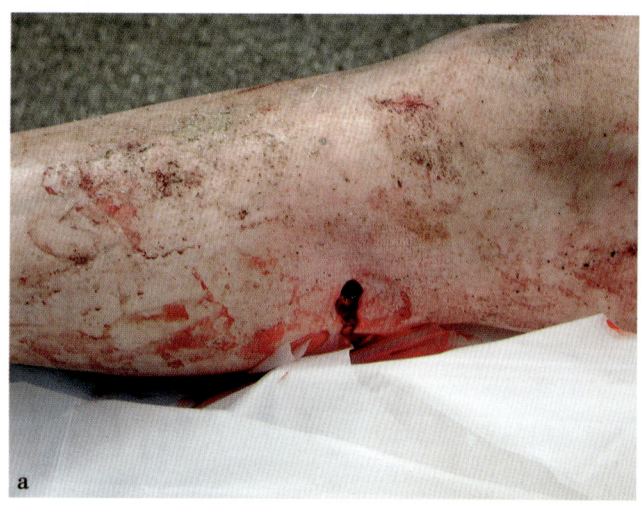
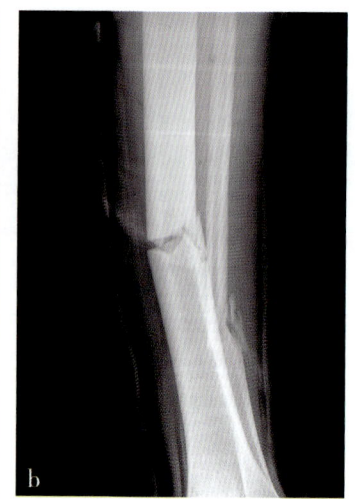

图 5.2-1　Gustilo Ⅰ 型骨折,伤口较小,骨折端从内到外刺穿
a.　大体照片
b.　前后位 X 线片

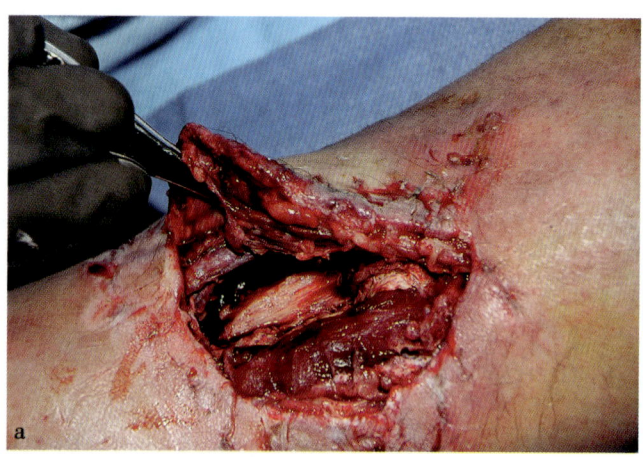
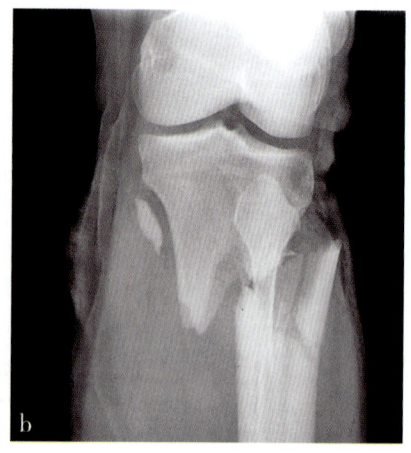

图 5.2-2　Gustilo Ⅱ 型骨折,伤口较小,5 cm 左右,有小范围的骨膜剥离
a.　大体照片
b.　前后位 X 线片

Ⅲ型:严重的软组织损伤,包括:
- 皮肤、皮下组织严重损伤,甚至坏死。
- 巨大的,单发或多发伤口。
- 肌肉挫伤或碎裂。
- 主要血管和/或神经损伤或严重污染。

某些损伤可直接分为 Gustilo Ⅲ 型损伤并治疗,这些损伤包括农场内的损伤、枪弹伤、高能量枪击伤或延误治疗的开放伤。所有这些损伤都容易发生感染。

Ⅲ型损伤进一步分为 3 个亚型。

Ⅲ A 型:损伤符合Ⅲ型损伤标准,但一般不需要皮瓣覆盖或血管修复,也没有骨膜剥离(图 5.2-3)。

Ⅲ B 型:损伤伴随广泛的软组织损伤或缺损,通常污染严重,伴有骨膜剥离和骨外露,需要软组织覆盖(图 5.2-4)。

Ⅲ C 型:损伤伴随血管损伤需要修复,无须考虑软组织损伤程度(图 5.2-5)。需要注意的是,某些骨折伴随不需要修补的血管损伤,如桡动脉损伤但占优势的尺动脉完好,这时应按照软组织损伤分类。

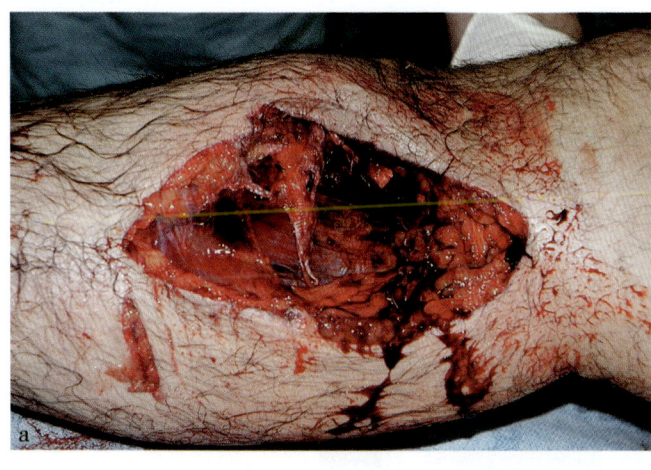
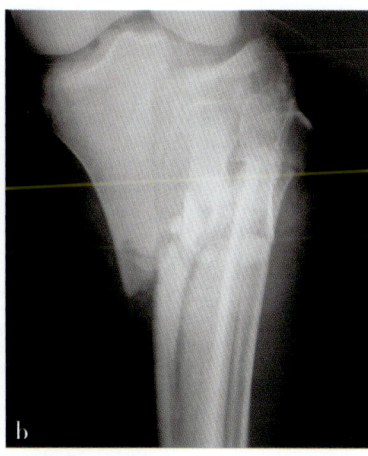

图 5.2-3　被短吻鳄咬伤患者,造成肌肉碎裂、深部污染,属于 Gustilo ⅢA 型骨折
a. 大体照片
b. 前后位 X 线片

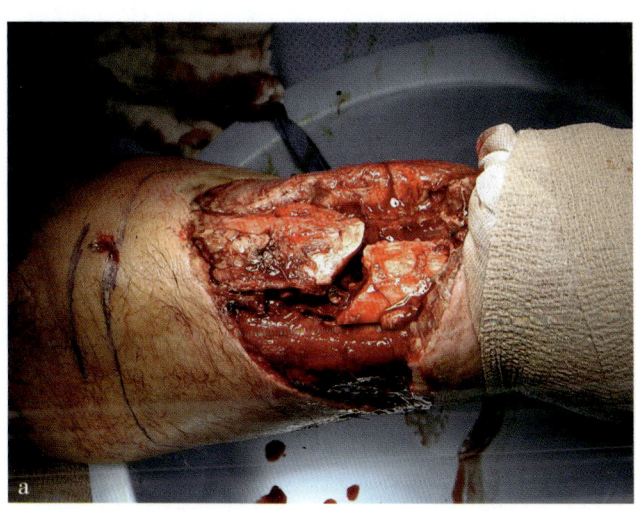
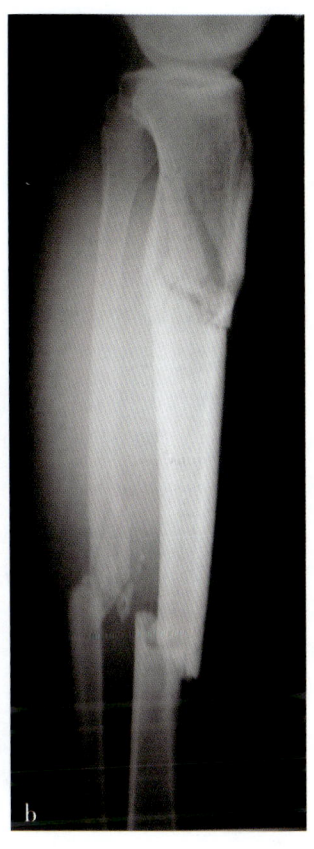

图 5.2-4　撞车事故患者。伤口需要带血运的组织(如肌瓣)覆盖,属于 Gustilo ⅢB 型损伤
a. 大体照片
b. 前后位 X 线片

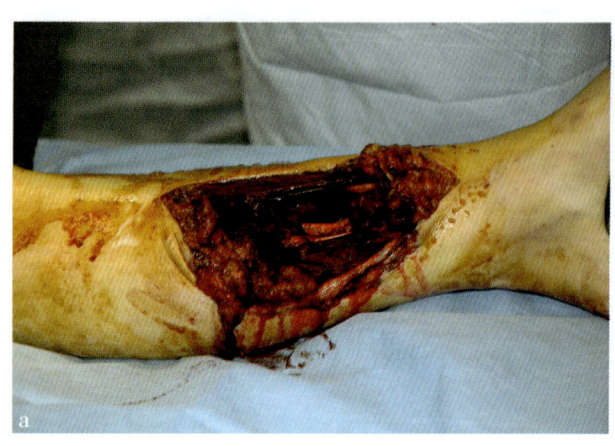
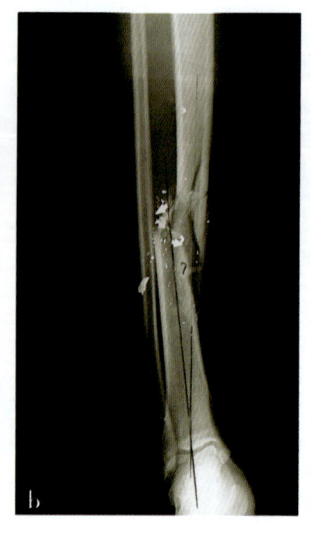

图 5.2-5 小腿枪击伤,需要修补胫后动脉。属于 Gustilo ⅢC 型损伤。红线代表轴向畸形
a. 大体照片
b. 前后位 X 线片

## 5.2.3 Hanover 骨折量表(HFS)

Hanover 骨折量表(表 5.2-1)于 1982 年提出[4],1988 年进行了修订[5]。它最初是 Tscherne 软组织损伤分级的扩展,后者是最早的包括开放性骨折和闭合骨折的软组织损伤分级系统[15]。Hanover 骨折量表最初来自对 948 例开放性骨折患者的回顾性研究,试图预测这些病例发生骨髓炎的风险,但它最终被用来预测保肢的可能性。

Hanover 骨折量表现在已经被修订为非常全面的评估工具,涉及骨折病理的每一个重要方面,包括软组织损伤、骨折类型、受伤到救治的时间、污染和细菌学的数据。它的主要缺点是使用起来费时、不便,要求使用者非常熟悉该系统。然而,评估每个变量的标准是精确的。许多医疗中心直到第一次清创时才做伤口的细菌培养,因此,细菌学这个重要组成部分的数据就会缺失。目前,Hanover 骨折量表主要用于研究工作。在临床上,它对于确定保肢的可能性并不是特别有帮助,特别是随着下肢评估计划(LEAP)研究和假肢技术的发展[15,16]。

## 5.2.4 AO 软组织分级

AO 发展了一个解剖分级系统,包括对皮肤(体被)、肌肉—肌腱系统和血管—神经系统的评估[1]。对骨折的评估应用 Müller AO 骨折分级系统(对于长骨)。

对于皮肤(体被),损伤被分为闭合性(表 5.2-2)和开放性(表 5.2-3)。这个分级系统使用前缀 IC(外表闭合)或 OC(外表开放),加上从 1(最小的损伤)到 5(最严重的损伤)的分期。遗憾的是,皮下脂肪的损伤并没有包含其中;并且在评估时,因为肿胀、骨折处皮肤水疱和伤口红斑的变化,损伤分级可能会相应变化。当然,分级系统也会受这些因素的影响。

肌肉—肌腱系统(表 5.2-4)评估概念相对容易,但难于应用于临床,特别是在闭合性损伤中。与其他分级系统一样,无损伤肢体与骨筋膜室综合征很容易区别,但中间等级的评估就会有很多不确定性。尽管最初的评估结果通常最常用,特别是在研究中,但是这部分的评估还是需要随时间变化而变化。

AO 软组织分级系统中最具有可重复性的部分就是对血管、神经的评估(表 5.2-5)。然而,为了正确的区分损伤,必须对小的周围神经(如腓深神经)细致检查。通常,由于镇静、脑外伤或急诊室处理的时间相对紧迫,这些检查可能无法充分执行或记录,这同样限制了这个分级系统的价值(见 5.1)。

## 5.2.5 国际红十字会战伤分级

Coupland 开发了一个对战伤,特别是枪击伤的简单分级系统,它快速易学[17],广泛用于国际红十字会医院。分级系统的主要特征包括枪击伤的入口和出口、伤口内金属异物的存在、伤口腔道的评估、骨折和重要脏器的损伤(表 5.2-6),在最初的评估和手术后给予评分,但只有 2 个最严重损伤等级有评分。如果对入口损伤无法评估或没有评估,就在入口选项后面使用"?"表示,如 E2 X0 C F2 V0 M2(表 5.2 – 6)。尽管是一个有用的流行病学工具,这个分级系统对于处理伤口没有任何直接帮助。

表 5.2 – 1 Hanover 骨折量表,骨折评分和 Tscherne 骨折量表开放和闭合骨折评分的关系[5]

| A 骨折类型 | 分数 | C 缺血/间室综合征 | 分数 |
| --- | --- | --- | --- |
| A 型 | 1 | 无 | 0 |
| B 型 | 2 | 不全 | 10 |
| C 型 | 4 | 完全 | |
| 骨缺损 | | <4 小时 | 15 |
| <2 cm | 1 | 4~8 小时 | 20 |
| >2 cm | 2 | >8 小时 | 25 |
| B 软组织 | 分数 | D 神经 | 分数 |
| 皮肤(伤口,挫伤) | | 手掌/足底感觉 | |
| 无 | 0 | 有 | 0 |
| <1/4 周长 | 1 | 无 | 8 |
| 1/4 ~ 1/2 | 2 | 手指/足趾活动 | |
| 1/2 ~ 3/4 | 3 | 有 | 0 |
| >3/4 | 4 | 无 | 8 |
| 皮肤缺损(缺失) | | E 污染 | 分数 |
| 无 | 0 | 异物 | |
| <1/4 周长 | 1 | 无 | 0 |
| 1/4 ~ 1/2 | 2 | 单个 | 1 |
| 1/2 ~ 3/4 | 3 | 多个 | 2 |
| >3/4 | 4 | 大量 | 10 |
| 深部软组织(肌肉、肌腱、韧带、关节囊) | | | |
| 无 | 0 | F 细菌污染 | 分数 |
| <1/4 周长 | 1 | 1 种需氧菌 | 2 |
| 1/4 ~ 1/2 | 2 | >1 种需氧菌 | 3 |
| 1/2 ~ 3/4 | 3 | 厌氧菌 | 2 |
| >3/4 | 6 | 需氧菌/厌氧菌 | 4 |
| 离断 | | | |
| 无 | 0 | G 治疗的起始 | 分数 |
| 几乎全部/完全离断 | 20 | (只用于软组织评分大于 2) | |
| 几乎全部/完全毁损 | 30 | 6~12 小时 | 1 |
| | | >12 小时 | 3 |
| 分级 | A – B 总数 | 分级 | C – G 总数 |
| Fr. O 1 | 2~3 分 | Fr. C 0 | 1~3 分 |
| Fr. O 2 | 4~19 分 | Fr. C 1 | 4~6 分 |
| Fr. O 3 | 20~69 分 | Fr. C 2 | 7~12 分 |
| Fr. O 4 | >70 分 | Fr. C 3 | >12 分 |

表 5.2-2　AO 软组织分级：闭合皮肤损伤（IC）[3]

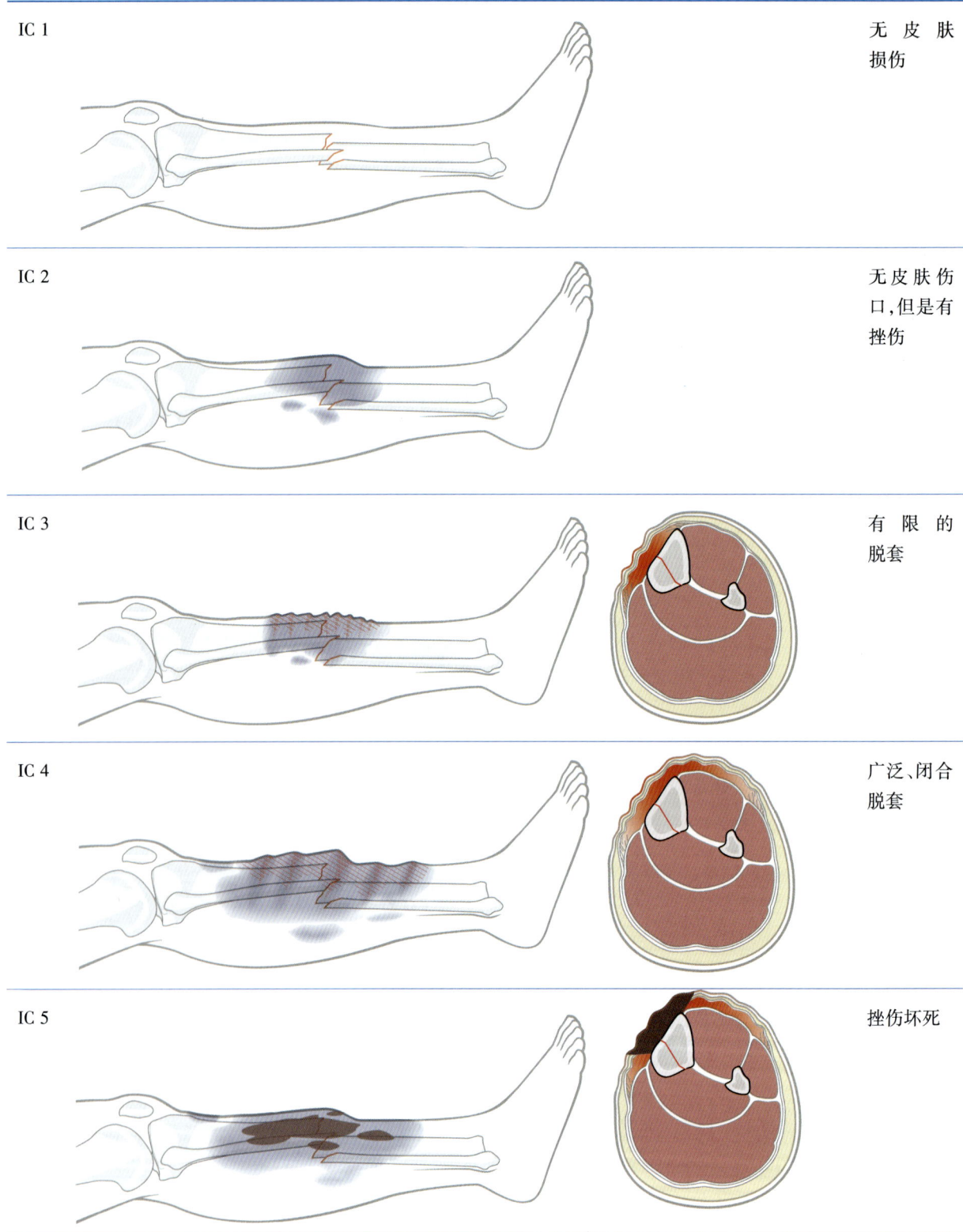

| | |
|---|---|
| IC 1 | 无皮肤损伤 |
| IC 2 | 无皮肤伤口，但是有挫伤 |
| IC 3 | 有限的脱套 |
| IC 4 | 广泛、闭合脱套 |
| IC 5 | 挫伤坏死 |

表 5.2-3　AO 软组织分级：开放皮肤损伤（IO）[3]

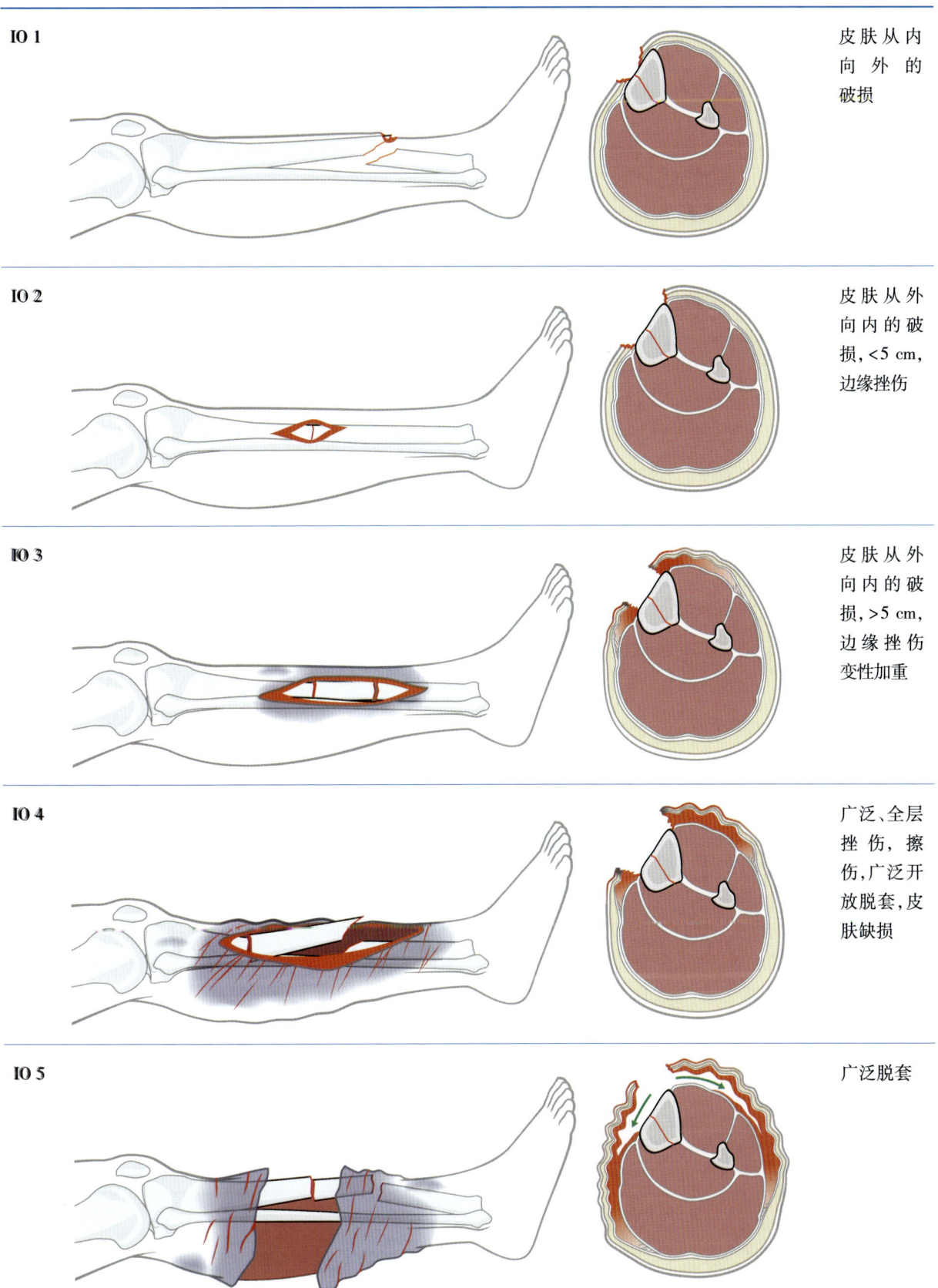

| | |
|---|---|
| IO 1 | 皮肤从内向外的破损 |
| IO 2 | 皮肤从外向内的破损，<5 cm，边缘挫伤 |
| IO 3 | 皮肤从外向内的破损，>5 cm，边缘挫伤变性加重 |
| IO 4 | 广泛、全层挫伤，擦伤，广泛开放脱套，皮肤缺损 |
| IO 5 | 广泛脱套 |

表 5.2-4　AO 软组织分级:肌肉和肌腱损伤(MT)[3]

| MT 1 | 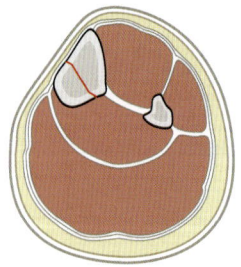 | 无肌肉损伤 |
| --- | --- | --- |
| MT 2 | 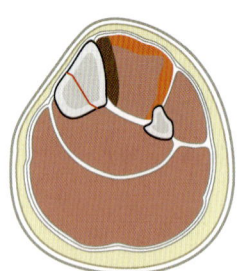 | 有限的肌肉损伤,只存在于 1 个间室 |
| MT 3 | 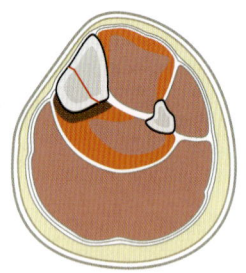 | 广泛肌肉损伤,2 个间室 |
| MT 4 | 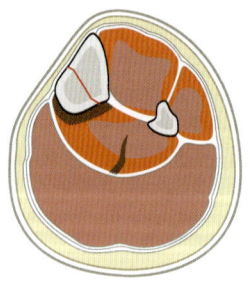 | 肌肉缺损,肌腱损伤,广泛的肌肉坏死 |
| MT 5 | 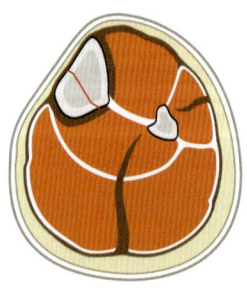 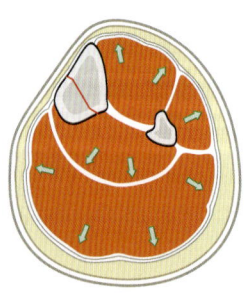 | 骨筋膜室综合征(见动画 11.1-1)伴有大面积损伤 |

表5.2-5　AO软组织分级：神经和血管损伤（NV）[3]

| NV 1 | 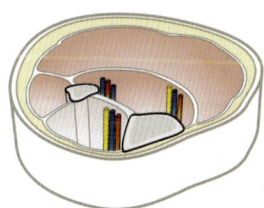 | 无神经血管损伤 |
| NV 2 | 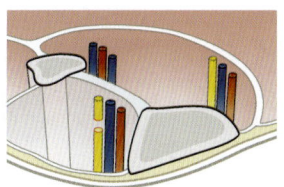 | 单独神经损伤 |
| NV 3 | 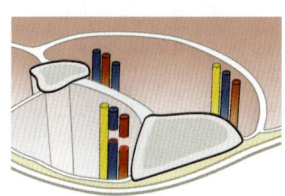 | 局部血管损伤 |
| NV 4 | 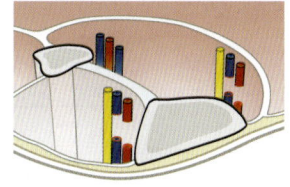 | 广泛节段性血管损伤 |
| NV 5 | 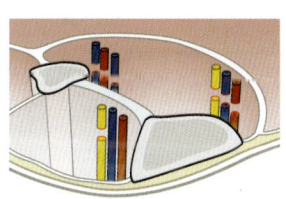 | 神经血管损伤，包括不全或完全离断 |

表5.2-6　国际红十字会战伤分级[17]

| E = 入口 | 评估入口最大直径是多少厘米 |
|---|---|
| X = 出口 | 评估出口最大直径是多少厘米（如果没有出口，则 X = 0） |
| C = 腔隙 | 术前医生能否将两个手指放入腔隙中<br>不能：C = 0<br>能：C = 1<br>该检查是在术前或仅在皮肤切开后。对于胸部或腹部伤口，腔隙是指存在于胸壁或腹壁 |
| F = 骨折 | 没有骨折：F = 0<br>简单骨折，临床不明显污染：F = 1<br>节段性骨缺损，临床明显污染：F = 2 |
| V = 重要结构 | 脑、内脏（包括硬脊膜、胸膜或腹膜）或主要血管损伤<br>无：V = 0<br>有：V = 1 |
| M = 金属异物 | 子弹或 X 线可见的残片<br>无：M = 0<br>1 个金属异物：M = 1<br>多个金属异物：M = 2 |

## 5.3 保肢——优缺点

作者 David A Volgas

### 5.3.1 概述

近年来,随着急救时间的缩短,血管神经修复技术亦不断提高。因此,越来越多的医生去尝试挽救严重损伤的肢体。保肢手术的适应证选择应该基于可以判断肢体能否存活的分级系统。许多早期分级系统,如毁损肢体严重程度评分(MESS),试图用技术观点来明确保肢的可能性。近年来,从功能角度保肢的理性的话题受到越来越多的关注。

尽管有很多病例明显不能保肢(图5.3-1),但是创伤医生面对的更多的是从技术上可能保肢的严重肢体损伤。然而,往往由于技术的局限、时间或资源的限制而阻碍了保肢的可能。如果保肢无望,就应该考虑截肢平面,以便尽可能地保存功能。幸运的是,绝大多数病例在技术上都是可以行保肢治疗的。外科医生面临的问题是患者接受重建及保肢手术或截肢后的功能哪种更好。

毁损肢体严重程度评分来自对25例遭受严重损伤的创伤截肢患者的回顾性研究[18]。这个评分系统根据骨骼和软组织损伤、肢体缺血时间、休克和患者年龄来评分(表5.3-1)。对于第一级的病例,MESS评分7分或7分以上,预期截肢率高达100%;得分低于7分的则有较高的肢体存活率。然而,高分并不一定就意味着截肢[15,19,20]。

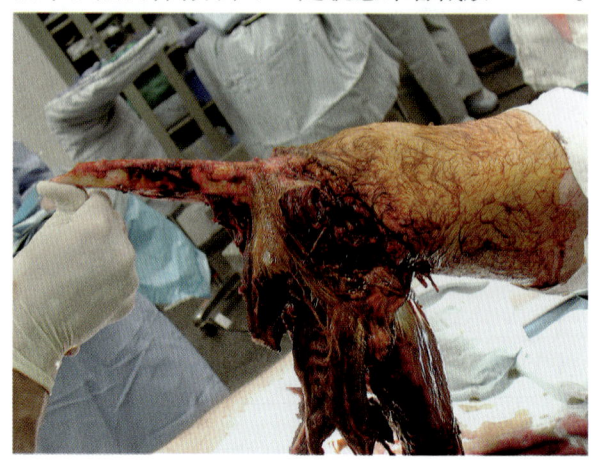

图5.3-1 农机造成的巨大脱套伤。该下肢无法进行保肢

表5.3-1 毁损肢体严重程度评分(MESS)[18]

| 类型 | 特征 | 损伤 | 分数 |
| --- | --- | --- | --- |
| 骨骼/软组织 | 1 低能量 | 刺伤,简单闭合骨折,小口径枪击伤 | 1 |
| | 2 中等能量 | 开放或多水平骨折,脱位,中度挤压伤 | 2 |
| | 3 高能量 | 霰弹射击伤(近距离),高速枪击伤 | 3 |
| | 4 严重挤压伤 | 伐木、铁路、石油钻塔事故 | 4 |
| 休克 | 1 血压正常 | 现场和急诊室血压稳定 | 0 |
| | 2 一过性低血压 | 在现场血压不稳定,但补液后有反应 | 1 |
| | 3 持续低血压 | 收缩压<90 mmHg,仅在手术室补液才有反应 | 2 |
| 缺血 | 1 无 | 肢体脉搏存在,无缺血表现 | 0* |
| | 2 轻度 | 脉搏减弱,无缺血表现 | 1* |
| | 3 中度 | 多普勒下无脉搏,毛细血管再充盈减慢,运动能力减弱 | 2* |
| | 4 重度 | 无脉,冰冷,瘫痪,麻木,无毛细血管再充盈 | 3* |
| 年龄 | 1 <30岁 | | 0 |
| | 2 30~50岁 | | 1 |
| | 3 >50岁 | | 2 |

如果缺血时间超过6 h,缺血的分数就要加倍(*)。7分或7分以上截肢率可高达100%

保肢指数(LSI)同样基于对风险因素的回顾性研究。研究显示大于等于 6 分的 19 例病例全部截肢,而小于 6 分的 51 例则全部保肢成功(表 5.3-2)[21]。像其他的评分系统一样,后续前瞻性应用 LSI 的研究发现,该系统对于个体化患者的临床保肢决定并无价值[22,23]。

表 5.3-2 保肢指数(LSI)[21]

| 部位 | 分数 | 损伤程度 |
| --- | --- | --- |
| 动脉 | 0 | 挫伤,内膜撕裂,无远端血栓并且足背动脉搏动可触及的部分撕裂或撕脱(假性动脉瘤),小腿 3 条血管中的 1 条完全闭塞 |
| | 1 | 2 条或更多血管闭塞,完全撕裂、撕脱或血栓,股动脉或腘动脉栓塞致足背动脉搏动消失 |
| | 2 | 股动脉、腘动脉或小腿 3 条血管全部完全闭塞,致远端无血流 |
| 神经 | 0 | 挫伤或牵拉伤,股神经、腓神经或小的胫神经清洁裂伤 |
| | 1 | 坐骨神经部分横断伤或撕脱伤,股神经、腓神经或胫神经完全或部分横断伤 |
| | 2 | 坐骨神经完全横断伤或撕脱伤,腓神经和胫神经完全横断伤或撕脱伤 |
| 骨骼 | 0 | 1 或 2 处闭合骨折,非粉碎性开放骨折或仅有轻微移位,无骨折的脱位,关节开放伤无异物,腓骨骨折 |
| | 1 | 同一肢体 3 处或更多的闭合性骨折,粉碎性开放骨折或中度到重度的移位,节段性骨折,骨折脱位,开放关节损伤伴异物,骨缺损 < 3 cm |
| | 2 | 骨缺损 > 3 cm,Gustilo ⅢB 型或ⅢC 型骨折(开放性骨折伴骨膜剥离)严重污染,广泛的软组织损伤缺损 |
| 皮肤 | 0 | 清洁的撕裂伤,小的单发或多发撕脱伤,均已一期修复,1 度烧伤 |
| | 1 | 由于污染延迟闭合,大的撕脱需要皮片移植或皮瓣闭合,2~3 度烧伤 |
| 肌肉 | 0 | 1 个间室内肌肉或单根肌腱撕裂或撕脱 |
| | 1 | 2 个或更多间室撕裂或撕脱伤,完全撕裂或撕脱,2 根或更多肌腱损伤 |
| | 2 | 挤压伤 |
| 浅静脉 | 0 | 挫伤,部分撕裂或撕脱,完全撕裂或撕脱但静脉回流通路完好,深静脉损伤 |
| | 1 | 无静脉回流通路的完全撕裂、撕脱或血栓 |
| 热缺血时间 | 0 | < 6 h |
| | 1 | 6~9 h |
| | 2 | 9~12 h |
| | 3 | 12~15 h |
| | 4 | >15 h |

6 分或 6 分以上截肢率可高达 100%

神经损伤、缺血、软组织损伤、骨骼损伤、休克和患者年龄评分(NISSSA),是从毁损肢体严重程度评分(MESS)中修订发展来的(表 5.3-3)[24]。该评分增加了神经损伤并将软组织、骨折评估分为 2 个独立的分值,使系统的敏感性和特异性及预测价值都得到了提高。

Hanover 骨折量表结合详细的解剖和生理检查对软组织损伤肢体进行评估,从而进一步尝试为能否保肢作出容易的决定(见表 5.2-1)。虽然包含了比毁损肢体严重程度评分更多的参数,但其临床应用有限。

所有这些不同的评分系统都强调了大型创伤

中心保肢的技术能力,这些中心有随时可用的医生可以做包括血管手术在内的修复重建手术,可为创伤患者提供全方位的重症监护。这些前提对于设备较差的创伤中心并不是必需的,它们也与保肢或截肢的远期结果无关。

下肢评估项目(LEAP)研究了下肢创伤后的功能结果,这些患者都经历了严重的下肢创伤,有的截肢,有的则保肢,结果发现患者间并无功能差异。早些时候,LEAP 研究组发表了一篇报道,质疑传统的认为失去感觉的足就是截肢指征的说法[16]。根据这个背景,本章将剖析全面地决策制订程序,从而在保肢和截肢之间作出选择。

表 5.3–3　神经、缺血、软组织、骨骼、休克和年龄评分(NISSSA)[24]

| 损伤类型 | 损伤程度 | 分数 | 描述 |
| --- | --- | --- | --- |
| 神经损伤(N)急诊室的评估 | 有感觉的 | 0 | 没有主要神经损伤 |
| | 背侧 | 1 | 深部或浅表神经损伤,股神经损伤 |
| | 足底部分 | 2 | 胫神经损伤 |
| | 足底完全 | 3 | 坐骨神经损伤 |
| 缺血(I)如果缺血时间超过 6 h 评分加倍 | 无 | 0 | 脉搏正常,无缺血 |
| | 轻度 | 1 | 脉搏减弱,灌注正常 |
| | 中度 | 2 | 脉搏消失,毛细血管再充盈延长,多普勒下脉搏可见 |
| | 重度 | 3 | 无脉,冰冷,缺血,没有多普勒下脉搏 |
| 软组织损伤/污染(S) | 轻 | 0 | 轻度或没有损伤,没有污染(Gustilo I 型骨折) |
| | 中 | 1 | 中度软组织损伤,低速枪击伤,中度污染(Gustilo II 型骨折) |
| | 重 | 2 | 中度挤压伤,脱套伤,高速枪击伤,中度软组织损伤,可能需要皮瓣,较严重的污染(Gustilo IIIA 型骨折) |
| | 极重 | 3 | 重度挤压伤,农业损伤,严重脱套,严重污染,需要软组织皮瓣(Gustilo IIIB 型骨折) |
| 骨骼(S) | 低能量 | 0 | 螺旋骨折,斜形骨折,没有或轻微骨折 |
| | 中等能量 | 1 | 横形骨折,轻微粉碎,小口径枪伤 |
| | 高能量 | 2 | 中度移位,中度污染,高速枪击伤,蝶形骨折 |
| | 极高能量 | 3 | 节段性骨折,严重污染,骨缺损 |
| 休克(S) | 血压正常 | 0 | 血压正常,收缩压 <90 mmHg |
| | 暂时性低血压 | 1 | 在现场或急诊室暂时性低血压 |
| | 持续性低血压 | 2 | 补液后仍有持续性低血压 |
| 年龄(A) | 年轻 | 0 | <30 岁 |
| | 中年 | 1 | 30~50 岁 |
| | 老年 | 2 | >50 岁 |

### 5.3.2 上肢

预测上肢损伤后保肢结果的评分系统很少，毁损肢体严重程度评分对上肢是无效的[15]。多数观点认为，对于上肢应该尽可能地保肢(图5.3-2)。

遗憾的是，对于很多病例，截肢无疑仍是最佳选择(图5.3-3)。某些病例明显不能保肢，如严重挤压伤伴有节段性骨折和软组织缺损，同时有广泛的血管神经损伤。其他情况则存在不确定性，如肢体伸屈间室创伤性缺损或骨筋膜室综合征，但血供仍然存在。对于上肢，绝大多数患者都宁要一条无功能的肢体也不要假肢，因此通常应尝试重建手术。

对损伤上肢的原始评估中，外科医生应该对完好的肌肉、血管和神经进行彻底的检查以便更容易作出决定。大样本研究证明在保肢和截肢之间有更确定的结果差异之前，创伤外科医生应该努力去保肢，只要技术上可行。

对比起来，近几年高水平的假肢制作技术取得了非常大的进步，一只较差或无功能的手，或有慢性疼痛、没有感觉的手并不比好的假肢强，特别是在非优势侧。这种情况通常阻碍了患者，特别是年轻人，返回工作岗位。因此，这些患者相对一、二期截肢患者，不仅遭受了更多的苦难，而且花费更多的社会资源。最近，手或手臂的移植引起了媒体很大的关注，同时在学术圈也引起热烈讨论。这些尝试被认为可以克服截肢患者的残障。由于这种治疗方法需要终身免疫抑制及其他缺陷，异体肢体移植目前只是适用于特定群体中非常有选择性的病例。

在将来，对于不适合外科手术或异体移植的患者，肌电修复将是一个有价值的替代方法。肌电修复是手臂的"智能"替代物，可以控制肌肉收缩。

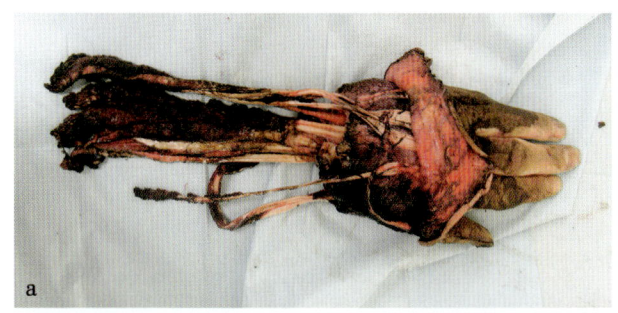
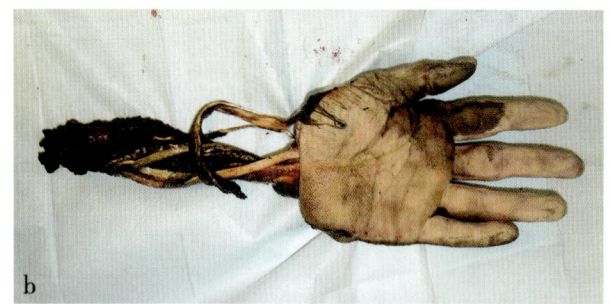
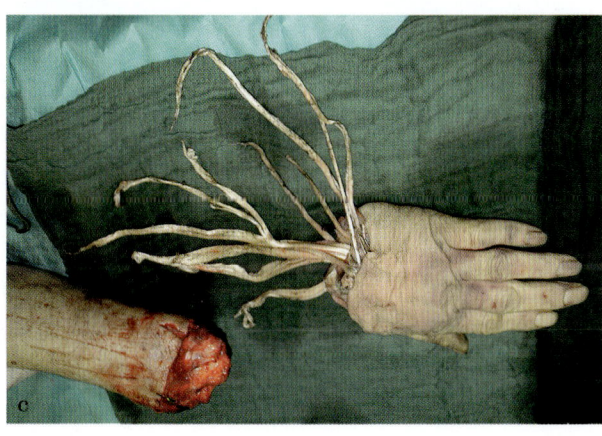
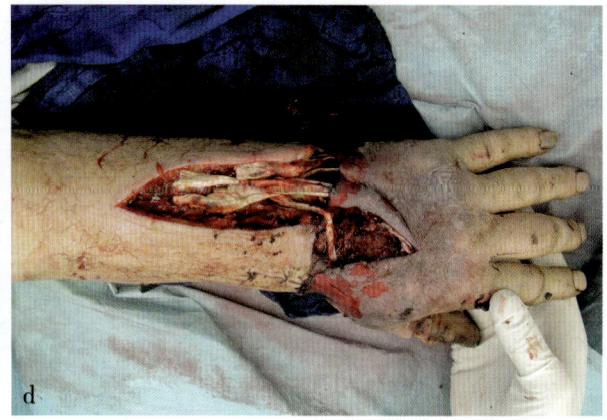

图5.3-2 50岁男性患者，左侧非优势手被跑步机离断。保肢治疗取得了成功
a. 外伤后45 min，离断肢体背侧观。广泛的污染，特别是肌腱
b. 掌侧观
c. 离断肢体和残肢清创后的背侧观
d. 手部再植后的背侧观。再植包括了内固定2根动脉(桡动脉和尺动脉)、3根静脉[桡动脉、尺动脉伴随静脉(深部回流系统)和头静脉(浅部回流系统)]的吻合。注意手背泛蓝色的皮瓣

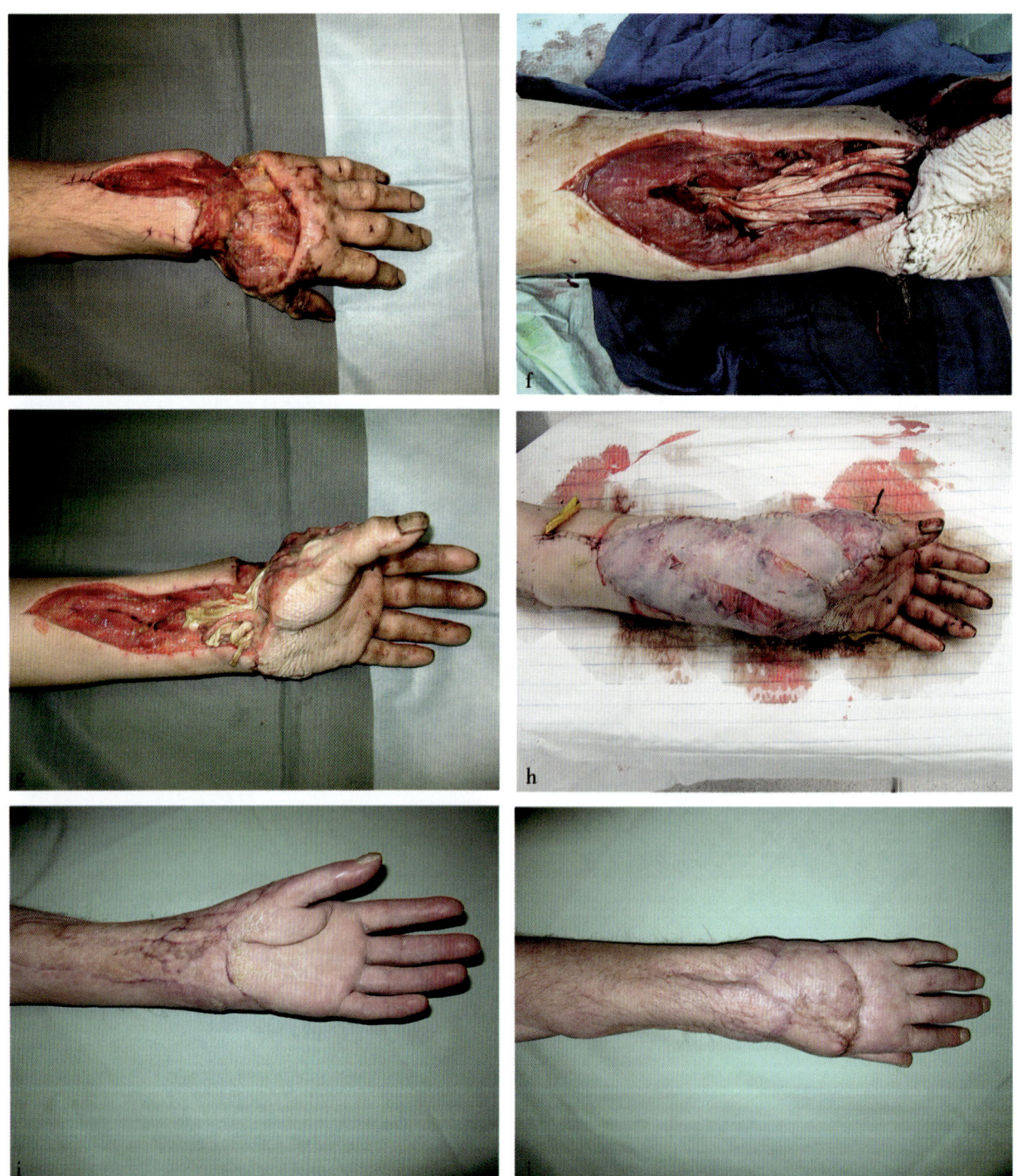

图 5.3-2（续）
- e. 再植后 2 周背侧观。部分皮瓣坏死，彻底清创
- f. 再植后掌侧观，有广泛的皮肤缺损
- g. 屈肌腱外露的掌侧观
- h. 应用游离组合肌瓣（背阔肌和前锯肌）及中厚皮片植皮覆盖缺损 3 d 后掌侧观
- i. 掌侧观：随访 12 个月，植皮皮瓣颜色质地良好，有明显萎缩
- j. 背侧观：随访 12 个月，植皮皮瓣颜色质地良好，皮瓣背侧略臃肿，手部血运良好，营养正常。手指功能性内收（内收肌）

### 5.3.3 下肢

外科医生着手处理下肢严重创伤时应该有着与上肢不同的标准,因为二者有不同的躯体概念和可获得的重建功能。对于上肢,多种肌腱或肌肉转移用于保留手部功能。相比之下,对于下肢来讲就很少有这样的选择,因为足趾不能动,所以损害远远小于手指。而且,许多好的足或踝部假肢可以代替足的多种功能。

对于下肢,在决定保肢还是截肢之前,也有很多因素需要评估。因为设计良好的假肢在中足、小腿或大腿水平功能良好,并且耐受性很好。和上肢一样,截肢的绝对指征是:

- 无法重建的血管损伤(如节段性和/或非常远端的血管损伤)。
- 肢体广泛挤压伤,如液压损伤。
- 足部无感觉。
- 患者年龄、并发症和受伤时一般健康状态。
- 不能控制的感染或筋膜坏死。

如果下肢在技术上有保肢条件,必须作出是否尝试保肢的决定。多数情况下,保肢或截肢的决定首先应该考虑功能结果。在某些文化中,身体的完整性和肢体的特殊性甚至比功能更重要,不应忽视这种情况。

虽然是简单的概念,功能应该在广义上来考虑。假肢功能必须与存活肢体潜在的功能结果相比较。下肢评估项目证明,一半以上的足部无感觉患者在 2 年内恢复了足底感觉[16]。受损或失神经肌肉功能恢复情况鲜有涉及。撕裂或挤压伤的肌肉不太可能恢复功能,会造成挛缩。

外科医生应该仔细地评估整体环境和患者的生活圈。只要有可能,必须告知患者及其家属保肢和截肢的可能结果,允许他们参与决策过程,除非肢体完全不能挽救。外科医生向患者和/或家属解释可能选择的时候,应该考虑到以下几点:

- 患者的职业和主动性。
- 佩戴假肢的有效性。
- 全身健康情况,并发症和患者的期望值。患者可能不得不为了保肢而经历多次手术(如年龄、吸烟史、服药史、糖尿病、营养状态、职业)。
- 保肢过程的伴随风险:麻醉风险、出血、血管闭塞、感染、伤口裂开、畸形愈合、不愈合、持续性疼痛、多次手术、长时间的康复、二次截肢可能、回归工作和/或社会的较长过程。
- 截肢伴随风险:伤口裂开、幻肢感、幻肢痛、假肢更换费用等。
- 比较肢体重建和截肢花费的时间。
- 如果所有的重建尝试(骨愈合,软组织覆盖等)都成功,肢体可能的功能。
- 考虑到患者职业和活动量的假肢功能。
- 患者所处的社会和文化环境(在某些文化中,截肢者被社会排斥)。

必须让患者认识到,没有所谓正确或错误的选择,只是恢复功能的方法不同。某些患者和医生视截肢为失败,这种观念应该消除。恢复外伤前的活动能力是治疗目标。仔细地考虑达到这个目标的方法,患者和医生能作出最好的决定。

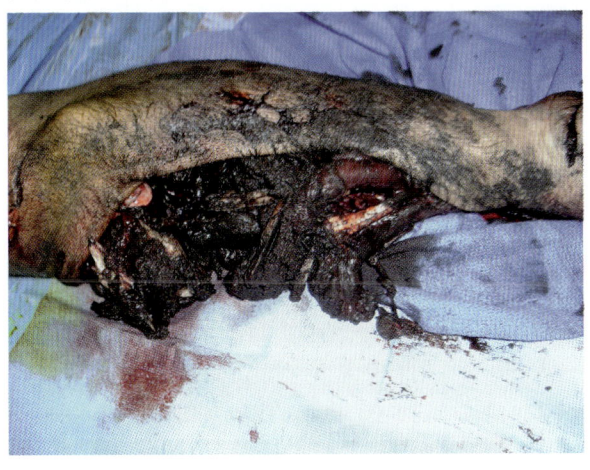

图 5.3-3 在采矿事故中发生的伴随血供障碍、严重污染、前臂所有肌肉缺损和尺桡骨复杂骨折的严重挤压伤,截肢是唯一选择

## 参考文献

[1] **Gustilo RB, Anderson JT** (1976) Prevention of infection in the treatment of one thousand and twenty-five open fractures of long bones: retrospective and prospective analyses. *J Bone Joint Surg Am*; 58(4): 453-458.

[2] **Gustilo RB, Mendoza RM, Williams DN** (1984) Problems in the management of type Ⅲ (severe) open fractures: a new classification of type Ⅲ open fractures. *J Trauma*; 24(8): 742-746.

[3] **Ruedi TP, Buckley RE, Moran CG** (2007) *AO Principles of Fracture Management*. 2nd ed. Stuttgart New York: Georg Thieme Verlag.

[4] **Tscheerne H, Oestern HJ** (1982) [A new classification of soft-tissue damage in open and closed fractures]. *Unfallheilkunde*; 85(3): 111-115. German.

[5] **Krettek C, Seekamp A, Kontopp H, et al** (2001) Hannover Fracture Scale'98 - re-evaluation and new perspectives of an established extremity salvage score. *Injury*, 32(4): 317-328, Elsevier.

[6] **Berk WA, Osbourne DD, Taylor DD** (1988) Evaluation of the "golden period" for wound repair: 204 cases from a Third World emergecy department. *Ann Emerg Med*: 17(5): 496-500.

[7] **Clement ND, Tennant C, Muwanga C** (2010) Polytrauma in the elderly: predictors of the cause and time of death. *Scand J Trauma Resusc Emerg Med*: 13:18-26.

[8] **Kline AJ, Gruen GS, Pape HC, et al** (2009) Early complications following the operative treatment of pilon fractures with and wtthout diabetes. *Foot Ankle Int*; 30(11): 1042-1047.

[9] **Castillo RC, Bosse MJ, Mackenzie EJ, et al** (2005) Impact of smoking on fracture healing and risk of complications in limb-threatening open tibia fractures. *J Orthop Trauma*; 19(3): 151-157.

[10] **Nasell H, Adami J, Samnegard E, et al** (2010) Effect of smoking cessation intervention on results of acute fracture surgery: a randomized controlled trial. *J Bone Joint Surg Am*; 92(6): 1335-1342.

[11] **Ferrari M, Mottola L, Quaresima V** (2004) Principles, techniques, and limitations of near infrared spectroscopy. *Can J Appl Physial*; 29(4): 463-487.

[12] **Mothes H, Donicke T, Friedel R, et al** (2004) Indocyanine-green fluorescence video angiography used clinically to cvaluate tissue perfusion in microsurgery. *J Trauma*; 57(5): 1018-1024.

[13] **Inaba K, Potzman J, Munera F, et al** (2006) Multi-slice CT angiography for arterial evaluation in the injured lower extremity. *J Trauma*; 60(3): 502-507.

[14] **Rajan V, Varghese B, van Leeuwen TG, et al** (2009) Review of methodological developments in laser Doppler flowmetry. *Lasers Med Sci*; 24(2): 269-283.

[15] **Bosse MJ, McCarthy ML, Jones AL, et al** (2005) The insensate foot following severe lower extremity trauma: an indication for amputation? *J Bone Joint Surg Am*; 87(12): 2601-2608.

[16] **Mackenzie EJ, Bosse MJ** (2006) Factors inlfuencing outcome following limb-threatening lower limb trauma: lessons learned from the lower eztremity assessment project(LEAP). *J Am Acad Orthop Surg*: 4(10): 205-210.

[17] **Coupland RM** (1992) The Red Cross classification of war wounds: the E. X. C. F. V. M. scoring system. *World J Surg*; 16(5): 910-917, Springer.

[18] **Johansen K, Daines M, Howey T, et al** (1990) Objective criteria accurately predict amputation following lower extremity trauma. *J Trauma*; 30(5): 568-573. Lippincott Williams & Wilkins, Wolters Kluwer Health.

[19] **Bosse MJ, Mackenzie EJ, Kellam JF, et al** (2001) A prospective evaluation of the clinical utility of the lower-extremity injury-severity scores. *J Bone Joint Surg Am*; 83-A(1): 3-14.

[20] **O'Sullivan ST, O'Sullivan M, Pasha N, et al** (1997) Is it possible to predict limb viability in complex Gustilo IIIB and IIIC tibial fractures? A comparison of two predictive indices. *Injury*; 28(9-10): 639-642.

[21] **Russell WL, Sailors DM, Whittle TB, et al** (1991) Limb salvage versus traumatic amputation. A decision based on a seven-part predictive index. *Ann Surg*; 213(5): 473-480; discussion 480-481, Lippincott Williams & Wilkins, Wolters Kluwer Health.

[22] **Dagum AB, Best AK, Schemitsch EH, et al** (1999) Salvage after severe lower-extremity trauma: are the outcomes worth the means? *Plast Reconstr Surg*; 103(4): 1212-1220.

[23] **Durham RM, Mistry BM, Mazuski JE, et al** (1996) Outcome and utility of scoring systems in the management of the mangled extremity. *Am J Surg*; 172(5):569–573; discussion 573–574.

[24] **McNamara MG, Heckman JD, Corley FG** (1994) Severe open fractures of the lower extremity: a retrospective evaluation of the Mangled Extremity Seveerity Score (MESS). *J Orthop Trauma*; 8(2):81–87. Lippincott Williams & Wilkins, Wolters Kluwer Health.

# 6 治疗策略

译者　韩　培　张智长　薛剑锋

## 6.1 急诊处理

作者　Ulrich Stöckle，Hans-Günther Machens

### 6.1.1 引言

软组织创伤(包括热损伤)包含了从轻微到危及生命的各种程度的损伤,必须由相关专科医生及时治疗。院前评估及是否需转诊至创伤中心取决于对损伤严重程度的评估,后者需在治疗过程中不断纠正。

治疗创伤患者时,诊室内通常充满了焦虑、激动和躁动的气氛。如果慌乱的行动得不到协调,会浪费宝贵的时间和资源。正确有序的诊治行动对严重创伤或病危患者的处理至关重要,甚至在患者到达医院前就要开始。

### 6.1.2 急诊室组织结构

在患者到达医院之前,应当同急诊科人员进行沟通。专业的现场急救者应当与接诊医院保持联系,并提供损伤程度的准确现场评估,或者至少是损伤机制。应根据损伤机制(如高能量与低能量创伤、钝性伤与穿透伤)(见3)决定患者最终的转送医院,如高能量损伤患者最好转送至专业(一级)的创伤中心。早期筛选分流有利于避免不必要的治疗延误,否则会出现当患者被送往低级别医院,经过检查评估后,又必须转诊到高级别急救中心的情况[1]。虽然创伤机制本身并无诊断价值,但是它有助于创伤治疗团队减少漏诊[2],并能最终减少由四肢骨与软组织复杂损伤带来的经济费用[3]。

到达创伤中心后,被接诊的每位患者首先应当由有经验的普外科或创伤外科医师诊治,该医师负责评估、复苏和协调工作[4]。当然,对患者和病情变化的评估应根据可靠的病史和疑似损伤的程度。

在急诊处理中,主管医生应根据不同的损伤来组织其他专科医师会诊(图6.1-1)。严重的软组织损伤(不管是单处伤还是多发伤)应尽早请软组织修复专家,最好是修复重建外科医师会诊[5,6]。尽管不是每个创伤中心都具备这样的条件,但是有证据显示早期多学科协同治疗有利于严重软组织损伤的正确诊断和分型,避免耽误治疗[7,8]。

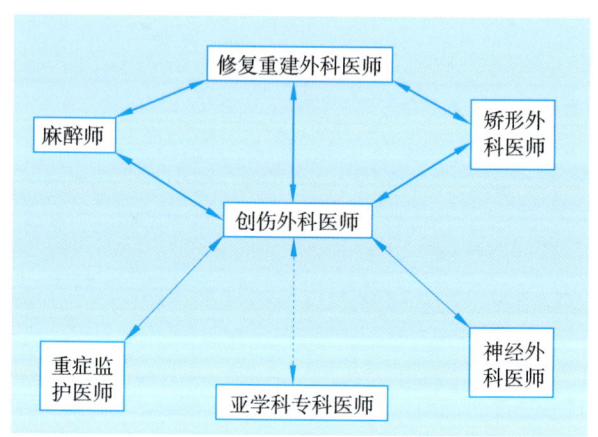

图6.1-1　创伤团队小组成员之间标准的沟通路径。根据实际情况,创伤外科医师由骨科、普外科或急诊内科医师来担当。参与治疗的亚学科专科医师包括烧伤科、妇产科、手外科、口腔颌面外科、眼科、头颈外科、泌尿外科和血管外科医师

根据医院的基础设备和医务人员配备,创伤组长必须决定本院是否有能力治疗或者需转诊到

专业的创伤中心。任何收治急诊创伤患者的医院都应建立明确和个性化的治疗决策树。

## 6.1.3 创伤患者的一般处理

**单发肢体伤**

对既往健康的肢体单发伤患者,重点应放在损伤严重程度的评估。首先,也是最重要的是同院前急救小组保持良好的沟通并获得和损伤机制相关的病史资料[5]。预期损伤的类型会有所不同,这取决于患者遭受的是车祸、滑雪事故、枪伤或者是徒步行走被汽车撞倒。损伤机制能为判断损伤位置和严重性提供重要线索(如徒步者被汽车撞伤致胫骨近端1/3骨折)。急救小组将患者转运至急诊科时应当提供患者最初的情况以及受伤时间。

对于闭合损伤及软组织状态良好的患者,应当仔细评估损伤的情况及其真实严重程度(见5.1)。对于清醒的患者,应就疼痛、血液灌注、外周运动(如足趾的屈伸能力)进行临床评估,通常可以明确有无骨筋膜室综合征。对于疑似患者,筋膜室压力监测很有帮助,特别是重复测量或无意识患者(见5.1,11.1)。

对于开放性创伤,在创伤诊室必须做初步检查,注意必须遵守无菌操作原则(如戴口罩、无菌手套,穿无菌衣服,使用绷带和无菌器械)。在初次检查中,必须对伤口大小及骨骼、肌肉和或血管神经的受累情况进行评估和详细记录。然后对伤口进行无菌包扎,直到在手术室进一步治疗时才去除敷料。下一步则是对损伤的周围结构进行检查和评估。

同健侧肢体相比,皮肤苍白和/或周围脉搏触诊不对称时应怀疑血管损伤的可能。这时必须立即对外周循环进行评估,包括肢体体温、毛细血管充盈情况,使用多普勒超声或血管造影确诊任何可能的血管损伤,判断损伤部位和程度。此外,关节复位后脉搏不对称,以及肢体变蓝或肿胀,均提示可能存在静脉回流障碍,应行血管检查。如有必要,需召集血管外科或修复重建外科医师参与治疗决策。

在初次评估时必须对损伤部位进行X线检查。特殊情况下,如肢体完全或不全离断时,一张X线平片便能够提供足够的初步诊断信息。CT扫描有助于充分评估累及关节的粉碎性骨折。除了骨组织,应特别注意有无软组织内阴影和异物,损伤的程度常可根据X线平片所见来判断。

所得的评估信息足以开始多学科的治疗,将决定治疗的时间和性质。

**多发伤**

多发伤患者肢体损伤的评估方法与肢体单发伤基本相同,也包括软组织的评估。软组织损伤应被纳入多发伤的治疗策略中,并视患者全身情况根据优先原则进行评估和处理。由于高速/突然减速事故引起的软组织创伤常伴有腹部外伤或脑外伤,这种情况下,在完成临床和影像诊断及生命体征稳定后需要立即手术干预。创伤小组或急诊室每一位成员都有明确职责和分工,一个有组织的创伤团队有利于对严重创伤患者作出有效评估和迅速处理,这样可以降低死亡率和致残率。在繁忙的创伤中心,每个成员的岗位已预先分配,可自行进行初步复苏和有效评估,而无需治疗组长的过多指示。应有专职人员记录生命体征及所进行的治疗,此人不必直接参与静脉用药或其他任务。根据损伤的类型,麻醉师、重症监护师及所有其他会诊医师将参与进来,遵循高级创伤生命支持(ATLS)标准所定义的多发伤治疗策略来作出初步评估[5]。首要目的是复苏和稳定患者全身情况,这要求初步评估和治疗决策快速而准确。应检查和记录全部生命体征,如呼吸和循环情况,发现问题及时解决。同时,进行从头到脚的全身初步体格检查以明确如骨盆环、长骨骨折、软组织损伤等明显异常。X线检查(胸部、骨盆、颈椎正侧位片)以及红细胞比容、血型、交叉配型、电解质等血液检查,腹部超声或快速断层CT扫描等检查应同步进行,以及时明确大出血部位和潜在致命创伤。如果患者还未行气管插管,应用Glasgow昏迷评分来记录意识状态。

在这个时候,总结和记录已明确的诊断,确定治疗的顺序。患者经成功复苏病情稳定后,应根据临床指征完成进一步的诊断性操作。治疗决策应包括严重的软组织损伤。

### 6.1.4 创伤诊室清创和冲洗

伤口的彻底清创和冲洗通常是在手术室里，在充分麻醉和无菌条件下进行的（见7.1,12.2），在创伤诊室只能给予急救处理。对有严重污染的开放伤，在伤口无菌包扎前，对伤口行初步检查时，可以对伤口初步冲洗（见7.2）和消毒，小心去除异物和明显失活或污染的组织（见11.2）。因为只去除失活的组织，所以并不会引起过多的疼痛。对于严重出血的开放伤，明显的出血点如破裂的小动脉可以进行电凝或结扎，而大血管可临时填塞或使用小血管夹夹闭，以此来稳定患者全身情况。一般来说，只有在特殊情况下才在创伤诊室进行伤口彻底冲洗和清创。彻底的冲洗和清创需要无菌环境、良好的麻醉、灯光和手术器械，而创伤诊室很少具备。

### 6.1.5 细菌培养、抗生素和破伤风抗毒素的作用

对于开放性创伤，伤口评估时可以进行伤口拭子操作，但是应在严格的无菌环境下进行。除了拭子，建议切取几块有代表性的伤口组织，以获得合适的微生物环境。因此，许多外科医师将伤口的初步细菌评估推迟到手术室进行。

依据医院抗生素使用习惯，尽早开始短期抗生素预防性使用。一般来说，对简单的伤口，一代、二代头孢菌素就已足够；而对于农场受伤的患者，应当联合使用青霉素；对于Gustilo Ⅲ型骨折，应联合使用氨基糖苷类抗生素。预防性抗生素的使用应限制在24~48 h。因此，如有指征，治疗性抗生素应用最好根据细菌培养结果来使用。对于所有缺乏破伤风免疫或疑似感染的患者，均应立即进行免疫治疗。

### 6.1.6 伤口包扎

对于开放伤口或开放性骨折并且已用无菌敷料包扎的患者，如果预期其要去手术室接受治疗，不管有什么发现，在创伤诊室不要去除伤口敷料。然而，如果不确定伤口是否需要手术处理时，应由有经验的高年资医师在严格无菌操作下检查伤口。在伤口检查和留取照片资料后，消毒伤口并使用无菌辅料包扎。除此之外，损伤的肢体还应当用夹板进行临时固定，并且只有在X线检查或进一步处理时才去除夹板。

## 6.2 多学科决策制订和分期处理

作者 Hans-Günther Machens, Ulrich Stöckle

### 6.2.1 引言

尽管治疗骨折和重建软组织损伤的手术技术不断进步，严重创伤性软组织缺损的手术治疗仍然是临床难点，需要多学科综合治疗[9]。由于创伤的原因（如高速车祸）（见3），许多情况下软组织损伤的程度和范围要比初始表现更严重（见10.3.3）。缺少经验的住院医师容易低估软组织损伤的程度，并导致治疗失误[10]。

具体患者的治疗决策和治疗计划经常可见错误，并且很晚才可能得到纠正，而这时患者已经离开了急诊室。像这样的误诊常会错失最佳的治疗时机，最终会导致手术和术后处理更加复杂、延长住院时间和增加治疗费用[11]。多学科的治疗决策（包括肢体复杂损伤的治疗时间）的制订，应根据损伤类型、组织缺血时间和患者的全身情况来决定（如伴随伤、多发伤、休克）。

### 6.2.2 创伤/骨科医师的作用

基于教育背景和国情不同，在急诊一线处理创伤患者的可能是骨科医生，也可能是外科或创伤科医生。不管是什么专业的医生，重要的是最好有一名高年资的医生作为"创伤小组组长"来负责具体患者的治疗。在创伤急诊室，应由该医师首先接诊并检查患者。在首诊时，创伤小组组长必须对患者进行全面评估，明确损伤类型和每一处损伤的严重程度，并决定请相关科室（如烧伤科、妇产科、手外科、眼科、口腔颌面外科、耳鼻喉科、泌尿外科、血管外科等）会诊。会诊医师将根据ATLS创伤原则来确定初步治疗计划和优先方案。

对软组织创伤患者，最好由创伤外科负责医生和修复重建外科医师共同来评估损伤的程度和范围，要特别注意肌肉、筋膜、肌腱和血管神经组

织。手外伤首先要请手外科会诊。创伤小组组长同专科医师讨论并根据可靠的临床资料来决定治疗时机和先后顺序。应尽早并优先邀请治疗软组织损伤的专科医师参与制订治疗计划。软组织损伤早期跨学科治疗的指征包括：Gustilo Ⅲ型骨折、伴或不伴节段性骨缺损的广泛软组织缺损、有再植条件的离断肢体（图6.2-1，见5.2）。

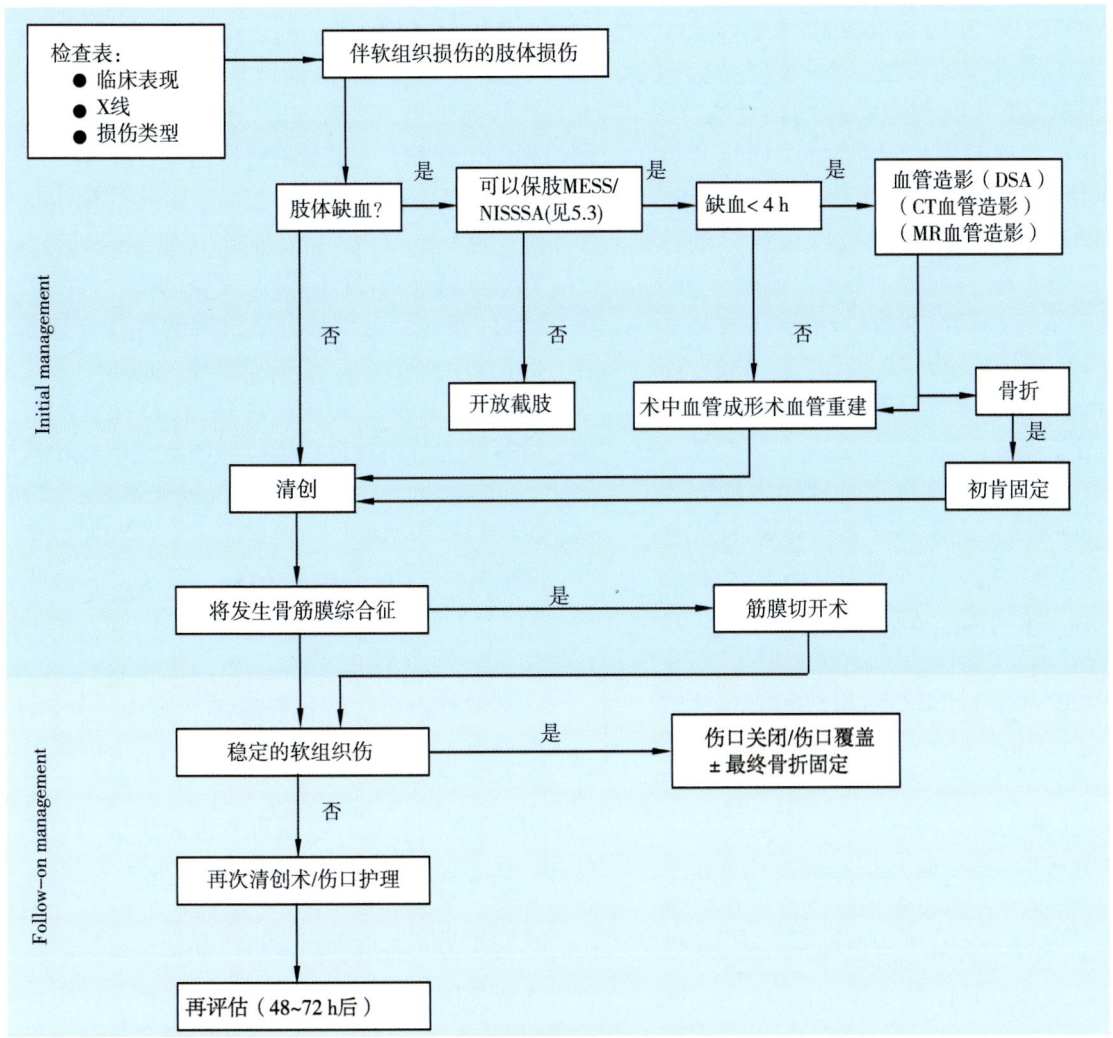

图6.2-1 复杂软组织损伤治疗策略，注意需反复评估直到伤口稳定

### 6.2.3 修复重建外科医师的作用

如条件允许，当患者在急诊室里，应邀请修复重建医师共同制订治疗策略。因为擅长处理广泛软组织损伤，修复重建医生的早期介入非常重要并能改善预后。

目前，如运用得当，像远程医疗等技术支持决策工具可以弥补这一空白。远程医疗系统是一种有价值的可行方法，它使用照相手机作为通信工具，结合口头交流和图片传输可对急诊软组织损伤病例作出早期诊断和治疗决策[12]。尽管该系统具有使用方便、低成本和机动灵活的优势，但是它不能替代有经验的临床医师的体格检查。即使有相应的临床专家并使用如毁损肢体严重程度评分（MESS）等系统，对于特殊的严重软组织损伤患者还是应进行多学科会诊作出治疗决策，以便在保肢之前保证生命安全。

### 6.2.4 危险肢体的决策

通过包括 X 线平片、CT 扫描、多普勒超声、血管照影等检查（见 5.1）对复杂损伤进行全面评估后，如有手术重建的可能，下一步便是会同修复重建外科医生一起确定总体的治疗方案。同时，必须确定治疗的先后顺序［如先固定骨折还是修复血管，临时行分流手术（temporary shunting）、一期或延迟软组织重建］，以免错失最佳治疗时间。

手术时应首先仔细检查伤口，清除所有坏死组织、死骨及异物，冲洗伤口（见 7.2）。然后，才有可能对损伤程度做进一步更详细的评估，决定下一步的治疗方案。

其次，如有骨折，需要决定骨折固定的方式（内固定或外固定）。目前，对于骨干骨折，优先使用髓内钉内固定；而对于大关节关节内骨折，首选外固定架暂时桥接固定。这些原则同样适用于伴有复杂血管和/或软组织缺损的骨折。但是，需合理设计外固定支架螺钉的位置，避免影响后续清创及重建手术（如带蒂或游离皮瓣手术）。有时还需对骨折进行短缩固定。不论如何，必须对骨折进行早期固定（见 7.3）。

如存在骨筋膜室综合征或成功的血管重建手术后，必须对相应的骨筋膜室进行充分解压以避免肌肉损害。这时可能无法治疗神经损伤，但需要咨询专科医师做好神经断端标记，以便二次手术定位。神经损伤的确切位置应当记录在手术记录中，最好附有绘图。

尽管接下来的章节会详细讨论伤口关闭和覆盖的不同方法，但这个问题必须在最初制订治疗计划时就充分考虑（见 10.1～10.6）。

### 6.2.5 治疗步骤分期

对复杂肢体损伤分期治疗的原因：
- 骨关节及软组织损伤严重，一期完全修复过于复杂并且风险太大。
- 患者的全身条件（通常是多发伴随损伤）不允许长时间手术。尽管如此，还是应根据损伤控制原则对长骨和大关节骨折进行固定。
- 缺乏必要条件，如没有经验丰富的手术团队、手术室设备不足、缺少术后处理能力（如重症监护）。

在这些情况下，分步骤的、完整的治疗计划是成功治疗的前提，应尽量会同所需的所有专科医师一起制订治疗计划。基本步骤和一期手术方法基本一样，包括损伤的术中评估，伤口冲洗和清创。骨折或关节内骨折常选择外固定支架做桥接固定。同样外固定支架螺钉的位置非常重要，应避免影响后续手术操作。根据患者全身和局部条件（如软组织肿胀）的恢复情况，二期处理常在损伤后的 3～5 d 进行；而二次清创常更早进行，一般在损伤 24～72 h 后[13]。

二期处理需对开放骨折做最终固定，包括带或不带血管的骨移植。在这种情况下，咨询修复重建医生有助于确定最适合的软组织覆盖方案（如局部或游离皮瓣），以获得骨折和伤口的稳定愈合。如需将外固定支架更换为内固定（髓内钉或接骨板），手术应尽早进行（最好在外伤后 10 d 内），以减少发生骨髓炎的风险。如果软组织缺损暂时无法关闭，则在下一步处理之前要做好伤口护理（见 9.3）。应时时谨记损伤的真实范围不仅限于肉眼所见（见 10.3.3）。

伤口完全愈合并且患者完全康复（包括早期康复训练）之后，才可进行第三阶段的重建，包括二期植骨、神经重建或肌肉肌腱转位，以恢复运动功能；以及软组织整形手术，以适应穿鞋和美观的要求。

## 参考文献

[1] **Sampalis JS, Denis R, Fréchette P, et al** (1997) Direct transport to tertiary trauma centers versus transfer from lower lever facilities: impact on mortality and morbidity among patients with major trauma. J Trauma; 43 (2):288–295; discussion 295–296.

[2] **Frink M, Zeckey C, Haasper C, et al** (2010)

[Injury severity and pattern at the scene. What is the influence of the mechanism of injury?]. *Unfallchirurg*; 113(5): 360 - 365. German.

[3] **Schwermann T, Grotz M, Blanke M, et al** (2004) [Evaluation of costs incurred for patients with multiple trauma particularly from the perspective of the hospital]. *Unfallchirurg*; 107(7):563 - 574. German.

[4] **Regel G, Bayeff - Filloff M** (2004) [Diagnosis and immediate therapeutic management of limb injuries. A systematic review of the literature]. *Unfallchirurg*; 107(10): 919 - 926. German.

[5] **Vasconez HC, Nicholls PJ** (1991) Management of extremity injuries with external fixator or Ilizarov devices. Co-operative effort between orthopedic and plastic surgeons. *Clin Plast surg*; 18(3):505 - 513.

[6] **Pape HC, Hildebrand F, Krettek C** (2004) [Decision making and priorities for surgical treatment during and after shock trauma room treatment]. *Unfallchirurg*; 107(10):927 - 936. German.

[7] **Wurmb T, Frühwald P, Roewer N, et al** (2009) [Clinical pathway, quality circle and standard operating procedures as tools for quality management in the trauma suite]. *Z Evid Fortbild Qual Gesundhwes*; 103(1):49 - 57. German.

[8] **Bernhard M, Becker TK, Nowe T, et al** (2007) Introduction of a treatment algorithm can improve the early management of emergency patients in the resuscitation room. *Resuscitation*; 73(3):362 - 373.

[9] **Schaser KD, Melcher I, Stöckle U, et al** (2004)[Interdisciplinarity in reconstructive surgery of the extremities]. *Unfallchirurg*; 107(9):732 - 743. German.

[10] **Tscherne H, Oestern HJ** (1982)[A new classification of soft - tissue damage in closed and open fractures]. *Unfallheilkunde*; 85(3):111 - 115.

[11] **Machens HG, Kaun M, Lange T, et al** (2006) [Clinical impact of operative multidisciplinarity for severe defect injuries of the lower extremity]. *Handchir Mikrochir Plast Chir*; 38(6):403 - 416. German.

[12] **Archbold HA, Guha AR, Shyamsundars, et al** (2005) The use of multi - media messaging in the referral of musculoskeletal limb injuries to a tertiary trauma unit using: a 1 - month evaluation. *Injury*; 36(4):560 - 566.

[13] **Karanas YL, Nigriny J, Chang J** (2008) The timing of microsurgical reconstruction in lower extremity trauma. *Microsurgery*; 28(8):632 - 634.

# 7 伤口的稳定

译者 韩 培 张智长 汪春阳

## 7.1 清创原则

作者 Robert D Teasdall

### 7.1.1 引言

清创术是开放伤现代外科治疗的基石。"debridement"一词来源于法语"débrider",字面意思是解开或松开束缚,曾被用来描述伤口周围紧张组织的松解。现在,清创术是指有计划地清除伤口中所有严重污染或无活力的坏死组织,以获得清洁甚至无菌的伤口环境。几个世纪以来人们一直在探索有效的清创方法,如通过换药或蛆虫的使用(见9.4)[1]。在拿破仑战争期间,法国外科医师 Larrey 和 Desault 提倡应用伤口切开以利于引流;相反,英国外科之父 John Hunter 则认为应使用药膏和敷料包扎伤口。直到20世纪初,清创术才成为主流。这个概念在第一次世界大战及其以后的手术实践中得以巩固[2]。

尽管伤口病理生理学和细菌学知识有了巨大发展,但在过去的两个世纪,关于组织损伤的基本技术和评估少有变化。

### 7.1.2 组织活力的评估

**总则**

对复杂软组织缺损伤口的最终检查应当在麻醉下进行,以便对损伤程度进行全面评估时不增加患者的疼痛(图7.1-1)。应有步骤系统地检查伤口,首先检查皮肤和皮下组织,然后是筋膜、肌肉、肌腱和血管神经组织,最后是骨与骨膜(视频7.1-1)(见5.1)。

**皮肤**

有活力皮肤的真皮层下方有健康的皮下组织牢固黏附。皮下脂肪层出现明显淤斑的皮肤则存在危险(图7.1-2)。与皮下脂肪撕脱(常见于老

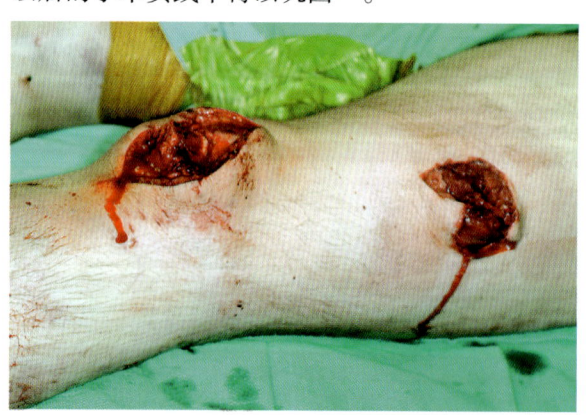

图7.1-1 损伤评估。伤口初次评估在创伤诊室完成,但是全面评估只有在麻醉状态手术探查时才能进行

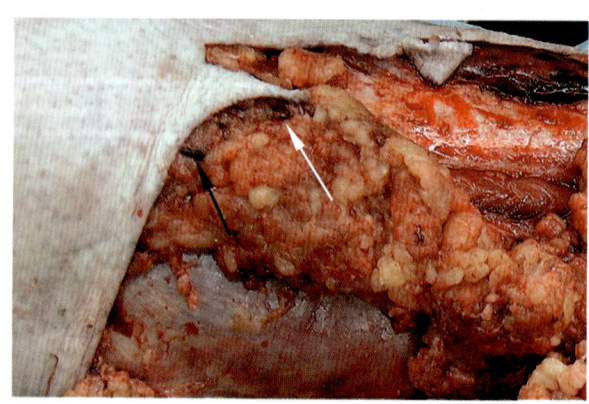

图7.1-2 下肢脱套伤。注意皮下组织淤斑(白箭头)以及皮下静脉血栓形成(黑箭头)

年患者)的皮肤有坏死可能,需要立即清创。重度污染的皮肤应当清除,因为不可能在不影响皮肤完整性的情况下彻底清除污染物。皮下组织层也常会从深筋膜层撕脱(图7.1-3),如果皮下脂肪没有出现淤斑则可以保留,但是大面积的撕脱脂肪常会坏死。取下皮肤做中厚皮片植皮来覆盖缺损有时是一种治疗选择。

## 肌肉

肌肉活力可通过以下4"C"原则来判断(图7.1-4,视频7.1-1):

- 颜色(color)。
- 韧性(consistency)。
- 出血(capacity to bleed)。
- 收缩性(contractility)。

尽管很主观,但这个沿用已久的评价肌肉活性的方法仍被人接受[3]。肌肉在颜色上应表现为鲜红,而肌肉呈暗红色则表示肌肉中毛细血管破坏及血肿形成。在这种情形下,必须探查肌肉挫伤的部位(图7.1-5),因为挫伤的肌肉可能会成活,但是也有进一步坏死的风险。灰色的肌肉组织已经坏死,必须清除,尤其是存在污染时,因为坏死的组织是细菌生长的理想条件。

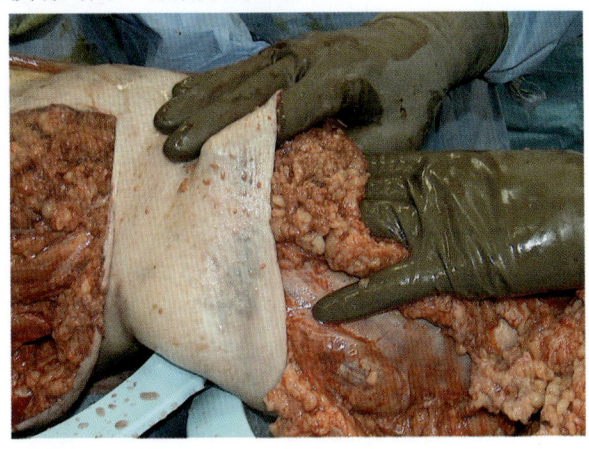

图7.1-3　下肢脱套伤。注意皮下组织与表层皮肤和深部肌筋膜脱离

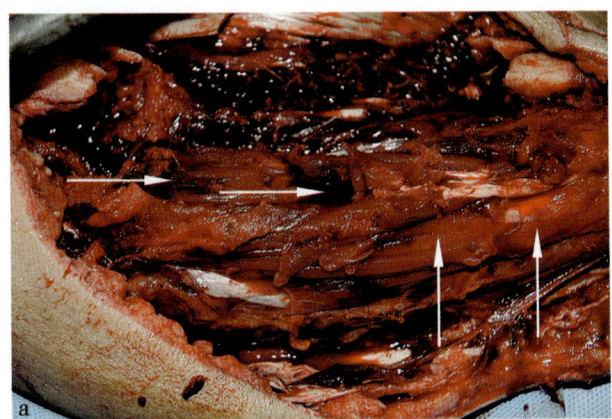
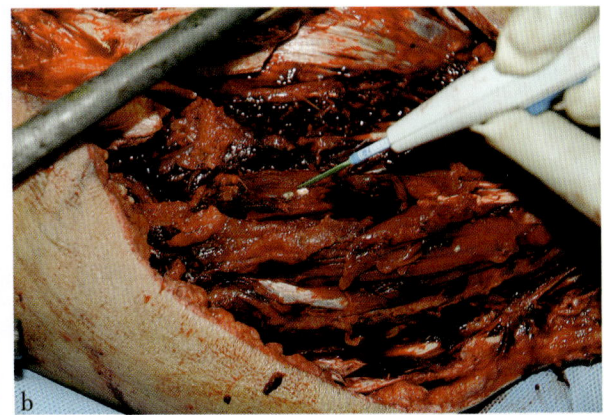
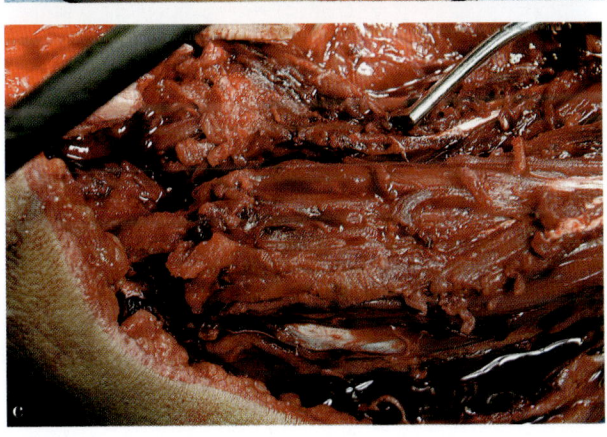

图7.1-4　评估肌肉活性的4"C"原则:颜色、韧性、出血、收缩性

a. 暗红色肌肉区域(水平箭头)与牛肉红样健康肌肉比较(垂直箭头)
b. 肌肉的收缩性可以通过电凝或直接钳夹来判断
c. 健康肌肉被切开时会出血

外科医师应当熟知,有活力的肌肉具有良好的韧性,轻轻地牵拉不至于肌肉分离。除非肌肉已彻底坏死,否则一般韧性良好,因此韧性丢失是一种晚期表现。出血能力相对并不可靠,因为肌肉里即便有广泛的毛细血管破坏,由于肌肉血肿的存在,最初也会有出血能力。此外,检验出血能力需要切开一些有活力的肌肉组织。肌肉收缩最常用电刀刺激肌肉来判断,也可使用手术钳拍打或钳夹。即使是在应用去极化麻醉药品或脊柱脊髓损伤肌肉失神经支配情况下,有活力的肌肉也会因直接刺激产生收缩。钝性伤后,肌肉收缩性可能会有所减弱,因此评估时应非常仔细。

### 骨与骨膜

应当对骨膜进行仔细评估,特别是有骨膜剥离时。骨膜内淤斑提示骨膜严重损伤,但是并不一定需要切除。如果和剩余的骨膜有很好的连续性,则损伤的骨膜可能存活。但是如果骨膜与表面的肌肉和残留的骨膜袖发生分离,则需要去除,因为其不太可能再对骨提供营养。与周围软组织完全分离的骨块可能坏死,应当去除。在相对清洁的伤口,小的骨片可以保留,但是死骨必须切除,特别是在感染风险高的情况下。

### 7.1.3 清创技术

开放性创伤的手术和非手术清创有多种方法(视频 7.1-1):没有严重污染及大量坏死组织的

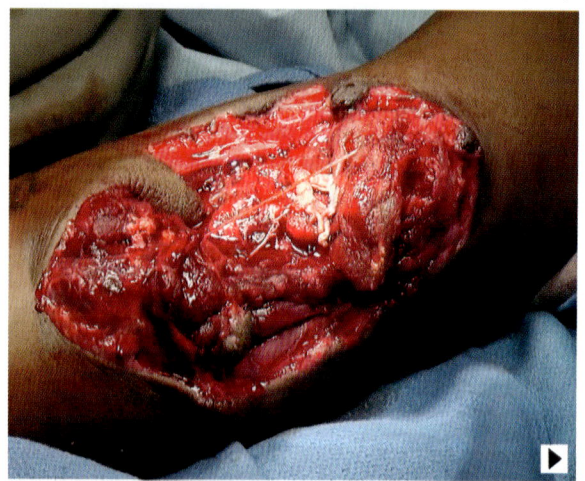

视频 7.1-1 基本评估和清创技术:前臂高能量枪击伤和下肢车祸伤

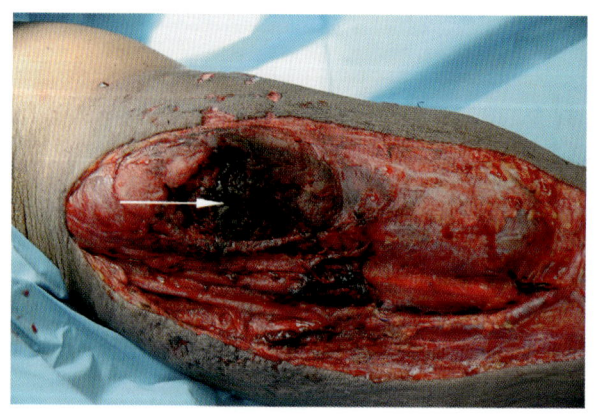

图 7.1-5 上肢枪击伤。注意肌肉里的血肿(箭头)

伤口可以用换药等非手术方法处理;化学清创适用于非常表浅的慢性伤口;高压冲洗不建议在新鲜伤口中使用,但是可用于清洁感染和慢性伤口(见7.2);开放伤清创术的最常用方法是用手术刀进行锐性清创。不管使用什么方法,目的是获得大体清洁的伤口,以利于组织的自然修复。

许多外科医师喜欢使用止血带清创,特别是需要显露血管、神经时。如果松开止血带后暴露组织的点状出血并不充分,则需要再次清创,甚至在不用止血带的情况下。

外科医师必须积极探查并仔细切除所有失活坏死的组织和异物。清创应彻底但是避免对组织造成过度损伤(见11.2)。在开放性骨折的治疗中,外科清创是影响预后的最重要的单一因素。伤口中残留坏死组织的代价是惨重的,如有疑虑或初次清创不彻底,应在 48~72 h 内对伤口进行再次甚至第三次清创。任何延误处理或严重污染的伤口,都应当考虑进行二次清创,清创术此时亦应分期进行。应在细菌增殖到临界点前对污染伤口及时清创,否则很容易发生感染。

进行锐性清创时,需要注意防止进一步损伤,特别是未损伤的周围组织。必须避免过度牵拉和钳夹,使用锋利的手术刀并经常更换刀片以建立干净的切缘,尽量避免使用手术剪清创,因为手术剪会对局部组织造成压伤(见1)。

清创术应当由外向内进行(图 7.1-6),坏死与浸渍的皮肤应当切除,皮肤活力不确定的可以暂

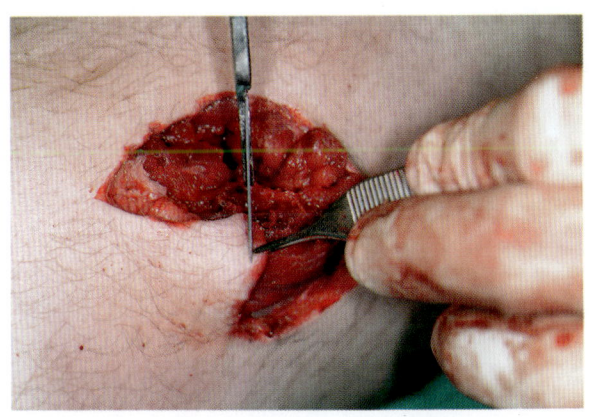

图 7.1-6 清创应当系统规范,由皮肤开始,逐层到皮下组织、肌肉、骨膜及骨

时保留并严密观察(如撕脱伤)。损伤的皮下脂肪组织应当被彻底切除。

伤口内残留失活的肌肉可能导致灾难性后果,即便是较短的时间。在初次清创时,应特别注意肌肉的活性。活性不确定的肌肉必须彻底切除至有鲜红出血,并且轻捏会引起肌肉收缩,这意味着要在不使用止血带下进行清创。完整的肌腱可以清洁后保留,并在二次清创时再次评估。如有必要,主要的血管、神经应当保留并修复。

骨断端须认真仔细地清创并去除髓腔内所有异物(图 7.1-7)。骨端清创必须在直视下进行,清除所有松动或无软组织附着的碎骨块。某些特殊情况下,大段骨可以保留以利于恢复轴线和/或作为支撑。

手术医生应深知穿通伤在皮下可能造成范围广泛的损伤,因此需要扩大切口以允许深部清创(图 7.1-8)。多数小伤口也应当扩创,以允许对深部组织进行全面的评估。

### 7.1.4 小结

伤口清创和冲洗需要良好的判断和丰富的经验,因此,清创术不应交给低年资住院医师或缺乏经验的医师来做。尽管清创术的原理很简单,但在实际临床工作中常不够彻底。医师所做的清创术就好比建筑师建造楼房的根基,与房间的精心设计相比,根基相对简单,但是如果缺乏良好设计建造的根基,楼房便会倒塌。放任自由的清创态度可能置患肢和患者于危险境地。

## 7.2 冲洗技术

作者 Jeffrey Anglen

### 7.2.1 冲洗的时机和目的

伤口冲洗是外伤患者护理中最常用也是最为古老的方法,其目的是通过清除伤口中可能抑制伤口愈合或促进感染的物质以防止伤口感染并促进伤口愈合,如异物、病原体、毒性物质。某些情况下,伤口冲洗可作为一种给药方式。伤口冲洗常与外科清创一起使用,后者是伤口处理更为重要的一个方面(见 7.1)。有关伤口冲洗具体细节的科学研究相对较少。

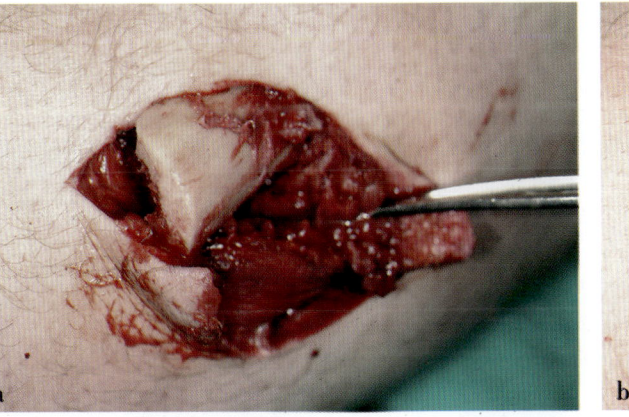
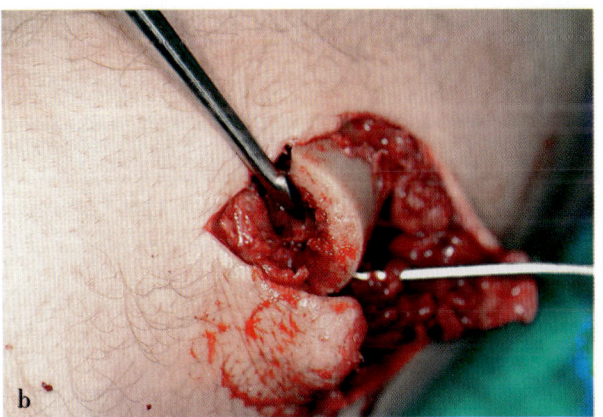

图 7.1-7 开放性骨折的清创
a. 注意保留任何有活性的骨膜,但是必须清除任何无活性的组织
b. 同时注意对骨髓腔进行清创

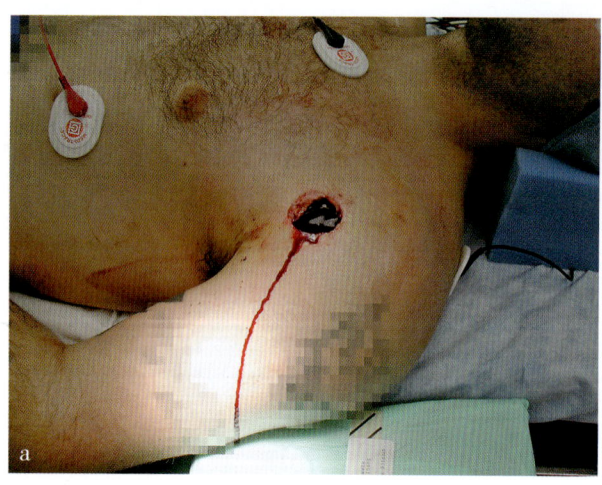
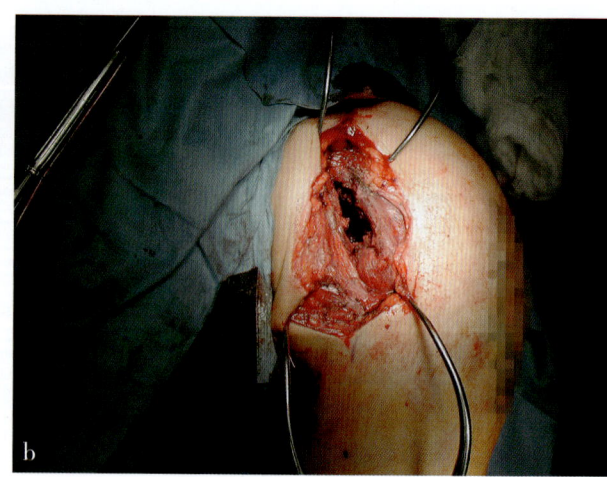

图7.1-8 左肩枪击伤患者
a. 肩关节损伤,外科处理前
b. 延长切口后,才能评估深部组织损伤

伤口冲洗的要素包括冲洗时机,冲洗液的容量和压力,冲洗液的类型及冲洗方法。关于时机,一般认为外伤或污染后越早冲洗,越能有效清除污染。伤口细菌感染是一个时间依赖过程,包括几个阶段,包括细菌吸附在伤口表面,细菌增殖并产生细胞外多糖蛋白黏液或生物膜。细菌通过静电作用、范德华力或疏水作用力吸附在伤口表面,这个过程只需几分钟。接下来的数小时,细菌的细胞壁与表面蛋白发生共价结合,增殖细菌和复杂分子结合物构成胞外基质形成生物膜。对完整生物膜的形成速率还知之甚少,推测其可能受多种因素影响,包括细菌种系的特异基因组成、营养和外部条件及菌落的大小。随着时间的推移,由于组织干燥及化脓,异物更难以清除。一项污染骨面的体外研究中,Bhandari等[4]证实伤后6 h低压冲洗去除表面细菌的能力将有所减弱。使用生物发光标记的细菌污染山羊伤口作为动物模型,然后在3、6、12 h进行冲洗,Owens和Wenke[5]发现早期冲洗清除细菌的效果更好。尽管早期冲洗可以提高冲洗效果,但是伤口最终是否发生感染,冲洗可能只是一个非主要的因素(视频7.2-1)。

### 7.2.2 冲洗容量

"污染的解决方法是稀释。"

用于清洁伤口的冲洗液容积常用"充足"和"大量"来形容。文献报道开放性骨折伤口的推荐冲洗量为7~15 L,但是缺乏循证医学依据。体外或动物实验证实增加冲洗量可在一定程度上提高异物和细菌的清除率,但是这二者并不成线性关系,似乎存在一个平台效应[6]。伤口性质多变,包括伤口大小和三维形状,需要综合判断。经验方法是,如果有3 L袋,对Gustilo Ⅰ型骨折推荐使用1袋(3 L)冲洗液,Gustilo Ⅱ型骨折用2袋(6 L),而Gustilo Ⅲ型骨折用3袋(9 L)[7]。这个冲洗量对于新鲜和相对干净的伤口可能过多。重要的是要积极冲洗伤口所有部分,包括任何腔道和隐窝,而不是简单地用水浸湿。

### 7.2.3 抗生素冲洗

有多种冲洗溶液被提倡使用,包括:水、盐水、杀菌剂、抗生素、螯合剂和肥皂水。在急诊室,对

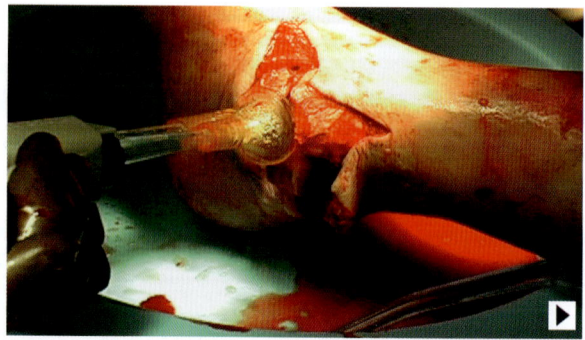

视频7.2-1 开放骨折主动和被动冲洗原则

于简单划伤和新鲜动物咬伤,自来水冲洗似乎是安全有效的,在效果上与生理盐水等同。在战场或野外条件下,池塘水中加入次氯酸钠形成0.025%的Dakin溶液也可用于伤口冲洗(1 L水中加入5 mL漂白粉)。但是,对于伴或不伴骨折的开放性伤口应避免使用常用杀菌剂(如聚维碘、双氧水、乙醇),因为杀菌剂可对宿主组织产生毒性,特别是免疫细胞和成骨细胞。多数杀菌剂在达到杀菌浓度之前就已超过了宿主毒性浓度。

根据来自普外科或妇科伤口护理实践的文献报道,在骨科抗生素常被添加到开放性骨折的冲洗液中[8~10]。但是,没有开放性骨折或骨与软组织伤口的动物或临床研究支持冲洗中使用抗生素。添加抗生素也有一些顾虑:

- 增加费用。
- 药物副作用,虽然发生率低,但是有报道,包括严重变态反应。
- 可能促进抗生素耐药。

在抗生素时代之前,使用肥皂水或清洁剂清洗伤口是常用的做法。肥皂的分子分类属于表面活性剂,通过打破静电或疏水作用来阻止颗粒的吸附,相当于细菌黏附伤口的早期阶段。表面活性剂可形成微粒围绕在细菌颗粒周围,以利于从伤口冲走细菌。有些肥皂通过作用于细菌的包膜而具有杀菌作用。复杂污染伤口的动物研究证实肥皂水冲洗效果优于单独抗生素或盐水冲洗[7,11]。体外研究证实,与杀菌剂和抗生素溶液相比,肥皂溶液低压冲洗时,去除骨组织上的黏附细菌是最有效的,并且对成骨细胞毒性作用最低[12]。

一项应用杆菌肽溶液和橄榄皂溶液冲洗下肢开放性骨折的前瞻性随机对照研究发现,二者在伤口感染率和骨折延迟愈合方面无明显差异。但是,抗生素溶液组有更高的软组织愈合问题发生率[13]。所用的肥皂液是将80 mL液态橄榄皂加入到3 L生理盐水中。

### 7.2.4 加压冲洗

伤口冲洗的方法和设备多种多样,从简单地挤压瓶或球管注射器到昂贵的可选择不同喷嘴的电动冲洗工具。没有证据显示何种特殊形状的喷头或液流形状是最佳的,也没有证据显示间断或脉冲水流比恒定水流更有效。但是,根据冲洗压力的不同,冲洗效果和潜在组织损伤似乎有所不同。尽管用"低压"和"高压"来定义不是很确切,一般是指冲洗喷头的液体压力小于每平方英寸15磅(psi)(775 mmHg)或大于25 psi(1 293 mmHg)[6]。高压由电动冲洗系统提供(图7.2-1),而低压由球管注射器(1~3 psi)或重力冲洗系统提供。在伤口或骨面产生的冲击力会因喷嘴而有所不同。

20世纪70年代的动物实验证实,高压灌洗(HPL)和低压灌洗(LPL)相比,能更好地去除软组织表面的失活组织,特别是软组织碎片。理想的冲洗压力目前尚缺乏文献共识。尽管如此,应用之前提到的生物发光标记细菌山羊伤口模型,高压灌洗的优点最近还是被证明了[6]。尽管最近一项使用肌肉块所做的研究再次唤起了人们对老问题的关注,诸如灌洗相关组织损伤,增加细菌向组织内扩散及损害组织对感染的抵抗能力;但是临床实践经验却未有负面报道,并且软组织伤口高压灌洗已成为在处理伴或不伴骨折的软组织伤中广为接受的方法。然而,对骨组织的高压灌洗研究提示也可能存在一些潜在的问题。应用兔股骨远端新鲜关节内骨折模型,Dirschl等[14]证实与低压灌洗相比,高压灌洗对早期骨愈合存在不利影响。使用商业化脉冲灌洗系统冲洗的动物与球管注射器冲洗的动物,在头2周的新骨形成明显减少。同样,对细菌污染的人类胫骨切片冲洗处理的体外研究发现,与软组织相比,高压灌洗可以将细菌带到髓腔中去。另外,对大段骨给予70 psi的高压灌洗,骨结构发生肉眼和镜下所见的损伤[15,16]。

另外,高压灌洗对骨组织的清洁效果也受到质疑。Bhandari及其同事的研究显示只有在伤口延迟处理超过6 h,高压灌洗才比低压灌洗能更有效地清除污染骨面上的细菌。在新鲜污染标本,低压灌洗清除细菌作用与高压灌洗相同[4]。一项使用石墨颗粒污染股骨干骺端松质骨的研究显示,球管注射器低压灌洗在去除颗粒方面的作用等同于高压脉冲灌洗[16]。另外一项使用松质骨条的实验显示,高压灌洗比低压冲洗或毛刷处理引起更多的组织损伤,同时并不能更有效地去除细小的失活颗粒。同时,与低压灌洗相比,高压灌洗因穿透力强会引起更多的软组织损伤[17]。

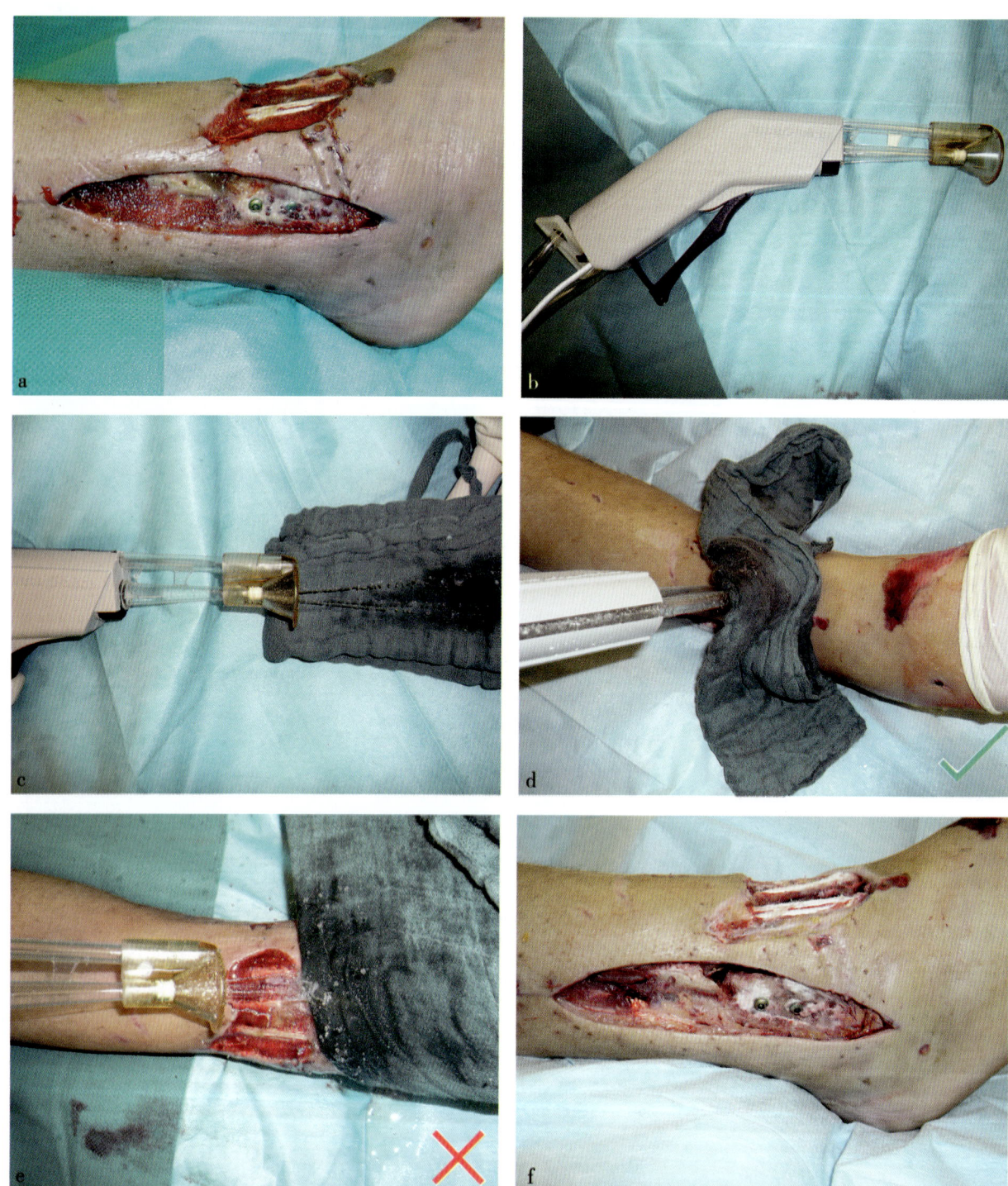

图 7.2-1 患者,男,45 岁,高能量车祸伤,右小腿远端开放性骨折清创

a. 清创前的状况。小腿远端前侧和足背部皮肤缺损,以及腓骨切开复位内固定手术切口。注意暴露的伸肌腱和螺钉。微生物分析证实存在细菌污染
b. 冲洗器分别连接冲洗管和吸引管
c. 打开冲洗器开关后,冲洗液从喷嘴喷出
d. 正确操作冲洗器喷射灌洗伤口,避免冲洗液溅出
e. 冲洗器操作错误,造成水滴飞溅
f. 清创及冲洗后,在大腿使用止血带

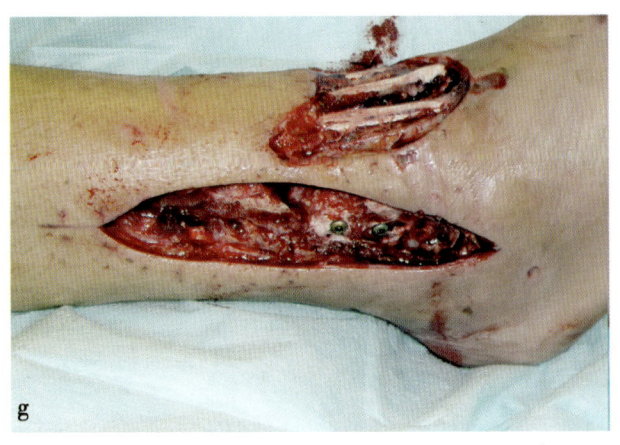
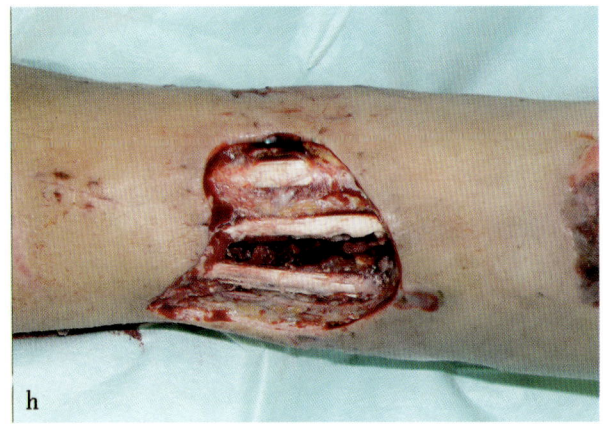

图7.2-1(续)
g. 松开止血带后,健康组织出现弥漫出血
h. 分别关闭小腿远端和足背部伤口

研究表明,对于简单的软组织伤口以及开放性骨折植入材料和皮质骨坚实表面的污染,如果延迟处理,高压灌洗具有优势;而对于新鲜骨折,特别是松质骨面暴露时,高压冲洗并不具有同样的优势,并且伴有一定风险。至今尚没有一种压力冲洗设备在保留优势的同时能降低相关风险。对于各种灌洗系统,应选择使用小于 20psi（1 034 mmHg）的中等压力。

### 7.2.5 小结

使用机械和物理方法冲洗可以清除坏死组织和异物,包括伤口内的病原体。虽然缺乏确切的科学证据证明何种技术更好,但研究表明冲洗可有效减少细菌数量,从而降低伤口污染或感染的等级。恰当的冲洗也不应当交由初学者实施,但是临床上冲洗工作常由低年资医师完成,他们只是散漫地向伤口内喷水来"消毒"伤口。医师应注意观察伤口有无黏性物质的存在,并对伤口进行全面直接冲洗将其去除。

## 7.3 骨折固定

作者 *Robert D Teasdall*

### 7.3.1 骨折固定的原理和作用

没有什么能比第一次世界大战战场更能证明骨折固定在减少骨折患者发病率和死亡率方面的价值[18]:伤员无法疏散,所有患者倒在污染严重的地面上,缺少可用的骨折固定材料,导致股骨骨折患者的死亡率超过90%。在托马斯夹板被引入并广泛使用后,骨折的死亡率降低至20%以下。有关确切死亡率数据和有效疏散策略的贡献仍存在争论,但在战场上骨折固定具有显著作用是明确的。

现在,在伴有软组织损伤的开放性骨折的治疗中,骨折的手术固定是非常关键的。开放性骨折固定的方法包括螺钉、接骨板、髓内钉、外固定架以及这些材料的联合使用[19]。骨折固定的目的是在获得足够的复位和固定的同时保护软组织和骨的血运,以利于患者和患肢早期运动和恢复功能。

如果术中能保护好软组织,固定骨折可以防止骨端移动造成软组织的进一步损伤;纠正肢体畸形和力线,使软组织承受一定的张力,从而减少死腔和血肿的容积;同时可以抑制炎症反应[20],减少组织渗出,减轻水肿,促进组织血流灌注。此外,骨折固定能为肢体提供稳定性,有利于后续的伤口软组织手术,并且方便移动患肢。骨折固定也能为组织修复和恢复提供最佳的环境和条件。

对每一病例,必须评估骨折固定和保护软组织之间的平衡。稳定骨折固然重要,但是要防止对局部血运和软组织的进一步损伤[21]。计划固定骨折时需考虑的因素包括:

· 骨折的解剖位置和特点。
· 周围皮肤和软组织条件,包括开放伤口的位置和范围。
· 污染程度。
· 其他合并伤。
· 患者的全身情况。

固定骨折时应遵循以下原则:关节内骨折需要解剖复位,获得绝对的稳定性;而骨干和干骺端骨折,只需恢复肢体长度和力线,给予相对稳定的固定。对于粉碎性骨折及伴有软组织损伤的高能量损伤病例,微创手术可能更合适。然而,软组织保护及完善的术前计划至关重要。因此,应当合理设计手术入路以及内固定或外固定的安放位置,以不影响后续骨科或修复重建手术。因此,在最初计划骨折固定时,就需要重建外科医师的参与(见6.2,8.1)。

应当注意在初次手术时并不一定需要获得骨折的最终固定。因此通常使用外固定架对肢体做临时固定以维持肢体长度和力线,如有需要可跨越损伤部位或超关节固定。当肢体肿胀消退,软组织伤的程度已全面评估并获得覆盖时,可进行最终的骨折固定。对于伴或不伴胫骨平台骨折的股骨髁上开放性粉碎性骨折、开放性粉碎性pilon骨折和胫骨干开放性粉碎性骨折,推荐使用超关节外固定架固定。在后期软组织条件允许内固定时,使用接骨板、螺钉或髓内钉作最终固定。

### 7.3.2 骨折固定的方法

#### 接骨板螺钉固定

接骨板和螺钉能提供绝对稳定性,经常用于关节和简单的干骺端骨折。接骨板也可用于前臂骨干开放性骨折,因为它能提供维持尺桡骨解剖位置所需的稳定性。同样,接骨板也适用于肱骨开放性骨折。

#### 髓内钉

髓内钉是股骨或胫骨干骨折固定的主流方法。髓内钉一般通过闭合或微创复位技术打入髓腔,与切开复位接骨板螺钉内固定相比,能更好地保护软组织套。尽管在开放性骨折中建议直接插入髓内钉而不进行扩髓以期降低感染的风险,但是对髓腔进行扩髓被证明有刺激骨折愈合的作用。当前证据显示对于开放性骨折,扩髓或非扩髓髓内钉之间无明显差异[22]。由于新一代的髓内钉和交锁装置的使用,髓内钉的指征已扩大到干骺端骨折以及大多数Gustilo Ⅰ～ⅢB型骨折(见5.2)。

#### 外固定

外固定支架用于治疗严重污染的骨折,包括Gustilo ⅢC骨折,对这些类型的骨折应避免使用金属内植物,因细菌容易黏附于其上。外固定支架特别适合用于伤口和软组织条件不允许行骨折直接手术操作的部位。正确地放置外固定支架能够提供相对稳定的骨折固定,而不影响损伤区域。应合理置入外固定支架螺钉避免影响二次清创或后期软组织重建手术,特别是游离皮瓣手术。外固定支架螺钉可能影响手术显微镜操作。外固定支架主要的缺点是严重的钉道感染风险,应通过健康组织拧入外固定螺钉,与损伤区域保持一定的安全距离,如在胫骨,最好是骨位于皮下的部位。如果使用混合外固定架,要避免细针的位置太靠近关节囊[23]。

### 7.3.3 小结

用接骨板、螺钉、髓内钉或外固定架固定骨折是治疗伴有广泛软组织损伤开放性损伤的重要部分。通过稳定骨折,可为组织修复和康复提供良好的环境,使患者更舒适,也便于搬动患肢,这些都有助于功能恢复。伴有复杂软组织损伤的骨折治疗,需要修复重建外科医师或有修复软组织能力的医师早期参与。

## 参考文献

[1] **Noe A** (2006) Extremity injury in war: a brief history. *J Am Acad Orthop Surg*; 14(10):S1-6.

[2] **Helling T, Daon E** (1998) In Flanders Fields: The Great War, Antoine Depage, and the resurgence of debridement. *Ann SURG*; 228(2):173-181.

[3] **Scully RE, Artz CP, Sako Y** (1955) The criteria for determining the viability of muscle in war wounds. *Howard JM: Battle Casualties in Korea.* Washington, DC: Army Medical Service Graduate School, 181-187.

[4] **Bhandari M, Schemitsch EH, Adili A, et al** (1999) High and low pressure pulsatile lavage of contaminated tibial fractures: an in vitro study of bacterial adherence and bone damage. *J Orthop Trauma*; 13(8):526-533.

[5] **Owens BD, Wenke JC** (2007) Early wound irrigation improves the ability to remove bacteria. *J Bone Joint Surg Am*; 89(8):1723-1726.

[6] **Svoboda SJ, Bice TG, Gooden HA, et al** (2006) Comparison of bulb syringe and pulsed lavage irrigation with use of a bioluminescent musculoskeletal wound model. *J Bone Joint Surg Am*; 88(10):2167-2174.

[7] **Anglen JO** (2001) Wound irrigation in musculoskeletal injury. *J Am Acad Orthop Surg*; 9(4):219-226.

[8] **Samelson SL, Reyes HM** (1987) Management of perforated appendicitis in children-revisited. *Arch Surg*; 122(6):691-696.

[9] **Dashow EE, Read JA, Coleman FH** (1986) Randomized comparison of five irrigation solutions at cesarean section. *Obstet Gynecol*; 68(4):473-478.

[10] **Mathelier AC** (1992) A comparison of postoperative morbidity following prophylactic antibiotic administration by combined irrigation and intravenous route or by intravenous route alone during cesarean section. *J Perinat Med*; 20(3):177-182.

[11] **Anglen JO, Gainor BJ, Christensen G, et al** (2003) The use of detergent irrigation for musculoskeleal wounds. *Int Orthop*; 27(1):40-46.

[12] **Bhandari M, Adili A, Schemitsch EH** (2001) The efficacy of low-pressure lavage with different irrigating solutions to remove adherent bacteria from bone. *J Bone Joint Surg Am*; 83(3):412-419.

[13] **Anglen JO** (2005) Comparison of soap and antibiotic solutions for irrigation of lower-limb open fracture wounds. A prospective, randomized study. *J Bone Joint Surg Am*; 87(7):1415-1422.

[14] **Dirschl DR, Duff GP, Dahners LE, et al** (1998) High pressure pulsative lavage irrigation of intraarticular fracture: effects on fracture healing. *J Orthop Trauma*; 12(7):460-463.

[15] **Bhandari M, Adili A, Lachowski RJ** (1998) High pressure pulsatile lavage of contaminated human tibiae: an in vitro study. *J Orthop Trauma*; 12(7):479-484.

[16] **Lee EW, Dirschl DR, Duff G, et al** (2002) High-pressure pulsatile lavage irrigation of fresh intraarticular fracture: effectiveness at removing particulate matter from bone. *J Orthop Trauma*; 16(3):162-165.

[17] **Boyd Ji, Wongworant MD** (2004) High pressure pulsatile lavage causes soft tissue damage. *Clin Orthop Relat Res*; 427:13-17.

[18] **Manring MM, Hawk A, Calhoun JH, et al** (2009) Treatment of war wounds: a historical review. *Clin Orthop Relat Res*; 467(8):2168-2191.

[19] **Ruedi TR, Buckley RE, Moran CG** (2007) *AO Principles of Fracture Management.* 2nd ed. Stuttgart New York: Thieme Verlag.

[20] **Pape HC, Schmidt RE, Rice J, et al** (2000) Biochemical changes after trauma and skeletal surgery of the lower extremity: quantification of the operative burden. *Crit Care Med*; 28(10):3441-3448.

[21] **Farouk O, Krettek C, Miclau T, et al** (1999) Minimally invasive plate osteosynthesis: does percutaneous plating disrupt femoral blood supply less than the traditional technique? *J Orthop Trauma*; 13(6):401-406.

[22] **Bhandari M, Guyatt G, Tornetta P 3rd, et al** (2008) Randomized trial of reamed and undreamed intramedullary nailing of tibial shaft fractures. The study to prospectively evaluate reamed intramedullary nails in patient with tibial fractures. *J Bone Joint Surg Am*; 90(12):2567-2578.

[23] **Huston JJ Jr, Zych GA** (1998) Infections in periarticular fractures of the lower extremity treated with tensioned wire hybrid fixators. *J Orthop Trauma*; 12(3):214-218.

# 8 伤口闭合和覆盖原则

译者 盛加根 金东旭 汪春阳

## 8.1 临床决策原则

作者 Reto Wettstein, Daniel F Kalbermatten

### 8.1.1 伤口处理的历史背景

"重建手术成功的衡量标准为安全覆盖伤口的同时恢复组织的结构与功能,并且避免造成供区畸形。"[1]

伤口处理的历史和发展与人类文明的进步息息相关,与战争的关系尤为密切。从古至今,随着武器技术的进步,战伤伤口的性状也发生了巨大变化。这些变化不断对医治伤员的医务工作者提出挑战,从而推动了军事和民用外科在治疗创面方面的技术进步,进而开创了整形及重建外科等专业。

在古希腊和罗马时代,对弓箭、长矛和剑所造成的伤口的处理手段非常有限,伤员死亡率很高。一直到16世纪,当更好地分类伤患(伤员鉴别分类)(见6),早期的外科修复、血管结扎技术和止血带的使用被引入,这一局面才得以改善。这些措施极大地降低了四肢战伤的死亡率。当然,治疗手段还是以截肢术为主[2]。事实上,即使到了19世纪末,人们仍然认为感染和化脓是手术的必然结果,因此进行手术是非常危险的。尽管起初人们认为火药是导致感染的原因,但消毒和无菌技术以及"感染源自细菌"新理论的出现成为了战伤修复史的又一里程碑。除了影像技术的进步、手术技术的改良和对软组织的更多重视,抗生素的出现极大地改变了外科手术的结果。最终,麻醉和复苏技术的发展推动了伤口处置和临床决策的进步(见6.2)。

仅仅几十年前,骨折的迅速、坚强固定以及一期闭合伤口还是治疗的目标,然而现在的趋势却是反复清创及延期闭合伤口的分期手术,这样能够减少伤口愈合并发症,为以前只能截肢处理的复杂肢体创伤的保肢治疗打开了大门。20世纪下半叶,骨折固定技术取得了长足的进步。同时,如本书所述的软组织重建原则也得到了发展。

当前,骨科和整形外科大多数常见的伤口或是由钝性(见3.1)、锐性(见3.2)损伤所致的急性伤口,或是发生在糖尿病、血管病变或神经病变患者的慢性伤口。热和/或电损害、压缩暴力、辐射或动物咬伤等各种各样的因素造成的特殊伤口,通常需要特殊的治疗和关注。现在,可供选择的敷料种类繁多,从简单的生理盐水纱布、石蜡纱布,到抗菌、富含纤溶蛋白或生长因子的装置(见9.1)。近年出现的伤口负压吸引疗法是非常有前景的治疗选择,有着广泛的应用范围(见9.3)。然而,多数治疗方法及其各自的适用指征还缺乏科学证据。虽然众多方法确实能够促进伤口愈合,但我们仍然需要全面掌握伤口处理基本原则。

### 8.1.2 患者和伤口情况的评估

大多数手术切口和许多外伤伤口都被视为"清洁伤口",在修整或不修整皮缘后可以一期闭合。这一点将在"10.1 一期和二期伤口关闭"中论述。然而,有相当一部分整形外科手术涉及组织缺损的重建,从简单的如组织推进(见10.1)、植皮(见10.2)至复杂的组织移植(见10.3~10.6)。除了医生的手术技术,在临床决策时还应考虑患者甚至其家属的因素。因此,对患者,尤其是对伤口和/或组织缺损的评估以及局部和全身情况的评价应该同时进行,不可分割。

对患者的全面评估应建立在掌握详尽病史的基础上,包括患者的职业、兴趣爱好和期望值;同时,还需评估患者的依从性及他们对复杂重建手术的理解与配合能力。此外,还需包括有可能影响伤口愈合的全身因素(见4.4),如外周动脉闭塞疾病、糖尿病、神经疾病、营养不良、吸烟、类固醇或其他药物摄入。

病史应包括病因、受伤机制及能量、受伤时间、伤口的位置和大小,以及功能障碍情况。在检查伤口时应根据损伤的特性评估有无组织外露和缺损、异物、组织缺血或坏死、纤维肉芽组织、渗出液的性状和数量,以及是否有炎症和感染的迹象。在肿瘤病变如继发于慢性不稳定瘢痕的马乔林溃疡(瘢痕癌)或脉管炎病例中,组织的活力会改变后续的放疗计划。

在汇总临床决策所需的各种检查结果后,应分析所有这些因素之间复杂的相互关系,权衡利弊,并且与治疗目标相联系。治疗方案可以是保守的、非手术的方案,也可以是复杂的、需要分期重建手术的方案。在某些情况下,不同治疗方案对患者的利弊是明显的;但在另一些情况下,到底是保守治疗还是手术治疗、简单方案还是复杂方案更成功、更有利于患者是不易区分的。

关于手术的安全性,如成功关闭伤口,人们经常会错误地认为简单的方案就是安全的方案。将伤口皮缘向前推进,并在张力下缝合伤口很简单,但是常导致伤口延迟愈合或者伤口开裂。皮肤移植的成功取决于多种因素,并不能保证总是成功。因此,伤口完全愈合可能会比较漫长,可能需要反复手术以及延长制动时间。另一方面,游离组织移植是相对安全的。在大多数医疗中心,只要医生具有精确的解剖学知识和过硬的显微外科操作技巧,游离皮瓣术治疗复杂肢体创伤成功率常可以超过95%(见10.6)。然而,中厚皮片移植失败不会造成像游离皮瓣失败一样灾难性的后果。

总而言之,整形和修复重建外科的临床决策是一个需要综合考虑诸多因素的非常个体化的过程。为了成功闭合或覆盖伤口,对患者和伤口进行良好的术前准备是必需的。术前对不利于伤口愈合的局部和全身因素作出调整,可以极大地改善手术效果。

最优化治疗的先决条件是需要在决策、治疗和随访各个环节上多学科的、自始至终的不懈努力(见6.2)。联合确立的治疗计划不仅可以大大减少手术并发症、减少手术次数、缩短住院时间、减少门诊随访次数、提高患者满意度,而且最后还有相当重要的一点,节省医疗成本。

### 8.1.3 术前计划和手术时机选择

**总则**

对整形和修复重建外科而言,术前计划是最重要的步骤,它可以降低术中风险,从而最终改善手术效果。花在术前计划上的时间也可以缩短手术时间,提高手术效率。详尽的术前计划将使整个手术团队受益,因为它可以方便摆放患者体位、手术铺巾和准备必需的手术器械。目前,尽管绘画、照片、X线等经典工具仍然非常有用,但CT、MRI和更现代化的工具,如表面扫描仪、微扫描仪、计算机模拟以及快速还原的应用,可以使每个手术步骤得到精确模拟(图8.1-1)[3]。

Levin等[4]于1993年在矫形创伤外科中提出的"重建阶梯"的概念(见8.2),有助于决定选择何种复杂等级的手术方案,从伤口一期直接缝合或植皮术,到局部皮瓣或远位皮瓣,再到吻合血管的游离皮瓣转移术。尽管手术本身应该要求尽可能简单,但在"重建阶梯"中的低阶手术只是反映了技术的简单性,而不是该手术有更好效果的可能性,更复杂手术常能达到更好的效果而不增加并发症发生率。因此,完善的术前计划不仅应该顾全功能和美观,还应该选择合适的手术难度。合理的手术计划必须考虑这点以及功能和美学方面的问题。为了减少术后并发症和供区畸形,在任何重建手术之前制订手术计划时应遵循几个基本原则[5]。

**原则Ⅰ:相似组织替代**

在填充组织缺失时,应优先使用相同的组织替代缺损部分,即用骨组织代骨组织、脂肪代脂肪、

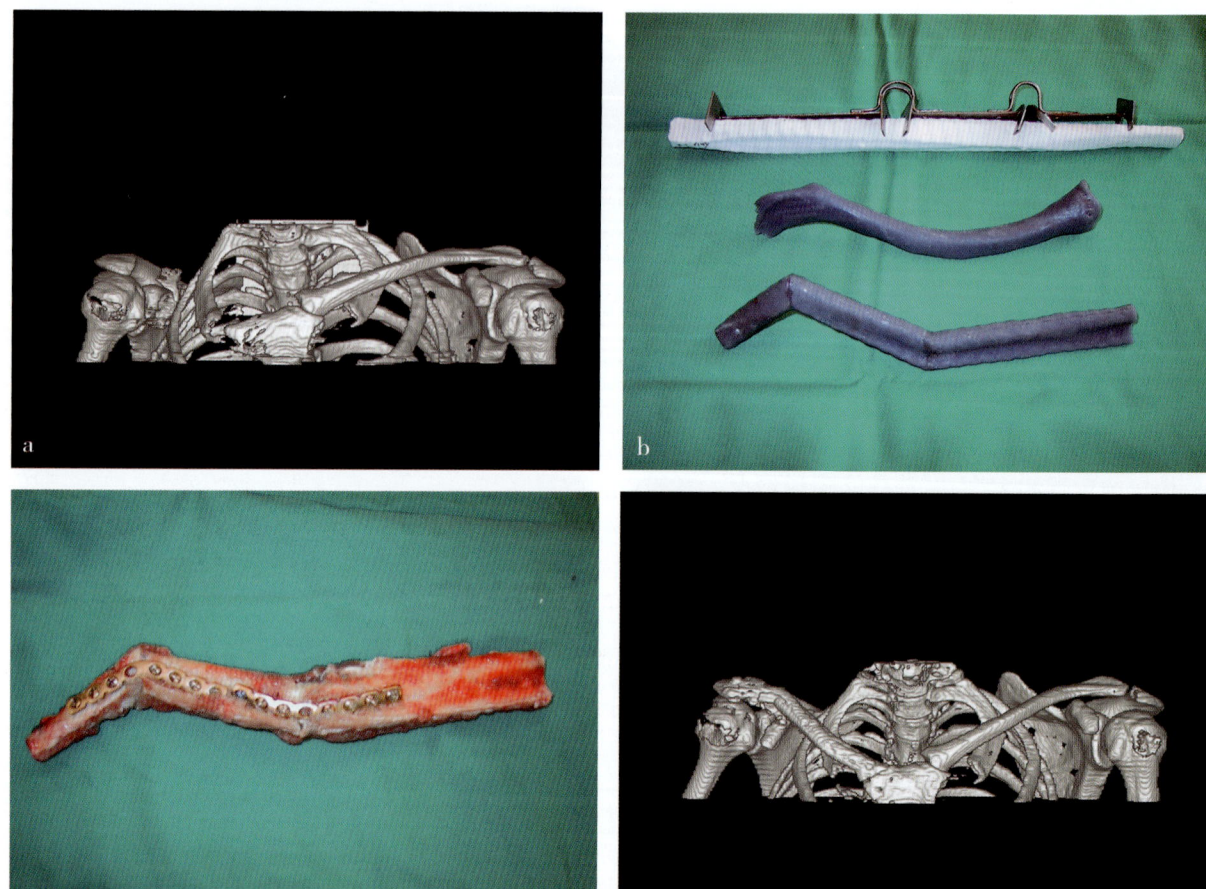

图8.1-1 快速还原与随访
a. 因肿瘤行右锁骨切除后的CT影像
b. 计算机辅助三维重建锁骨中1/3
c. 在进行显微外科移植手术前,根据锁骨形态将自体腓骨截骨塑形
d. 重建术后12个月CT影像

肌肉代肌肉和皮肤代皮肤,这样可恢复皮肤正常的功能、厚度、质地以及颜色和感觉。即便不能,也应在尽量减少供区并发症的前提下,使用最相似的组织修复缺损。

### 原则Ⅱ:组织库

人体是一个珍贵的"组织库",但资源有限。术前计划时应充分考虑供区损伤,以确保取材所造成的损害不比原缺损更严重。在截肢手术中,截除部分可以为重建手术提供有价值的组织。

### 原则Ⅲ:功能与美观

尽管在修复肢体创伤时美观因素不如面部修复那么重要,但必须考虑恢复负重区功能,并且认真设计切口位置,以避免瘢痕位于压力区。

### 原则Ⅳ:备用计划

如果术中遇到术前未曾预料的情况,则需要对原计划进行调整。由于任何重建手术均有一定的失败风险,因此必须有备用手术计划。

### 手术时机的选择

手术方案确定之后,下一步即是选择手术时机,有许多因素需要考虑。多数重建手术允许延迟1~2 d,应该利用这段时间制订手术计划并尽可能治疗各种合并疾病,如补充营养、调节血糖,甚至进行血管介入治疗。各学科间的充分交流和不同团队之间的良好沟通不仅是确定治疗顺序所必需,也是确定最佳手术时机所必需。例如,初期是用筋膜皮瓣还是用肌瓣修复软组织缺损,在二期植骨时有很大区别。因为在显露骨折和植骨时必须了解血管蒂位置,如果忽视这种区别,可能会导致灾难性的后果。

### 8.1.4　手术原则

轻柔的软组织操作和良好的局部解剖学知识,是避免不必要损伤所必不可少的(见1)。皮缘或皮瓣张力过大可能导致伤口开裂、皮瓣部分或全部坏死,这是手术技术粗糙和缺乏术前计划的表现。精确细致的止血是显露皮瓣蒂部及其邻近结构的先决条件。除非禁忌,皮瓣和受区的手术操作应在止血带下进行。但是,在手术结束之前应松开止血带以观察受区和皮瓣的灌注,并检查止血是否充分。皮瓣下血肿形成可能会导致继发于张力过高或蒂部受压的皮瓣坏死,而且会增加感染机会(见11.3)。

### 8.1.5　结果分析

患者的满意度以及恢复其原先的生活方式与职业,是软组织修复手术的终极目标。尽管经济因素越来越重要,但是很难获得客观的性价比数据,因为伤口和组织缺损几乎无法进行比较或标准化。软组织修复手术的成本不仅包括实际医疗行为和住院的费用,还包括社会经济学成本,如保险成本(如工人的伤残赔偿)和术后长期并发症(如不稳定瘢痕、慢性骨髓炎)所产生的费用。

## 8.2　重建的目的
作者　Daniel F Kalbermatten, Reto Wettstein

### 8.2.1　引言

任何重建手术的目的在于持久地闭合或覆盖伤口,同时保留或恢复患肢的功能。在多学科联合治疗的过程中,我们一旦决定对一个特定伤口进行闭合或覆盖,并且确定了手术时机之后,便需选择具体的手术方法。

### 8.2.2　线性概念与新的模块方法

重建阶梯的最初设想[4,6],是提供一系列可根据创伤的复杂性进行选择的不同的外科治疗方法。这一原则首先应用于复杂的颜面部缺损重建(图8.2-1)。2年之后,这个概念被骨科医生用于骨[7]与软组织缺损[8]的重建。然而,这个相当刻板的重建阶梯的缺陷在于:我们应该首先尝试最简单的技术,只有当简单的技术失败时,再尝试下一个阶梯的技术。如今,这个概念已经改变,我们更应该首先应用成功率最高的方法,而不是最简单的。应当避免对缺乏稳定性的伤口进行闭合或覆盖——即使手术在技术层面上很容易实现,且看似对患者的损伤最小——但这样很有可能延误患者的最佳手术时机。举例来说,使用中厚皮片移植覆盖足跟负重区的较大缺损,对于不行走的患者可能是可以接受的方案。然而,对有着同样缺损的运动员来说,最好使用技术要求更高的皮瓣转移术,从而满足局部对厚度、耐磨性、质地及感觉等的需求。骨和肌腱等血供较差的组织外露曾被认为是使用皮瓣修复的指征,因为与肌肉、皮下组织及真皮相比,它们不能为皮肤移植提供基质。然而,伤口负压治疗结合皮肤移植的应用对这一观点提出了挑战。在这两种方法之间选择时,不仅需要评估长期效果与稳定性、供区损害及康复时间,而且还要考虑患者的一般状况、可供利用的资源以及医生的手术技术。不稳定瘢痕一种很麻烦的情况,有恶变的可能,早期、多学科协同治疗可以避免这种情况的发生。

传统阶梯的每一级仅代表一种不同的重建方法,正如 Wong 和 Niranjan 的提议[9],阶梯中的每一级都应由结合各种伤口覆盖技术的重建模块来替代(图8.2-2)。可以使用伤口一期部分闭合、延迟闭合、皮肤移植、组织扩张、局部皮瓣、区域皮瓣、游离皮瓣以及组织工程等技术,并合理安排组合成治疗模块,在考虑必要性和可行性的基础上制订个性化的解决方案。鉴于病情和治疗的复杂性,模块化的重建阶梯的治疗方案比依据传统重建阶梯所制订的方案更能满足患者的需求。

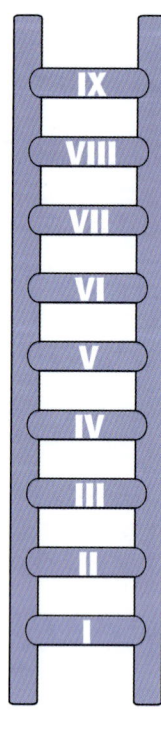

图 8.2-1 传统重建阶梯。选择可能实现伤口稳定闭合或覆盖的最简单方法,以避免并发症。只有在相对简单的方法失败时,才考虑使用更高一级阶梯的方法。本阶梯不考虑一期、延迟一期以及二期闭合

- Ⅰ 二期愈合
- Ⅱ 一期闭合
- Ⅲ 延迟一期闭合
- Ⅳ 刃厚皮片移植
- Ⅴ 全厚皮片移植
- Ⅵ 组织扩张
- Ⅶ 随意皮瓣
- Ⅷ 带蒂皮瓣
- Ⅸ 游离皮瓣

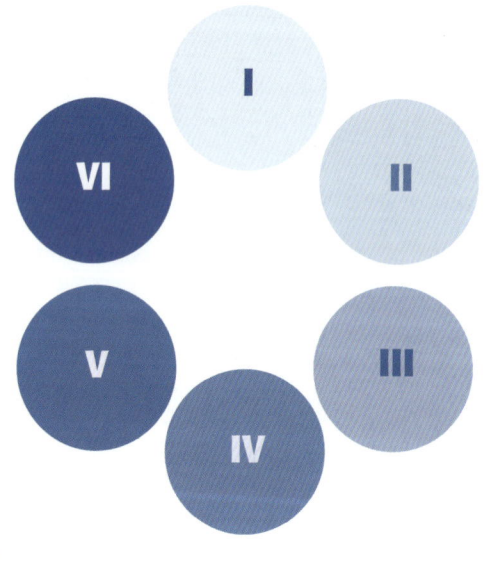

a

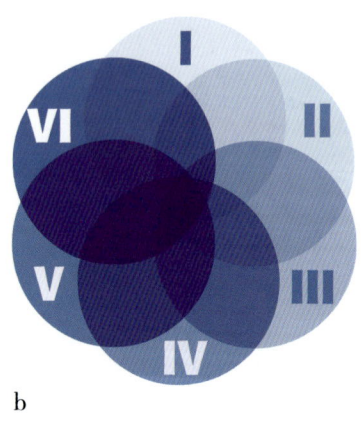

b

图 8.2-2 重建模块。重建模块着重于通过整合所有方法来实现最好的疗效
- Ⅰ 中厚皮片移植
- Ⅱ 全厚皮片移植
- Ⅲ 组织扩张
- Ⅳ 随意皮瓣
- Ⅴ 带蒂皮瓣
- Ⅵ 游离皮瓣
- a. 不同的重建方法用不同的圆圈代表
- b. 模块化发展:整合不同的伤口闭合与覆盖技术以实现最好的疗效。可以联合使用不同的方法,如带蒂皮瓣与游离皮瓣,中厚皮片移植与游离皮瓣等

## 参考文献

[1] **Mathes SJ**, **Narhai F** (1997) *Reconstructive Surgery: Principles, Anatomy, and Technique.* Ist ed. St. Louis London: Quality Medical Publishing, Churchill – Livingstone, Vol. 3, 1193 – 1206.

[2] **Manring MM**, **Hawk A**, **Calhoun JH**, **et al** (2009) Treatment of war wounds: a historical review. *Clin Orthop Relat Res*; 467(8):2168 – 2191.

[3] **Kalbermatten DF**, **Haug M**, **Schaefer DJ**, **et al** (2004) Computer aided designed neo – clavicle out of osteotomized free fibula: case report. *Br J Plast Surg*; 57(7):668 – 672.

[4] **Levin PS**, **Ellis DS**, **Stewart WB**, **et al** (1991) Orbital wxenteration, The reconstructive ladder. *Ophthal Plast Reconstr Surg*; 7(2):84 – 92.

[5] **Millard DR** (1986) *Principlization of Plastic Surgery.* 1st ed. Boston: Little, Brown and Company.

[6] **Lineaweaver WC** (2005) Microsurgery and the reconstructive ladder. *Microsurgery*; 25(3):185 – 186.

[7] **Levin LS** (1993) The reconstructive ladder. An orthoplastic approach. Orthop Clin North An; 24(3):393 – 409.

[8] **Levin LS**, **Condit DP** (1996) Combined injuries-soft tissue management. *Clin Orthop Relat Res*; (327):172 – 181.

[9] **Wong CJ**, **Niranjan N** (2008) Reconstructive stages as an alternative to the reconstructive ladder. *Plast Reconstr Surg*; 121(5):362 – 363.

# 9 伤口护理

译者 盛加根 金东旭 汪春阳

## 9.1 敷料

作者 David A Volgas

### 9.1.1 伤口包扎的目的

皮肤作为屏障（机械、化学、温度）对于防止感染及维持内环境稳定至关重要（见2.1～2.3）。无论是创伤或手术使皮肤受损，皮肤的保护功能将下降。敷料用来覆盖伤口直至皮肤功能恢复。在许多情况下，敷料还用于治疗伤口，即为恢复皮肤完整性的最终手术做准备。

根据不同的伤口情况，敷料有各种各样的用途：

- 湿润或干燥伤口。
- 防止伤口的进一步污染。
- 向伤口释放抗生素。
- 避免伤口的进一步损伤。
- 清创并治疗伤口。
- 促进愈合。

最新的文献证明，对于创伤性伤口，去除了过多渗出液的湿润伤口环境有利于伤口的愈合，特别是有成纤维细胞迁移及血管长入伤口时（见4.1）。尽管痂皮可以防止感染，但是无疑也会阻止表皮细胞再生。理想的敷料应该将湿润的环境限制在伤口中，并且保持邻近皮肤的干燥以避免被浸渍。

敷料的使用通常由治疗团队中缺乏经验的成员或外部人员负责（这些人员保持着很高的轮转率），这不利于规律与良好的随访。尤其是一些复杂或慢性伤口应交由伤口处理专家来处理，否则可能由于治疗不当而导致感染。对伤口愈合情况进行连续评估，对取得良好的疗效是至关重要的。

敷料的种类繁多，制作敷料的材料也在不断增加（表9.1-1）。对于伤口使用何种敷料有许多不同的选择，就某一具体的伤口环境而言，最理想的敷料选择尚缺乏文献和实践的一致性意见和证据。因此，敷料的选择取决于手术医生对伤口情况的评估及个人偏好。以下为作者根据文献和实践所总结的普遍性敷料选择方法，主要讨论原则，而非具体类型的敷料。

### 9.1.2 传统敷料

传统敷料包括各种类型纱布、湿性或干性不粘敷料以及疏松敷料。它们的技术含量不高，但其治疗效果未必比现代高科技的敷料差。传统敷料比先进敷料更常见，正确应用需要具有比常识更多的经验。纱布具有不同尺寸和样式，通常是编织宽松的棉制品，在急性损伤处理中可用来吸收外科伤口的渗出。纱布可有效地对外科或创伤伤口除湿，使邻近完好的皮肤保持干燥。在有大量渗液的开放性伤口，纱布敷料起干燥伤口的作用。近年来，传统敷料不再像以前那样广泛应用，因为换药时会引起严重的疼痛，并且无论什么东西黏附于纱布上都可能被清除掉，如伤口分泌物和肉芽组织。湿性或干性不粘敷料包括盐水纱布、凡士林纱布以及多孔塑料覆盖纱布敷料，通常应用于清洁并有良好肉芽床的伤口、手术后少量渗出的伤口或植皮和中厚皮片移植的供区，可有效减轻换药时的疼痛，但是并不能完全阻止干燥渗出物和血液的黏附。这些干燥的物质在换药时会脱落，发生伤口清创作用，有时还会引起出血及疼痛。疏松敷料通常为松软的棉质材料，一般用于石膏衬垫、固定关节以及减轻皮瓣蒂部压力或肢体压力性疼痛,经常也作为夹板衬垫使用。

表 9.1-1　敷料的不同种类及类型

| 种类 | 类型 | 常用敷料名称* | 指征 |
| --- | --- | --- | --- |
| 传统 | 纱布 | Kerlix™, ABD | 外科敷料 |
| 现代 | 藻肮酸盐 | Algicell™, Curasorb™ | 中等渗出伤口、慢性伤口 |
|  | 亲水胶体 | DuoDerm™, Tegasorb™, Comfeel™ | 少量或中等渗出的慢性伤口 |
|  | 亲水性纤维 | Aquacel™, Aquacel Ag™ | 浅层烧伤、慢性伤口 |
|  | 石蜡纱布 | Jelonet® | 外科敷料,垫层,烧伤 |
|  | 凡士林纱布 | Adaptic®, Xeroform® | 外科敷料,垫层,烧伤 |
|  | 聚合物 | Op-Site™, TegaDerm™ | 静脉导管 |
|  | 硅酮 | Mepitel™, Mepilex™ | 急性外科伤口、静脉导管处 |
| 抗微生物(杀菌剂,抑菌剂) | 乙酸 | Various suppliers | 铜绿假单胞菌 |
|  | 磺胺米隆 | Sulfamylon™ | 烧伤、战伤 |
|  | 聚维酮碘 | Betadine™ | 手术消毒,部分开放性伤口,感染伤口 |
|  | 次氯酸钠 | Dakin's solution | 可疑铜绿假单胞菌感染 |
|  | 银离子 | Silvadene™, Acticoat™, Actisorb™, Aquacel Ag™ | 烧伤、感染伤口 |
| 止血 | 壳聚糖 | HemCon™, Celox™ | 急性出血 |
|  | 纤维蛋白-凝血酶 | TachoComb-S™, Red Cross hemostatic dressing | 急性出血 |
|  | 聚-N-乙酰氨基葡萄糖 | RDH™ dressing | 急性出血 |
|  | 沸石 | QuikClot™ | 急性出血 |
| 生物材料 | 同种异体、异种移植物 | Various suppliers | 烧伤 |
|  | 胶原基质 | Integra™, Matriderm™ | 烧伤、肌腱或神经外露伤口、慢性伤口 |

*敷料的名字在不同的国家有所区别,尤其是欧洲国家与美国之间

## 9.1.3　现代敷料

现代敷料包括水凝胶(各种从柔弱至硬韧性的胶状物质)、藻肮酸盐(源于海藻的天然生物聚合物),或者薄层覆盖物如聚合物及硅敷料,主要用于烧伤患者、慢性伤口如糖尿病溃疡,或中厚皮片移植的供区,在急性创伤处理中较少应用。

薄膜、半透膜敷料为聚合物材料,允许蒸气从伤口蒸发及氧气进入,同时阻止液体和细菌进入伤口。这些敷料可以用于小的外科伤口及静脉导管部位,也经常用于覆盖中厚皮片移植的供区,有时也与藻肮酸盐一起应用来缓解疼痛。

硅胶敷料可减少瘢痕生成,但是没有吸收能力,因此不能用于中等或大量渗出的伤口。如果用于急性伤口,只能是止血良好的外科手术切口。另一种现代敷料是伤口负压治疗,这将在"9.3 伤口负压治疗"中详述。

## 9.1.4　抗微生物敷料

微生物制剂包括杀菌剂或抑菌剂,可与纱布或水凝胶敷料结合,或作为乳膏应用于其他类型敷料的下方,也用于治疗开放性感染伤口。然而,必须注意这些制剂可能对组织有害,并降低人体

的自然防御能力。银离子敷料作为广谱抗微生物局部制剂在临床上已经应用了数十年,对一些制剂的洗脱特性研究表明,其有效性可保持数天至数周。银离子对多种常见病原体有着良好的生物活性,包括大肠埃希杆菌、金黄色葡萄球菌、链球菌、铜绿假单胞菌、白色念珠菌、粪肠球菌,以及各种耐药菌,如耐甲氧西林金黄色葡萄球菌(MRSA)和耐万古霉素肠球菌(VRE)[1]。有趣的是,鲍曼不动杆菌似乎对银离子敷料天然耐药[2]。由于银离子作用于多个细菌靶点,敏感菌一般不会对银离子产生耐药,故可以长期应用[3]。但是银离子对生物膜中的细菌作用不强。研究证实银离子敷料与全身性抗生素联合应用可以增加疗效,在一些情况下甚至可以起协同作用。然而,体外实验及动物研究均表明,银离子对成纤维细胞和角质细胞有毒性作用,并且能抑制细胞增殖和白细胞的活性[4]。低浓度银离子在哺乳动物细胞中只有轻微的毒性[5]。有关银离子敷料中银离子被身体吸收的研究不多。纳米银会影响小鼠细胞系中成纤维细胞和干细胞的 DNA 合成[6]。

许多类型的敷料和局部使用的乳膏含有银离子,每一种敷料中银离子释放入组织的方式及数量各不相同。磺胺嘧啶银广泛用于烧伤患者,但抗革兰阴性菌的作用不强,因此人们将硝酸铈加入磺胺嘧啶银以增强其在烧伤患者中的疗效。长期局部应用含银制剂的缺点在于银离子会永久沉积在皮肤真皮层内,导致类似于文身的皮肤变色。近年来,银离子被以纳米晶体的形式应用于具有有效吸收功能的敷料(如含银的藻朊酸盐)中,这种敷料可用于分期闭合的伤口。在做 MRI 检查前这些敷料需要移除,并且不能与凡士林纱布一起使用。根据产品的特性,这些敷料可以保留 3~7 d(图 9.1-1)。

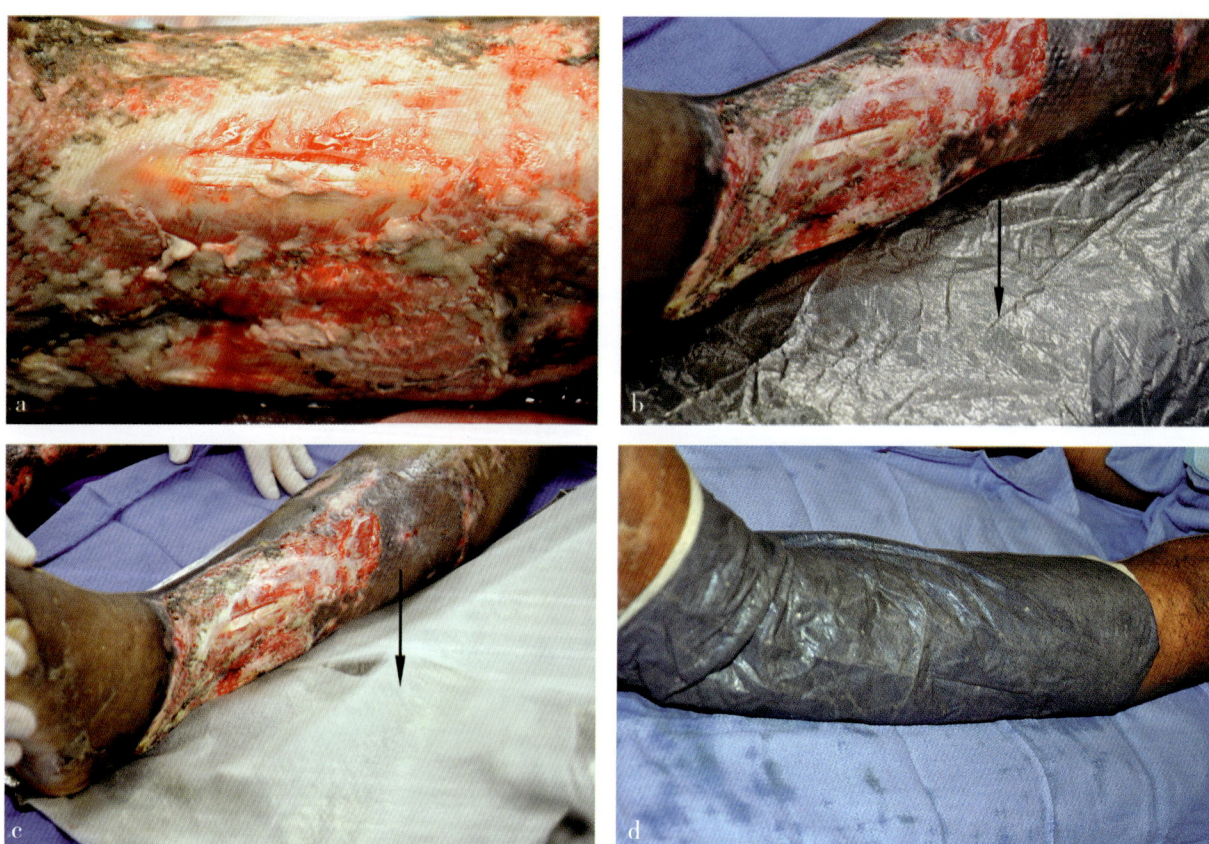

图 9.1-1　一位 3 度烧伤的患者。烧伤科医生行植皮术后残余缺损
a. 外露肌腱表面的皮肤缺损
b. 银离子敷料(箭头)将被用于净化伤口,为双层胶原移植做准备
c. 注意在银离子敷料和皮肤之间的凡士林纱布层(箭头)
d. 湿润的银离子敷料覆盖下肢

聚维酮碘敷料过去一般用于战伤与烧伤，对大部分细菌、真菌及病毒病原体均有优良的活力。许多文献报道涉及聚维酮碘组织毒性和对伤口愈合的影响[7]，尽管最近的使用方法可能已经降低了这种关注。聚维酮碘对滑膜和软骨具有毒性，因而应仔细操作，甚至避免用于复杂的骨与关节损伤[8]。在急性创伤处理中，大部分外科医生认为它可以有效清洁手术区，但考虑到它可能的组织毒性，而且有其他低毒性的药液可代替，因此不将其用于伤口包扎。

Dakin溶液（次氯酸钠），起初是由0.4%~0.5%的次氯酸钠及4%硼酸组成的可释放氯离子的溶液。近年来，人们为了降低毒性将其稀释到原来浓度的一半（0.25%）、四分之一（0.125%），甚至低至0.012 5%。次氯酸钠有相对广谱的抗菌能力，对MRSA、VRE及假单胞菌有效。体外实验证明稀释后的溶液（0.012 5%）仍有抗菌作用，且对角质细胞无害。Dakin溶液缺乏稳定性，故应在需要时配制。

尽管盐酸盐溶液更有效力，醋酸甲磺灭脓和盐酸甲磺灭脓作为抗菌药物都显示了广泛的抗微生物活性，并对鲍曼不动杆菌有独特的效果。它们在烧伤患者中有确切的疗效[9]。因为醋酸甲磺灭脓会抑制伤口中DNA和蛋白质合成，延迟表皮再生，所以不建议在开放伤口中长期使用。然而，用于开放性伤口的初期治疗还是有用的。

另外，过氧化氢因其强氧化性长期以来被成功地用做防腐抗菌剂。尽管近年来因其他常见非处方产品的流行使其使用量有所下降，但仍有许多医院及医生在使用。

## 9.1.5　止血敷料

创伤患者早期死亡的主要原因是无法控制的出血。可直接应用于出血伤口来迅速止血的敷料主要为军用品，这些敷料通常由壳聚糖、沸石或海藻衍生物制成。

许多敷料为壳聚糖（壳质衍生物）材质，壳质是甲壳类动物的外在"骨骼"。壳聚糖通过壳质脱乙酰基而产生，通常以小颗粒状或附于海绵上使用，通过与红细胞上的受体结合形成凝胶而发挥作用，其作用不受低温、抗凝物存在及凝血因子耗竭的影响。与沸石敷料不同，壳聚糖不会产生发热反应。沸石的主要成分是硅酸铝，类似于火山灰成分，它通过快速吸收血液中的水分，从而浓缩凝血因子并加强凝血级联反应而起作用。沸石可以以粉末状或附于海绵上来使用。因为它需要直接用于出血点，所以难以用于深部动脉的出血，其主要缺点是产热，可能导致局部烧伤。最近人们将沸石与银离子结合制成抗微生物敷料，并成功用于战伤的治疗。

从海藻矿中提取的多聚-N-乙酰氨基葡萄糖可封闭伤口，并促进凝血级联反应。其促凝作用只有数小时，届时患者可能需要再接受最终治疗。这种敷料目前已在美国军队中得到使用。充满纤维蛋白、凝血酶或钙离子的敷料也已投入使用，但比起上述敷料，其在临床实践中的止血效果不甚理想。

## 9.1.6　生物敷料

生物敷料在急性创伤的应用越来越多。作为临时敷料，它们在伤口的自然愈合过程中持续发挥作用，直至伤口有条件行最终的覆盖手术，如中厚皮片移植。生物敷料包括同种异体皮肤、异种皮肤或胶原基质移植（见10.2），其目的在于保持水分、蛋白质和电解质并减少感染，通过提供促进成纤维细胞长入和血管生成的基质，为伤口接受植皮术做好准备。

许多年来，异种移植，尤其是猪移植物，已经用于烧伤患者伤口的暂时性覆盖，为皮肤的再次切取或患者在接受中厚皮片移植前维持稳定争取时间。为防止宿主的排异，这些移植物被去除了大部分的抗原。然而，随着时间推移，它们仍会遭到排异，需用自体皮肤替换。同样，也可以使用同种异体皮肤移植。

敷料（图9.1-2）由经过处理的、能提供交联胶原纤维的牛Ⅰ型胶原组成，它们能缓慢降解并逐渐被新生皮肤所替换[10]。其表面覆有一薄层有机硅树脂层，可以阻止胶原基质被细菌寄居及水分丢失。双层胶原基质敷料是透明的，便于观察伤口；可以联合伤口负压治疗，促进血管生成，使中厚皮片移植的时间从2~3周减少至7~10 d。一旦胶原基质达到接受皮肤移植的条件，它将会变

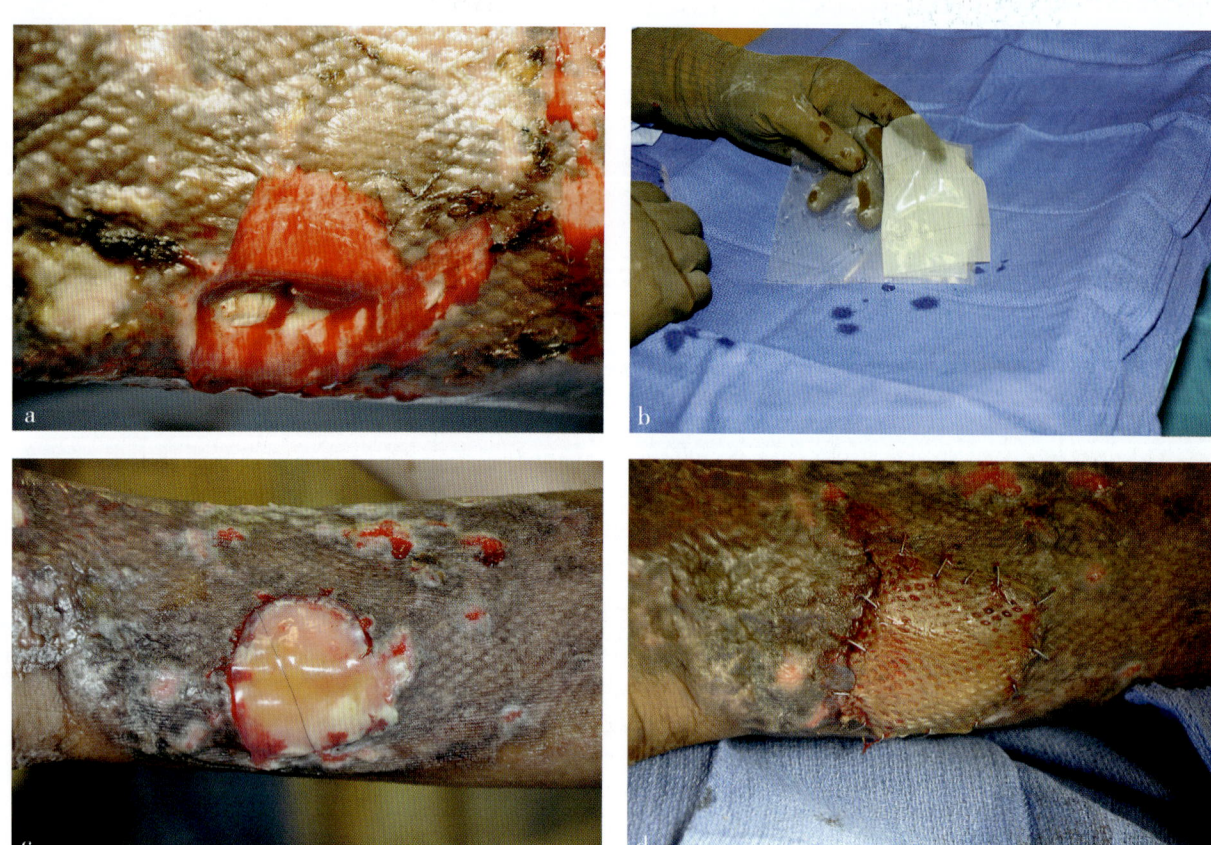

图9.1-2 使用银离子敷料对伤口治疗后（见图9.1-1），使用胶原敷料覆盖准备皮肤移植的外露肌腱
a. 腓骨肌腱表面的残余缺损
b. 将使用的带硅胶覆层的双层胶原
c. 敷料覆盖
d. 10 d后中厚皮片移植

成橙红色。现今，已有可以进行一期外科治疗的单层基质，也可以同时应用基质与皮肤移植。在使用每一种敷料时，尽可能使伤口无菌非常重要，细菌的繁殖将严重降低这些移植物的存活率。

## 9.2 局部抗生素治疗

作者 James P Stannard

### 9.2.1 不可吸收抗生素珠链治疗

局部抗生素治疗常用在污染坏死区域，为最终行植骨、带血管骨移植、肌肉覆盖或皮瓣覆盖做准备。抗生素珠链常用聚甲基丙烯酸甲酯（PMMA）与适当抗生素混合制成，将其填入开放或坏死的区域后，可闭合或以半透膜覆盖伤口，这就是所谓的珠袋技术（bead-pouch）（图9.2-1）。多数药物于第一个24 h释放，然而一些研究表明缓慢的释放过程可长达90 d[11, 12]。抗生素的释放时间与抗生素间隔的表面积有关。在临床操作中，抗生素珠链的形状及大小取决于许多因素。但如果其他条件相同，将抗生素的释放速度作为主要考虑因素时，推荐使用体积较小的抗生素珠链。

局部抗生素的使用方法多种多样，目前在欧洲一些地方已有带抗生素涂层的内植物，如髓内钉，但美国暂时还没有相关产品。在有严重污染的骨缺损区域，常应用抗生素珠链袋技术来提供局部高浓度抗生素。另外，部分外科医师倾向于使用覆有抗生素的骨水泥团块为局部提供高浓度的抗生素，并且也有利于在骨水泥团块周围形成

生物

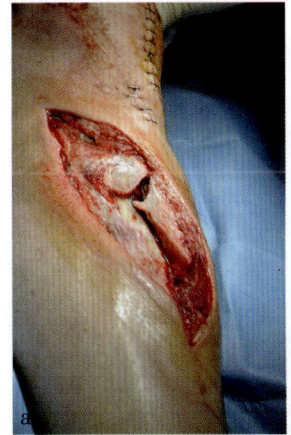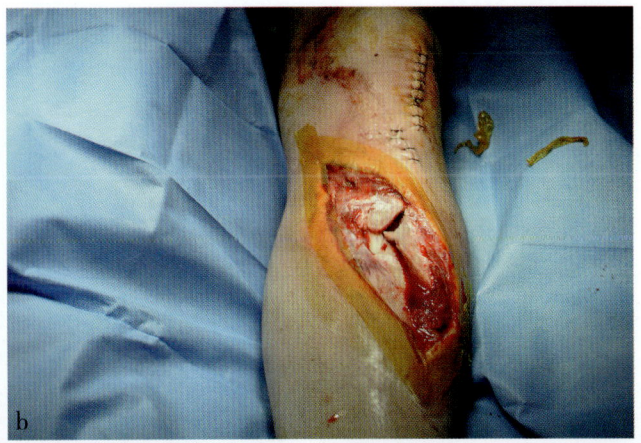
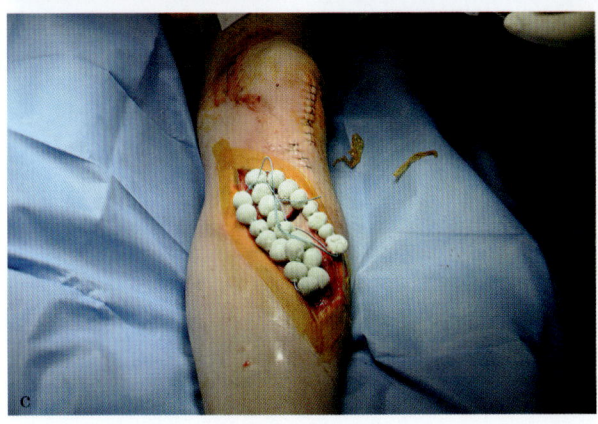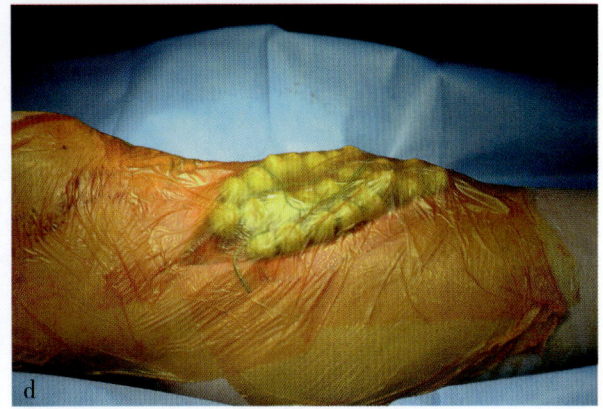

图 9.2-1　抗生素珠链袋技术是由 Palacos® 骨水泥与 2.0 g 万古霉素及 2.4 g 妥布霉素组成
a. Gustilo ⅢB 型骨折清创术后照片
b. 为了避免伤口边缘的浸渍，首先于伤口皮缘涂抹火棉胶或二苯乙醇酮，然后用 1 条窄边敷料封闭以保护伤口皮缘
c. 将成串的直径 5~8 mm 的小型抗生素珠链放置于伤口上
d. 以密闭敷料覆盖

活性膜。此外骨水泥块作为间隔可使随后的骨和/或软组织重建，如带或不带血管的骨移植和/或筋膜皮瓣、肌瓣或肌皮瓣移植更加容易。

各种各样的抗生素被加入珠链中，从氨基糖苷类到万古霉素再到三代氟喹诺酮类抗生素[11~13]。用于珠链中的抗生素需符合以下要求：

- 水溶性。
- 广谱。
- 较好的耐受性。
- 热稳定性。
- 低浓度杀菌。
- 有粉状剂型[11]。

最常用的抗生素为妥布霉素与万古霉素。我们经常使用 2.4 g 妥布霉素或 2.0 g 万古霉素粉末，加入一包 40 g 的 Palacos® 骨水泥 (Biomet Orthopedics, Inc., Warsaw, IN, USA) 中。应选择面团期稳定性好的骨水泥以便于链珠制作。如果伤口内包含多种微生物或须使用广谱抗生素时，可联合使用 2.4 g 妥布霉素及 1.0 g 万古霉素，加入一包聚甲基丙烯酸甲酯中。可使用能买到的模具或手工制作抗生素小珠。无论使用何种方法制作抗生素小珠，都需将小珠以坚固的不可吸收线串成串。在美国以外的其他地区，已有商用配方的抗生素珠链。手工制作抗生素小珠难以保证混合方向精确和大小一致，导致抗生素小珠的表面积不同，从而出现药物释放的差异[14]。需要注意的是，我们很少检测患者体内的抗生素浓度。因此，此项技术对于抗生素过敏或患有严重肾功能损害的患者应慎用。

现有大量动物实验证据证明抗生素珠链在污染创面以及慢性骨髓炎中的有效应用[12,14]。然而,临床实验的证据尚不足,主要是由于大多数研究均为回顾性研究和/或小样本研究。目前仍缺乏相关的前瞻性随机临床研究来证明聚甲基丙烯酸甲酯链珠的有效性。尽管存在诸多不足之处,结合可靠的动物实验数据以及一些临床研究数据仍然使得抗生素珠链及珠袋技术在临床上广泛使用[11,12,14~16]。

### 9.2.2 可吸收的抗生素珠链治疗

近年来,可吸收的抗生素球丸和其他可吸收抗生素载药系统已成为众多研究的焦点。运用于生物降解系统中的物质包括:

- 冻干人纤维蛋白。
- 聚羟基乙酸。
- 聚乳酸。
- 聚己酸内酯。
- 硫酸钙颗粒。

硫酸钙颗粒是迄今为止运用最广泛的生物降解材料。

兔、犬科动物和山羊模型的动物实验结果显示,硫酸钙作为抗生素的生物降解载体是有效的[14,17,18]。也有一些有限关于硫酸钙颗粒在人体应用的研究资料[11,19],初期的经验令人鼓舞,但可惜数据非常有限。硫酸钙颗粒使用的一个问题是可能会出现无菌性窦道[14]。对于硫酸钙颗粒和抗生素聚乳酸微球还需要更多的研究,但未来局部载药抗生素将以生物可降解载体为主。

## 9.3 伤口负压治疗

作者　James P Stannard, William J Harrison

### 9.3.1 基本生理学概念

伤口负压治疗(negative-pressure wound therapy, NPWT)是一种促进创伤后软组织愈合的较新的治疗方法。它最初是由整形外科医生和基础科

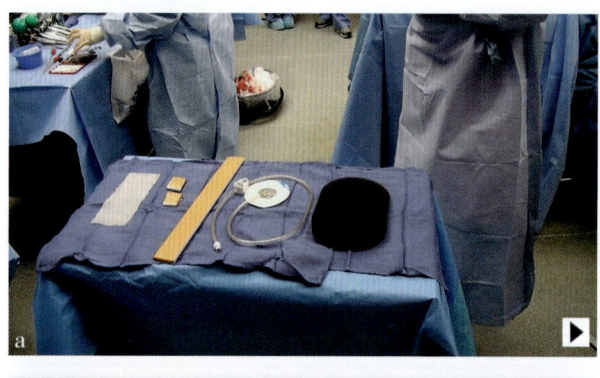
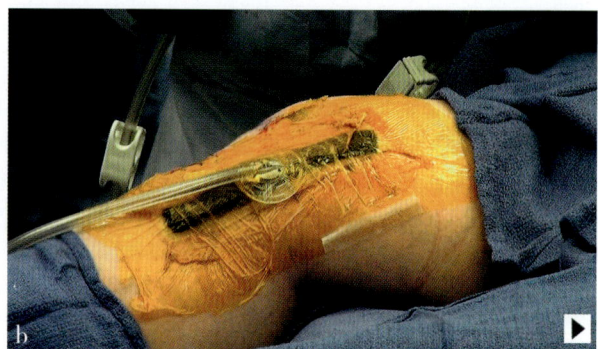
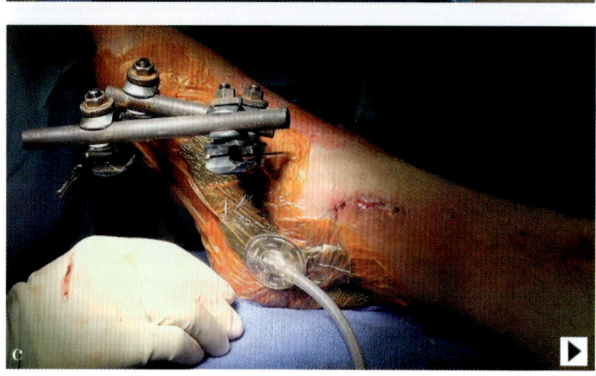
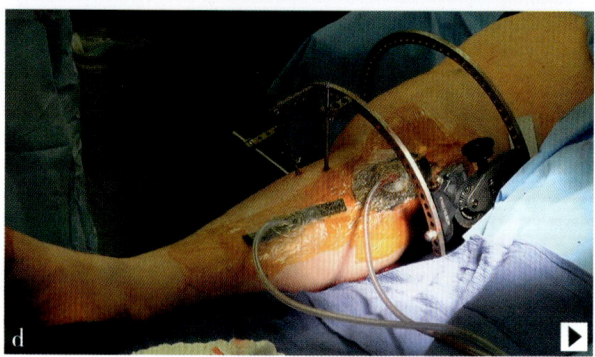

视频 9.3-1　创面负压吸引治疗
 a.　负压吸引装置(VAC®)的组成[Kinetic Concepts Inc. (KCI), San Antonio, TX, USA]
 b.　负压吸引技术在高危手术切口中的应用
 c.　负压吸引技术在开放创面合并外固定架中的应用
 d.　负压吸引技术在植皮区手术切口中的应用

学家发明,用于治疗伤口迁延不愈且不适合手术的患者[20]。1995年,该疗法获得FDA批准在美国使用。绝大多数关于NPWT的研究和临床应用通常都需要用到负压辅助闭合(vacuum assisted closure,VAC®)系统[Kinetic Concepts Inc.(KCI),San Aotonio,TX,USA]。该系统的工作原理是使用多孔泡沫敷料覆盖软组织伤口,然后将其带孔引流管连接到可调节负压装置上,以便在泡沫敷料下方形成一个可控的负压环境(视频9.3-1)。虽然NPWT最早是由欧洲创伤外科医师报道的[21],但该系统的临床开发应用却始于美国的整形外科。最近几年,被进一步广泛应用于治疗创伤骨科无法闭合的急性伤口以及术后开裂的伤口(图9.3-1)。NPWT也有利于保持渗出性伤口干洁并刺激肉芽组织生长[22],如有助于避免感染及覆盖开放伤口,甚至可以覆盖骨外露创面。在全世界大多数医院,开放性创伤骨科患者是NPWT的主要治疗对象。

基础研究表明,NPWT至少通过3个基本机制发挥作用:

1. 促进血液循环和/或血管生成。
2. 细胞的机械牵拉作用,促进与伤口愈合有关的细胞因子和生长因子的分泌。
3. 减轻水肿。

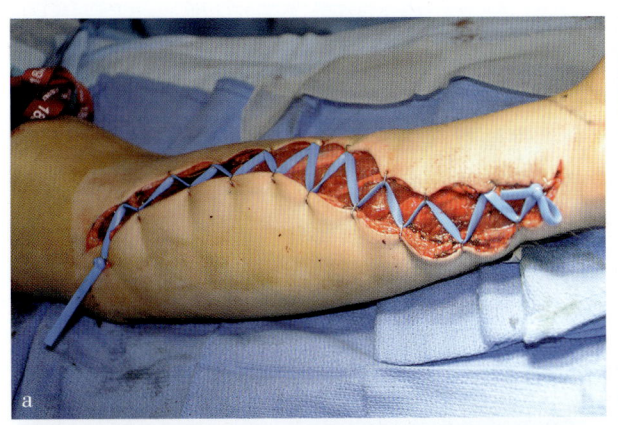
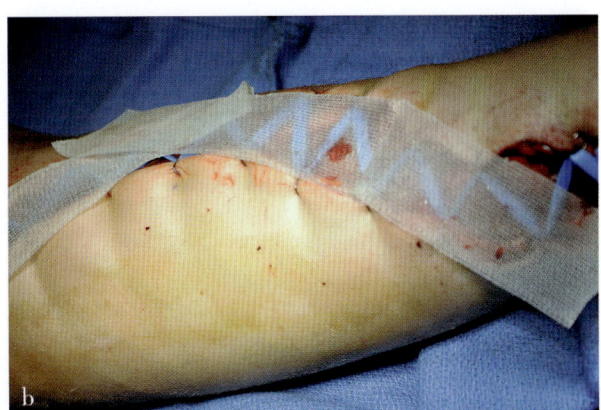
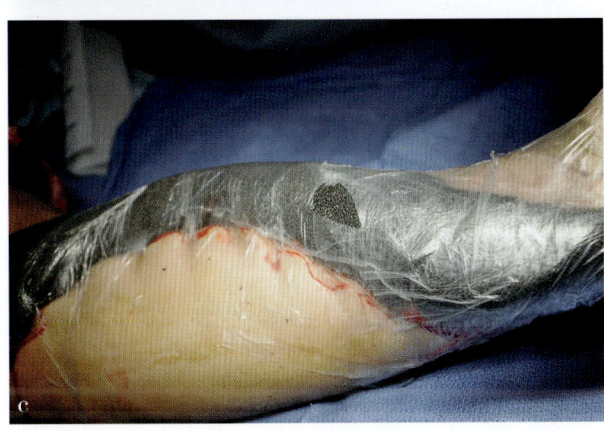
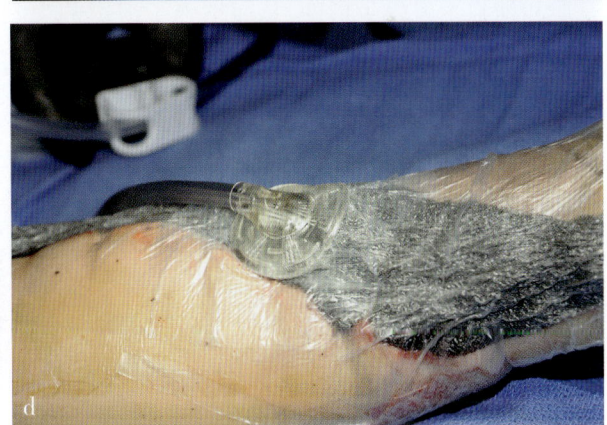

图9.3-1　负压吸引技术在前臂创面中的应用
a. 前臂筋膜切口创面用弹性减张线部分缝合
b. 用凡士林半透膜覆盖创面
c. 负压吸引海绵修剪后缝于创面
d. 负压接通后,海绵压缩

Argenta 和 Morykwas 等使用猪作为实验模型的研究表明,NPWT 可增加伤口血流量,促进富含血管的肉芽组织生成,使血流量增加 4 倍,持续局部负压可使肉芽组织生成增加 63%,而间歇局部负压可使肉芽组织增加 103%。该模型为间歇负压模式确立了一个理想的循环,即负压吸引 5 min,停止 2 min[20]。Timmers 等关于健康人前臂正常皮肤血流情况的研究表明[23],负压吸引可使海绵下正常皮肤血流量增加高达 5 倍,血流量的增加取决于所施加负压的大小,负压在 300 mmHg 以下时,血流量与负压呈线性相关。许多研究表明,使用激光多普勒技术可发现,当 NPWT 用于治疗伤口时可改变血流方向至伤口边缘。其中一项研究使用了猪腹股沟区伤口模型,当 NPWT 结束时,紧邻伤口边缘的相对灌流区可迅速充血,增加了血流量[24]。该研究表明,间歇性负压增加血流的作用优于持续性负压。其他研究报道这两种方法都可增加血流量[25]。

NPWT 的第二种可能作用机制是对细胞的机械刺激,这种刺激可产生伤口愈合所需的各种因子。据推测,对伤口周围软组织的应力使细胞外基质和细胞骨架发生形变,从而增强了组织的生长和扩张。机械刺激引起组织增殖的原理,无论它是再生或者是修复,都已经在骨科的 Ilizarov 牵张成骨术和组织扩张器的使用上得到了很好的证实。整合素将细胞外基质连接到细胞骨架,是将作用力传导至细胞骨架的媒介。一般认为这可引起细胞内第二信使释放以及与细胞生长、增殖和分化相关的癌基因早期即刻反应性上调[26]。

NPWT 的第三种可能作用机制是减轻水肿。这种机制在渗出多的特殊疾病包括烧伤、骨筋膜室综合征和软组织剪切伤如 Morel-Lavallée 损伤(见 3.3)的治疗中显得尤为重要。过多的渗液会减少血流和组织氧合作用,慢性渗出物中的有害物质积聚而妨碍伤口愈合。组织间液压力增高可以导致微血管和淋巴系统的闭塞,导致组织缺氧并最终造成坏死。此外,慢性伤口组织间液含有大量胶原和弹性蛋白酶,这些酶可分解细胞外基质蛋白,产生的降解产物可妨碍细胞的黏附、迁移、增殖和分化。对多数创伤骨科患者而言,这种作用机制可能是 3 个机制中最次要的[26]。

## 9.3.2 适应证和禁忌证

由于缺乏一级临床研究,NPWT 在创伤骨科患者中的适应证仍没有定论。但随着越来越多高质量文献的发表,NPWT 的适应证将越来越明确。起初 NPWT 主要用于慢性伤口、伤口并发症及伤口开裂,伴有较大软组织缺损的开放性骨折及骨筋膜室综合征切开减压后伤口的处理。迄今,关于 NPWT 治疗开放性骨折的回顾性研究表明,NPWT 能降低伤口感染风险,有助于解决骨折治疗中软组织覆盖问题[27~29]。另外,作者对于 NPWT 与生理盐水湿敷处理严重开放骨折进行了前瞻性随机对照研究,结果显示 NPWT 能显著降低患者的感染率[30]。最近,有文献报道,NPWT 对伊拉克高能量战伤创面有良好的疗效[29]。此外,NPWT 也成功地用于治疗复杂的骨创伤,降低了游离组织移植的需求,允许使用更简单的技术来覆盖伤口,尤其是在没有专业外科医生的情况下。Parrett 等报道了使用 NPWT 治疗波士顿地区开放性胫骨骨折(Gustilo Ⅲ型),游离皮瓣移植手术量从 1992~1995 年的 42% 降至 1996~1999 年的 26%,最后降至 2000~2003 年间的 11%[31],而术后感染率在研究期间没有变化。然而这项研究缺乏关于伤口开裂、不稳定瘢痕、反应性骨髓炎或深部软组织感染的窦道等情况的中长期随访结果,亦没有阐述这几个时间段所纳入病例的可比性。

NPWT 的另一项创新性应用是将其用于缝合后的高风险伤口上,Timmers 等证明 NPWT 可以增加其下缝合伤口的血液循环[23]。基于这个发现,作者及其同事最近的研究显示,在跟骨骨折、pilon 骨折及胫骨平台骨折术后,相对常规伤口敷料,NPWT 可显著降低伤口感染及开裂。这些数据表明,NPWT 在高危患者的伤口并发症预防中起着相当重要的作用。不过,该结论还需要进一步的研究来支持。

最近,已有文献报道 NPWT 被应用于刃厚皮片移植(见10.2),Lianos等使用前瞻性随机双盲研究比较了泡沫敷料在有和没有负压条件下的效果,结果显示NPWT可显著提高移植物存活率并缩短患者住院时间[32]。此外,Kim等在一项前瞻性非随机研究中发现,相对于传统的打包加压法,NPWT可显著改善植皮存活速度、植皮存活率和完全愈合时间[33]。

使用伤口负压疗法有2个禁忌证。首先,最主要的也是最重要的禁忌证:不能用于有活动性出血的伤口,不能覆盖大血管,不能用于服用抗凝药物或有凝血功能紊乱的患者。如果患者出血不止,需立即停止负压吸引。伤口负压疗法使用过程中出血问题极少,但最近英国有报道由于不恰当使用NPWT,至少有1例患者因出血而死亡。其次,虽然感染是伤口负压疗法的相对禁忌证,但对于失活和/或严重污染的组织,可结合清创和冲洗使用NPWT,但不应把NPWT当做感染的主要治疗方法。在这种情况下,泡沫应该覆盖在浸有抑菌素或杀菌剂的纱布上。

### 9.3.3 伤口处理

用NPWT处理伤口有2种方式:第一种是用于处理需要延期缝合伤口、植皮或皮瓣手术的开放性伤口。在这种情况下,应选择大孔黑色泡沫,并将VAC®系统根据伤口形状裁剪(见视频9.3-1a)。将海绵敷料覆盖伤口后,用系统自带的黏贴巾封闭,然后在黏贴巾上剪一个小孔,用于连接吸引管。在大多数情况下,我们推荐用125~150 mmHg负压间歇吸引,或者加压到不产生疼痛的程度。理想状态下,为了防止感染和肉芽过度长入海绵,泡沫应该每48~72 h更换一次。如果更换敷料时患者疼痛严重,可在换药前20 min断开负压吸引,将含有局麻药的生理盐水灌入泡沫以缓解疼痛。但是在中厚皮片移植时,我们不推荐使用间歇负压吸引。在这种情况下,我们需要在泡沫和皮片间放置敷料[如石蜡纱布(jelonet)],以防止更换或拆除泡沫时损伤皮片;并且我们建议用75~125 mmHg负压持续吸引。有着更小气孔的白色泡沫适用于慢性浅表伤口。

NPWT的第二种用法为闭合的外科切口(见视频9.3-1b)。在缝合切口后,将凡士林纱布覆盖在缝合处,然后在其上安置黑色泡沫敷料,并用不透气贴膜覆盖其上。因为这种覆盖方式是闭合的,所以这种负压敷料可以安全地保持4~5 d。不过若伤口周围有外固定支架(见视频9.3-1c)或两伤口邻近(见视频9.3-1d),会对NPWT的使用造成一定的困难。

NPWT的疗效促使许多专业人士来使用,即使在发展中国家也是如此。但不幸的是,现今不同厂家提供的商业市场化的NPWT设备非常昂贵。因此,Harrison等成功地将自制的、廉价但效果出色的负压伤口疗法装置用于经济状况一般或较差的患者(见9.4)。他们用凡士林纱布覆盖伤口,然后将内带导管的泡沫敷料修成合适大小覆盖其上,再用黏贴薄膜密封,最后将导管接到移动负压吸引设备。该泡沫是一种可泄压的泡沫,它只是清洁的而并非无菌,经常可以免费得到。泡沫敷料可以高压消毒,但会引起敷料收缩,气孔变小,从而降低肉芽组织生长速度。标准的移动式吸引器并非为持续吸引而设计,它在运行30 min后会停止30 min,这时应夹闭吸引管。该系统唯一需要花费的耗材是黏贴膜。如果敷料密封,伤口清洁,可以维持1周不用更换。然而,如果使用泡沫时没有用凡士林纱布,或者泡沫的气孔较大,更换频率要高些;否则肉芽组织会长入泡沫中(图9.3-2)。

经验表明,自制NPWT装置无论是作为更积极的外科治疗(如开放性骨折的固定)前的过渡步骤,还是作为感染伤口的治疗手段都很理想。相对VAC®系统,这种自制装置能极大地减少对整形外科医生的需求,并且提高伤口愈合速度和伤口成功愈合率(图9.3-3)。

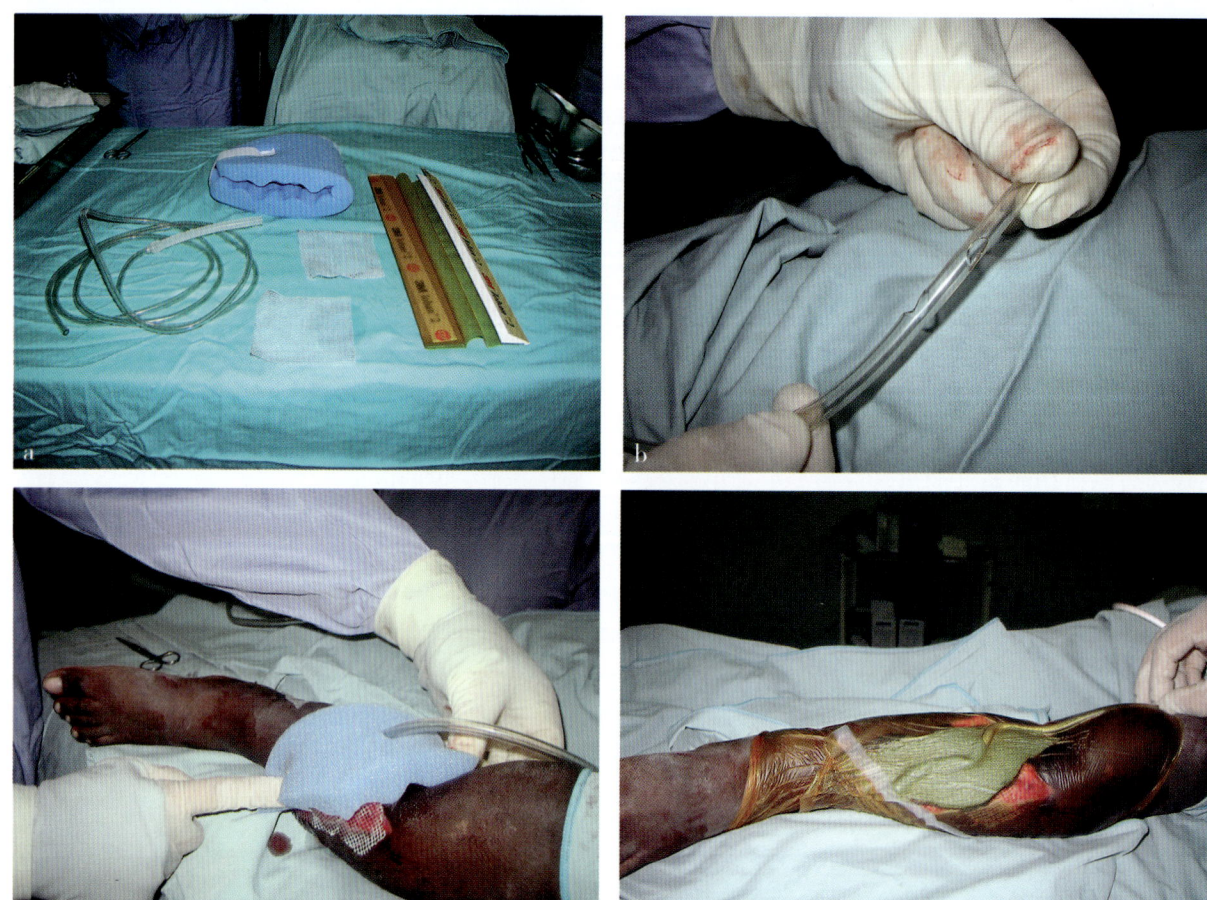

图 9.3-2 自制伤口负压治疗装置
a. 自制伤口负压治疗装置的基本材料
b. 用刀在塑料管壁上开边孔
c. 海绵被放置在伤口上
d. 用密封巾覆盖后,海绵与吸引管相连

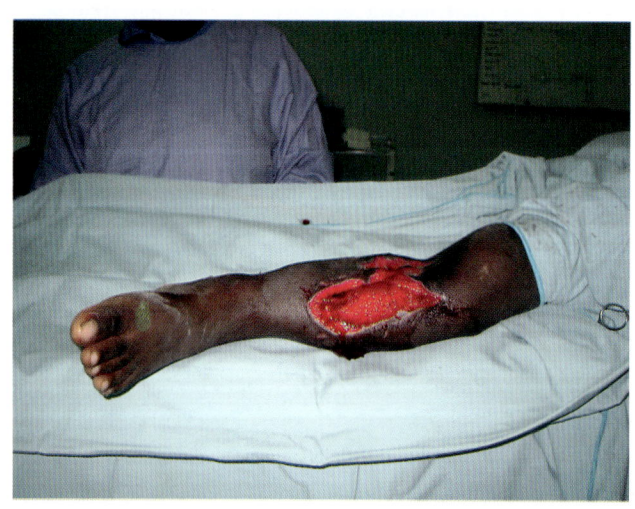

图 9.3-3 用自制负压吸引装置治疗后的下肢软组织缺损创面,可见创面新鲜,有大量肉芽组织生长

## 9.4 替代方法

作者 William J Harrison, Yves Harder

### 9.4.1 胶体敷料

糖或者蜂蜜制成的敷料常用于资源有限的国家。除了需要清除肉眼可见的所有的坏死组织和表面腐肉外，在应用胶体敷料之前无须对伤口进行特别处理。

蜂蜜是 Molan 推广的，他提出蜂蜜可抑制约 60 种细菌，包括需氧菌、厌氧菌、革兰阳性菌、革兰阴性菌等[34]。蜂蜜以 3 种不同的方式在伤口愈合中发挥积极作用：

1. 高渗透压足以抑制微生物的生长，甚至能杀灭菌[35]。奇特的是，蜂蜜一旦被伤口渗出液稀释时，它的抗菌特性反而增强，这种稀释液似乎包含一种可产生过氧化氢的酶[36]。过氧化氢被认为具有细胞毒性，从而可充当局部抗菌剂。使用蜂蜜后所产生的抗菌溶液的浓度大约比通常使用 3% 过氧化氢防腐液低 1 000 倍，它对人皮肤成纤维细胞没有危害[37]。某些种类的蜂蜜，如 Manuka 蜂蜜，甚至被当做过氧化氢酶来消除过氧化氢活性。此外，蜂蜜已被鉴定出还含有其他非过氧化物的、具有抗菌性的植物化学成分[38]。

2. 蜂蜜还可激活人体对感染的免疫反应，包括淋巴细胞和单核细胞的增殖，并释放细胞因子（如 TNF-β，IL-1，IL-6）[39]。

3. 此外，蜂蜜中的高浓度葡萄糖成分在 pH 3~4 的低 pH 环境中，可以协助巨噬细胞的抗菌作用[40]。

市面上能买到的蜂蜜可以在液态下简单将其倒在无菌纱布上，然后置于伤口上（图 9.4-1）。最近，在一些微生物抗药性问题日益严重的发达国家，对蜂蜜敷料的兴趣已再度兴起。然而，它的使用很难得到实施，尤其是蜂蜜没有被医院药房引进或者调制的情况下（表 4-1）。

蜂蜜的副作用是罕见而且无关紧要的，包括由蜂蜜中特殊花粉所引起的局部过敏反应和蜂蜜的酸性所造成的局部刺痛感[41]。

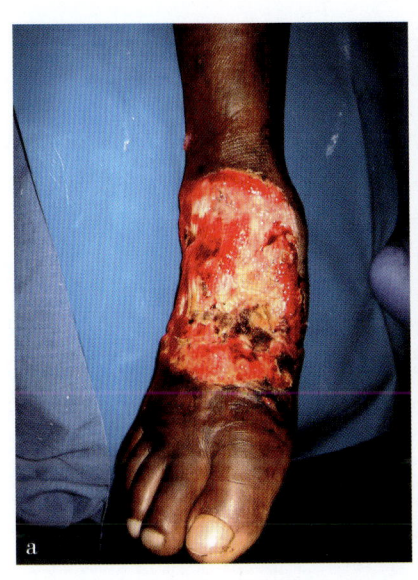 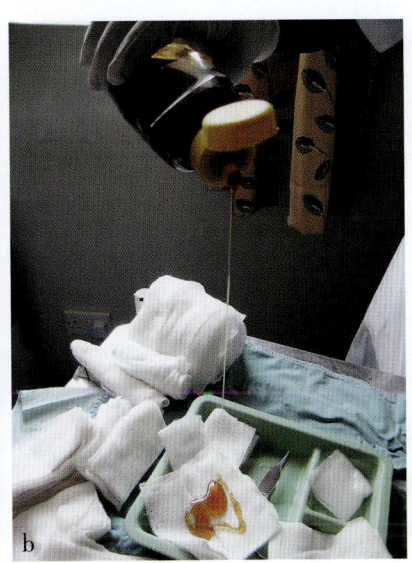 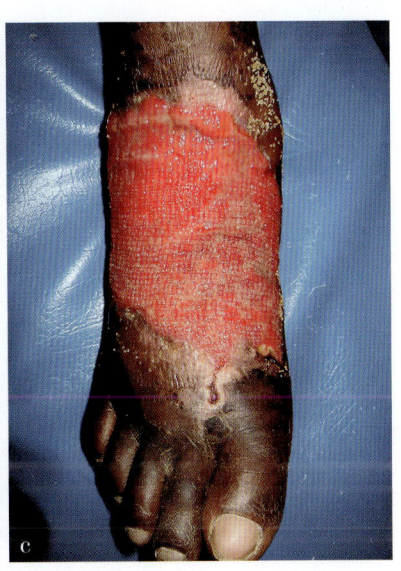

图 9.4-1 用蜂蜜处理伤口，植皮或不植皮
a. 右足前侧挤压伤伴有相当大的软组织缺损、组织坏死与伸肌腱外露。伤口处理前的状态
b. 将蜂蜜倒于干燥的无菌纱布上
c. 用蜂蜜处理伤口 4 周后，现在伤口布满了大量肉芽组织，为植皮手术做好了准备

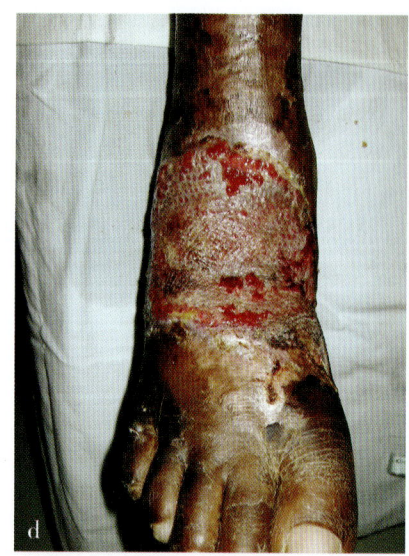
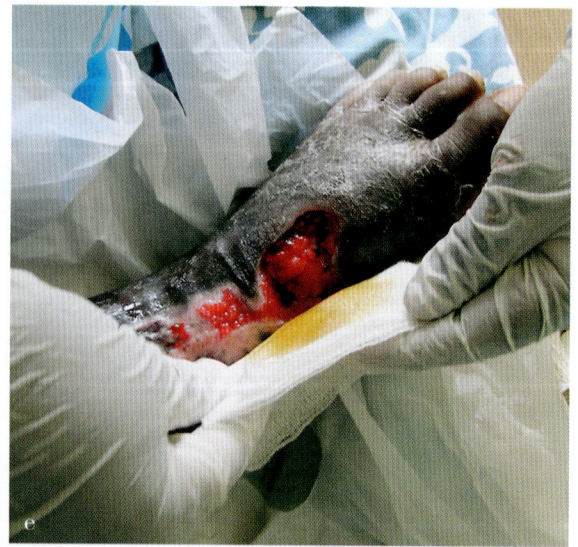
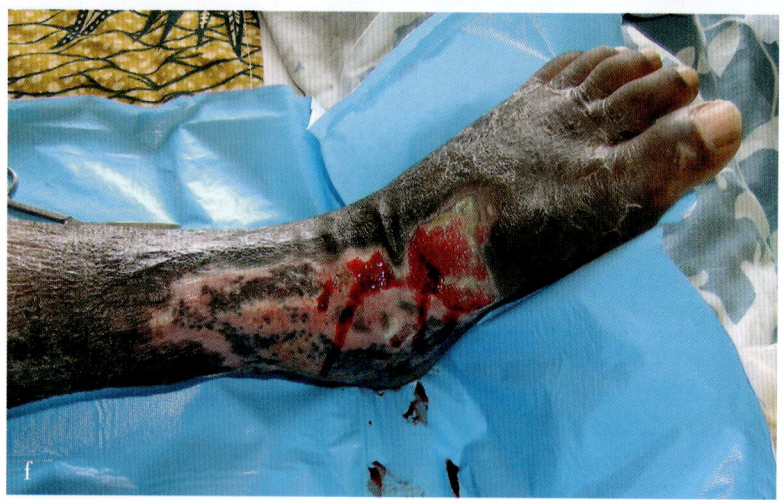

图 9.4 - 1（续）
d. 网状中厚皮片移植术后
e. 浸透蜂蜜的干燥纱布的使用
f. 不完全的二期愈合伴随蜕皮、过度肉芽增生以及不均匀色素沉着

糖和蜂蜜相比更便宜（图 9.4 - 2），它会产生一种渗透作用，可以刺激巨噬细胞活性。作为食糖，它易于购得，使用时也仅需简单的将其倒在伤口上，或者将糖与凡士林和甘油混合制成膏剂（表 9.4 - 1）。Mphande 等在临床实践中经常用蜂蜜治疗开放性伤口和/或腐败性伤口[42]。他们在蜂蜜敷料和蔗糖敷料的比较研究中发现，蜂蜜在降低伤口细菌污染、加速伤口愈合方面比蔗糖更有优势。从实用性的角度来看，伤口需使用足够的蜂蜜，才能充分发挥其效能。虽然在室温下蜂蜜可以是很黏稠的，甚至可能是固态，但在体温下它会变成稀薄的液体；当蜂蜜被少量的伤口渗出液稀释时，将越发稀薄。因此，想要获得较好的疗效，在伤口使用足量的蜂蜜并将其维持原位是非常重要的。

表 9.4-1　其他伤口处理方法与负压伤口疗法的抗菌与伤口闭合性能优缺点比较

| 治疗类型 | 优点 | 缺点 | 评价 |
| --- | --- | --- | --- |
| 蜂蜜 | 廉价，有效，生物，无毒 | 需要辅以外科清创 | 对于发展中国家很有帮助 |
| 蔗糖 | 廉价，有效，无毒 | 需要外科清创术的辅助，中等疗效 | 无法获取蜂蜜时的选择 |
| 依托度酸(见9.2) | 有效，杀菌效果强 | 组织毒性，疗效未经证实 | 不建议使用 |
| 蛆虫 | 对坏死组织有良好的清创效果 | 不清除坏死骨组织，需要产能，患者接受度不定 | 唯一包含清创的方法 |
| 伤口负压治疗(见9.3) | 高效，甚至可以覆盖外露骨 | 需要吸引器、电源、黏合薄膜 | 非常有用，特别是无法行修复手术时 |

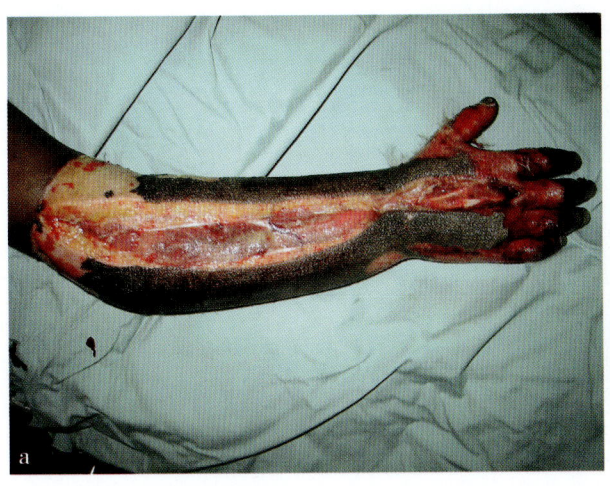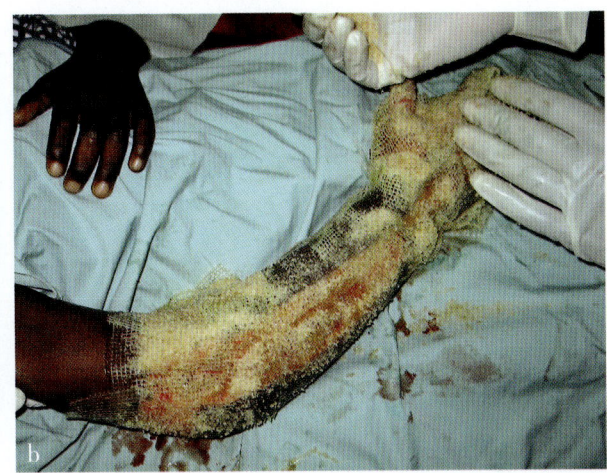

图 9.4-2　用蔗糖处理伤口
a.　右前臂和手筋膜切开术后(骨筋膜室综合征)
b.　用蔗糖与石蜡纱布包扎伤口

## 9.4.2　蛆虫清创疗法

理想情况下，伤口清创应通过手术完成。临床上偶尔可能出现无法进行安全麻醉、环境条件不足，和/或缺乏外科手术知识与技术，外科清创手术可由"生物外科"清创术代替，此时使用蛆虫进行清创是一种既吸引人又有效的替代方案（见表 9.4-1）[43]。蛆虫疗法，也称为蛆虫清创疗法，这包括有意引进活的、经过杀菌的绿蝇幼虫，即丝光绿蝇，让其在坏死、污染或不愈合的伤口内长成蛆虫。培育绿蝇幼虫是很简单的，困难的是如何将其正确杀菌。由污染的蝇类所产生的幼虫虽然可以有效地清理伤口，但也可能带来破伤风。在发展中国家中，接种破伤风疫苗的效果往往是不确定的，必须考虑注射破伤风抗体或破伤风类毒素来预防蛆虫所致的意外感染。蛆虫的主要作用包括3方面，这些作用的组合及相互作用使蛆虫成为解决特殊伤口护理问题的一个极其有效的工具。

1. 通过溶解坏死组织选择性地清理伤口

蛆虫能分泌一种广谱的蛋白水解酶来液化坏死组织（即体外消化），并在几天内吸收溶解产生的半液态物质[44]。由于蛆虫不能清除骨组织，所以无法用来清除坏死或感染的骨折碎片或骨髓炎死骨。

## 2. 伤口消毒

蛆虫的抗菌性是基于其分泌物含有特殊的抗菌物质(如尿囊素、尿素、苯乙酸、苯乙醛、碳酸钙和蛋白水解酶)。没有被分泌物杀死的细菌将随后被蛆虫吸收并消化。蛆虫可以抑制和破坏多种细菌,包括A组和B组菌株以及耐甲氧西林金黄色葡萄球菌(MRSA)[45]。

## 3. 刺激伤口愈合

最后还有重要的一点是,蛆虫会释放生长因子和细胞因子,刺激人类成纤维细胞的增殖而加速伤口愈合。此外,蛆虫活动对伤口产生细微的按摩作用,可刺激肉芽形成和伤口渗出[46]。

潮湿、渗出的伤口加上足够的氧气供应是进行蛆虫疗法的前提,干燥或者是体腔内的开放伤口不适合于蛆虫生活。在某些情况下,干燥的伤口可使用生理盐水浸泡48 h使之湿润以便行蛆虫治疗。蛆虫的寿命和保存期短,并且蛆虫可能会对患者、家属及医生造成不适感。在保证蛆虫足够的空气同时,必须应用绷带包扎以防止蛆虫漏出。最后,绷带还有助于减少蛆虫引起的瘙痒不适。

### 9.4.3 其他方法

一些创伤患者的伤口可能慢性化甚至出现问题,特别多见于合并有多种疾病的老年患者,这对于医务人员来说是一个棘手的问题。多数这样的患者会先进行一些保守治疗以改善伤口状况,以便能用一个较小的手术获得较高的成功率。以下是迄今为止,临床上使用过且有一定效果的方法:

- 高压氧。
- 电刺激。
- NPWT(见9.3)。
- 外用生长因子。
- 人工培养的角化细胞移植[22]。

## 参考文献

[1] **Lansdown AB** (2002) Silver. I: Its antibacterial properties and mechanism of action. *J Wound Care*; 11(4): 125–130.

[2] **Davis SC, Pisanni F, Montero RB** (2008) Effects of commonly used topical antimicrobial agents on Acinetobacter baumannii: an in vitro study. *Mil Med*; 173(1): 74–78.

[3] **Percival SL, Bowler PG, Russell D** (2005) Bacterial resistance to silver in wound care, *J Hosp Infect*; 60(1): 1–7.

[4] **Hsin YH, Chen CF, Huang S, et al** (2008) The apoptotic effect of nanosilver is mediated by a ROS- and JNK-dependent mechanism involving the mitochondrial pathway in NIH3T3 cells. *Toxicol Lett*; 179(3): 130–139.

[5] **Demling RH, DeSanti L** (2001) Effects of silver on wound management. *Wounds*; 13(Suppl 1): 5–14.

[6] **Ahamed M, Karns M, Goodson M, et al** (2008) DNA damage response to different surface chemistry of silver nanoparticles in mammalian cells. *Toxicol Appl Pharmacol*; 233(3): 404–410.

[7] **Wilson JR, Mills JG, Prather ID, et al** (2005) A toxicity index of skin and wound cleansers used on in vitro fibroblasts and keratinocytes. *Adv Skin Wound Care*; 18(7): 373–378.

[8] **Kataoka M, Tsumura H, Kaku N, et al** (2006) Toxic effects of povidoneiodine on synovial cell and articular cartilage. *Clin Rheumatol*; 25(5): 632–638.

[9] **Brown TP, Cancio LC McManus AT, et al** (2004) Survival benefit conferred by topical antimicrobial preparations in burn patients: a historical perspective. *J Trauma*; 56(4): 863–866.

[10] **Jeng JC, Fidler PE, Sokolich JC, et al** (2007) Seven years' experience with Integra as a reconstructive tool. *J Burn Care Res*; 28(1): 120–126.

[11] **Anglen JO, Watson JT** (2007) Musculoskeletal infection associated with skeletal trauma. Stannard JP, Schmidt AH, Kregor PJ (eds), *Surgical treatment of orthopaedic trauma*. 1st ed. New York: Thieme Publishers, 20–43.

[12] **DeCoster TA, Bozorgnia S** (2008) Antibiotic beads. *J Am Acad Orthop Surg*; 16(11): 674–678.

[13] **Efstathopoulos N, Giamarellos-Bourboulis E, et al** (2008) Treatment of experimental osteomyelitis by methicillin resistant Staphylococcus aureus with bone cement system releasing grepafloxacin. *Injury*; 39(12): 1384–1390.

[14] **Kent ME, Rapp RP, Smith KM**(2006) Antibiotic beads and osteomyelitis: Here today, what's coming tomorrow? *Orthopedics*;29(7):599-603.

[15] **Diefenbeck M, Mückey T, Hofmann GO** (2006) Prophylaxis and treatment of implant - related infections by local application of antibiotics. *Injury*: 37(Suppl 2): 95-104.

[16] **Murray CK, Hsu JR, Solomkin JS, et al** (2008) Prevention and management of infections associated with combatrelated extremity injuries. *J Trauma*; 64 (Suppl 3):239-251.

[17] **Beardmore AA, Brooks DE, Wenke JC, et al** (2005) Effectiveness of local antibiotic delivery with an osteoinductive and osteoconductive bone - graft substitute. *J Bone Joint Surg Am*;87(1):107-112.

[18] **Thomas DB, Brooks DE, Bice TG, et al** (2005) Tobramycin - impregnated calcium sulfate prevents infection in contaminated wounds. *Clin Orthop Relat Res*;441: 366-371.

[19] **Change W, Colangeli M, Colangeli S, et al** (2007) Audlt osteomyelitis: debridement versus debridemwnt plus Osteoset T pellets. *Acta Orthop Belg*; 73(2):238-243.

[20] **Morykwas MJ, Argenta LC, Shelton - Brown EI, et al**(1997) Vacuum - assisted closure: a new method for wound control and treatment: animal studies and basic foundation. *Ann Plast Surg*;38(6):553-562.

[21] **Fleischmann W, Strecker W, Bombelli M, et al**(1993)[Vacuum sealing as treatment of soft tissue damage in open fractures]. *Unfallchirurg*; 96(9):488-492, German.

[22] **Morykwas MJ, Argenta LC**(1997) Non - surgical modalities to enhance healing and care of soft tissue wounds. *J South Orthop Assoc*;6(4):279-288.

[23] **Timmers MS, Le Cessie S, Banwell P, et al** (2005) The effects of varying degrees of pressure delivered by negative - pressure wound therapy on skin perfusion. *Ann Plast Surg*;55(6):665-671.

[24] **Wackenfors A, Sj? gern J, Gustafsson R, et al** (2004) Effects of vacuum - assisted closure therapy on inguinal wound edge microvascular blood flow. *Wound Repair Regen*;12(6):600-606.

[25] **Lindstedt S, Malmsj? M, Ingemansson R** (2007) Blood flow changes in normal and ischemic myocardium dering topically applied negative pressure. *Ann Thorac Surg*;84(2):568-573.

[26] **Banwell PE, Téot L**(2003) Topical negative pressure(TNP): the evolution of a novel wound therapy. *Journal of Wound Care*;12(1)22-28.

[27] **Herescovici D Jr, Sanders RW, Scaduto JM, et al**(2003) Vacuum - assisted wound closure (VAC therapy) for the management of patients with high - energy soft tissue injuries. *J Orthop Trauma*; 17(10):683-688.

[28] **Dedmond BT, Kortesis B, Punger K, et al** (2007) The use of negative - pressure wound therapy (NPWT) in the temporary treatment of soft - tissue injuries associated with high - energy open tibial shaft fracture. *J Orthop Trauma*;21(1):11-17.

[29] **Leininger BE, Rasmussen TE, Smith DL, et al** (2006) Negative pressure wound therapy after severe open fractures: a prospective ransomized study. *J Orthop Trauma*; 23(8):552-557.

[30] **Standard JP, Volgas DA, Stewart R, et al** (2009) Negative pressure wound therapy after severe open fractures: a prospective randomized study. *J Orthop Trauma*; 23(8):552-557.

[31] **Parrett BM, Matros E, Pribaz JJ, et al** (2006) Lower extremity trauma: trends in the management of soft - tissue reconstruction of open tibia - fibula fractures. *Plast Reconstr Surg*; 117(4):1315-1322; discussion 1323-1324.

[32] **Llanos S, Danilla S, Barraza C, et al** (2006) Effectiveness of negative pressure closure in the integration of split thickness skin grafts: a randomized, double - masked, controlled trial. *Ann Surg*; 244(5):700-705.

[33] **Kim EK, Hong JP**(2007) Efficacy of negative pressure therapy to enhance take of 1 - stage allodermis and a split - thickness graft. *Ann Plast Surg*; 58(5):536-540.

[34] **Molan PC**(1999) The role of honey in the management of wounds. *J Wound Care*;8(8):415-418.

[35] **Chirife J, Herszage L, Joseph A, et al** (1983) In vitro study of bacterial growth inhibition in concentrated sugar solutions: microbiological basis for the use of sugar in treating infected wounds. *Antimicrob Agents Chemother*; 23(5):766-733.

[36] **White JW, Subers MH, Schepartz Al**(1963) The identification of inhibine, the antibacterial factor in honey, as hydrogen peroxide and its origin in a honey glucose - oxidase system. *Biochim Biophys Acta*;73:57-70.

[37] **Hyslop PA, Hinshaw DB, Scraufstatter IU, et al**(1995) Hydrogen peroxide as a potent bacteriostatic antibiotic: implications for host defense. *Free Radic Biol Med*;19(1):31-37.

[38] **Allen KL, Molan PC, Reid GM** (1991) A survey of the antibacterial activity of some NTew Zealand honeys. *J Pharm Pharmmacol*;43(12):817-822.

[39] **Tonks A, Copper RA, Price AJ, et al** (2001) Stimulation of TNF – alpharelease in monocytes by honey. *Cytokine*;14(4):240-242.

[40] **Ryan GB, Majno G** (1977) Inflammation, A scope. Klamazoo, MI:The Upjohn Co.

[41] **Kiistala R, Hannuksela M, Makinen – Kiljunen S, et al** (1995) Honey allergy is rare in patients sensitive to pollens. *Allergy*;50(10):844-847.

[42] **Mphande AN, Killowe C, Phalira S, et al** (2007) Effects of honey and sugar dressings on wound healing. *J Wound Care*;16(7):317-319.

[43] **Thomas S, Jones M** (1998) The use of larval therapy in wound management. *J Wound Care*;7(10):521-524.

[44] **Reames MK, Christensen C, Luce EA** (1988): The use of maggots in wound debridement. *Ann Plast Surg*;21(4):388-391.

[45] **Pavillard ER, Wright EA** (1957) An antibiotic from maggots. *Nature*;180(4592):916-917.

[46] **Sherman RA, Pechter EA** (1988) Maggot therapy: a review of the therapeutic appliccations of fly larvae in human medicine, especially for treating osteomyelitis. *Med Vet Entomol*;2(3):225-230.

# 10　伤口的关闭与覆盖技术

译者　薛剑锋　邹　剑　苏　琰　胡承方　刘生和　张　弛

## 10.1　一期和二期伤口关闭
作者　Robert D Teasdall, James Long

### 10.1.1　引言

伤口关闭是创伤治疗中颇具挑战性的领域。通常来说治疗的目标是在最短的时间内,在造成患者伤口污染可能性最小的情况下关闭伤口。需要注意的是,没有一种方式可以保证成功,当初次尝试失败时就应考虑使用其他的手段。一期或早期伤口关闭的优点不仅在于有利于伤口愈合本身,而且可以缩短伤口愈合过程,减少治疗花费。

伤口愈合过程分为3个阶段:炎性期,增殖期,塑形和成熟期(见4)。如果伤口可以一期或早期关闭,就会缩短炎性期和增殖期阶段,显著减轻新陈代谢所消耗的能量,减轻疼痛,提高整个康复期的医疗质量。

### 10.1.2　一期伤口关闭

**指征**

一旦完成清创,医生必须根据受伤时间、部位、受伤组织是否能进行无张力缝合以及伤口污染程度来决定能否立即关闭伤口。缝合还是敞开伤口取决于对一期关闭伤口成功率的判断,而这又依赖于手术医生的临床经验。一期伤口关闭失败会比延期或二期关闭伤口带来更多的损伤和更差的临床结果。

一般情况下,手术切口通常都可以一期关闭。虽然不伴有骨折的伤口大多都能一期关闭,但也并非完全如此(图10.1-1)。传统理念认为,对于有骨折内固定的伤口,在初次清创时要保持开放;而目前很多医生认为 Gustilo ⅢA 级以下的开放性伤口都应一期关闭,这一争论仍在继续[1,2]。一期关闭伤口的绝对禁忌证详见表10.1-1。相对禁忌证包括被人和动物咬伤(不包括面部被咬伤)和异物残留。

**表10.1-1　一期伤口关闭的绝对和相对禁忌证**

| 绝对禁忌证 |
|---|
| 重度污染伤口(污水、农场等) |
| 大面积软组织缺损(高能量武器伤、枪伤) |
| 关闭伤口张力过大 |
| 刺伤 |
| 相对禁忌证 |
| 伤口开放时间大于12 h |
| 动物或人类咬伤(除外面部被咬伤) |
| 深部骨折(争议中) |
| 急性筋膜切开减压伤口 |

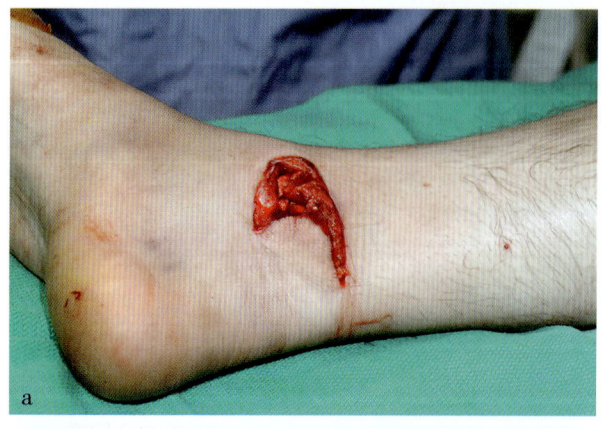
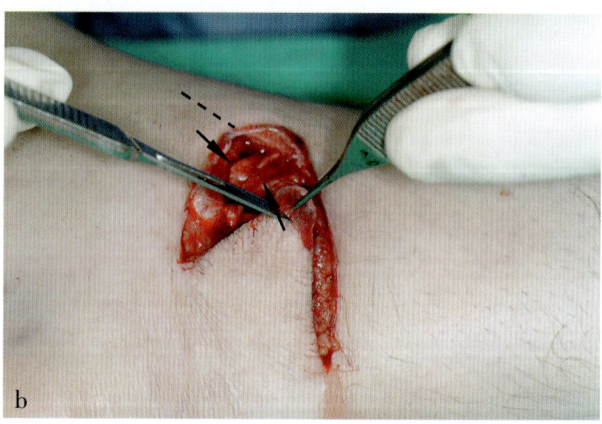
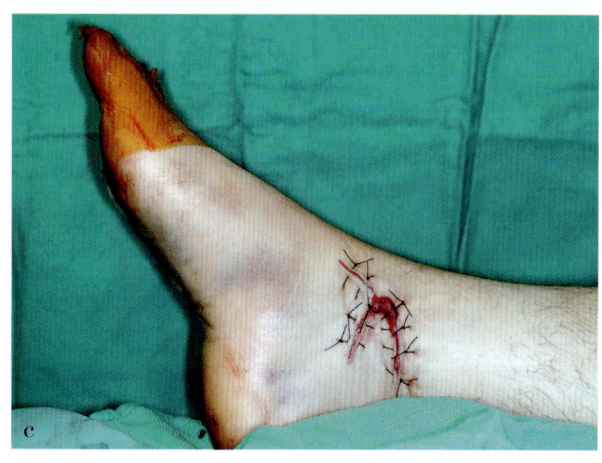

图 10.1-1　踝部开放性伤口照片
a. 皮肤损伤但不伴有骨折
b. 对伤口进行皮肤边缘的清创,要做一切口(虚线)以帮助关闭伤口(箭头)
c. 用 Donati 缝合法行一期伤口关闭,注意线结需留在皮瓣以外的区域

术中常需要延长切口,这可以为清创术提供更好的术野,同时也便于放置内植物。可以一期关闭切口的延伸部分,而伤口本身则敞开等待二期手术。

在决定是否一期关闭伤口时,还要考虑全身各系统的影响和相关条件,包括以下内容:
- 现病史和受伤机制。
- 伴随损伤。
- 患者年龄。
- 血管情况,是否有糖尿病。
- 免疫功能。
- 凝血功能。

如果邻近组织大量失活(如筋膜室综合征)时不应采取一期关闭伤口的方法,特别是以下情况:
- 冲击伤、炸弹伤。
- 热烧伤。
- 电击伤。

发生这些情况时,通常在中心受损部位周围还有一大片区域的失活组织(见 3,10.3.3)。因此,很多深部肌肉损伤的病例,在关闭伤口以前必须进行多次清创手术。另一个重要的评估因素是伤口污染程度,这可以通过询问受伤史,分析受伤机制和体检来了解。

伤口皮缘张力过大是一期伤口关闭最大的障碍。如果对张力存有怀疑,最好是将伤口开放,等到二期手术再将其关闭。打结时观察受损血管充盈或毛细血管再灌注的情况是评价皮缘张力的好方法。在缝合时发现缝线间皮缘变白,说明张力过大。皮下筋膜的对合有助于减小一期关闭伤口时皮肤的张力,但对于某些受伤机制(如撕裂伤)或受伤部位(如小腿)的创口,却不太容易做到。

### 时机

从受伤到手术的时间长短是影响一期关闭伤口决定的另一个重要因素。一般来说,未清创伤口的感染几率随着受伤时间的延长而增高。大部分手术医生赞同伤后 6~8 h 内要进行清创,有些则认为 12 h 内也是可以接受的。伤口污染越重,尽快进行清创的重要性就越高。

一些医生认为开放性骨折伤口都不能一期进行关闭。而对于那些赞同一期关闭伤口的医生而言，在上述原则的指导下，清创是必不可少的。

### 缝合材料的特点

缝合材料各式各样，种类繁多。它们各自有很多特点，但粗细、类型和可吸收性是最主要的。粗细是指缝线的直径，最好是在能够充分缝合受伤组织的前提下，使用直径最细的缝线。这可以减少缝合时对组织造成的伤害，同时也保证了在人体内遗留最少的外来材料。缝线的粗细用数字表示，0越多表示直径越细，比如，4-0要比1-0和1号线细很多。

缝线通常按它所含的纤维数目来分类。单股缝线是由一根纤维构成，由于结构简单，它穿过组织时所需对抗的阻力要小于由多根纤维拧在一起做成的编织缝线的阻力。虽然编织缝线能提供更高的拉伸强度、柔韧性和弹性，但是编织状的结构却更容易导致感染。缝线还可以根据其降解特性来分类。缝线能自行降解并被组织吸收的被称为可吸收缝线，而能始终保持拉伸强度且不能被组织吸收的则称为不可吸收线。

一般原则是，可吸收缝线用于缝合筋膜、皮下层和关节囊，不可吸收缝线则用于缝合皮肤和肌腱。合成缝线可被水解；天然缝线，如肠线，可被蛋白质水解。单股缝线造成的伤害较小，而且抗感染能力强，但在打结的牢固程度方面不如编织缝线。

表10.1-2列出的是缝线的类型和特点。根据要缝合的组织的类型来选择缝针，锥形针用于缝合易于穿透的组织，角针或反角针用于皮肤和深筋膜的缝合。

表10.1-2　缝线及其特点

| 材料 | 来源 | 类型 | 涂层 | 保留拉伸强度 | 吸收时间(d) | 吸收过程 |
|---|---|---|---|---|---|---|
| 肠线（羊） | 天然 | 单股 | 无 | 7~10 d时100% | 70 d | 蛋白质水解 |
| 聚糖乳酸（如薇乔®，快吸收薇乔®，抗菌薇乔®） | 合成 | 多股编织 | 聚糖乳酸370 硬脂酸钙 | 5 d时50% 10~14 d时0 | 42 d | 水解 |
| | | | 聚糖乳酸370 硬脂酸钙 | 14 d时75% 21 d时50% 28 d时25% | 56~70 d | 水解 |
| | | | 聚糖乳酸370 玉洁纯MP** （三氯生） | 14 d时75% 21 d时50% 28 d时25% | 56~70 d | 水解 |
| 聚卡普隆（如单乔®） | | 单股 | 无 | 7 d时60%~70% 14 d时30%~40% | 91~119 d | 水解 |
| 聚二氧六环酮（普迪斯） | | | 无 | 14 d时70% 28 d时50% 42 d时25% | 180~210 d | 水解慢 |
| 尼龙 | | | 无 | 每年损失20% | 不可吸收 | 无 |
| 聚丙烯（普理龙®） | | | 无 | 不明确 | 不可吸收 | 无 |

表格内容参考美国强生公司爱惜康(Ethican)产品

** 为 Ciba Specialty Chemicals Corp 商标

### 缝合技术

伤口关闭时应分层进行。从深至浅（视频10.1-1），先缝合伤口深部的死腔，再缝合皮肤。关节囊和筋膜通常采用单纯间断缝合（图10.1-2）、8字缝合（图10.1-3）以及连续缝合（图10.1-4）。筋膜和关节囊的缝合都必须达到完全关闭的水平，以阻止细菌从表层入侵深部关节。肌腱可以使用一些不同的缝合技术，如改良Krakow法、Bunnell法或者其他特殊的缝法。这些方法在许多教科书或专业工具书中有详细描述，在此不予详述。另外，不要设定这样的假设：这层组织必须要用特殊的缝合技术来缝合。缝合技术和缝线的选择总是根据手术医生的习惯和经验来决定的。

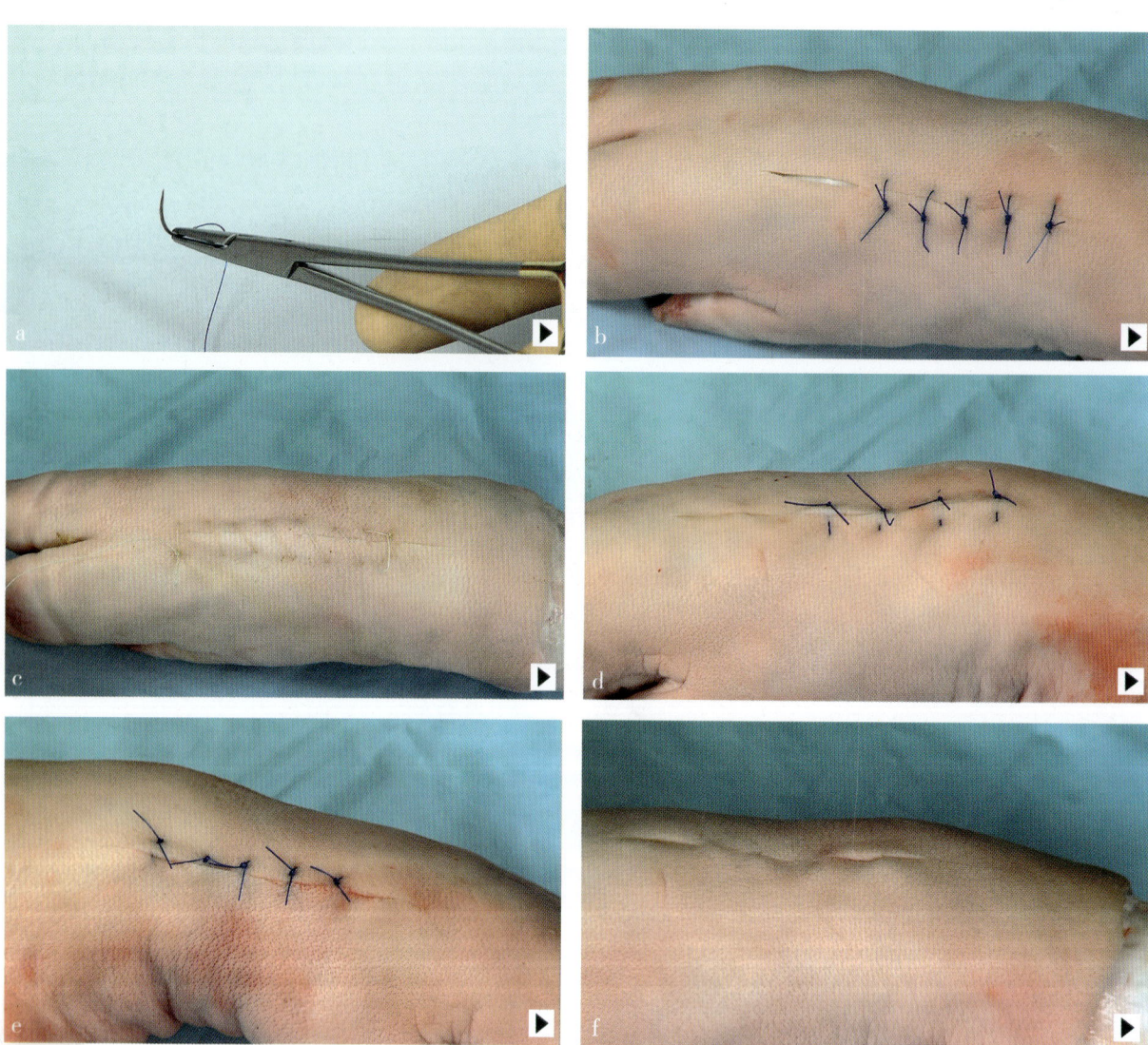

视频10.1-1　在猪脚上演示缝合技术
- a. 握持器械的方法
- b. 单纯间断缝合法
- c. 单纯连续缝合法
- d. 垂直褥式缝合法（Donati），间断或连续
- e. Allgöwer-Donati缝合法，间断或连续
- f. 单纯间断埋入式缝合法

# 伤口的关闭与覆盖技术

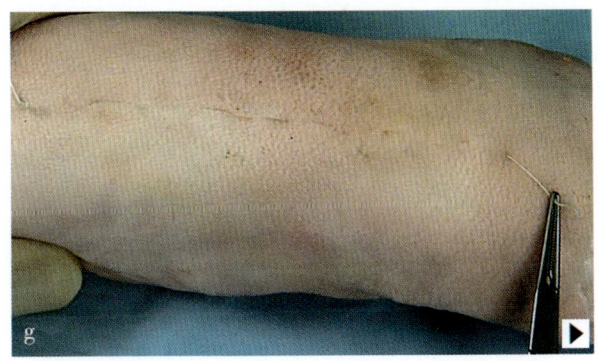
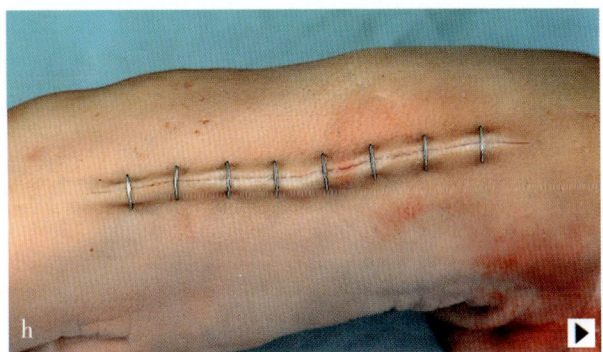

视频 10.1–1（续）
g. 连续皮内缝合法
h. 单纯间断缝合法用皮钉关闭皮肤伤口

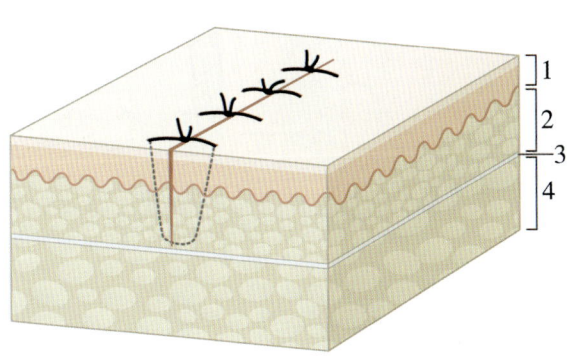

图 10.1–2　单纯间断缝合法示意图
1　表皮和真皮
2　浅层脂肪层
3　浅筋膜（皮下组织）
4　深层脂肪层

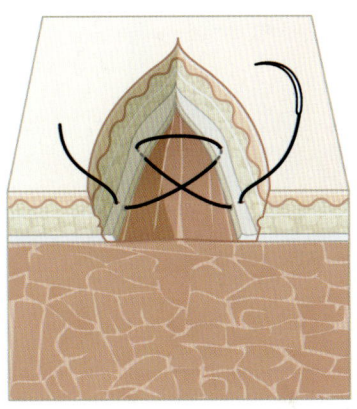

图 10.1–3　8 字缝合法示意图
通常被用来关闭深层组织，如筋膜或关节囊

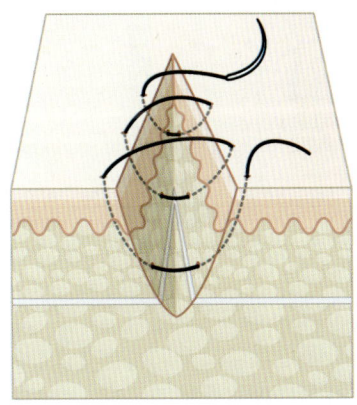

图 10.1–4　单纯连续缝合法示意图

111

以上各种缝合方法都是为了避免在缝合皮肤时皮缘产生过大的张力，以使伤口在24 h内顺利再上皮化。皮缘张力过大会损害局部血液供应，影响伤口愈合过程，缝合太密也会导致局部缺氧和随之而来的缺血，需要在这二者之间取得平衡。临床上比较难以判定皮肤的张力是否合适。提示张力变大的现象有：缝线间由于缺乏毛细血管再灌注而造成皮肤变白；缝线在皮肤上造成压痕；线结变松等。需要牢记的是，在创伤或手术后通常会伴发水肿，因此在关闭伤口后的最初几天内皮肤的张力会增高，这应该在缝合伤口时就预先考虑到。在关闭伤口时采用间断缝合而不是连续缝合的最主要的2个原因，是考虑到可能的软组织水肿和伤口污染。如有血肿形成、局部炎症和感染等情况时，可以间隔地拆除一些线结来减小张力。

为了减少皮肤张力，不进一步破坏皮肤的血液供应，缝合深层组织，如肌肉筋膜和皮下筋膜（浅筋膜）时，可采用水平褥式（图10.1-5）或垂直褥式（Donati）缝合法（图10.1-6），同时注意线结的数量和位置。单纯埋入式缝合法（图10.1-7）可以用于缝合皮下筋膜层和真皮层。

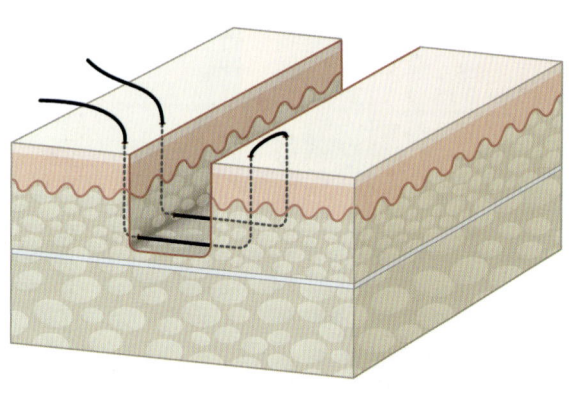

图10.1-5　水平褥式缝合法在缝合大腿和背部等皮肤较厚的部位时需谨慎使用，要避免缝合过紧

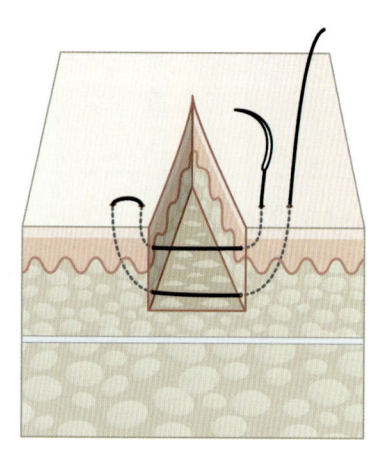

图10.1-6　垂直褥式缝合法（Donati）常被用于缝合较厚的皮下组织，但也可以如图所示一样用于缝合皮肤

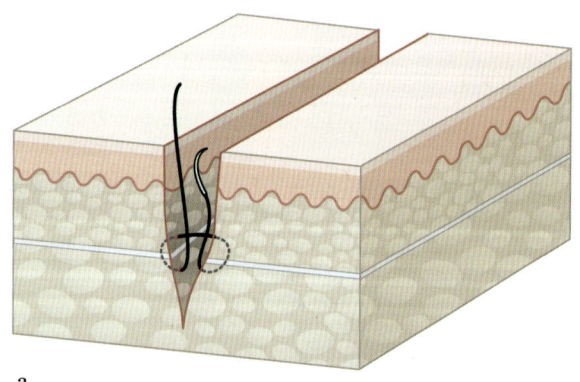

a

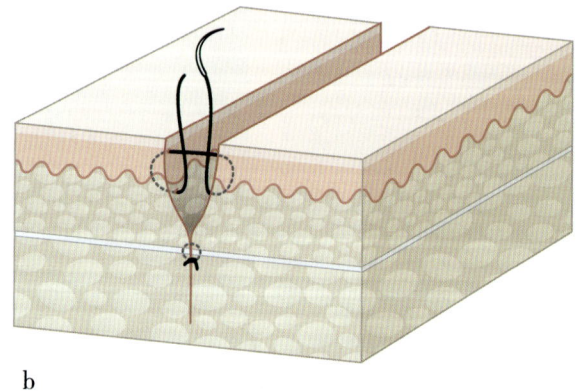

b

图10.1-7　单纯埋入式缝合法可以用于缝合多种不同组织
a. 缝合皮下筋膜层 线结位于下方，注意这里没有缝合脂肪
b. 缝合真皮层 线结位于下方

皮肤的缝合方法有很多。最牢固的方法是，先用可吸收线用8字缝合法缝合真皮层，再用皮内缝合法缝皮(图10.1-8)。使用不可吸收线连续皮内缝合可以减轻炎症反应，从而使生成的瘢痕最小(图10.1-8)，但需要拆线。肢体部位的缝线通常建议在术后10~14 d拆除。在一些令人不太放心的或是特殊部位，如大腿或跟骨，可以考虑3周后拆线。使用可吸收线进行皮内缝合时，缝线吸收降解过程中会引发一段时间较长的炎性反应过程。

Allgöwer介绍了一种替代垂直褥式缝合法的Allgöwer-Donati缝合法(图10.1-9)，其出针位置在对侧皮缘的真皮层，这种技术使用3-0或4-0不可吸收线，使皮缘在同一层面上靠拢，且不伴有翻转或凸起，术后几乎看不见瘢痕。对于可能出现不确定血供问题的一侧皮缘，要采用皮内缝合的方法，把线结打在血供好的伤口皮缘那侧。

对于伤口成角，特别是T形伤口，可使用角缝合法(图10.1-10)。在一期关闭伤口出现暂时性肿胀时，可采用一种名为重叠或远—近—近—远缝合法(图10.1-11)，这种缝法必须小心使用，因为它会引起很大的皮肤张力。如果肿胀没有很快消退，就可能引发组织坏死。不要在伤口的角落、皮瓣的尖端进行缝合，特别是真皮层，这样才不会破坏血液的灌注。在远离伤口角落或皮瓣顶端一定距离处缝合一针，用细缝线打一个结，可以做到良好的对合。也可以使用无菌胶布黏贴。

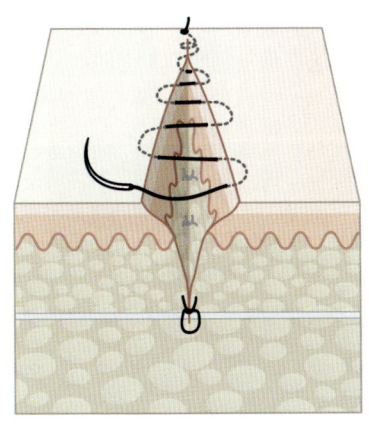

图10.1-8 连续皮内缝合被用于美容手术，降低皮肤缝合的张力是通过缝合皮下筋膜层或真皮层来实现的

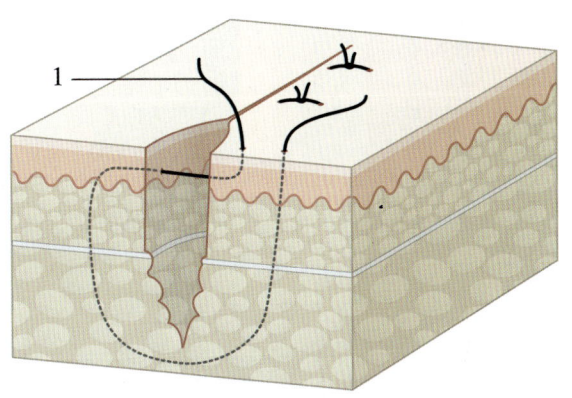

图10.1-9 Allgöwer-Donati缝合法，注意对侧伤口的缝线(1)位于真皮层内

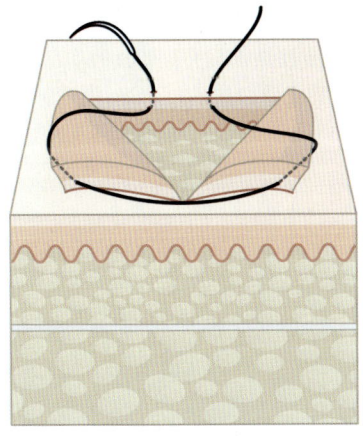

图10.1-10 角缝合法

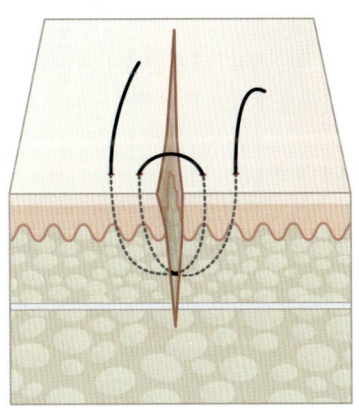

图10.1-11 远—近—近—远缝合法

皮钉虽然很受欢迎,但如果要达到美容、不留瘢痕的效果,则不是首选。皮钉操作快捷但不精确,且必须在规定时间内拆除,以避免造成阶梯样瘢痕,或引起伤口增宽及继发的伤口开裂,最终形成难看的瘢痕。

干净的小伤口可以通过非侵袭性的技术来处理,如黏合胶带,皮肤黏合剂。

当无法实现一期关闭伤口时,可以考虑延期关闭。一期关闭伤口时可使用人工合成的皮肤替代物覆盖,当肿胀消退后再缝合伤口。

### 10.1.3　二期关闭

在有些条件下,一期或延期关闭伤口并非是明智的选择。对于筋膜切开减压术后或创伤后显著肿胀的伤口就不能在一开始,甚至是 48 h 内关闭伤口。此时,可以采用其他一些关闭伤口的方法,尽管它们并不完美。大的手术切口可以通过弹性减张缝线来固定,可以达到拉近伤口皮缘,促进肿胀消退的效果(图 10.1 - 12)。把它用在筋膜切开减压术后的伤口时,需要移植的皮肤面积会显著减小,甚至完全不用移植。

如果一期关闭伤口时出现了裂开,过大的皮肤张力又无法直接关闭,这时就需要对伤口皮缘进行清创并敞开,等待通过肉芽组织生长和再上皮化来完成二期伤口关闭。下列方法可能有助于加快这个过程:
- 伤口负压吸引治疗。
- 抬高患肢,消除肿胀。
- 动静脉脉冲系统等的应用。

二期关闭伤口的缺点在于:
- 延长伤口关闭的时间(可能长达几周)。
- 感染的风险。
- 更大的瘢痕。
- 可能需要进一步伤口处理。

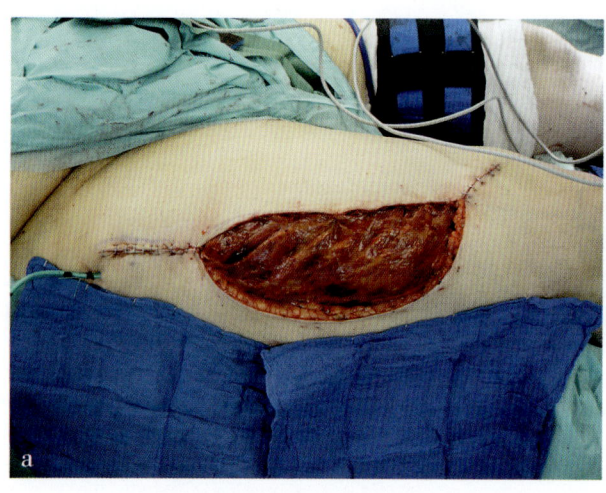
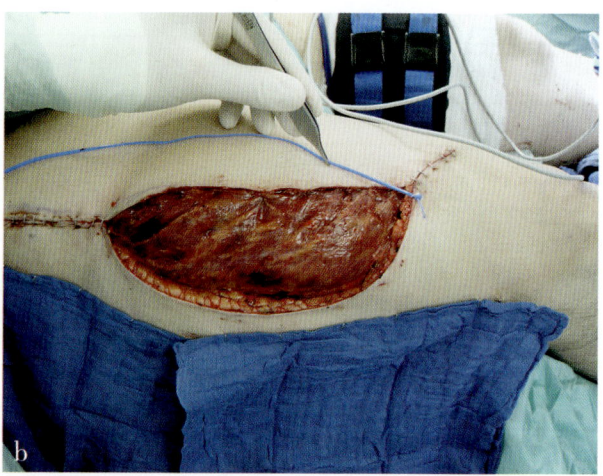

图 10.1 - 12　使用弹性减张缝线关闭伤口,这种技术常用于缩小那些不伴有皮肤缺损但肿胀明显的伤口皮缘。将弹力带(一种用于术中牵拉血管和神经用的外科弹力带)用皮钉以一种穿鞋带的方式固定于伤口皮缘,随着肿胀的消退,这种方法可以使上述伤口在几天之内就被关闭

a. 大腿外侧皮瓣取下后遗留的伤口,其近端和远端一期缝合
b. 弹性减张缝线打结后,用皮钉固定在伤口一端的皮肤上

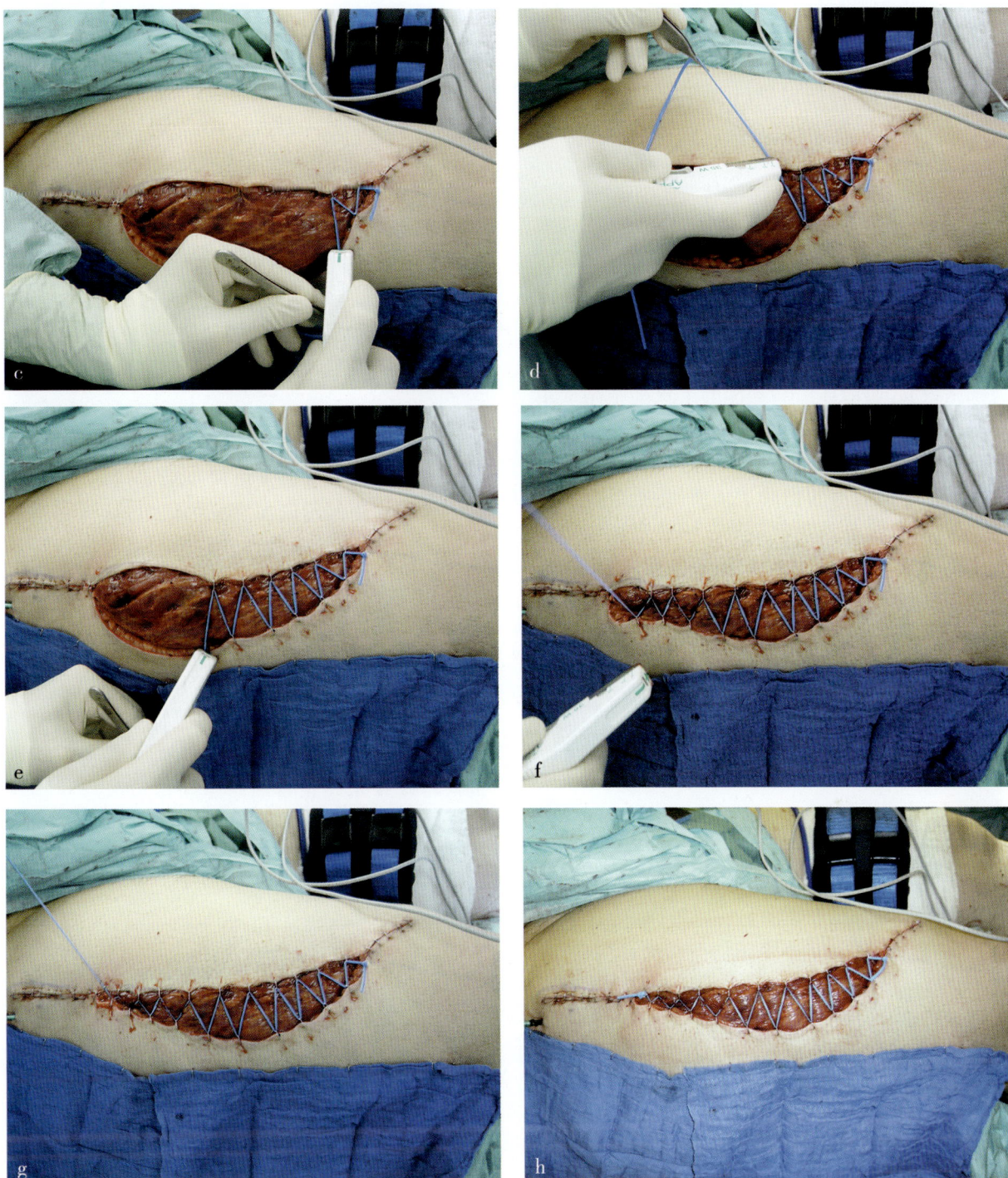

图 10.1-12（续）

c~g. 采取不断换边的方式，弹力带通过固定的皮钉下方来回穿梭，以 Z 字形跨越伤口区域，虽然被皮钉固定，但弹力带仍可以在皮钉下方的孔眼中滑动

h. 将最后 1 枚皮钉固定后，在弹性带末端要打结，以防弹力带从最后 1 枚皮钉中滑出，然后以不断抽紧"鞋带"的方法，拉近伤口两侧皮缘的距离

## 10.2 皮肤移植及其替代物——原则

作者 Lars Steinsträßer，Sammy Al-Benna

### 10.2.1 引言

皮肤由3个层次构成：表皮、真皮和皮下组织（见2.1，4.1）。表皮的表层主要由上皮细胞即角质细胞组成，而最深层和基部的上皮细胞则固定在基部的基底膜上。这些原始上皮细胞不断分裂并向表层迁移，用以补充被磨损掉的表皮细胞。这些迁移而来的细胞构成了角质，角质是抵御机械应力、减少水分蒸发以及抵抗感染等环境侵害的重要屏障。真皮是结缔组织动态层，占皮肤最浅表2层厚度的90%左右。真皮由浅部的乳头层和深部的网状层组成，乳头层含有网层的固定桩。纤维母细胞是真皮中的主要细胞类型。它能够生产细胞外基质蛋白和胶原等重要结构。皮肤的附属物如皮脂腺和汗腺也存在于真皮之中。真皮中的毛囊及周边上皮是非全层损伤的上皮细胞再生的来源。

用于移植的皮肤需要同自身的血供及取皮部位完全分离才能移植到受区。皮肤从身体的一个区域被移植到同一个体的另一区域，称为自体移植；皮肤在同一物种的2个不同个体间移植，称为同种异体移植（同种移植）；相应的，皮肤在2个不同物种间移植，称为异种移植。皮肤移植是一项外科手术，其目的是使皮肤或皮肤替代物修复损伤的皮肤缺口，从而修复皮肤的功能（见2.1）。皮肤移植主要用于软组织创伤或手术切除造成的损伤，这种损伤往往不适合一期缝合或不需进行皮瓣手术。皮肤移植具有手术时间短、术后住院时间短等优点；此外，如能正确地运用皮肤移植手术，可使移植皮肤具有良好的外形及功能。

皮肤移植适用于任何创面过大、无法直接缝合的软组织缺损，或用以防止有活力的创面（如肉芽组织、肌肉、筋膜、腱鞘、血管外膜等）自发的伤口挛缩。这些有活力的创面可以促进移植皮肤血供的形成。肉芽组织是一种具有良好血管化的纤维结缔组织，替代了纤维团块组织（见4.1）。通常来说，任何形成了肉芽组织的创伤或缺损都可用皮肤移植术治疗。然而对于无法形成肉芽组织的伤口，或有明显的骨、软骨、肌腱、内植物（如接骨板、螺钉、假体等）或尼龙网等暴露的伤口，均不适合进行皮肤移植。这种情况则需转移有自体血供的组织进行外科修补，如皮瓣（见10.3~10.6）。

采用皮肤移植手术要考虑许多因素，如患者的整体和局部情况、伤口的部位和大小，以及术后外观及功能恢复。

### 10.2.2 植入

皮肤替代手术通常由两步组成：第一步是通过手术清除任何污染或坏死的组织，从而获得清洁创面；第二步包括将皮肤移植到血供良好且清洁的创面上。植入（engraftment）是移植组织和受体组织一体化的过程。自体移植和同种异体移植最终会形成新生血管连接，进而使细胞及细胞外基质重建真皮组织。只有自体移植可以恒久地维持移植的效果，而同种异体移植物和异种移植物仅可被受体临时接纳，最终仍会产生排异。植入的最终效果是使正常组织重新构筑表皮和真皮（见4.1），从而使缺损的皮肤永远地被健康的皮肤所替代，达到一期愈合的效果。皮肤移植遵循4个明显而独特的阶段：

1. 纤维蛋白黏附（fibrin adherence）。
2. 血清吸收（serum imbibition）。
3. 结合（inosculation）。
4. 血运重建（revascularization）。

**纤维蛋白黏附阶段**

纤维蛋白渗出是正常止血过程的一部分，可使移植皮肤在初期与组织床黏附在一起。在48 h内，纤维蛋白开始分解。与此同时，增殖的纤维母细胞和蓄积的胶原替代纤维蛋白继续维持移植皮肤与植皮区域的黏附状态。这种黏接的强度会迅速增加，约在4 d内就可形成坚固的附着，在正确护理的前提下，可以放心地处理移植的皮肤。

**血清吸收阶段**

血清吸收或液体吸收常在术后4 d内出现，可表现为移植皮肤的肿胀。血清吸收是否在维持移植皮肤的生存过程中提供营养尚有争议。

### 结合阶段

结合即指移植皮肤内存在的血管和受区肉芽组织新生的血管之间的直接吻合。

### 血运重建阶段

新生血管长入移植皮肤内从而重建血运。这一现象在术后4 d内开始出现。目前尚未确切了解其内在机制,整个过程可能分为以下3个不同阶段:

- 结合:移植皮肤已有的血管和创面上的新生血管之间的吻合。
- 血运重建:新生成的微血管从受区长入移植皮肤的血管通道。
- 新生血管:新生血管以固体芽状的形式从受区组织床穿过纤维蛋白层,沿移植皮肤中已有的血管结构进入移植皮肤。这种固体芽状血管的内皮随后打开形成血管,从而开始对移植皮肤进行灌注。

血运重建成功及植皮组织愈合的最重要临床表现是移植皮肤呈粉红色且附着良好。此后,植皮组织重构成正常皮肤组织结构的最终过程随即开始。

## 10.2.3 中厚植皮

### 定义

中厚植皮(STSG)由包括基底膜在内的表皮和一定厚度的真皮组成。中厚植皮还可再细分为:

- 薄层移植(0.008~0.012 mm)
- 中层移植(0.012~0.018 mm)
- 厚层移植(0.018~0.030 mm)

### 适应证及优点

中厚植皮通常用于皮肤缺损面积较大且全厚植皮不适用,或者对皮肤外形美观的要求不高时(见12.5)。中厚植皮对皮肤成活的理想条件并没有全厚植皮那么苛刻,且中厚植皮可应用的范围广泛,如较大伤口的覆盖(包括线性腔隙)、软组织缺损的表面重新修复、肌肉皮瓣的覆盖(图10.2-1)或皮瓣供体部位的闭合。中厚植皮取皮处的皮肤将在7~14 d内由剩余上皮的毛囊及其他表皮附件进行自发的愈合。取皮处的皮肤一经治疗即可完成愈合,而移植皮肤的愈合时间则随着移植厚度的增加而延长。

### 缺点

中厚移植的皮肤容易受到排异,特别是下方软组织垫较单薄时。皮肤愈合时会产生收缩的倾向,无法沿宿主的组织生长。由于移植部位缺乏正常的皮肤附件,因此移植的皮肤愈合后看上去比正常皮肤更加光滑或光亮。它们常与正常皮肤有不同色泽表现,表现为色素沉着过多或缺乏,这在深色皮肤的个体中尤为明显。这种质地薄而光滑且缺少毛发的移植皮肤,有一定的功能但不美观,因此,当用于覆盖诸如大面积表面磨损、脱套伤或烧伤等大面积伤口时,中厚植皮可能会使皮肤出现"面具样外观"这种不希望看到的情况。最后需要指出的,同样很重要的一点是,手术在取皮处造成的伤痛往往大于植皮处,此外还会发生永久性的色素减少(表10.2-1)。

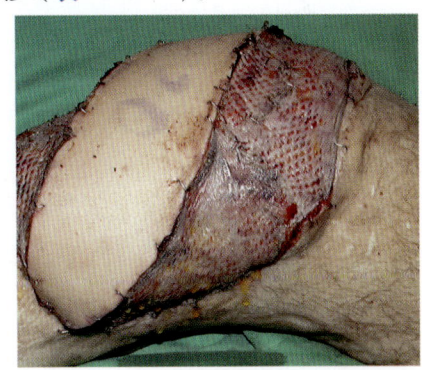

图10.2-1 游离背阔肌皮瓣覆盖膝关节前方软组织缺损,椭圆形的皮岛使组织间更匹配,也有利于皮瓣血运的监测。剩余的背阔肌瓣表面采用中厚植皮覆盖

表 10.2-1  中厚植皮与全厚植皮比较表

| 参数 | 中厚植皮(STSG) | 全厚植皮(FTSG) |
| --- | --- | --- |
| 结构 | 全层表皮和部分真皮 | 全层表皮和真皮 |
| 毛发生长 | 不可以 | 可以 |
| 指征 | 暂时或永久性,大创面 | 强调美观,无需做皮瓣,小创面 |
| 移植成功率 | ↑ | ↓ |
| 移植坚固性 | ↓ | ↑ |
| 收缩率 | ↑ | ↓ |
| 外形美观 | 较差(包括颜色和质地的匹配) | 较好 |
| 适用部位 | 大腿和手臂,前臂内侧,腹部,背部,臀部,头皮(特别对于儿童) | 耳前,耳后,锁骨上区域,腹股沟折痕外侧,耻骨上区域,手臂内表面 |
| 取皮量 | 取决于愈合时间,取皮处可以在14 d以内重复取皮 | 可使用的皮肤有限 |

## 禁忌证

中厚植皮的禁忌证包括挛缩明显、会对功能造成影响的伤口,或者会受到机械摩擦和需要美观的伤口。相比于全厚植皮,中厚植皮中皮肤颜色缺失、纹理匹配以及皮肤附件结构缺乏均会造成混杂交错的外观。如果原始软组织缺失较少,在美观效果方面,二期愈合(见 4.1)的效果要强于中厚植皮。此外,二期愈合中,肉芽组织填充使不同深度的伤口愈合至与周围正常皮肤同一水平,其效果优于中厚植皮。

## 技术(视频 10.2-1)

中厚植皮皮肤消毒时不宜选择碘伏,因为碘伏会造成皮肤黏滞,取皮时影响取皮刀沿皮肤滑动。在切取用于移植的皮肤前,应测量所需皮肤的大小。植皮刀是常用的取皮工具,有多种型号,但大多都包括刀片及刀片护罩两部分。取皮前先安装刀片,护罩则用于决定取皮的宽度。如要在植皮皮片上打孔的,则取皮的皮肤的宽度需与网格打孔的比例相适应。例如,当皮肤缺损为 3 英寸(7.6 cm)且网格比为 1∶1.5 时,应设法取得 2 英寸(5.1 cm)的皮片。同时,还要注意选择适当的取皮深度。当进行中厚植皮时,可使用 15 号刀片确认正确的刀片深度。皮肤移植应依据下述几个要素选择取皮位置:

- 皮片所需大小。
- 取皮部位的皮肤条件。
- 手术的便利性。
- 外观美观效果。

取皮时,通常选取易被衣物遮盖部位的皮肤,如大腿、上臂、背部、腹部、臀部等。取皮时应避开容易摩擦或有瘢痕的皮肤。

在取皮处皮下注射生理盐水可使皮肤膨胀,有助于取皮。另外,生理盐水中可混用利多卡因或肾上腺素,这样可以减少术后取皮处疼痛及出血。术前准备还包括使用氯己定等矿物油或其他黏性液体,这些液体的润滑作用可防止植皮刀在取皮时发生跳切遗漏。我们可用压舌板或锋利的巾钳,使皮肤纵向牵张,从而使取皮表面尽可能平坦。如用正确手法切取皮肤,取皮处可见排列均匀的点状出血(图 10.2-2)。

切取下来的皮片接下来将通过打孔增加其面积(图 10.2-3),并安全地放至受区,这些将在后文中详述(见 10.2.7)。

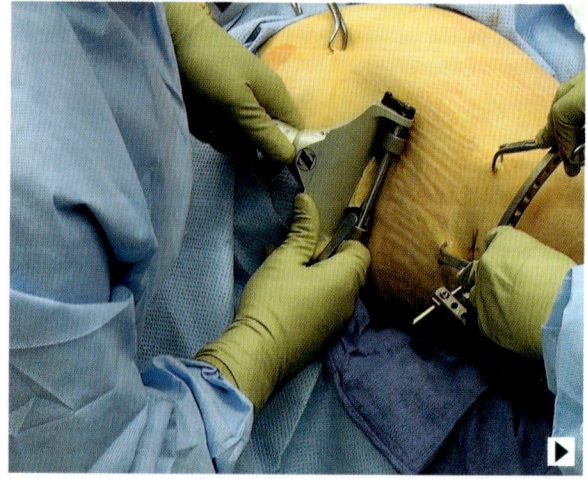

视频 10.2-1  中厚植皮手术的取皮、打孔及植皮过程演示

# 伤口的关闭与覆盖技术

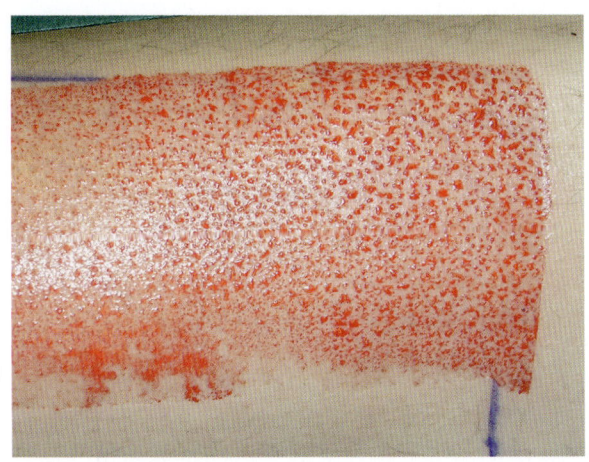

图 10.2-2　当用正确手法切取中厚皮时,取皮处可见排列均匀的点状出血

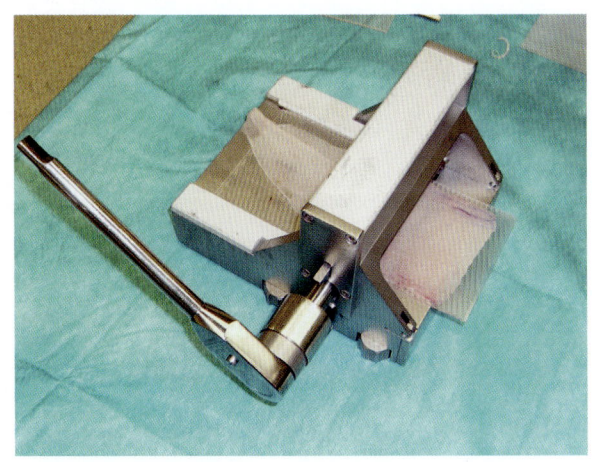

图 10.2-3　刚取下的中厚皮通过打孔机做出适当大小的网格,以恰到好处地匹配伤口大小

## 10.2.4　全厚植皮

### 定义

全厚植皮(FTSG)包括表皮和全部真皮。全厚植皮的来源主要是皮肤足够松弛、可确保取皮后可直接闭合部位的皮肤。移植皮肤的真皮层越厚,术后移植皮肤越类似于正常皮肤的性质。这是由于较厚的真皮带有更多的胶原蛋白、更广泛的真皮血管丛以及更多的表皮附件。

### 适应证及优点

全厚植皮适用于临近组织缺乏或滑移度差的皮肤缺损。当脸部暴露部位不适宜进行局部皮瓣手术时,全厚植皮可成为理想的选择。脸部特别适合进行全厚植皮的部位是:

- 鼻尖。
- 眼皮。
- 前额。
- 耳。

这种植皮同样适用于手指和脚趾,但较少用于四肢的其他区域。相比于中厚植皮,全厚植皮保留了更多的正常皮肤的特征,包括颜色、纹理以及厚度等。同时,全厚植皮也可减轻皮肤愈合时发生的挛缩,这对脸部、手部以及活动关节的表面皮肤具有重要的意义。儿童全厚植皮的皮肤可随着个体的成长而生长。用于修复手部及足部全层缺损的取皮部位通常选取腹股沟折痕外侧、耻骨上区域或手臂内侧皮肤,头颈部全厚植皮的取皮部位则选取耳前、耳后区域或锁骨上区域的皮肤。

### 缺点

全厚植皮的应用范围并没有中厚植皮那么广泛,这是因为全厚植皮的应用被限制于相对较小、未被污染且血供良好的伤口。由于植皮的移植和成活需要大量的组织血管再生,因此全厚植皮对创面的条件要求更为严格。取皮部位的皮肤切口必须被先闭合,也有切取其他部位的中厚植皮一期修复取皮缺损的,但比较罕见(见表 10.2-1)。

### 禁忌证

应用全厚植皮最主要的限制是皮肤的大小。通常情况下,移植的皮肤大小被限制在 1~2 cm 内。此外,植皮处需拥有良好的血供以支持移植皮肤的生长。

### 技术

"颗粒状移植皮片"是常用的取皮方法。如提起少许前臂掌侧皮肤,用手术刀在提起皮肤的底部环形切断。取皮的大小通常是 1~1.5 cm 圆形的全层厚度的皮肤,它可用于覆盖手指部暴露的伸肌腱等。应先关闭取皮处的伤口,并在移植前先去除移植皮肤的全部皮下脂肪。

## 10.2.5 皮肤替代品

自体移植时用于移植的皮肤有时会数量不足,影响植皮手术的完成;而同种异体移植和异种移植的移植皮肤寿命有限。况且,同种异体移植还有潜在的携带病毒感染的风险,如 HBV、HCV、HIV 以及朊病毒等。朊病毒可耐受传统的消毒灭菌法,并已证明可在冷藏保存或甘油保存的组织中存活。这些风险都已经得到了案例报道的证据支持[3]。人造组织或组合生物材料可以成为良好的自体移植的替代品。与同种异体移植和异种移植不同,新一代的组织工程方法使人造皮肤不会受到患者机体的排异。

最近的研究成果已被用于人造皮肤替代品的开发。尽管没有人造皮肤制品能够完全等同于患者自身的皮肤,但是人造皮肤可以使医生在治疗较大伤口时克服皮肤来源匮乏的问题,从而成为令人满意的手术备用方案。人造皮肤由合成表皮以及胶原蛋白基底的真皮所组成(如硅胶和单层或双层的胶原蛋白基质:Intergra®, Intergra Life Sciences Technology, Plainsboro, NJ, USA)。人造真皮由网状纤维支架组成,以供新的组织形成。纤维母细胞、血管、淋巴管以及神经纤维从周围正常组织长入人工纤维支架,人工纤维支架最终被吸收,而上述这些结构则可形成新的真皮。

人造硅胶层表皮是减少人造真皮替换过程中的体液流失的屏障和密封措施。透过这层透明膜可以检视伤口情况,膜本身会逐渐与真皮层脱离分开。2~3 周后,硅胶层可发生脱落,此时可用中厚植皮术或已培植好的表皮覆盖伤口。真皮替代品和人造皮肤制品有不同品牌和特性的产品以供选用,包括 Apligraf®、TransCyte®、MATRIDERM® 和 Dermagraft®(图 10.2 - 4)。

多年来,研究的目标之一是从上皮细胞中人工培植皮片。这些人工的自体移植材料需要采集患者的活体组织,进而在试管中培植细胞以建立融合皮片。目前,正在对从骨髓或血液中获得的干细胞附属物进行临床评估[4]。这种方法有望最终减少自体移植的皮肤用量,尤其当机体皮肤严重或大面积损伤时,如 50% 以上的全层皮肤烧伤患者,以及创伤骨科中的大面积套脱伤患者[5],这种方法可降低并发症发病率。这种培植方法的主要缺点在于高昂的花费,以及极度脆弱的人工皮片易受感染侵害。然而,人工培植皮肤可以克服因未受伤部位的皮肤来源有限而造成的治疗病程拖延。因此,人们在这项研究上投入了多方面的努力,包括创伤修复、免疫学、分子生物学方面的研究等。

## 10.2.6 脱套伤皮肤的皮肤移植

脱套伤是碾压撕脱伤的一种,其发病率较高,且有一定死亡率(见 3.3)。因此,对于脱套伤,一个首要的目标是建立脱套部位的皮肤覆盖。如果撕脱的皮肤边缘在修剪前或修剪后有真皮层出血,则保留该皮肤。有时,皮肤下方的脂肪也需修剪,随后将修薄的皮瓣缝回原位。由于脱套皮肤的血管丛被破坏或纵向营养血管的长度不够,致使采用显微外科技术分别进行再植也很难恢复真皮的血供。此外,如果撕脱的皮肤基底狭窄,皮瓣存活可能性也很低。因此,许多学者提倡将明显脱套的皮肤修剪后直接进行全厚植皮或中厚植皮,以保证大多数剥脱部位得到良好的覆盖(图 10.2 - 5)[6~8]。通常,只要创面血管化良好且清洁时,可以马上回植;否则需将修剪好的皮肤用消毒纱布包好并存放于冰箱之中,一旦伤口条件达到要求,应于 2~5 d 内将存储的皮肤进行回植。

从撕脱的皮瓣上获取大面积、均一的皮肤对技术有较高的要求,它需要皮肤保持弹性。可能出现的困难包括:

- 由于撕脱或脱套损伤造成皮肤自身弹性的缺失。
- 皮瓣深表面不规则,阻碍了切取质地均一的皮肤。这主要是由于与皮肤排列走行方向不一造成的,特别是当取皮方向与郎格线相切时(见1)。

人们使用了许多方法来克服这些困难,如让两名助手在一块大的腹部用的纱布垫上展开皮片,使其压力平均分布,同时使用手持刀片或是特制的刀片(Gibson - Roots)进行操作[9]。

脱套皮肤下方积液会影响移植皮肤与血管化创面的紧密接触,从而降低移植的成功率。对创面进行细致的止血、网状植皮的应用以及压迫敷料的使用等,可以降低血肿形成的风险。如果在植皮后 1 d 内更换敷料,则可使积聚在皮下的血肿

# 10 伤口的关闭与覆盖技术

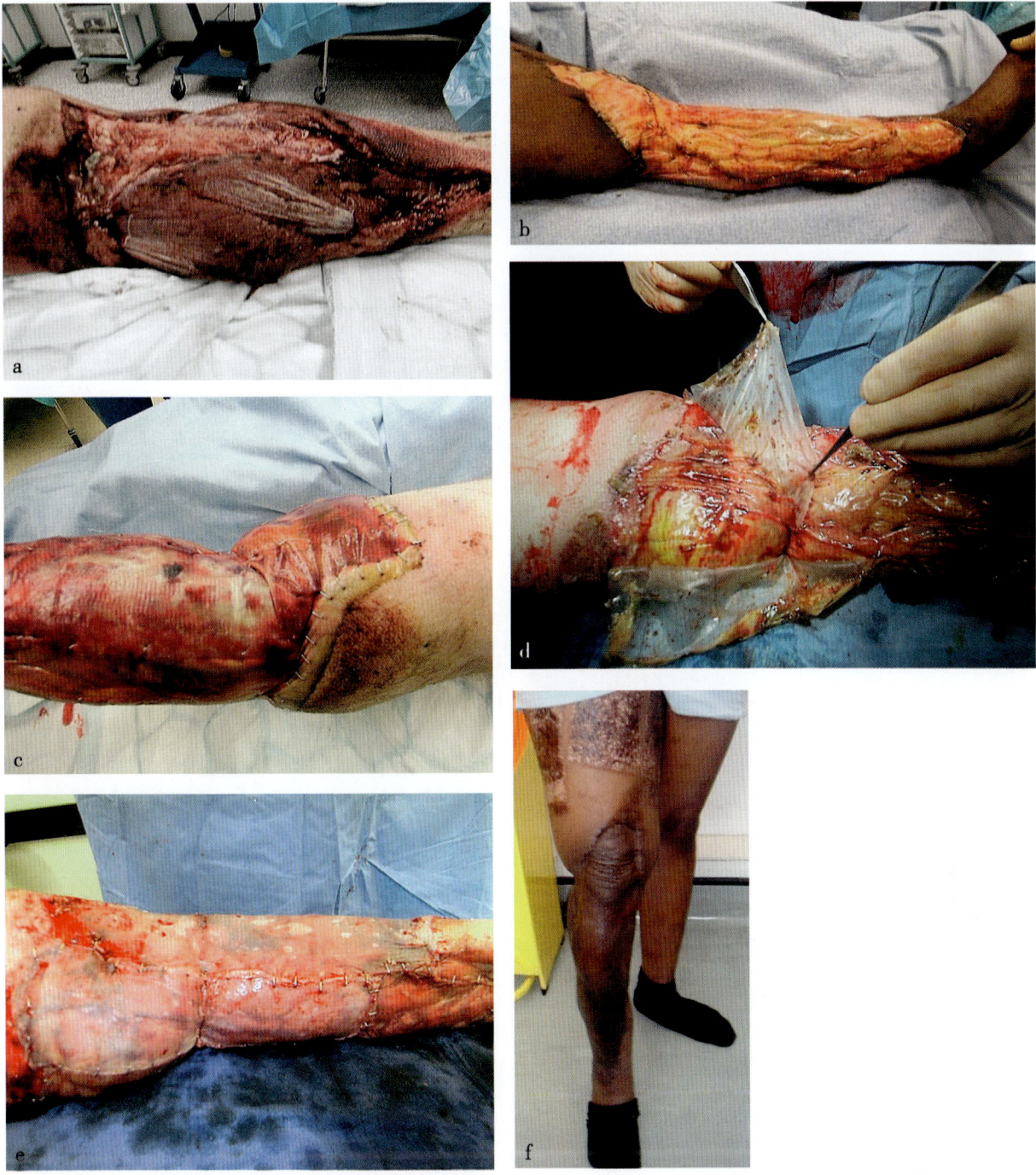

图 10.2-4 右膝和小腿前外侧广泛的全层皮肤缺损
a. 清创后可见肌肉
b. 使用真皮替代物和硅胶层 2 d 后,注意图中浅黄色的为皮肤替代物
c. 使用真皮替代物 2 周后,注意图中呈补丁状红色的为皮肤替代物,代表血管的长入
d. 从真皮替代物上剥离硅胶层
e. 立刻进行中厚植皮并用皮钉固定
f. 术后 6 个月中厚植皮完全愈合。注意膝盖上方的移植皮肤呈有弹性的皱纹形状,伴色素沉着,而大腿取皮处的皮肤颜色深浅不一

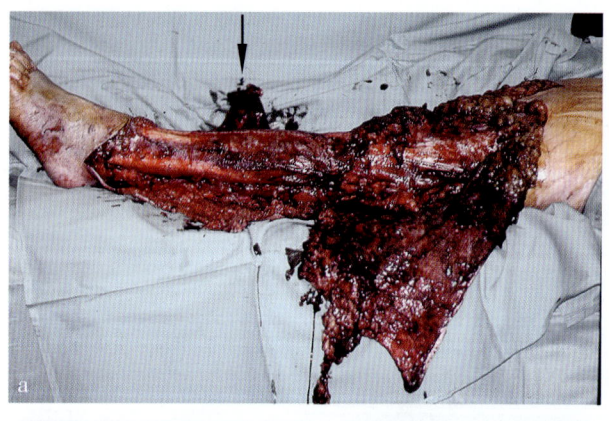
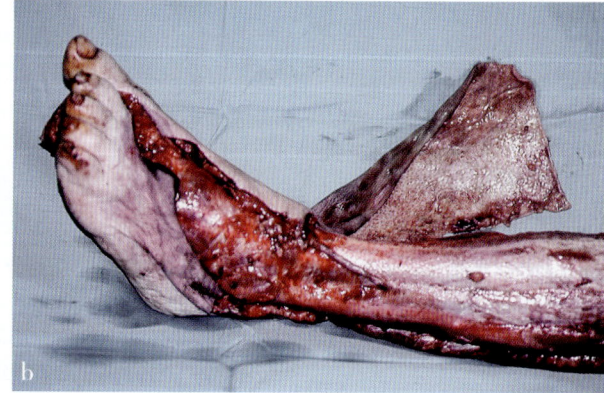
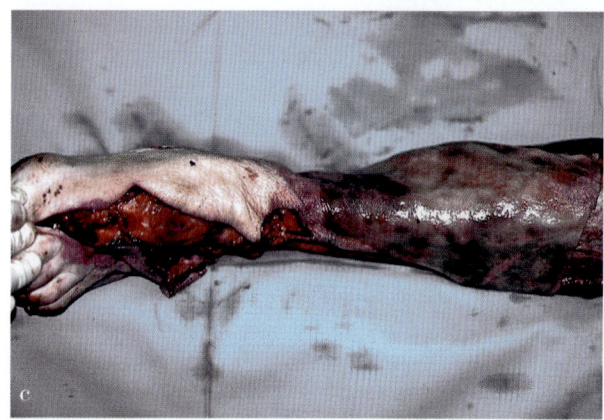
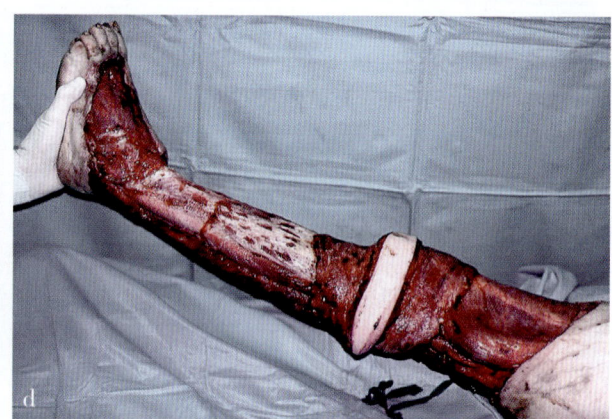
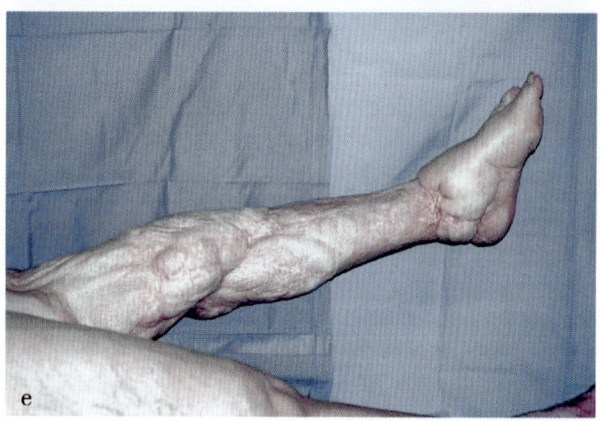

图 10.2 - 5　左腿大面积套脱伤

a. 小腿脱套的皮肤,其远端靠近内踝处有一狭窄的蒂部相连(箭头)
b. 去除脂肪后的皮瓣
c. 重新调整这个长宽比例不佳的带蒂皮瓣的位置,它可以作为全厚植皮来覆盖小腿的内侧
d. 从颅外侧取下的全厚皮,打孔后,植于小腿外侧。膝盖的皮肤缺损用游离背阔肌肌皮瓣覆盖,保留一部分皮岛来监测皮瓣血运情况(国外很多医生取背阔肌肌皮瓣时,只在部分背阔肌肌瓣的表面保留皮瓣,其余大部分背阔肌作为肌瓣进行移植,这样做的好处是供区的皮肤缺损少,外观较好,无须另外植皮)。剩下缺损的部分采用中厚植皮的方式覆盖
e. 1 年后整条腿完全愈合

或血清肿通过切口和打孔的部位排出,使移植物再粘连,防止植皮失败。对于潜行脱套伤,观察皮下积液会更困难。

## 10.2.7 移植方法及敷料包扎

**移植皮片打孔**

当计划植皮时,外科医生需要决定是否对取下的皮肤打孔。可以用手术刀在皮肤上切小口或"开窗",也可用打孔机在取下的皮肤上制造网格(图 10.2-6,见视频 10.2-1)。在皮肤表面"开窗"可使创面的血清肿液体排出,减少皮下积液,促进植皮的存活。"开窗术"适用于任何类型的植皮,除非患者对皮肤美观要求较高。打孔可使移植皮肤展开,这对于覆盖大面积的皮肤表面很有用处。然而,打孔后皮肤的最后上皮形成会推迟,并且在外观方面不甚美观,即愈合后皮肤表面会形成永久的菱形图案(图 10.2-7)。

皮肤打孔机适用于需要对整个皮片进行扩张的植皮手术(图 10.2-3)。有多种打孔机可以选择,每种打孔机都能在皮片上切出整齐划一的均匀孔隙,孔隙间距最小可达 0.1 cm。这种打孔器可使皮肤扩张比率达 1:1、1.5:1、3:1 甚至 9:1,不过不建议使用扩张比例过高的皮片(如 9:1)。网格越宽大,可覆盖的伤口区域面积越大;而上皮形成、伤口愈合时,会因为网格状孔隙过大,需要更多组织填充而影响愈合,使愈合时间延长。在这段时间内,有一定的植皮失败的风险。除此之外,皮肤网格化范围越大,下述潜在危险就越高:

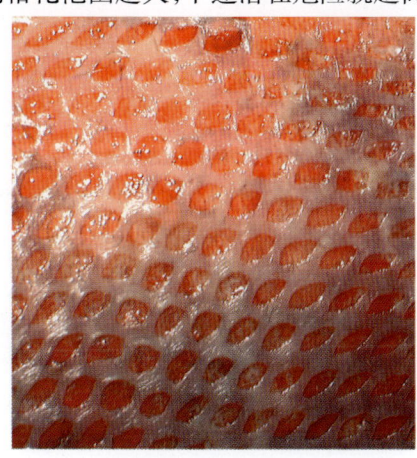

图 10.2-6　打孔后的中厚皮呈菱形图案

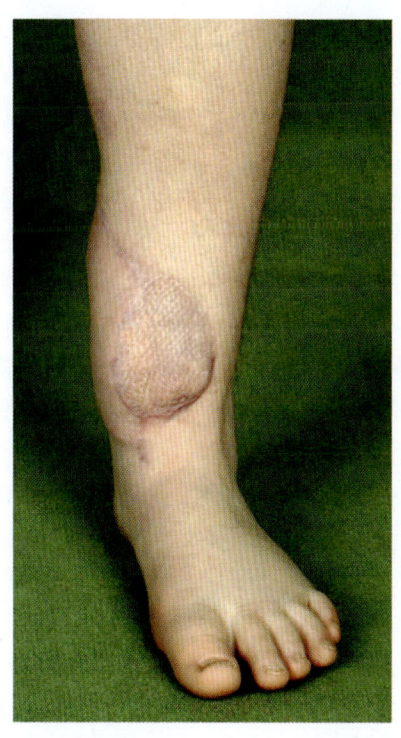

图 10.2-7　移植皮肤愈合后呈永久的菱形图案

- 增生性瘢痕。
- 不耐磨。
- 柔韧性不足。
- 关节活动受限。
- 永久性外观损害。

中厚植皮前应准确测量皮肤缺损面积,使植皮与缺损面积比例达到 1:1.5,这意味着约需要 11 cm×3 cm 的皮片以覆盖 10 cm×5 cm 的缺损。考虑到切取的皮肤在扩张到原来 1.5 倍的同时,其长轴上的长度会有少量丢失,因此在切取中厚植皮时,所需长度应比伤口实际长度长 10%。打孔时将皮肤真皮面朝上放于托板上,通过手动曲柄把皮片和模板穿过打孔机打孔。皮片在植到创面之前要用湿纱布包裹(见视频 10.2-1)。

**固定植皮皮片**

移植皮肤在符合植皮条件的组织床上应保持足够长的固定时间,以使移植皮肤成功血管化(即组织连接和血管再形成)。所有技术都是用来维持移植皮肤与下方创面之间的固定,以防止二者之间发生剪切,破坏其血管化进程。自 1929 年开始,Blair 和 Brown 就强调用精心设计的敷料使移植皮肤表面压力均匀分布[10],此后外科医生就开始使用各种所谓的压力敷料来压迫移植皮肤[11]。这一观点在1957年被 Gillies 和 Millard 证实并确立[12]，他们提出使用加压敷料以拉紧和压迫移植皮片。然而，首先应把皮片固定在正确的位置上。有许多方法被用于固定皮片，包括缝合、皮钉、组织黏合剂等。在过去20年中，组织黏合剂的使用颇受推崇。这种生物黏合剂以凝血酶和纤维蛋白原作为其主要成分，凝血酶使纤维蛋白原转化为纤维蛋白，纤维蛋白在凝血途径最终的共同通路中发挥作用。为使效果更佳，这两种成分中还需混以辅酶，这样可在创面和移植皮肤之间建立纤维蛋白基质。纤维蛋白胶水首次用于皮肤移植的报道见于1944年[13]。这项技术的优点在于无需使用缝线、皮钉或大量敷料固定移植皮肤，因此换药的过程也被省去，这样可避免在换药和护理时给患者带来的身体不适与焦虑。有报道称，纤维蛋白胶水可减少血肿的发生和血清肿的形成，以防止皮肤过度紧张。纤维蛋白胶水还有助于提高感染伤口移植皮肤的成活率，减轻伤口挛缩，缩短伤口固定时间和住院时间。

### 压迫固定和敷料包扎

移植皮肤在伤口部位的压迫固定靠的是敷料包扎，敷料包扎可在整个移植皮片的表面提供均一的压力，从而达到以下目的：

- 死腔最小化。
- 减少血肿和血清肿形成。
- 减少剪切移动。
- 固定移植的皮肤。

理想的敷料包扎应该简单易用、经济节约、节省人力。人们开发了多种敷料包扎的方法和材料，包括简单的棉花球、树脂模具、泡沫垫，乃至复杂的金属或塑料支架。

压迫敷料包扎适用于敷料固定比较困难的部位，如要活动的区域（如关节）；或伤口形状不规则的地方，如深凹的伤口。这些压迫敷料往往采用不粘的材料，如将油纱布包裹在湿润的棉球外面，再于其上覆盖不粘的半透、半可吸收敷料。另一个方法是，用缝线放射状地环绕伤口周围，通过打结将压迫敷料固定于伤口上（图10.2-8）。

对于伤口较大且不规则，或者有大量渗出物的创面，另一个可取的办法是使用负压吸引的创面覆盖物（见视频10.2-1）。这类敷料可凭借吸力紧贴伤口表面，并可吸除渗液，减轻周围组织水肿（见9.3），从而最有力地促进移植皮肤与创面的接触和黏附。另外，不应在移植的皮片与海绵之间形成粘连，这样可防止拆除该海绵时移植皮片的剥离。也可固定负压创面覆盖装置的一端以充当夹板，防止移植皮片移位。

四肢部位植皮后可抬高患肢，压迫敷料要遍及整个肢体，到达移植皮肤以远，以防水肿形成影响黏附（见11.4）。

石膏或夹板可用于固定活动部位的移植皮肤，防止其发生运动，消除剪切力，甚至可用于处理依从性差的患者。最后，移植的皮肤也可不用任何敷料包扎，仅用一层保湿的药膏防止皮肤干燥。尽管这会由于皮片表面缺乏压力而导致植皮下方易于发生血肿和血清肿，但这是覆盖转移组织瓣暴露的蒂部或肌肉的唯一选择，因为不能对其血供来源造成压迫。

### 10.2.8 术后护理

皮片固定的时间通常为3~7 d。在术后前14 d内，需特别关注移植皮肤的情况，以降低移植失败的风险。这其中包括防止移植皮肤与创面间的剪切滑动。例如，身体直立时创面上的移植物会受到下滑重力，新生血管内流体压力就会增加。患者可在术后少量下床行走，但必须在移植皮肤部位有可靠的固定包扎或用管状支持绷带（如 tubigrip™）保护下进行。到目前为止，还没有关于夹板及敷料固定的完整研究和使用指南。

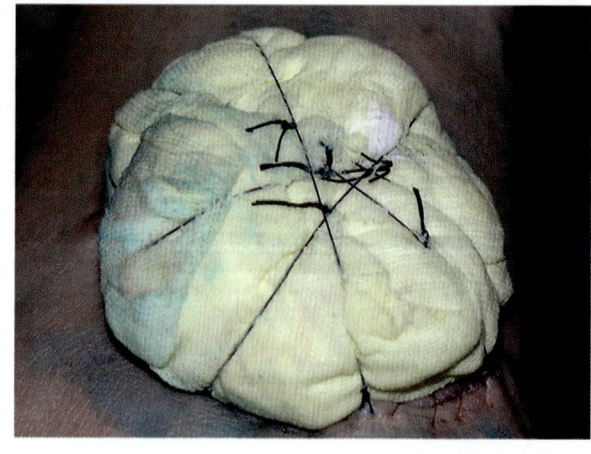

图10.2-8　缝线放射状固定于伤口周围，通过彼此之间打结将压迫敷料加压固定于中厚皮片的表面

移植之后,可用肥皂和水温柔地清洗皮肤。在2周内,可去除敷料,患者可穿鞋下床活动。应告诫患者的是,术后6个月内接受阳光直射的话,移植皮肤和取皮部位的皮肤均有可能色素沉着,适当使用防晒霜可避免这种情况发生。有些医生建议使用维生素E药膏来减轻色素沉着的程度。

## 10.3 组织瓣总则

作者 Maurizio Calcagni, Pietro Giovanoli, Reto Wettstein, Yves Harder

### 10.3.1 组织瓣的定义

组织瓣由带血管蒂的一种或多种组织组成,这些组织以血管蒂为纽带,使可以牺牲的组织从供区转移至受区,并通过血管蒂来维持组织瓣的血供。组织瓣的目的是覆盖血供较差或有内植物外露的缺损组织。组织瓣的范围从单一推进皮瓣、皮下组织瓣,到所谓的由皮肤、皮下组织、肌肉、骨、筋膜甚至神经组成的复合皮瓣。表10.3-1中简要列出了组织瓣的发展历史。

表10.3-1 组织瓣手术(尤其是骨科软组织损伤)发展中的里程碑

| 年份 | 人物 | 内容 |
|---|---|---|
| 1597 | Tagliacozzi | 远距离的臂部皮瓣 |
| 1837 | Homer | Z字成形原理 |
| 1889 | Manchot | 根据解剖定义皮肤循环的血管供应方式 |
| 1906 | Tansini | 背阔肌肌皮瓣 |
| 1912 | Blair | 骨间隔皮瓣 |
| 1916 | Esser | 动脉组织瓣 |
| 1919 | Davis | 带蒂皮瓣原则 |
| 1921 | Blair | 非带蒂皮瓣"延迟现象" |
| 1946 | Limberg | 菱形组织瓣 |
| 1965 | Bakamjian | 三角肌胸大肌组织瓣 |
| 1968 | Ger | 肌瓣 |
| 1972 | McGregor 和 Jackson | 腹股沟皮瓣 |
| 1973 | Daniel, Taylor, O'Brien, Harii | 游离组织瓣 |

(续表)

| 年份 | 人物 | 内容 |
|---|---|---|
| 1974 | Reinisch | "延迟现象"的病理生理 |
| 1975 | McCraw 和 Furlow | 足背皮瓣 |
| 1977 | McCraw | 肌皮瓣血管血供区域与肌皮瓣的描述 |
| 1981 | Ponten | 筋膜皮瓣 |
| 1987 | Taylor 和 Palmer | 以血管区域"原理设计的皮瓣 Angiosomes" |
| 1988 | Koshima | 穿支皮瓣(股前内侧皮瓣) |
| 1992 | Khouri | 预制皮瓣的原则 |
| 1994 | Pribaz | 预加层皮瓣的原则 |

修改引自 Seluted Reading in Plastic Surgery, Volume 9, Number 2, 1999, page 2, The University of Texas, Soutn wetern Medical Center at Dallas, Baylor University Medical Center.

### 10.3.2 组织瓣分类

**分类依据**

鉴于数十年的研究、临床与手术经验,以及对血管解剖越来越深入的了解,我们已经能够对组织瓣进行分类。分类的依据通常基于:

· 血供的种类及解剖(如血管来源)。
· 组织移植的方法(如切取及转移组织瓣的技术)。
· 组织瓣组成(如组织瓣包含的组织)。

**根据血供类型分类**

McGregor及Morgan[14]把组织瓣分为随意皮瓣与轴型皮瓣和/或肌瓣。随意皮瓣没有特定的血供,因而受到长度限制,应用时必须符合一定的长宽比(见10.4)。这个比例依赖于该处皮肤与皮下组织的血供(见2.2)。轴型皮瓣至少存在一种特定、直接的血管蒂,该血管蒂具有解剖上可辨别的动静脉系统,包括淋巴管及沿皮瓣长轴走行的神经(见10.4,10.5)。设计正确的轴型血管蒂能在超出其血管范围的程度上安全地灌注整个皮瓣(见2.2.3),如皮瓣的宽度—长度比可以超出1:2~1:3,而且与随意皮瓣相比要更为可靠。血管蒂起源于可用于特定皮瓣内的某一条血管,该血管继续向下发出一些血管分支。图10.3-1描绘的是用于下肢组织瓣的血管蒂及其树状结构图。

在腹股沟平面，腹股沟韧带形成了一对从髂外动脉及股动脉发出的深、浅层2个血管网的解剖屏障，股动脉的分支主要供应远端。腹壁深动脉、旋髂深动脉及阴部外动脉起源于腹股沟韧带上方，而浅支则位于腹股沟韧带下方，二者起源不同。这些血管可以作为各种腹股沟、髂嵴及腹壁皮瓣的血管蒂。在背侧，臀上、臀下动脉是臀肌及臀部皮肤的主要血供。臀下动脉在大腿后侧向下走行，有时可以延伸至腘窝上方8 cm处。

由于大腿血运丰富，与小腿相比很少有伤口愈合困难。要保护好旋股内外侧动脉及股深动脉的分支，因为它们可以作为许多皮瓣的血管蒂。股浅动脉在收肌孔处分出肌支及膝上动脉，这与起于腘动脉、止于远端、与大隐静脉及同名感觉神经伴行的膝下动脉形成了丰富的血管网。在分出胫腓干及胫前动脉前，腘动脉先分出腓肠动脉，营养腓肠肌内、外侧头，这也可以作为膝关节区域的血管蒂。胫前动脉穿行于骨间膜中，向下走行于小腿前间隔，其前界是胫前肌和足（姆）长伸肌，后界是骨间膜，到足部形成足背动脉。作为血管蒂的主要动脉及其伴行静脉通常走行于坚硬的筋膜组织周围的疏松结缔组织内（不是在筋膜内），疏松结缔组织内通常含有脂肪，因此有助于分辨血管结构。腓深神经于小腿近1/3处与胫前动脉一起走行。胫腓干在骨间膜后方分为腓动脉及胫后动脉。腓动脉行走于腓骨内侧，位于胫后肌及足（姆）长屈肌之间，为腓骨及其周围皮肤的提供血供，也是腓骨瓣的血管蒂。它的终末支——跟骨外侧动脉——可作为修复踝关节周围软组织缺损皮瓣的主要血管蒂。尽管命名为腓神经，但腓浅神经及腓深神经均不与腓动脉平行。胫后动脉发出分支营养肌肉，在屈肌支持带的下界分出足底内、外侧动脉，并与胫神经伴行。胫神经支配足底感觉以及位于远端的足内在肌。足底内侧动脉及其伴行神经支配足底内侧非负重区域，该部位的皮肤适合用来重建足跟部位的缺损。

要进行上肢或身体其他部位的重建手术，也需要相应的解剖学知识。

手术时除了要了解正常的动静脉解剖以及一些可能存在的重大变异，在行急诊或择期手术前还需要关注是否存在：

·周围动脉阻塞性疾病。
·糖尿病。
·创伤后改变。

了解血管的解剖知识是极其重要的，特别是在皮瓣切取时，以及一些特殊患者选择手术入路时，如需要再次手术或假体置换手术或组织转位的患者。

对上肢或身体其他部位进行重建手术时，也需要相应的解剖学知识。根据肌肉的血供，可将其分成5种不同类型（图10.3-2）[15]：

·1型：单一蒂供血。
·2型：1个主要血管蒂，1个次要血管蒂供血。
·3型：2个主要血管蒂供血。
·4型：较多相似大小的节段蒂供血。
·5型：1个主要血管蒂及次要节段蒂供血。

### 根据转位的类型分型

局部皮瓣用来治疗邻近部位的缺损，根据不同的转位技术分为以下几类（见10.4）：

·推进皮瓣：从皮瓣的基底部沿皮瓣长轴推进至缺损区。V-Y皮瓣是一种改良的推进皮瓣。
·旋转皮瓣：以旋转点为圆心旋转至缺损区。
·转位皮瓣：以旋转点为圆心向侧方移位覆盖缺损区。
·插入皮瓣（Interpolation skin flap）：以旋转点为中心将皮瓣转移至附近但不是紧邻的缺损区域。因此，该皮瓣的血管蒂必须跨越介于缺损与供区之间的组织或在它下方通过。

区域皮瓣（Regional flaps）即组织瓣的蒂部与缺损区相邻，供区皮肤与受伤组织位于同一肢体（见10.5）。如果蒂部只有血管束而没有皮肤及皮下组织覆盖，这种皮瓣称为岛状组织瓣。

远距离组织瓣（Distant flaps）是指受区或缺损区域远离供区，或伤口周围没有健康组织。它们又分为2个亚型：

·附着的远距离皮瓣（attached distant flaps）。
·游离皮瓣（即需要进行血管吻合的皮瓣）（见10.6）。

"附着的远距离皮瓣"的确切意义是指用位于远处的皮瓣临时覆盖缺损区域。例如，下肢或手指掌侧的开放性缺损需要软组织覆盖时，可以取对

# 伤口的关闭与覆盖技术

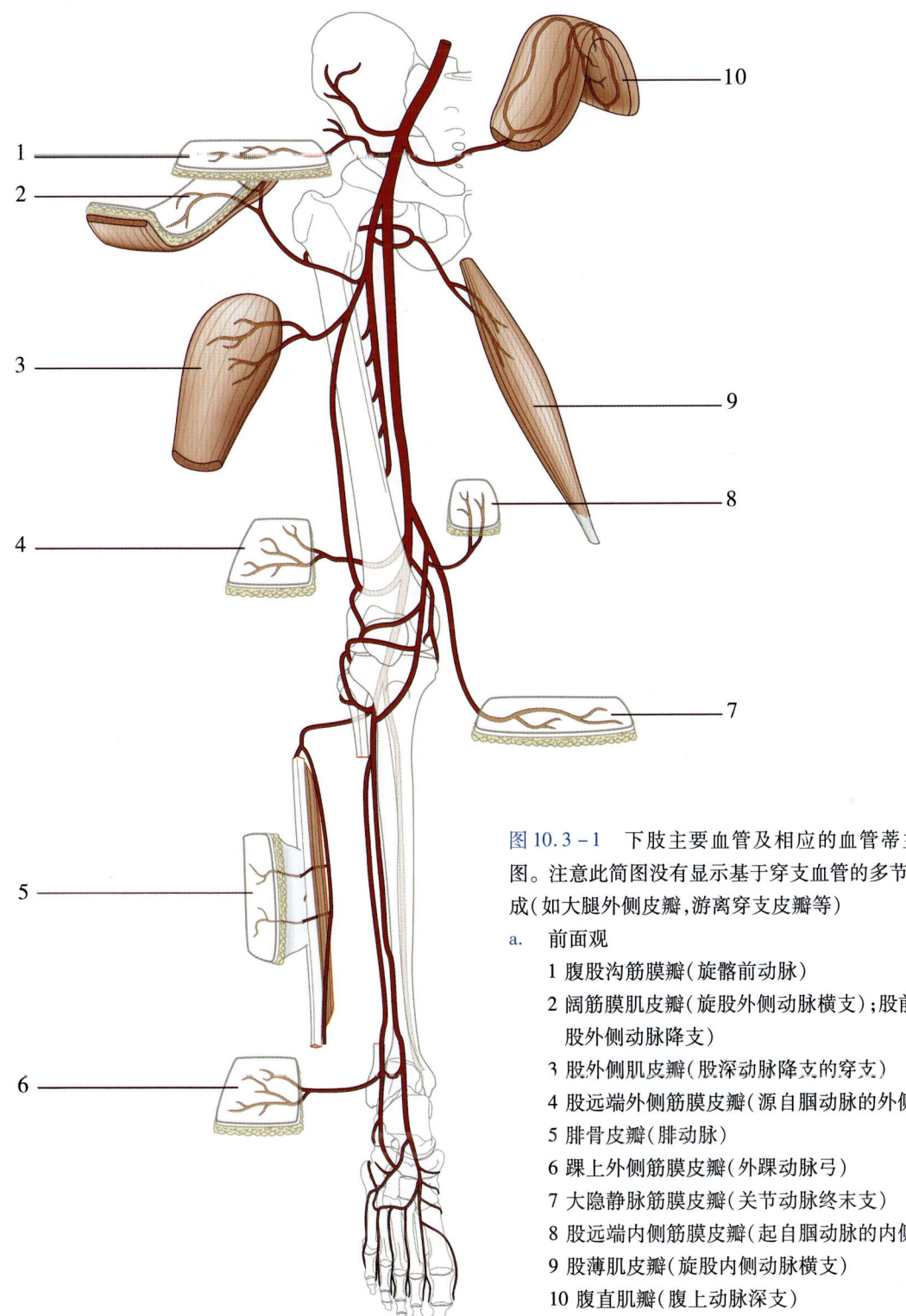

图 10.3-1 下肢主要血管及相应的血管蒂主导的组织瓣略图。注意此简图没有显示基于穿支血管的多节段的筋膜瓣的构成（如大腿外侧皮瓣，游离穿支皮瓣等）

a. 前面观
  1 腹股沟筋膜瓣（旋髂前动脉）
  2 阔筋膜肌皮瓣（旋股外侧动脉横支）；股前外侧肌皮瓣（旋股外侧动脉降支）
  3 股外侧肌皮瓣（股深动脉降支的穿支）
  4 股远端外侧筋膜皮瓣（源自腘动脉的外侧副动脉）
  5 腓骨皮瓣（腓动脉）
  6 踝上外侧筋膜皮瓣（外踝动脉弓）
  7 大隐静脉筋膜皮瓣（关节动脉终末支）
  8 股远端内侧筋膜皮瓣（起自腘动脉的内侧副动脉）
  9 股薄肌皮瓣（旋股内侧动脉横支）
  10 腹直肌瓣（腹上动脉深支）

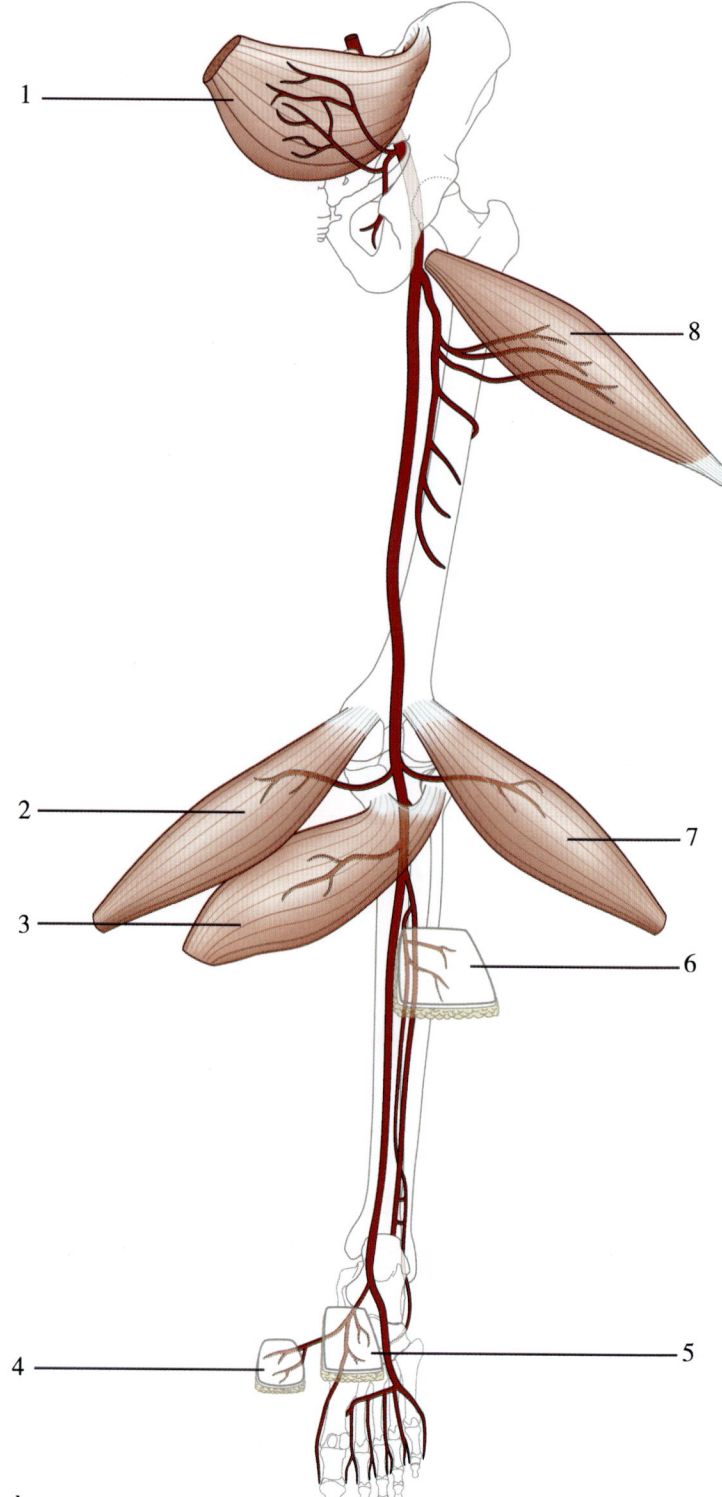

图 10.3-1（续）

b. 后面观

1 臀大肌肌瓣（臀上及臀下动脉）
2 腓肠肌内侧肌瓣（腓肠动脉内侧支）
3 比目鱼肌肌瓣（起自胫动脉及腓动脉）
4 足内侧筋膜皮瓣（起自足底内侧动脉皮支）
5 足背 instep 筋膜皮瓣（足底内侧动脉）
6 腓肠神经皮瓣（腓肠动脉逆行）
7 腓肠肌外侧肌瓣（腓肠动脉内侧支）
8 股二头肌肌瓣（起自股深动脉）

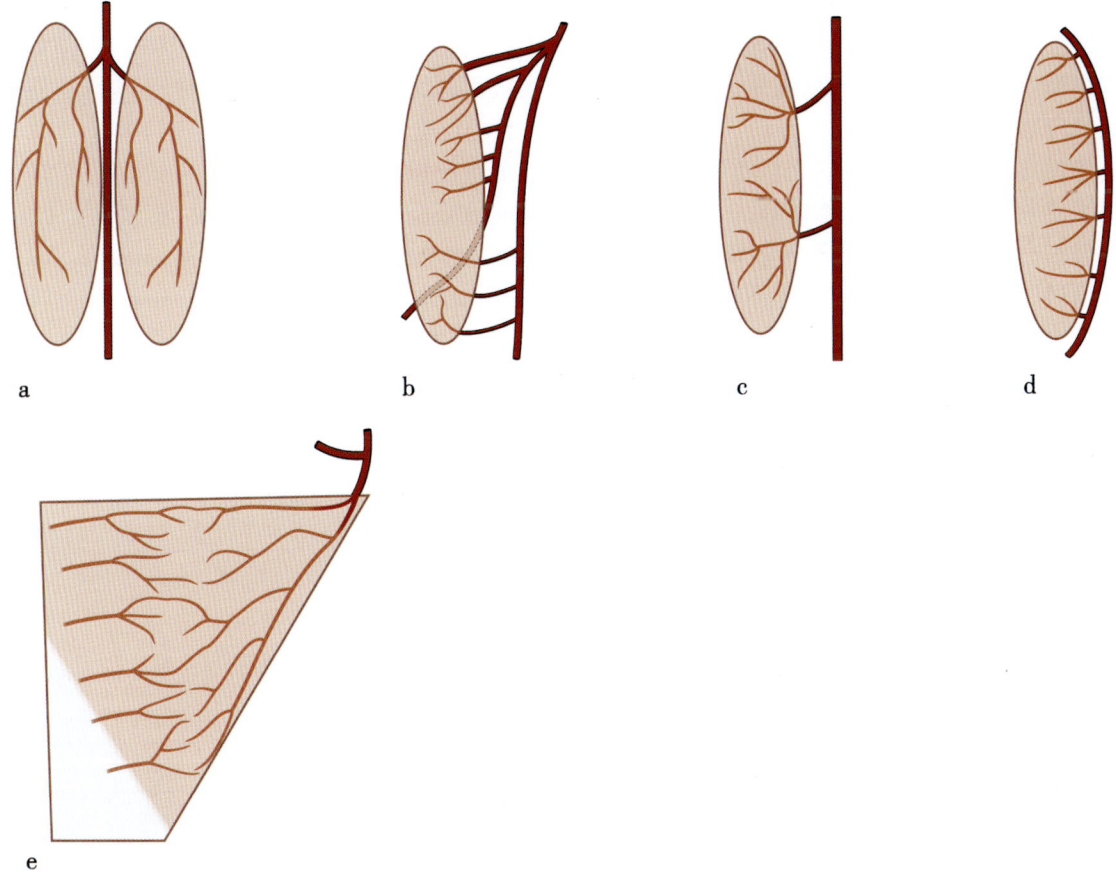

图 10.3－2 肌肉的血管解剖分型
a. 1 型：单一主要蒂，如阔筋膜张肌、股直肌、腓肠肌
b. 2 型：1 个主要蒂和 1 个次要蒂，如股薄肌、股外侧肌、股二头肌、比目鱼肌、半腱肌、腓骨肌、肱桡肌
c. 3 型：2 个主要蒂，如前锯肌、臀大肌、腹直肌、半膜肌
d. 4 型：许多相同大小的节段蒂。如缝匠肌、胫前肌
e. 5 型：1 个优势蒂及多个节段蒂，如背阔肌、胸大肌

侧小腿或邻近手指背侧的皮瓣进行覆盖。因此，一开始需要通过交腿皮瓣或交指皮瓣把患侧小腿或手指与对侧小腿或邻近手指连在一起。2～3 周（交指皮瓣）或 3～4 周（交腿皮瓣）后，受区周围组织的血管长入皮瓣，因此皮瓣渐渐不再依靠供区的血供存活。此后，将皮瓣从供区分离，皮瓣会在缺损区域继续存活。这种治疗不仅需要几周的时间，对于患者也存在诸多不便。今天，除非不得已，已很少在小腿部位运用这种治疗方法。然而对于手指损伤，手术医生应该掌握该技术。

游离组织瓣，即具有轴型血供的皮瓣可以弥补直接附着的远距离皮瓣的不足。将组织瓣沿着血管蒂从供区完全游离，并转移到受区，通过显微吻合技术重建血供（见 10.6）。游离皮瓣在一段时间内会出现缺血，然后会再次血管化，不过组织通常能承受这一缺血过程。

最近，出于对重建部位进一步完善的目的，出现了一些新的皮瓣手术技术，分别是预制组织瓣（Prefabrication）和预加层组织瓣（prelamination）2 种技术。前者是指先在别处通过植入带蒂组织的方法预先制作一个组织瓣[16]，然后再进行移植；后者是指事先将某一种组织种植到将要转移的组织瓣中的技术[17]。

### 根据组织成分分类

组织瓣可以由任何类型及数量的组织构成。皮瓣的选择受到缺损部位复杂性、受区血管状态、需要的组织成分、供区坏死率及与患者相关的一些因素的影响。复合皮瓣通常包含皮肤、肌肉、骨、脂肪及皮下组织、筋膜,可以一期重建复合缺损。特殊皮瓣可以为有特殊需求的缺损区提供皮肤感觉及肌肉功能。

我们需要对以三大分类依据(血供类型、转位技术及组织成分)进行分类的组织瓣有一个统一、合理的命名和分型,这不仅有利于传授皮瓣的基本知识,对日常实践也非常重要。这还有助于我们构建一个完整的临床治疗路径和手术策略,在众多的新型组织瓣中选择我们所需要的手术方案,而这些组织瓣本身在技术上往往都具有一定的挑战性。尽管有各种广泛的分类体系,但都不能涵盖所有的组织瓣类型。曾经有不少人试图创建一种更综合的分类体系[18,19](表 10.3-2),其中一个系统以循环(circulation)方式(血供,随意血供或轴型血管蒂模式)为主线,参照成分(constituent)、邻近性(contiguity)、结构(construction)、组成(conformation)、条件(conditioning)等的不同来命名,称为6C分类法。

**表 10.3-2** 根据不同特点对皮瓣分类及命名

| 分类参数 | 亚型 | | 进一步亚型/内容 |
|---|---|---|---|
| 血供分型 | 随意(非特异性皮肤及皮下血供) | 内容:只有皮肤 | 不同解剖区域的长宽比不同 |
| | 轴型(至少一组动静脉系统) | 皮肤、肌肉、筋膜及骨中的一个或多个组织 | 带蒂皮瓣:单蒂,多蒂 |
| | | | 游离皮瓣(需显微吻合) |
| | | | 穿支皮瓣 |
| 转位分型 | 局部皮瓣 | 推进皮瓣 | 带蒂皮瓣:单蒂,双蒂 |
| | | | V-Y |
| | | | Y-V |
| | | 旋转皮瓣 | 一个转位点 |
| | | 转位皮瓣 | 一个转位点 |
| | | 插入皮瓣 | 一个转位点 |
| | 区域皮瓣 | – | 基于缺损区域的蒂完整性 |
| | 远距离 | 带蒂(附着) | 交指、交腿、岛状 |
| | | 游离(分离) | 需显微吻合 |
| 组织构成的分类 | 皮肤 | – | – |
| | 皮下组织 | – | – |
| | 筋膜 | – | – |
| | 骨 | – | – |
| | 软骨 | – | – |
| | 神经 | – | – |
| | 复合 | 皮下筋膜瓣 | – |
| | | 肌肉筋膜瓣 | – |
| | | 骨皮瓣 | – |
| | | 神经皮瓣 | – |

(续表)

| 分类参数 | 亚型 | 进一步亚型/内容 | |
| --- | --- | --- | --- |
| 皮瓣准备时间 | 即刻 | — | — |
| | 延期 | "延期手术" | — |
| | | 组织扩张延期 | — |
| | | 物理性延期 | — |
| | | 化学性延期 | — |
| 蒂分型 | 皮肤 | 单蒂 | — |
| | | 双蒂 | — |
| | 非皮肤 | 皮下组织 | — |
| | | 筋膜 | — |
| | | 肌肉 | — |

修改引自 Selected Readings in Plastic Surgery, Volume 9, Number 2, 1999, page 2, The University of Texas, South western Medical Center at Dallas, Baylor University Medical Center.

### 10.3.3 损伤区域与组织瓣手术

评价创伤伤口的严重性对于制订软组织的重建计划至关重要(见5.1,6.2)。受伤时进入组织的外伤能量大小决定了可见的软组织损伤及所谓不可见的微创伤的范围,如以微循环损伤为特点的炎症及水肿的软组织,这都会影响皮瓣的存活。因此,在创伤即刻通常很难明确区分受伤区域与邻近的健康组织。所以,在估算软组织损伤面积时,通常要超出原先看到的面积,这点非常重要,尤其是在钝性伤、高能量损伤的情况下。在损伤区域,血管蒂或微循环网络所支配的区域愈合能力的下降,会增加皮瓣坏死的可能性[20,21]。今天,如果可行的话,彻底清创后马上进行软组织覆盖、一期治愈缺损,被认为是对大部分开放性肢体损伤最理想的处理方法(见7.1)。Byrd 等[20]及 Godina 等[21]向我们展示了通过带蒂或游离组织瓣早期修复合并软组织缺损的复杂肢体损伤的优点:

- 降低感染率。
- 提高皮瓣存活。
- 缩短住院时间[22]。

作者也同样发现,在外伤3 d后到6周前的一段时间内进行重建手术的话,并发症发生率上升,这可能是软组织直接与间接损伤叠加的结果。

组织瓣手术,不管是切取局部组织瓣或游离组织瓣,以及受区血管的准备,都应该使用高倍放大镜。如果使用止血带来游离组织瓣或准备受区组织瓣的血管,在转位前需要放松止血带来评估血流情况,或是查看血管有没有渗漏。动脉应当搏动明显且没有停跳的趋势;如果排除血管痉挛后血流依旧不足,可以在血管蒂周围注射罂粟碱,或缩短游离组织瓣的血管,直至各自的血流和搏动满意为止。为此,要精确估算受区的血管长度,这样可以减少或避免静脉移植。

### 10.3.4 血管的术前评价与组织瓣手术

在计划进行组织瓣手术前,不管该组织瓣的成分如何,手术医生必须知道患者所有的现有情况及所取血管的走行及解剖。如果计划进行游离组织移植,尤其是在下肢手术时,对血流状况进行评价是非常重要的(见5.1)。血管造影作为下肢重建术前评估血管通畅性的金标准已经很多年了[23]。此外,临床上通过触诊血管搏动以及使用多普勒超声检查同样也有很高的精确度[24]。血管造影的指征有很多,包括直接与间接损伤(伴或不伴骨损伤)后怀疑有血管内膜损伤;此外,有伴随疾病如老年人伴有外周动脉阻塞性疾病、糖尿病、严重吸烟或有高危心血管因素者,也需要做血管造影。这项检查可确定重建手术的可行性,能提供供区血流(如小腿肌肉血管蒂)与受区血管(如与游离组织瓣吻合部位的血管)的基本信息。今天,计算机图像血管造影(CTA)[25]及高分辨率MRI[26]可以精确测量血管类型及皮下穿支血管的直径,将会渐渐取代传统的术前血管造影。后者需要患者承受过多的射线、损伤较大并伴有较高的并发症发生率。

### 10.3.5 延迟手术

"延迟手术"是指通过在组织瓣周围和组织瓣下方进行分次切开,分步骤切取组织瓣的一种技术。延迟手术的目标在于在切取完整组织瓣前训练将要转位的组织,从而减少组织瓣边缘坏死的风险和范围,如改善长轴皮瓣(随意皮瓣)的长宽比,增加血管蒂(轴型组织瓣)供应的组织面积。目前,"延迟现象"的机制尚未完全阐明。不过,这可能是几种病理生理机制协同的结果。早期以低氧引起的肾上腺皮质激素亢进为特征,引起前毛细血管持续收缩18~30 h。与此同时,手术造成的组织瓣血管床去神经支配(如交感神经切断术),可导致血管舒张。在后期,可观察到组织形态学改变,包括动脉生成(如先前存在的动脉直径变大)、低氧及血管内皮生长因子(VEGF)促进血管生成(如在原有血管处生成新的血管)[27,28]。由于"延迟手术"有创而且费时(如需2~3周时间的皮瓣准备)。目前,人们正在临床研究中寻找费时更短且创伤更小的肌皮组织的预处理方法[29]。

## 10.4 局部皮瓣——原则

作者 Maurizio Calcagni, Pietro Giovanoli

### 10.4.1 引言

尽管 Manchot[30]、Spalteholz[31] 和 Braithwaite[32]已经对皮肤循环血管类型进行了详尽的解剖研究,皮瓣手术还是具有一定的挑战性。由于对皮肤的血供缺乏足够的了解,局部皮瓣的血供类型大多为随意型的,这种由皮肤和皮下组织构成的局部皮瓣没有明确或轴向走行的滋养动脉和静脉回流系统(见10.3)。滋养血管源自肌皮、筋膜皮肤或皮肤血管,因此转移组织的活力取决于皮肤和皮下血管丛的灌注能力(见2.1),以及皮瓣的设计和大小。和随意皮瓣相比,轴型皮瓣的血管蒂沿皮瓣长轴走行或具有穿支血管灌注。

### 10.4.2 随意皮瓣

**特征**

随意皮瓣不以特定血管为中心,但是必须具有严格的长宽比(见10.3)。在下肢和手部安全的长宽比为1:1~2:1,而在面部长宽比可达3:1~5:1。另外,通过延期手术或组织预处理可提高皮瓣的长宽比(见10.3.5)。

多数情况下,根据将皮瓣从供区转移至邻近部位受区所使用的技术对局部皮瓣进行分类(见10.3)(见12.6~12.8)。在临床上,常联合使用多种局部皮瓣来修补缺损。下面将介绍4种主要的局部转移皮瓣。

**推进皮瓣**

各种类型的推进皮瓣(advancement flaps)通过简单的皮肤拉伸,沿其长轴推移至邻近缺损区,没有旋转或侧向移动。最好的例子是:
- 通过皮下分离直接关闭伤口。
- 单蒂推进皮瓣(图10.4-1)。
- V-Y推进皮瓣(图10.4-2)。

皮瓣可推移的距离取决于皮肤的弹性和皮瓣的设计,如正确的长宽比。供区的皮肤最好松弛,并且皮瓣的设计应兼顾解剖和美观,以获得最佳的结果。通常皮瓣推移以后,在皮瓣的基底部会出现皮肤冗余(猫耳朵),可将多余的皮肤做三角形切除(布罗三角)以使皮瓣边缘和邻近皮缘等长(图10.4-3)。如出现以下情况,则应将多余的皮肤切除:隆起的皮肤影响切口关闭和/或妨碍穿鞋,或者患者对于局部有美观的要求。只要皮瓣基底部的宽度不减少,其血运就不会受到影响。

**旋转皮瓣**

旋转皮瓣(rotation flaps)呈半圆形,沿中心点旋转来覆盖邻近的缺损(图10.4-4)。首先,应将

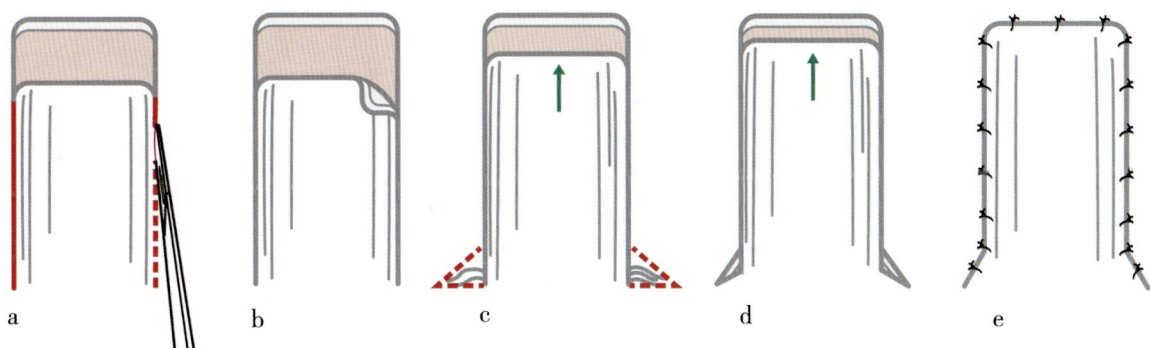

图 10.4－1 推进皮瓣。彩色区域为所需覆盖的缺损
a. 切开皮瓣边缘至肌筋膜、腱旁组织或神经束膜
b. 从缺损区域向皮瓣跟部掀起皮瓣
c. 沿皮瓣纵轴方向(箭头)将其推移覆盖缺损区域,此时可能导致皮瓣跟部两侧隆起(波浪线)。如有必要,可将隆起的皮肤做三角形切除(布罗三角＝红色虚线)
d. 进一步沿纵轴向缺损区推移皮瓣(箭头),这样三角形切除部分便可闭合
e. 将皮瓣和周围皮肤缝合

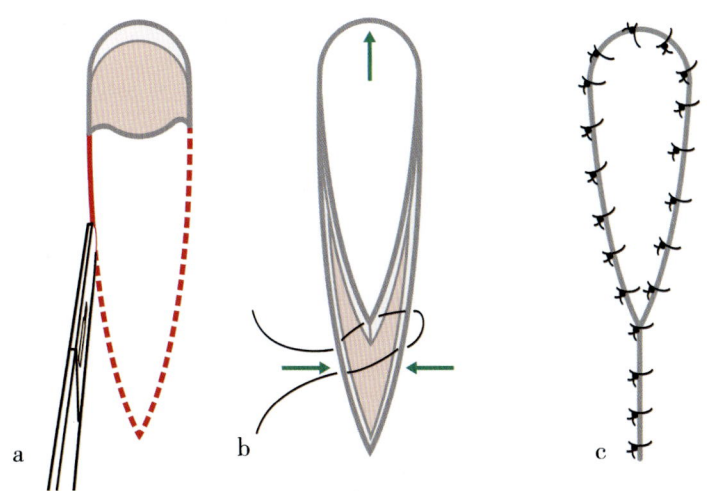

图 10.4－2 V－Y 推进皮瓣临床病例。右拇指末端缺损
a. 切开 V 形皮瓣
b. 沿纵轴将 V 形皮瓣推移覆盖缺损区域(纵向箭头),导致近端供区缺损(水平箭头)
c. 将 V 形切口两边的皮肤拉紧缝合,使切口变成 Y 形

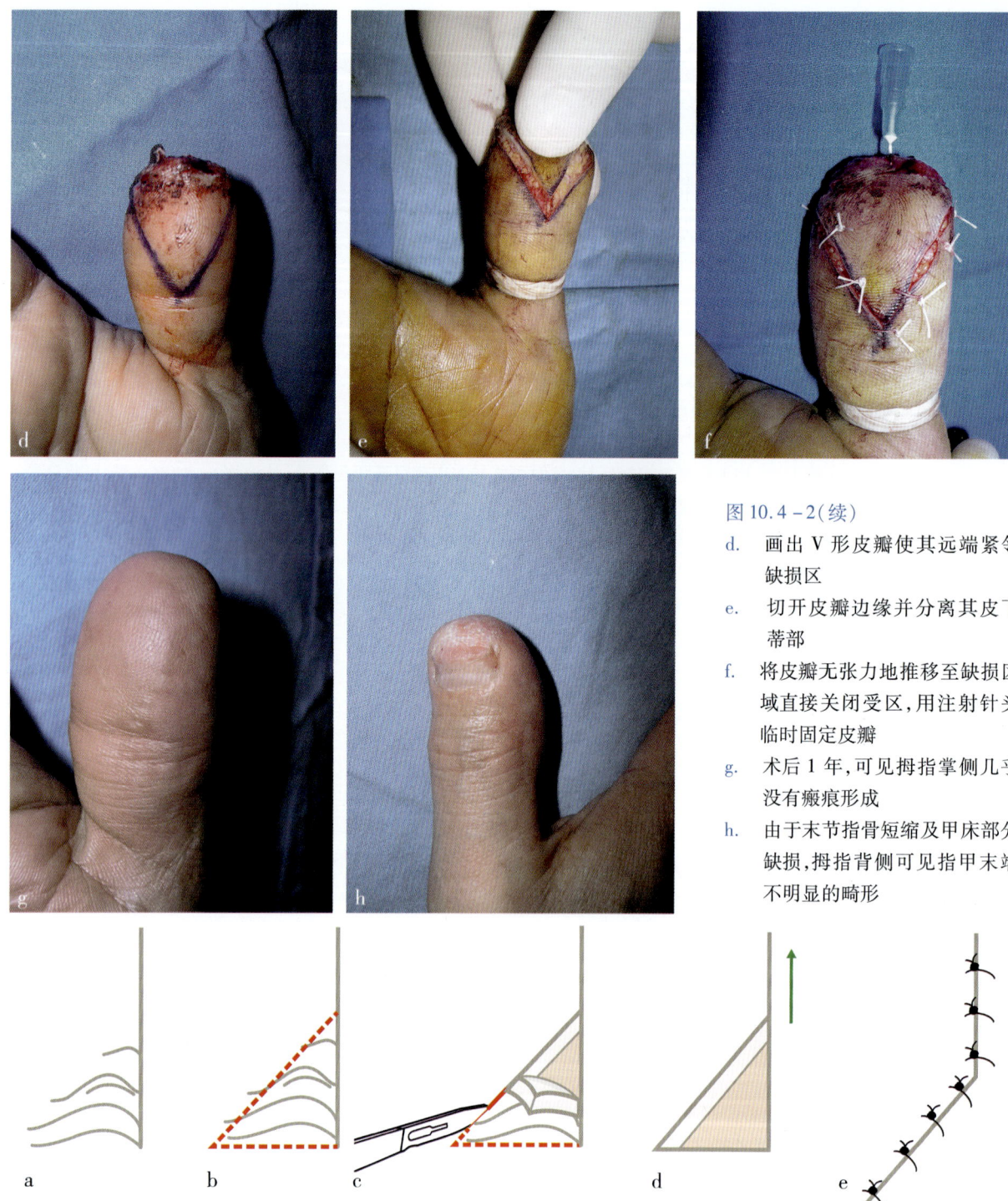

图 10.4-2（续）

d. 画出 V 形皮瓣使其远端紧邻缺损区
e. 切开皮瓣边缘并分离其皮下蒂部
f. 将皮瓣无张力地推移至缺损区域直接关闭受区，用注射针头临时固定皮瓣
g. 术后 1 年，可见拇指掌侧几乎没有瘢痕形成
h. 由于末节指骨短缩及甲床部分缺损，拇指背侧可见指甲末端不明显的畸形

图 10.4-3　皮瓣基底部多余的皮肤做布罗三角切除

a. 皮瓣转移导致皮瓣基底部侧方皮肤凸起（波浪线）
b. 规划三角形皮肤切除的范围（红点线 = 布罗三角）
c. 切除布罗三角，使皮瓣竖边和伤口边缘长度平衡
d. 在皮瓣基底部外做切口避免导致皮瓣基底变窄而影响其血运，沿皮瓣纵轴推移皮瓣以闭合缺损
e. 布罗三角做直接缝合之后

缺损区域大致修整成三角形,并且其底边要短于其腰。然后沿缺损区域基底部呈半圆形延长切口,长度至少为其 4 倍;皮下游离后,旋转皮瓣覆盖缺损。根据局部组织的弹性和切口的张力,决定是否另做回转切口以减张。由于减张切口会缩窄皮瓣的基底部而影响其血运,故应周密计划(图10.4-4e)。为了便于皮瓣的转移,皮瓣基底部多余的皮肤应做三角形切除(布罗三角,图 10.4 - 4f,见 10.4.2),亦可将周围组织做仔细包埋处理。这种技术仅可适度降低沿皮瓣周径的张力。一般来讲,应仔细规划手术切口而不影响局部外观。在肢体部位手术时,皮瓣蒂部应位于近端并且兼顾血管的行径以保证皮瓣有足够的血液灌注(见12.16)。皮瓣供区可直接缝合或根据需要植皮(见 10.2)。

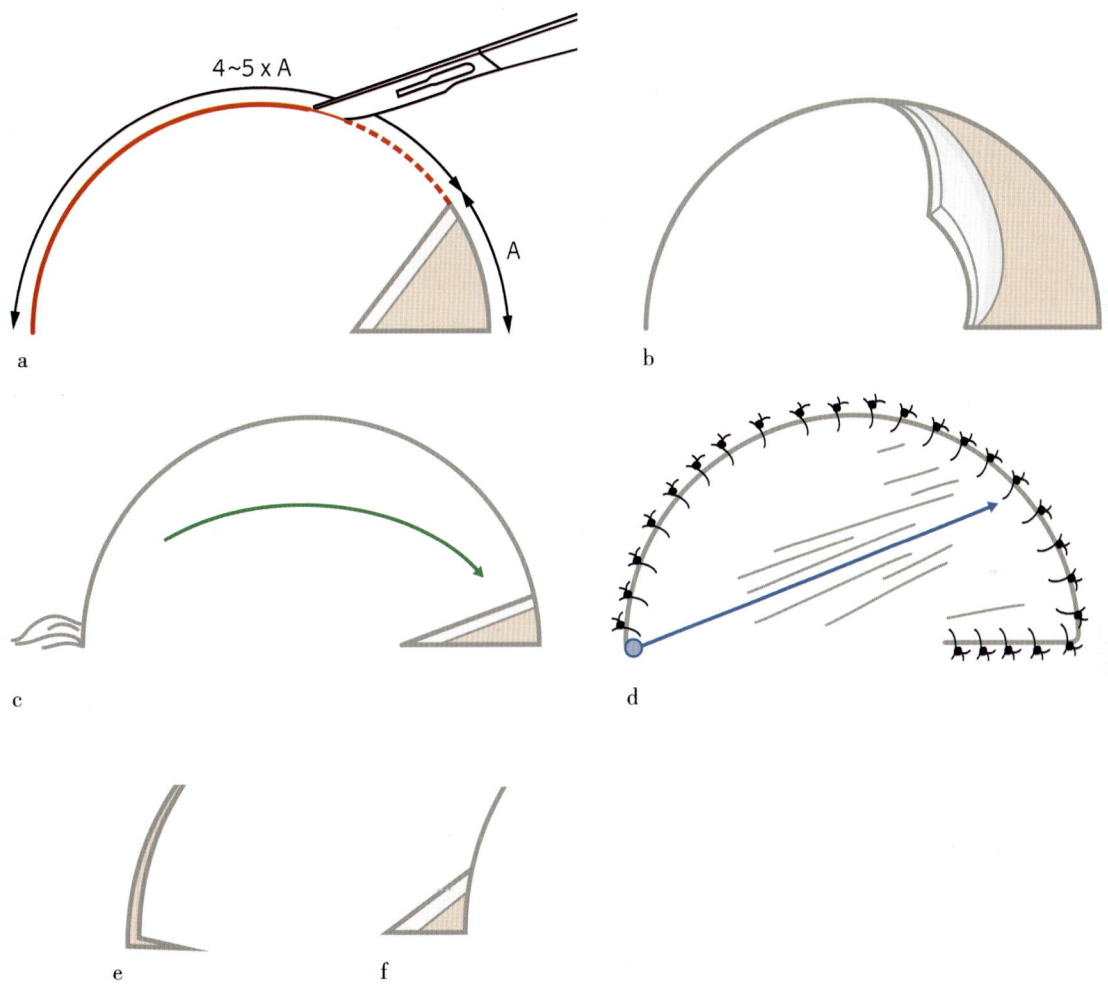

图 10.4-4 旋转皮瓣
a. 半圆形皮瓣的周径长度是三角形缺损区域的 4~5 倍(A),切开皮瓣边缘直达肌筋膜层或其他皮下组织
b. 掀起皮瓣
c. 旋转皮瓣覆盖缺损区域,沿皮肤切口均匀分散张力。皮瓣旋转可能导致皮瓣基底部侧方凸起
d. 图示皮瓣旋转点(蓝点)及最大张力线(蓝线)
e. 如果张力过高,可在皮瓣基底部做回转切口以减张,并且便于皮瓣的旋转移位。然而,回转切口会使皮瓣的基底部缩窄而影响其血运
f. 另一种方法是在皮瓣基底部外侧做不对称布罗三角,应根据皮肤张力线的方向决定布罗三角的位置和皮瓣移位的方向(详见图 10.4-3)

### 转移皮瓣

转移皮瓣（transposition flaps）指皮瓣沿中心点侧移覆盖临近的缺损（图10.4-5）。根据缺损区域的形状、局部组织的血运及具体肢体部位，转移皮瓣的形态多种多样（见12.6,12.7）。设计转移皮瓣时应较缺损区更长、更宽，因为皮瓣的移位距离越大，其短缩越多（图10.4-6）。有时仍需做回转切口来减张。供区缺损可直接缝合，或根据具体情况植皮或另做皮瓣覆盖（如双叶皮瓣）。"Z"字成形是转移皮瓣的一种变异：设计两个相同的三角形皮瓣并相互交换位置。"Z"字的三条边必须等长，而获得的延伸长度取决于三条边之间的角度。经典的"Z"字成形为60°，可沿"Z"字的中央轴获得延长（图10.4-7）。缝合时"Z"字被翻转并旋转90°。单个大的"Z"字成形所获得的皮肤延长效果更好，而多个小的"Z"字成形由于更美观而更多是用于矫正瘢痕挛缩。"Z"字成形多用于防止或治疗瘢痕挛缩。

和"Z"字成形及双叶皮瓣一样，林贝格皮瓣（Limberg flap，如菱形皮瓣）是另一种类型的转移皮瓣，要求周围皮肤有一定的松弛度。因此这些皮瓣相对于下肢而言更适合使用于面部、背部、前臂或手部。林贝格皮瓣适用于60°~120°的菱形缺损[33]。皮瓣的边长应和菱形的横轴等长（图10.4-8）。Dufourmental 对该技术进行了改良，用来闭合锐角开口的缺损[34]。

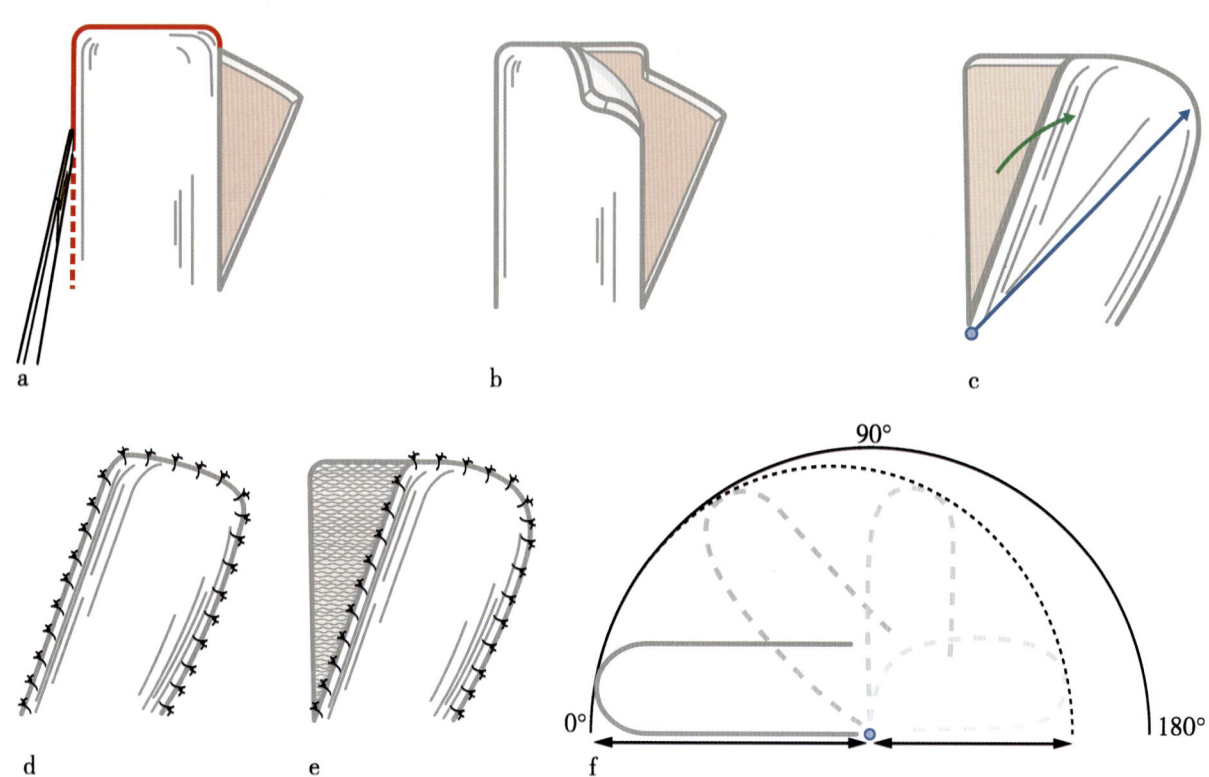

图10.4-5 转移皮瓣

a. 切开皮瓣边缘直达肌筋膜或其他下层结构
b. 掀起皮瓣
c. 转移皮瓣覆盖缺损（绿箭头）。最大张力线（蓝线）对应于矩形皮瓣的对角线，并且指向旋转点（蓝点）
d. 皮瓣转移后无张力缝合周围皮肤
e. 如遇张力过高无法直接缝合，则需行植皮（灰色）或另行皮瓣覆盖
f. 皮瓣沿旋转点（蓝点）移位越多，短缩越多。因此在设计皮瓣时应充分考虑到这个问题，尤其是还需考虑长宽比的时候

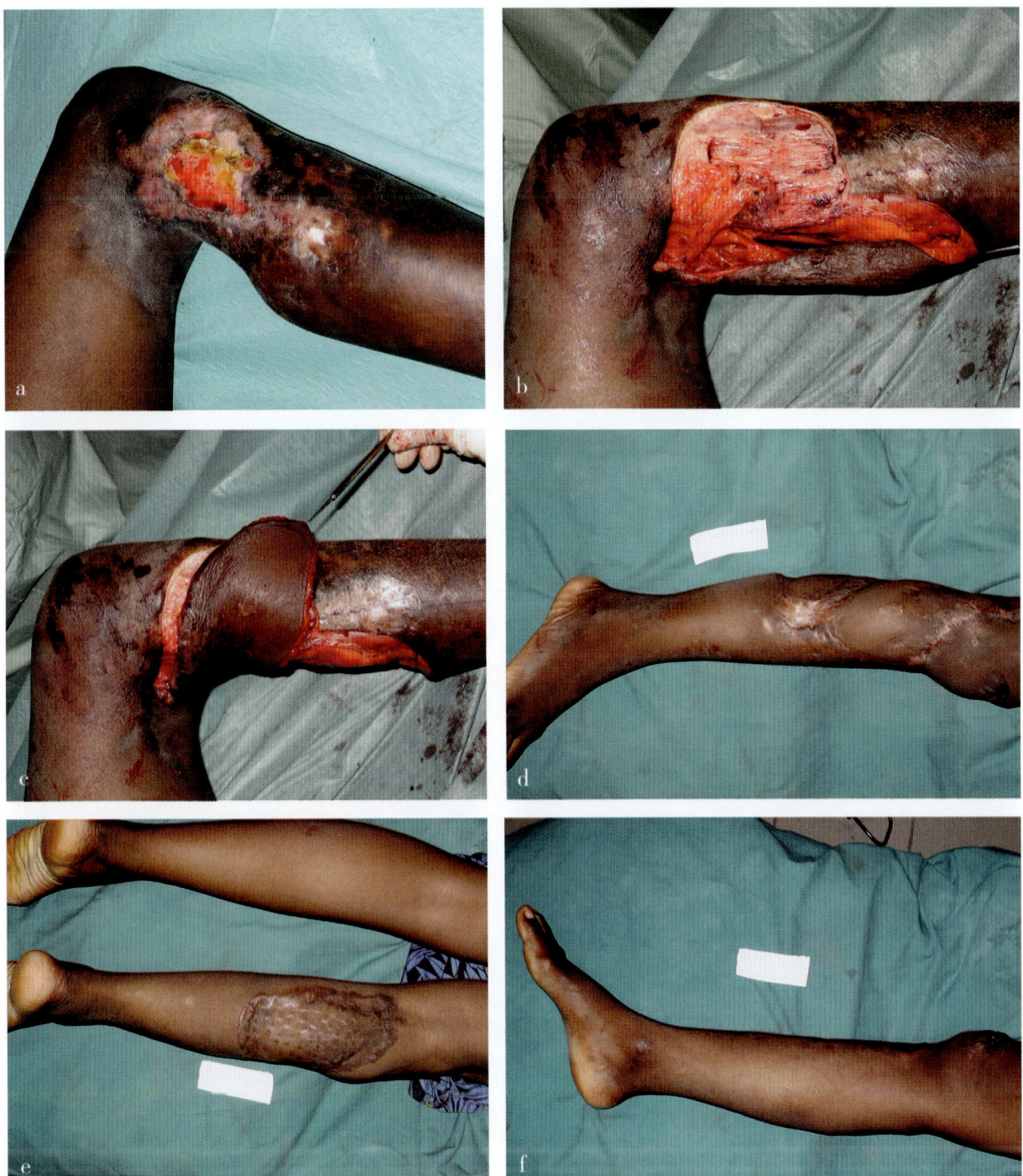

图 10.4-6 下肢转移皮瓣临床病例
a. 右小腿近端外侧半环形皮肤挫伤经久不愈
b. 切除肉芽组织和不健康瘢痕,根据术前设计切取与缺损区宽度相同但是更长的随意皮瓣
c. 皮瓣转移,注意缺损区和皮瓣的长度对比
d. 伤口顺利愈合后,转移皮肤覆盖了腓骨近端的缺损
e. 供区使用刃厚皮片植皮覆盖
f. 下肢内侧面观

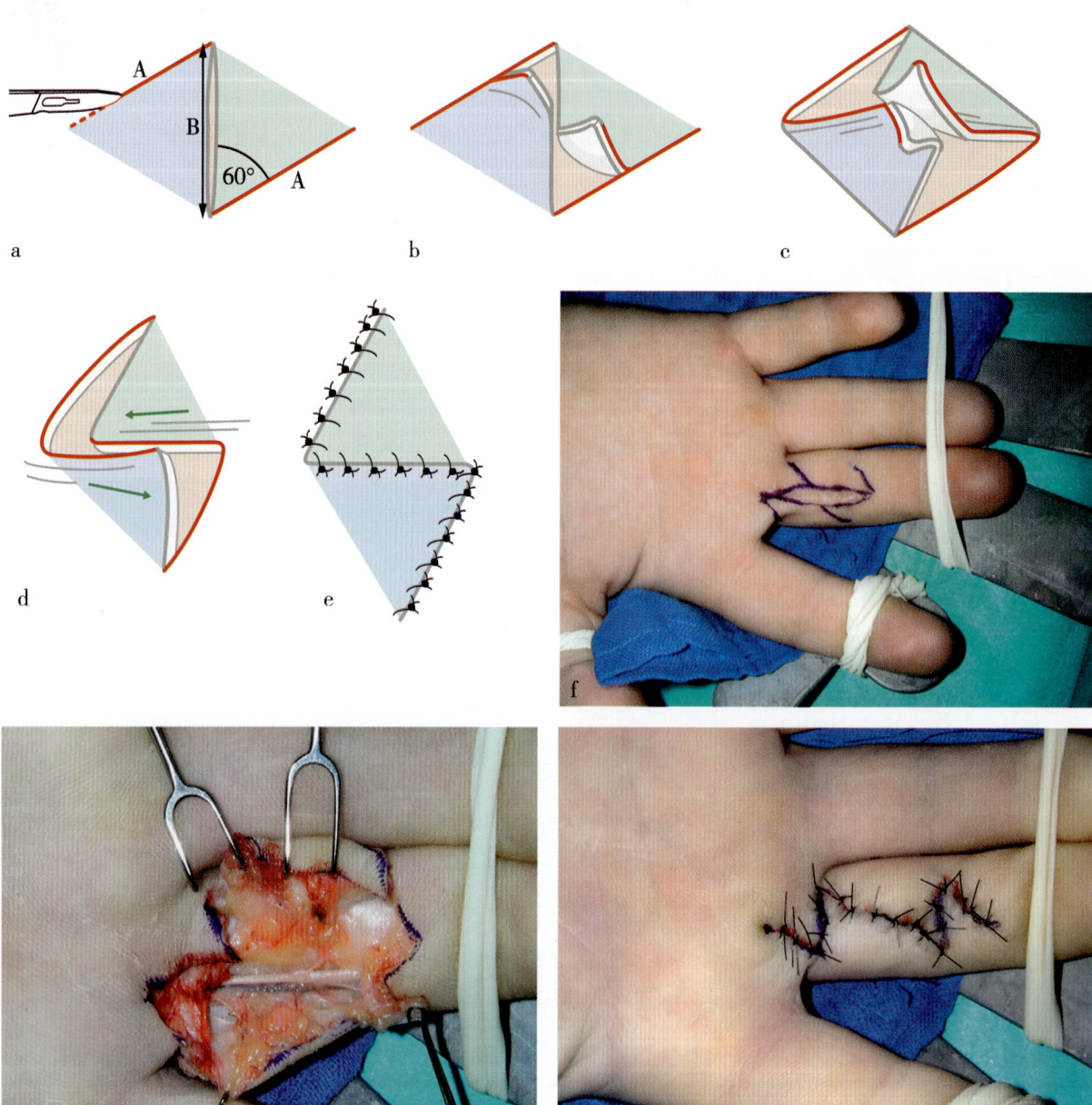

图 10.4 – 7 "Z"字成形临床资料

a. 经典的 60°"Z"字成形。"Z"字的两臂（A）和中央臂（B）等长，后者可能为撕裂伤口、缺损或瘢痕。切开"Z"字的三条边深至筋膜层
b. 掀起两个三角形皮瓣
c~d. 皮瓣的位置相互对换，填补缺损
e. 直接缝合伤口后，中央臂相对于原先的伤口方向旋转了 90°。"Z"字成形通过周围皮肤的重新排列可在一个方向上延长瘢痕（例如，60°的"Z"字成形可获得 73% 的延长）
f. 中指桡掌侧切割伤后瘢痕挛缩，计划使用双"Z"字成形来矫正挛缩
g. 切开皮肤后，切除所有瘢痕组织，游离桡侧指神经
h. 皮瓣交换位置后无张力缝合伤口

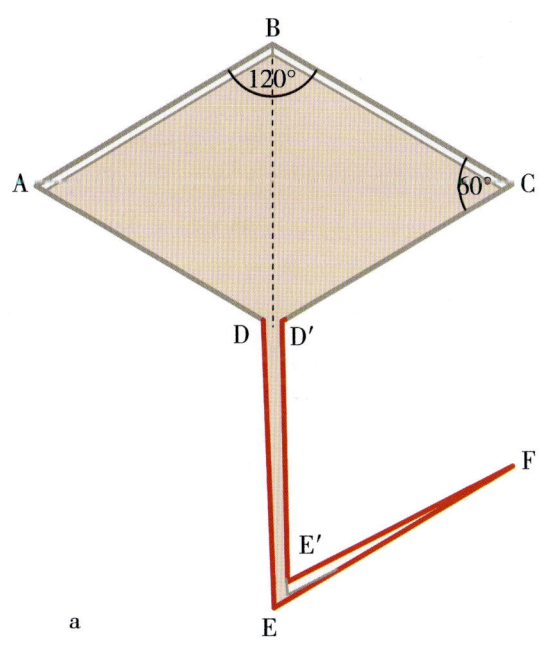
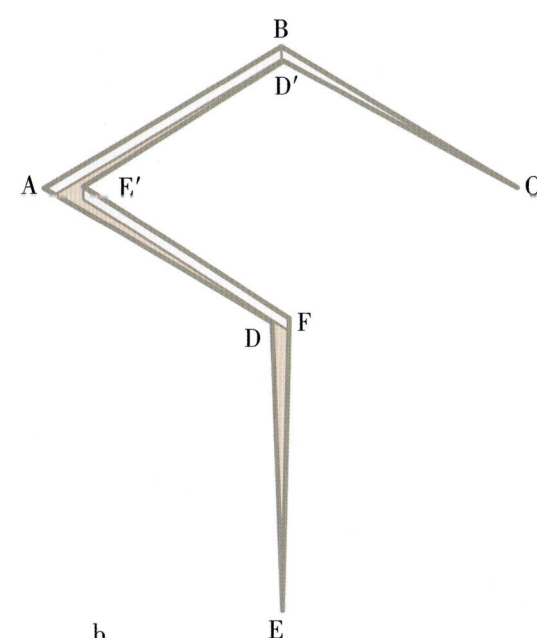

图 10.4-8 林贝格皮瓣(Limberg flap,菱形皮瓣)

a. 在设计林贝格皮瓣时,菱形缺损(填色部分)的角度必须为 60°~120°,B 点和 D 点间的距离(虚线)和缺损的边长相等,将其延长一倍至 E 点,EF 连线平行并等长于 CD 连线

b. 皮瓣游离后,转移至菱形缺损区域,皮肤伤口直接缝合。注意观察 D'、E' 和 F 点的最终位置

### 插入皮瓣

插入皮瓣(interpolation flaps)沿中心点侧向移位覆盖邻近的缺损,缺损区和供区并不直接相邻。皮瓣蒂部需穿过两者之间的正常组织。严格来说,这类皮瓣应归于区域皮瓣(见 10.5)。

### 要点与难点

顾名思义,皮瓣的血液供应系统位于皮瓣的内部,营养血管可能位于皮肤、皮下组织及筋膜层内,因此几乎可在体表任何部位设计使用随意皮瓣。然而,为了成功切取皮瓣并将其移位覆盖缺损区域,设计皮瓣时还应考虑皮瓣的长宽比、角度以及供区选择,否则有可能导致伤口裂开和皮瓣部分坏死。从技术角度而言,这种类型的皮瓣切取比较容易。

## 10.4.3 轴型皮瓣

### 特征

轴型皮瓣的特征是其蒂部通常包含 1 条动脉、2 条伴行静脉及淋巴管(见 10.3),有时甚至还有伴行的神经(如背阔肌瓣、臂外侧皮瓣)。血管束平行于皮肤表面,走行于皮下脂肪、肌肉及其筋膜的表面(图 10.4-9)或肌肉内部。血管纵向走行使得术者可在一定程度上游离并掀起其上方的皮肤、皮下组织(或肌瓣、或肌皮瓣)。Taylor[35] 提出了血管区域的概念,由相互连接的节段性动脉

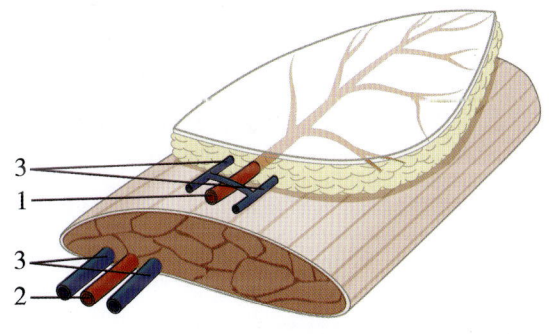

图 10.4-9 皮肤和肌肉的血液供应

1 直接皮动脉
2 直接肌肉动脉
3 伴行静脉

（如旋髂浅动脉）或肌肉动脉（如腓动脉）供应的皮肤区域（见 2.2.3），从这些血管再发出多达 400 条垂直血管供应体表[36]。总的来说，所有这些血管都可为皮肤提供血液。尽管命名方法多种多样，我们可将其分为穿肌肉血管（真正的肌皮穿支）或肌间隔血管（间隔皮穿支）。尽管穿支血管的具体位置存在个体差异，但是人体的基本解剖总是非常恒定的。

### 穿支皮瓣

基于上述知识，穿支皮瓣（perforator flaps）由单条穿支血管营养，可局部转移来覆盖肢体小到中度的缺损（图 10.4-10）。这类皮瓣又可称为自由穿支皮瓣，因为皮瓣所依赖的穿支血管位于缺损的邻近部位，并且是皮瓣的轴点（pivot point）。尽管有时穿支血管的分离比较困难，但这类皮瓣用途广泛并且非常可靠。术前可使用手持多普勒仪器精确地确定穿支的部位，信号的强度可大致反应血管的直径。超声显像可进一步明确血管的尺寸和行径（肌肉内或间隔内）。确定了皮瓣蒂部的穿支血管后，便可设计皮瓣覆盖缺损区域。皮瓣的尺寸包括穿支血管至伤口边缘的距离。皮瓣尺寸设计错误可能导致皮瓣长度不够，皮瓣推移困难，以及皮瓣蒂部张力过高而影响皮瓣的血供。皮瓣设计完成后，便可根据重建的需要从远端缺损部位向蒂部切取包含或不包含筋膜的皮瓣，尽量安全显露蒂部。为了便于观察蒂部及皮瓣的血供，切取皮瓣时可使用双目放大镜、双极电凝或血管夹，但不建议使用止血带。术者应确保蒂部的位置和术前计划相同，并且血流良好。但是，尚没有准确的方法在术前或术中明确穿支血管是否足以营养整个皮瓣。一般经验认为，能为这类皮瓣提供可靠血供的血管直径至少为 0.5 mm。沿皮瓣周围做皮肤切口，根据具体情况从筋膜层或更深层次分离穿支血管。这类皮瓣不能做远距离转移，应轻柔处理蒂部来覆盖缺损。尤其在肥胖患者，这种类型的皮瓣转移后供区通常无法直接缝合。皮瓣转移后，其再灌注通常存在延迟，尤其是皮瓣需绕其短的蒂部旋转 180°时。

### 改良穿支皮瓣

上述单穿支皮瓣的一种改良术式是穿支螺旋桨皮瓣（见 12.15）。皮瓣为偏心设计，位于蒂部和缺损的轴线上。皮瓣的总长度 A 等于穿支血管至近侧伤口边缘的距离 B 加上缺损轴向长度 C（图 10.4-11）。皮瓣类似于偏心的螺旋桨片。切取皮瓣并分离蒂部后，将皮瓣旋转 180°覆盖缺损。仔细分离皮瓣非常重要，因为必须有足够长的蒂部才能耐受扭曲而不引起伴行静脉的闭塞，后者会导致皮瓣静脉淤滞。多数情况下应沿动脉血流方向掀起皮瓣，这样皮瓣的近端位于供区内，可降低伤口缝合的张力。如有需填充的死腔，切取皮瓣时可包含筋膜下方的肌肉（图 10.4-12）。

### 要点与难点

和随意皮瓣不同，轴型皮瓣有确定的血管蒂，因此只要切取正确便非常可靠，即使超越相应血管区域的供应范围。皮瓣的切取取决于血管蒂的确切位置，这点有时有一定的局限性。从血管蒂部（穿支）发出的分支可增加皮瓣切取的可能性。尽管血管的解剖结构相对恒定，穿支的解剖仍存在着个体差异。轴型皮瓣的切取无须牺牲主要血管，而获得成功的关键是对穿支的仔细处理。如有需要，应从肌筋膜继续分离穿支 2~4 mm 至肌肉内部。蒂部越长，越有利于皮瓣的转移，代偿蒂部不超过 180°的扭转或旋转。在设计使用轴型皮瓣时应有足够的灵活性，必须包含备用方案以防皮瓣灌注不良或术中穿支损伤。最后，轴型皮瓣可根据缺损进行修改并且使其具有相同软组织的特征。下肢的软组织有限，因此轴型皮瓣只能用来治疗小到中度的缺损。在伴有广泛挫伤的急性创伤患者，轴型皮瓣的应用应仔细评估，因为皮肤间质水肿导致压力增加会使皮瓣发生静脉淤滞，影响皮瓣的活力（图 10.4-13）。以下两点尚存争议：

- 这类皮瓣在周围动脉闭塞患者及糖尿病患者或吸烟患者的使用价值如何？
- 对于肢体的软组织缺损，穿支皮瓣是作为首选还是游离皮瓣的备用方案？

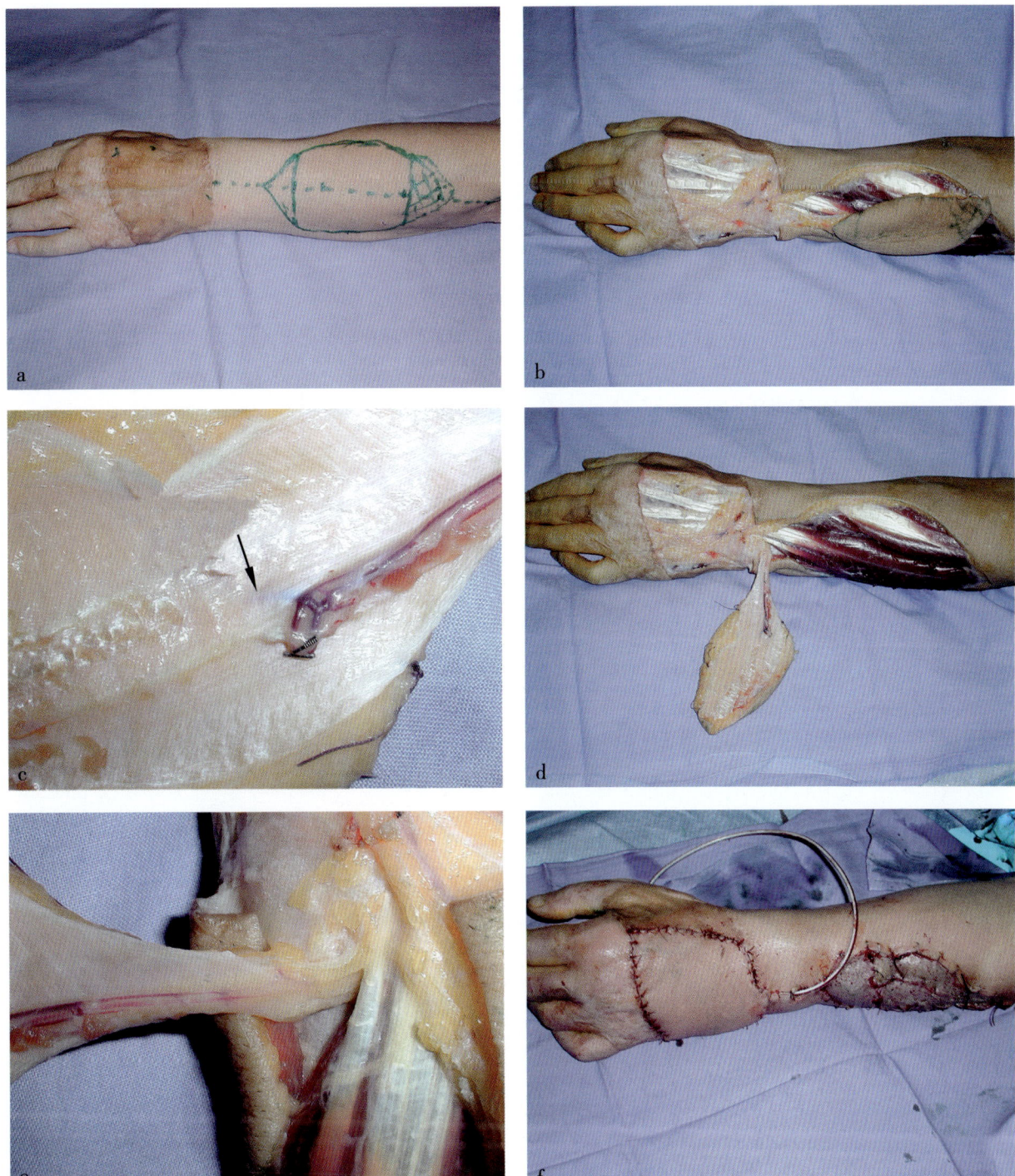

图 10.4-10　逆行穿支血管营养骨间岛状皮瓣临床病例
a. 在前臂中三分之一画出皮瓣的范围
b. 从肌间隔分离找到皮瓣蒂部(间隔穿支血管),切取皮瓣
c. 营养皮瓣穿支血管的特写(箭头)
d. 向远端游离蒂部以获得更多的皮瓣长度
e. 尺侧腕伸肌腱和小指伸肌腱之间的肌间隔和血管
f. 皮瓣覆盖创面,供区使用刃厚皮片植皮覆盖

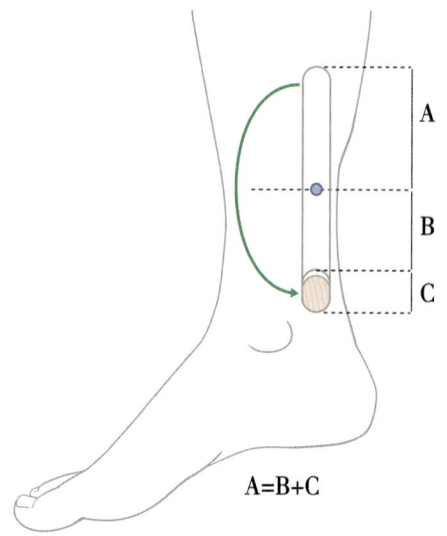

图 10.4-11 螺旋桨皮瓣的原则。皮瓣总长度 A[从蒂部(轴点=蓝点)到皮瓣的最远端]等于从穿支血管到伤口近侧边缘距离 B 加上缺损 C 的轴向长度

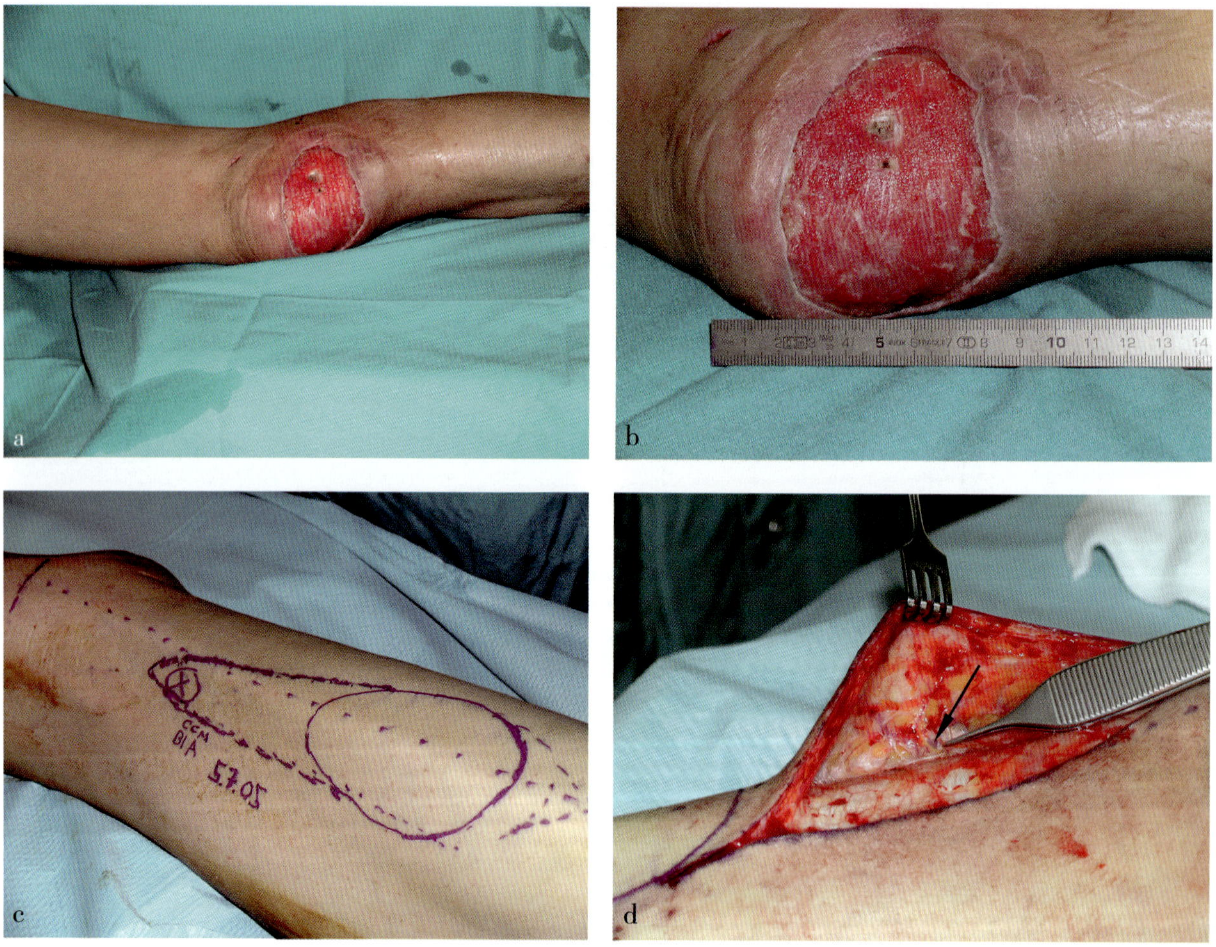

图 10.4-12 带蒂穿支皮瓣临床病例
a. 髌骨表面软组织缺损,需要血运良好的组织覆盖
b. 局部特写可见薄层肉芽组织和骨外露
c. 在大腿前外侧标记穿支血管(X),画出皮瓣的范围
d. 内侧切口,切开皮肤直达肌筋膜层显露穿支血管(箭头)

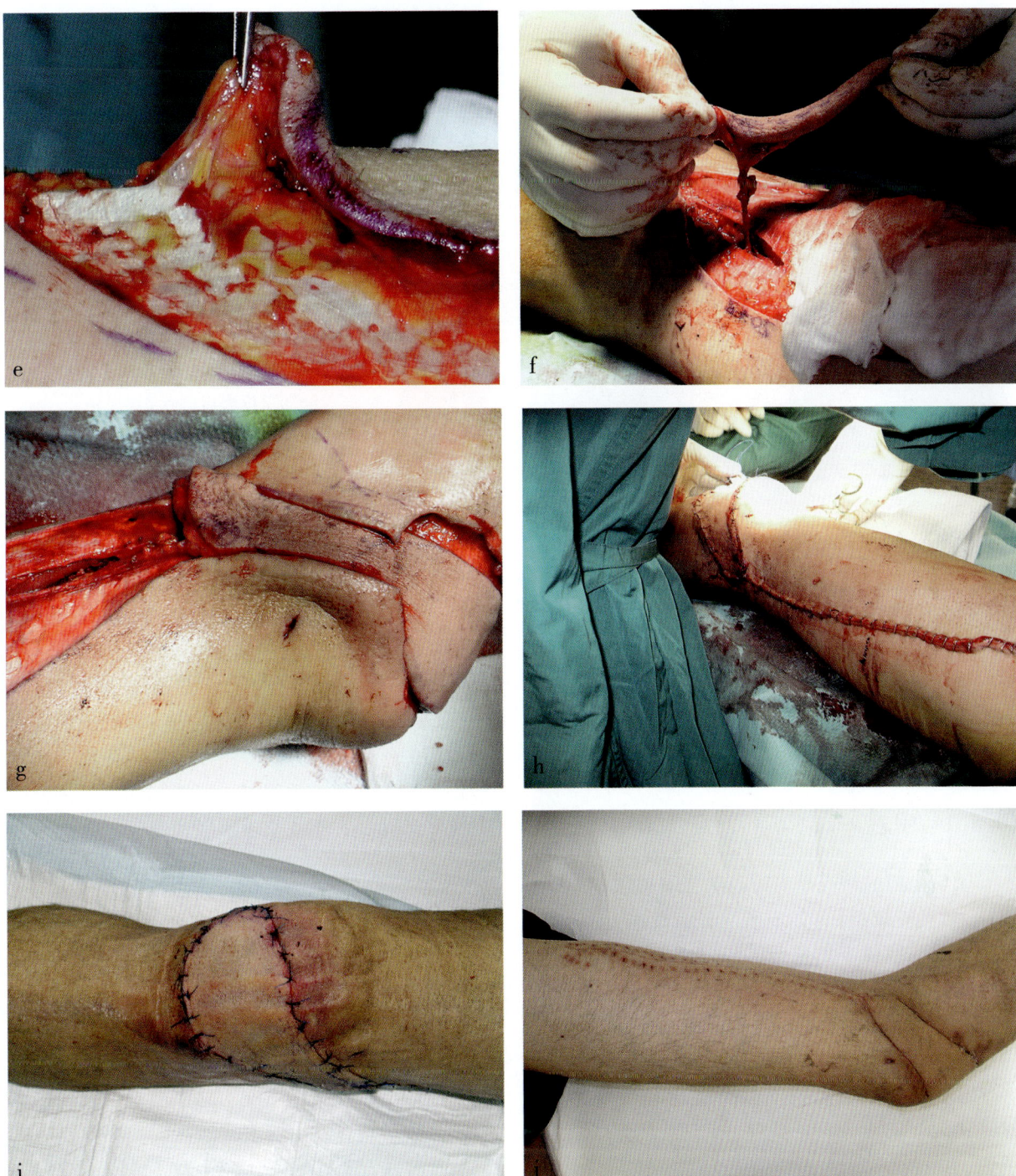

图 10.4-12（续）

e. 完成外侧切口，掀起皮瓣
f. 掀起皮瓣并分离蒂部之后，注意切开肌筋膜、髂胫束并进一步在肌肉内部分离蒂部以增加蒂部的长度
g. 皮瓣转移至缺损区域，注意蒂部处于无张力状态
h. 无张力缝合供区和皮瓣
i. 术后第二天大体观，愈合良好
j. 术后 1 个月：皮瓣愈合良好，色泽、质地及厚度正常，并且和周围组织匹配

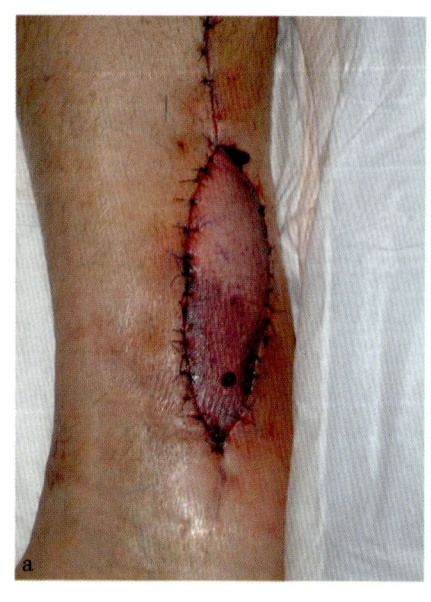
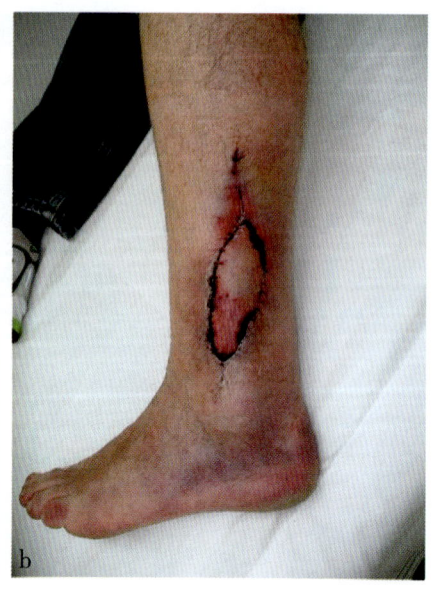

图 10.4 – 13　带蒂穿支皮瓣临床病例
a. 带蒂穿支皮瓣，尤其是旋转 180°的螺旋桨皮瓣，由于蒂部较短且有扭转，经常会发生皮瓣远端静脉淤滞（割破皮瓣后出血呈暗紫色）
b. 多数情况下，静脉淤滞会自行好转

## 10.5　区域皮瓣——基本原则和常用组织瓣介绍

作者　Maurizio Calcagni，Pietro Giovanoli，John S Early，Yves Harder

### 10.5.1　引言

区域皮瓣的特点是皮瓣蒂部与缺损区的组织相连，而且转位组织（如皮肤、肌肉、骨骼）与缺损区位于同一肢体。如果蒂部包含血管束，有时还有伴行神经及部分周围筋膜组织（即不带皮肤的蒂部），则称为岛状组织瓣。因此，与局部皮瓣（见10.4）相比，这类组织瓣的旋转弧更长。外科医生必须掌握局部组织瓣的技术转位，才能可靠地处理外伤后软组织缺损。此外，以下因素会严重影响到组织瓣的临床应用结果：

- 患者的一般情况（年龄、健康危险因素、并发症等）。
- 患者的局部血管状况（有无并发症等）。
- 外伤机制和能量大小，特别是外伤涉及的可见范围以及隐蔽的区域，后者常不明显甚至不易察觉（见10.3.3）。
- 应用不同的影像学技术仔细评估拟进行组织瓣转移区域的局部血管灌注状况（见10.3.4）。

若考虑采用区域皮瓣，必须首先核查这些因素。一般情况差、存在合并疾病或肢体损伤严重的患者，与健康的、供区无损伤的患者相比，组织瓣转移的预后要差。

本节介绍最常用的区域皮瓣：筋膜皮瓣、肌瓣，以及针对不同供血蒂部、血流方向和组织成分而应用的不同手术方法。组织瓣的选择和游离方法仅反映作者本人的偏好。所推荐的手术体位一般要能够同时方便地显露供区和受区。

### 10.5.2　筋膜皮瓣

**前臂桡侧皮瓣**

解剖与血供

前臂桡侧皮瓣是由桡动脉在沿桡侧肌间隔走行的全程中垂直发出的多条肌间隔皮穿支供应的筋膜皮瓣。在近段，桡动脉行于旋后肌和指浅屈肌纤维起点之间。在前臂的中1/3，桡动脉位于旋前圆肌和肱桡肌之间，继而行至拇长屈肌前方。在腕部，桡动脉可在桡骨缘和桡侧腕屈肌腱之间扪及。由此以远，桡动脉掌浅支经大鱼际肌前方或穿过大鱼际肌与尺动脉浅支组成掌浅弓。静脉回流分别由贵要静脉、头静脉（浅静脉系统）和与动脉伴行并终于肘静脉的成对的伴行静脉（深静脉系统）完成。

应用指征和体表标志

前臂桡侧皮瓣蒂部长而宽,安全可靠,是修复上肢组织缺损的良好选择。使用时可以选择不同的组织构成,包括筋膜、肌腱、神经、骨骼。也可作为穿流皮瓣(如覆盖近端缺损同时重建远端手指的血供)或包含前臂皮神经的感觉皮瓣[37]。逆行供血的远端蒂前臂桡侧皮瓣较为常用,适用于手、手指及前臂的修复。顺行供血的近端蒂皮瓣常用于肘关节周围部位的修复(图 10.5 - 1)。但这类皮瓣越来越有被带蒂穿支皮瓣(见 10.4)及其他筋膜皮瓣、游离肌瓣取代的趋势。当计划采用前臂桡侧皮瓣时,必须做 Allen 试验检查尺动脉对所有手指的供血是否充足。这一试验通过交替评估桡动脉和尺动脉的通畅性来检查手部的侧支循环情况。方法如下:

1. 让患者抬高手部并握拳 30 s。
2. 压迫阻断桡、尺动脉血流。
3. 松拳,可见手部苍白(通过指甲观察)。
4. 去除一侧对血管的压迫,如手指颜色在 7 s 内恢复正常,说明该侧桡动脉或尺动脉通畅,能保证充足的毛细血管回流。

对于情况可疑的患者(如手臂受到直接外伤或是老年患者),可使用多普勒超声或血管造影检查掌弓动脉的血流灌注。然后,根据缺损区确定皮瓣的大小和位置。这类皮瓣通常能切取宽 5 ~ 8 cm、长 8 ~ 10 cm,最大范围可自肘窝下 3 cm 至远侧腕横纹(宽 10 ~ 12 cm,长 20 ~ 30 cm)(图 10.5 - 1c)。用到的体表标志有肘窝、掌长肌、桡侧腕屈肌及鼻烟窝;如果可视或可扪及,还能用到头静脉。

手术技巧

一般步骤

患者取仰卧位,手臂外展置于搁手台上。可使用止血带,特别是在切取皮瓣时帮助较大。不宜使用 Esmarch 绷带完全驱血,以保证分支血管显露更好。

逆行供血的远端蒂皮瓣

先在体表画出皮瓣边界,然后从其尺侧缘近端开始游离(图 10.5 - 1d)。前臂的深筋膜要和皮肤一同掀起,并与皮肤临时固定(图 10.5 - 1e)。向远端切开,辨认并显露桡动脉及其伴行静脉。在深筋膜下由尺侧向桡侧分离,保留桡侧腕屈肌腱腱膜直至尺侧肌间隔。之后切开桡侧皮肤,同样要掀起深筋膜,但注意不要损伤桡神经浅支。牵开肱桡肌,显露桡侧肌间隔内的桡动脉及其伴行静脉(图 10.5 - 1f)。所有小的骨膜和肌肉分支血管均予以结扎。在近端钳夹血管蒂,松开止血带,观察皮瓣及手指的血供和毛细血管充盈是否良好。如果良好,即可于近端切断蒂部,将皮瓣完全掀起,转位至将要覆盖的缺损区(图 10.5 - 1g ~ h)。供区常以中厚皮片植皮,也可加用真皮替代物(如 Matriderm® 或 Integra®)(见 10.2)。如果皮瓣不大,供区可直接关闭,或使用蒂部以尺动脉供血的局部推进皮瓣或旋转皮瓣覆盖。以下介绍的是该皮瓣的其他应用方式,比较实用。

顺行供血的近端蒂皮瓣

皮瓣游离的方法与远端蒂皮瓣相似,但切断的是远端的血管蒂。分离时,血管蒂要包含头静脉,直至肘窝处有属支与桡静脉的伴行静脉交通。结扎交通支以近的伴行静脉,保证静脉血均通过浅、深静脉系统回流。

骨筋膜皮瓣

如果需要带骨块皮瓣移植,就将皮岛设计在旋前圆肌和肱桡肌止点之间。皮蒂的分离方法与近端蒂顺行供血皮瓣相似,然后在肌间隔的尺侧切开旋前方肌和拇长屈肌,继而经桡骨尺侧和桡侧骨皮质做纵行截骨。远近两端做斜行截骨,以防发生应力性骨折。如能很好地保留住骨膜和肌肉骨膜附着,可切取(10 ~ 12) cm × 1.5 cm 大小的骨块。

前臂桡侧感觉皮瓣

要作为感觉皮瓣使用,在切取皮瓣时要包含前臂内侧或外侧皮神经,在神经电生理监测下与受区神经吻合。

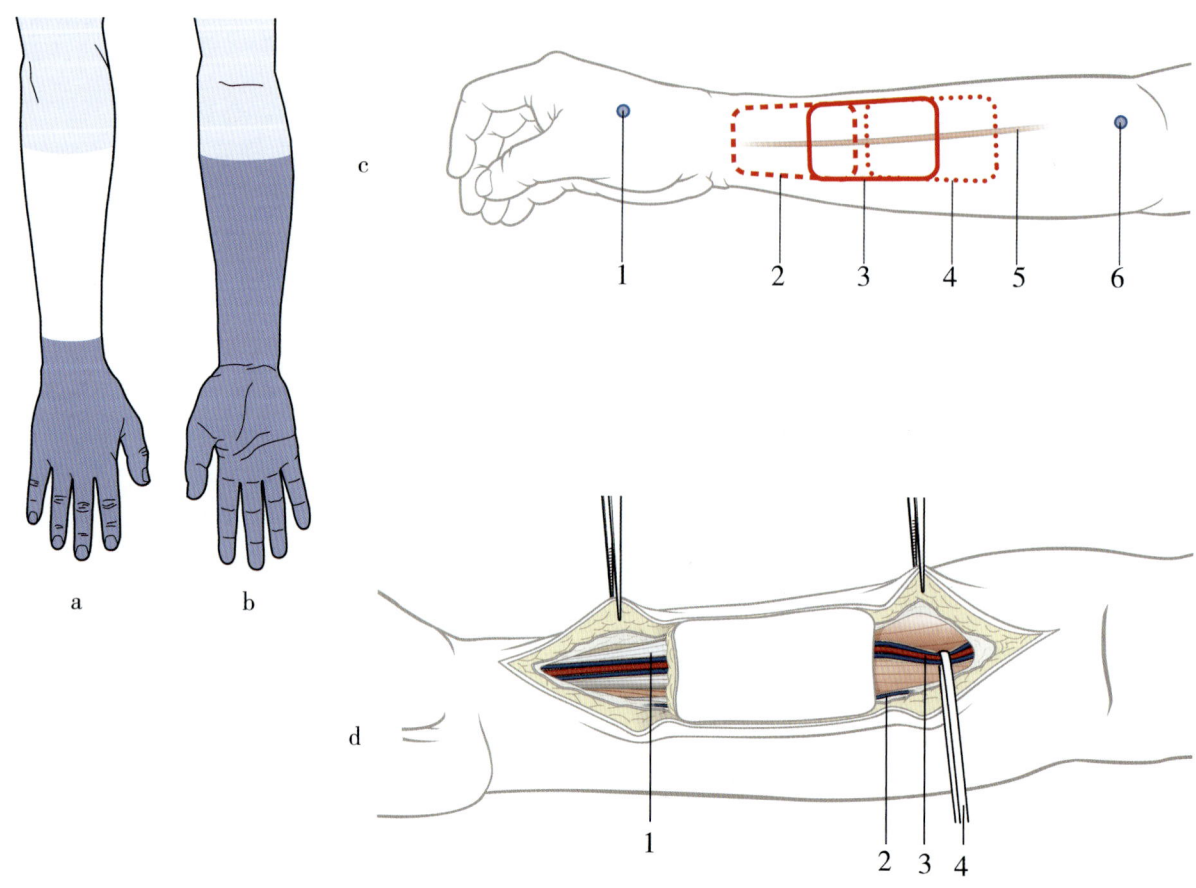

图 10.5-1 前臂桡侧皮瓣

a~b. 前臂桡侧皮瓣可覆盖区域示意图。近端蒂皮瓣＝浅蓝色；远端蒂皮瓣＝深蓝色。a 为背面观，b 为掌面观
c. 前臂中段拟用前臂桡侧皮瓣的设计
　　1 远端蒂皮瓣在虎口区的旋转点
　　2 近端蒂皮瓣的理想化皮岛设计
　　3 近端蒂及远端蒂均可用的标准皮岛设计
　　4 远端蒂皮瓣的理想化皮岛设计
　　5 桡动脉走行
　　6 近端蒂皮瓣位于屈肌之间的蒂部旋转点
d. 皮瓣(皮岛)远近端对蒂部的显露
　　1 肱桡肌肌腱
　　2 头静脉(浅静脉系统)
　　3 桡动脉及其伴行静脉
　　4 血管袢

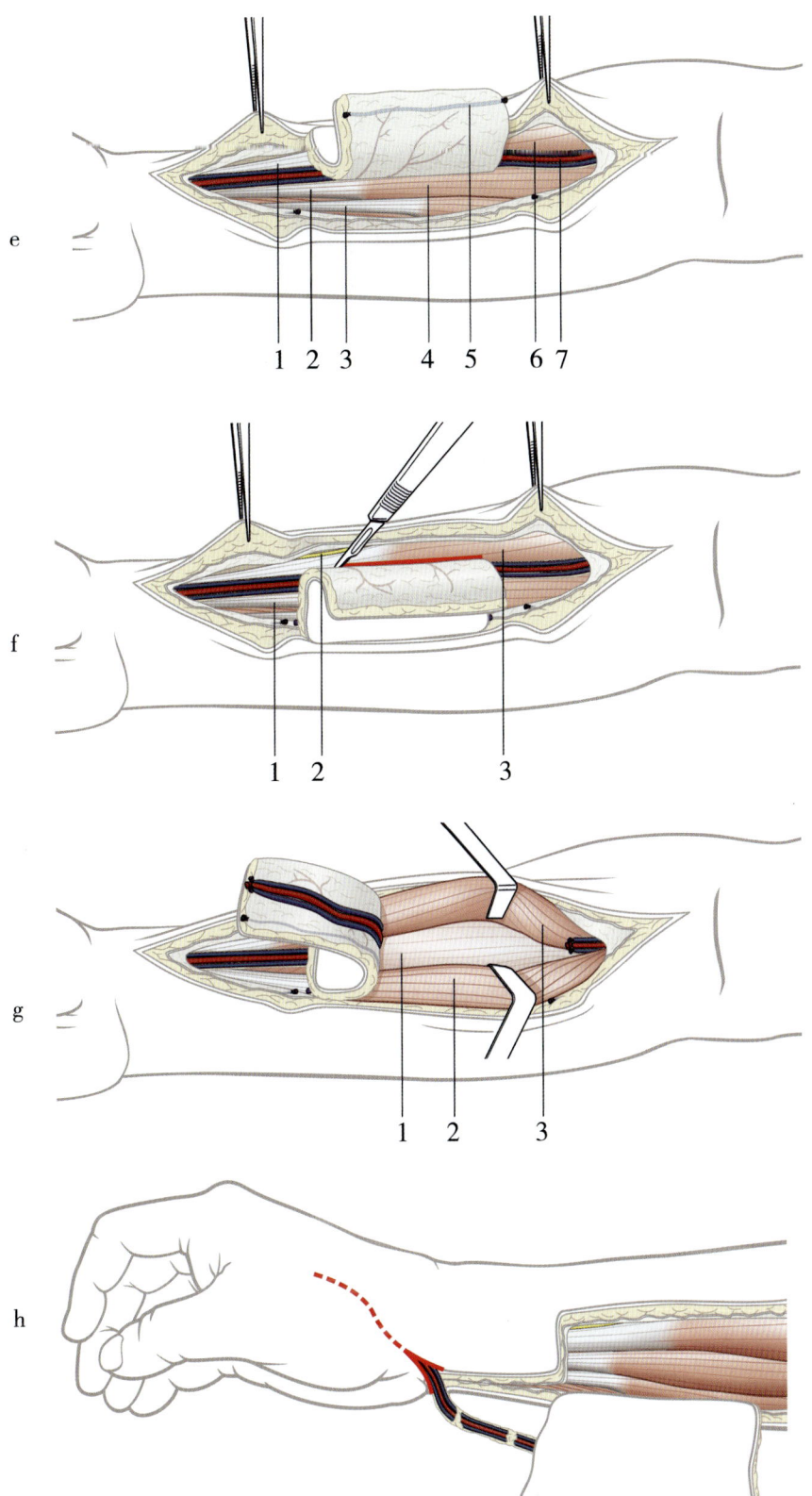

图 10.5 – 1（续）

e. 从皮岛尺侧开始游离皮瓣直到显露出桡侧的血管蒂
   1 肱桡肌肌腱
   2 桡侧腕屈肌肌腱
   3 掌长肌肌腱
   4 桡侧屈腕肌肌腱
   5 头静脉
   6 肱桡肌
   7 桡动脉及其伴行血管

f. 皮瓣于桡侧从肱桡肌（红线）表面掀起，桡神经浅支与皮岛分离。深处可见血管蒂
   1 桡侧腕屈肌肌腱
   2 桡神经浅支
   3 肱桡肌

g. 从近端切断血管蒂
   1 指浅屈肌
   2 桡侧腕屈肌
   3 肱桡肌

h. 如需延长血管蒂，可经鼻烟窝做皮肤切口（红色虚线）

前臂桡侧皮瓣的其他特殊应用方式

桡动脉在肌间隔内走行过程中发出相互独立的分支,根据这些分支的供血,还可进一步将皮瓣纵向或横向分割成亚单位。还有一种可能的方式是将掌长肌腱连同皮瓣一起游离,作为带血运肌腱移植,可用于手部肌腱重建。桡神经浅支可与桡动、静脉伴行游离,用做带血运神经移植。不含表皮、真皮层的筋膜瓣可用在前臂远端或腕部替代缺损的肌腱或神经周围组织。筋膜瓣移植的供区还可使用原来的皮肤覆盖,所以供区外观和功能优于筋膜皮瓣。此外,还可在筋膜浅层掀起皮瓣,特别是在有肌腱外露的部位,能够提高供区植皮的成活率。最后,前臂桡侧皮瓣如作为游离皮瓣使用,应用范围将更广;作为复合游离组织瓣使用适用性更高。

### 结果

并发症多发生在供区,包括创面延迟愈合和/或植皮失败,手部功能受限以及拇、示指背侧感觉减退或感觉过敏(桡神经浅支)(见12.12)。

### 要点与难点

- 该皮瓣应用广泛,是修复手部缺损的最佳选择之一。
- 该皮瓣蒂部较宽、安全而可靠。
- 皮瓣的静脉回流由浅静脉和/或深静脉系统完成。
- 皮瓣的分离要轻柔、仔细,保护好屈肌腱的腱周组织,以保证植皮的成活。
- 皮瓣掀起时要十分当心,保护为皮瓣供血的肌间隔穿支。
- 建议将桡神经浅支保留在原位。
- 皮瓣面积大并以中厚皮片覆盖的供区外观欠佳。

## 远端蒂腓肠神经皮瓣(视频 10.5 – 1)

### 解剖与血供

远端蒂腓肠神经皮瓣是逆行供血的筋膜皮瓣,由发自腓肠浅动脉和腓动脉的分支在腓肠神经周围形成的密集动脉网供血。腓肠浅动脉由腘动脉或腓肠动脉发出[40]。腓肠浅动脉穿过腓肠肌内外侧头间的筋膜后,与小隐静脉和腓肠神经相伴而行直至外踝处。此动脉与腓动脉肌皮穿支的连续性动脉网络相连。其中最远端的一根穿支大致位于外踝上4 cm处,可经手提式多普勒仪探知,这也是该皮瓣最远端的旋转点。

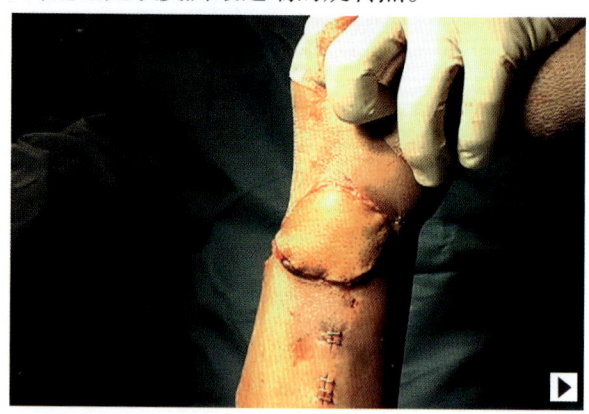

视频 10.5 – 1 腓肠神经营养血管皮瓣

### 应用指征和体表标志

远端蒂腓肠神经皮瓣旋转弧长,可方便地覆盖:

- 小腿远段 1/3(见 12.13)[41]。
- 内外踝部位。
- 足跟的后部和负重区[42]。
- 足背部(图 10.5 – 2)。

皮岛根据缺损区设计,可位于小腿中下段腓肠神经、动脉斜行走行为轴的任何部位。根据经验法则,皮岛大小不能超过腓肠肌腹的内、外侧缘,并以蒂部为中心轴(图 10.5 – 2d)。体表标志有腘窝,腓肠肌内、外侧头间嵴及外踝后方。部分患者可以看到小隐静脉。

### 手术方法

#### 一般步骤

患者取俯卧或侧卧位,标记皮瓣外形,沿蒂部走行切开皮肤,可按直线、弧线或Z字形切开。分离远端蒂部——在腓肠神经及相邻的腓肠浅动脉、小隐静脉周围保留足够的皮下组织——形成 2~4 cm 宽的筋膜蒂(图 10.5 – 2e)。然后切开皮岛边缘直到肌膜下,在皮岛近端将血管蒂结扎切

# 10 伤口的关闭与覆盖技术

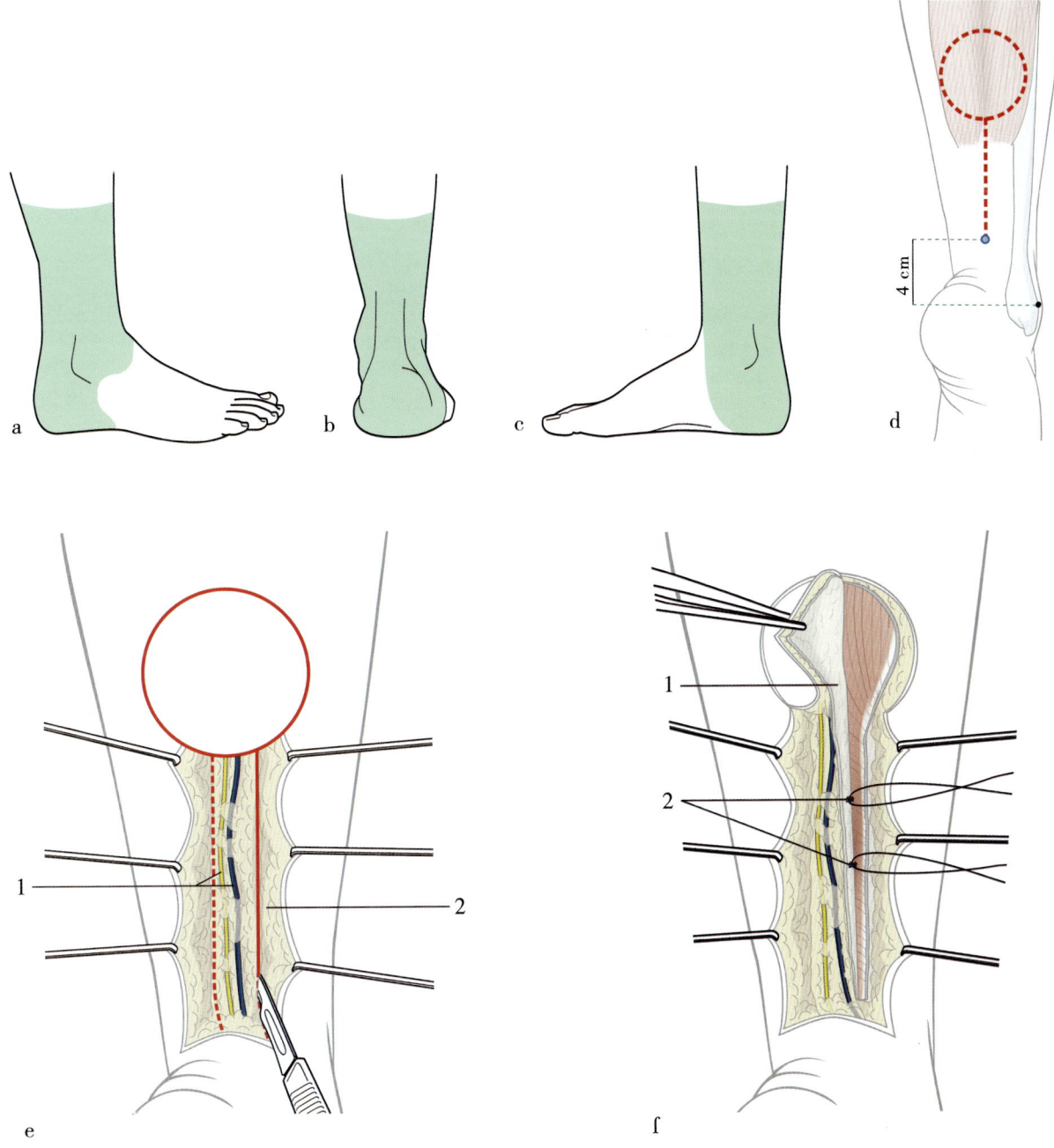

图 10.5 – 2  远端蒂腓肠皮瓣

a~c. 远端蒂腓肠皮瓣覆盖范围示意图。a 为外侧观，b 为后侧观，c 为内侧观

d. 理想的皮瓣设计于腓肠肌的中远段。沿血管蒂（红色虚线）做皮肤切口，旋转点（蓝色圆点）位于外踝（黑色圆点）上方约 4 cm 处

e. 分离蒂部表面的皮肤，蒂部要宽，周围保留部分皮下组织（红线）
   1 腓肠神经和小隐静脉
   2 皮瓣蒂部做皮下游离

f. 掀起皮瓣
   1 小腿肌膜一并游离
   2 结扎或烧灼并切断源自腓动脉的穿支血管

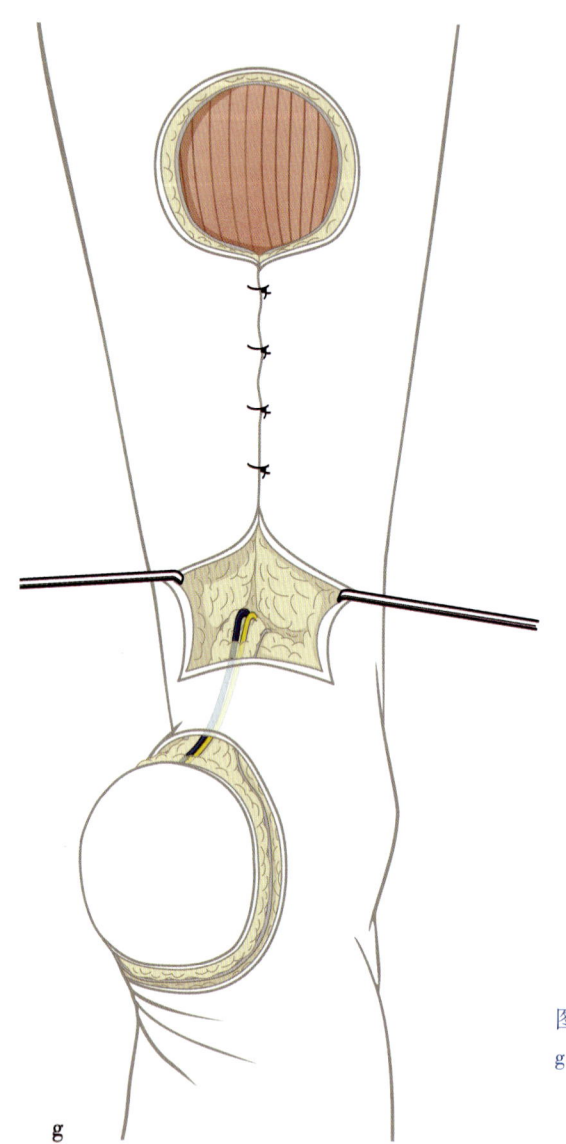

图 10.5-2（续）

g. 经隧道将皮瓣转位至缺损的创面。蒂部位于皮下。皮瓣转位后，如供区和旋转点的蒂部皮肤直接缝合张力过大，可采用中厚皮片游离植皮

断（图 10.5-2f）。然后由近及远将皮瓣掀起，直到明确肌皮穿支，也就是皮瓣的旋转点，轻柔地将皮瓣旋转覆盖缺损区。供区宽度在 4~6 cm 可以直接关闭，否则需要以中厚皮片覆盖（图 10.5-2g）（见 10.2）。以下介绍的是该皮瓣的其他应用方式。

远端筋膜皮蒂腓肠神经皮瓣

有些作者推荐采用较宽的蒂部且保留表面的皮肤，或将蒂部设计为泪滴状的皮岛，这样将组织瓣转位到受区时可降低蒂部张力[43]。

腓肠筋膜瓣

如果需要的是薄层柔软的组织瓣，在分离组织瓣时可不带上表面的皮肤。供区皮肤可方便地一期缝合。只是筋膜瓣转位至受区后，如果皮肤无法完全覆盖还需中厚皮片移植[44]。

结果

尽管术后的功能结果一般都不错，但所报道的主要并发症即皮瓣部分坏死率高达 27%，多与腓动脉的通畅性有关。外周动脉闭塞性疾病的患者，其腓肠动脉血管网可能不通畅，因而导致缺血性并发症[43]。筋膜皮瓣比筋膜瓣更可靠。供区外观与是否使用皮片移植有关。因此，尤其是对于女性患者而言，在使用大面积的筋膜皮瓣前要全面权衡利弊。

要点与难点

- 该皮瓣转位术仅需一期手术,无需显微操作,技术性缺陷很少。
- 不牺牲肢体重要血管。
- 必须使用手提式多普勒仪探测最远端的肌皮穿支(即旋转点),以及蒂部血管的走行。
- 旋转弧较大。
- 泪滴形的皮岛设计可以减小蒂部皮肤张力。
- 如皮岛小于4～6 cm时可直接关闭供区。
- 比小腿肌瓣转位的可靠性差。

## 外踝上皮瓣

### 解剖与血供

外踝上皮瓣是由密集动脉网供血的一类皮瓣之一。它的血供来自于腓动脉和胫前动脉的分支。如果切断腓动脉,该皮瓣(扩展的 Masquelet 皮瓣)即为逆行皮瓣。穿出骨间膜的主要血管位于胫腓角内——外踝上5 cm内可触及的凹陷区域,并与远端的跗外侧动脉交通。在近端,这一血管网与腓浅神经伴行血管相互连通。静脉回流通过与动脉伴行的密集静脉网完成。

### 应用指征和体表标志

该皮瓣的应用指征在于所需组织的结构。转位的范围包括小腿前内侧和内踝(间位皮瓣),足部的背侧、内侧和外侧,以及跟腱区和足跟部(岛状皮瓣)(图10.5-3a～d)。因为该区域的皮肤菲薄而细腻,故该皮瓣不可用于修补足部负重区的缺损。可切取范围的边界近端为小腿中1/3,内侧到胫骨嵴,后侧界为腓骨后缘。皮瓣的远端必须超过穿支血管远端2～3 cm(图10.5-3e)。

### 手术方法

#### 一般步骤

患者取仰卧位,患肢内旋、膝关节轻度屈曲。远端蒂岛状皮瓣的入路一般取外侧切口,起于前侧向远端延伸,辨认位于伸肌上支持带下方的血管蒂。切开支持带,显露胫腓韧带(图10.5-3f)。通常将皮瓣连同肌膜一起掀开。此时,非常重要的一步是辨认以下血管:穿支血管、进入皮瓣的皮支和外踝前外侧动脉的交通支。交通支一般予以结扎。切开骨间膜,扩大视野(图10.5-3g)。此时,切开远、近端皮肤,显露腓骨肌。然后向近端分离血管蒂和腓浅神经,并始终将其保留在皮瓣之内,以免损伤血管组织。将分隔前侧和外侧肌群的肌间隔切开(图10.5-3h),沿腓骨向跗骨窦方向剥离(图10.5-3i)。将趾短伸肌筋膜切开非常重要,可以避免蒂部远端的卡压。关闭供区时,需将腓骨肌与伸肌缝合,并移植中厚皮片(见10.2)覆盖缺损区。以下介绍的是该皮瓣其他一些比较实用的应用方式。

#### 远端皮下筋膜蒂岛状皮瓣

岛状皮瓣的蒂部表面皮肤缺损时,也可以作为另一种岛状皮瓣来使用。虽然蒂部表面没有皮肤覆盖,仍有可能切取一个有可靠穿支供血的皮岛,经恰当设计后用于覆盖远端的缺损区域(如足趾)。但皮下筋膜蒂较长时,只能供应小块皮岛。所以当皮瓣位于其旋转半径的极限位置时,能够覆盖的面积有限(图10.5-3j)。穿支血管即为皮瓣的旋转点。

#### 远端皮蒂皮瓣

因为无须游离蒂部,所以这种皮瓣切取十分简单而快捷,而且皮瓣也不需超出穿支血管的穿出点,但其旋转半径有限。

### 结果

外踝上皮瓣——特别是以远端为蒂又无须游离皮下筋膜蒂者,只要术前能够明确穿支血管,使用时都非常可靠[45]。造成的功能损失对日常活动影响极小。最主要的弊端在于供区的外观。因为多不能直接关闭供区,而在小腿远段植皮后的外观往往差强人意,所以,如要采用这一皮瓣,应提前跟患者深入交流。

### 要点与难点

- 该皮瓣应用于小腿远1/3和足部近侧半时较为可靠。

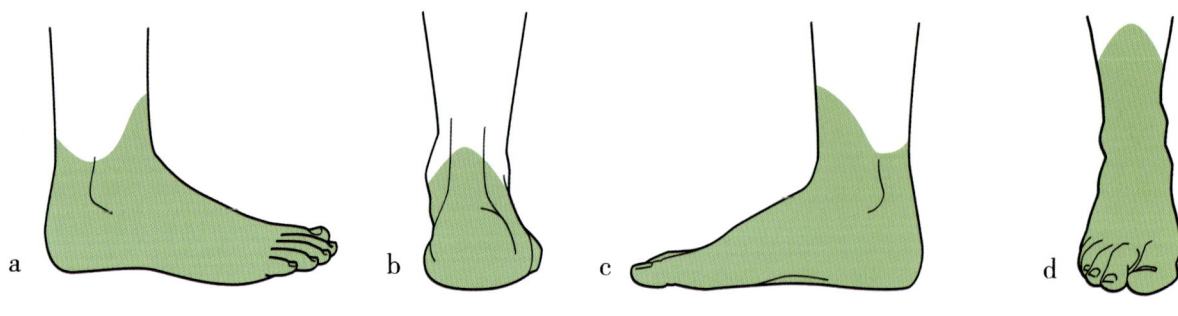

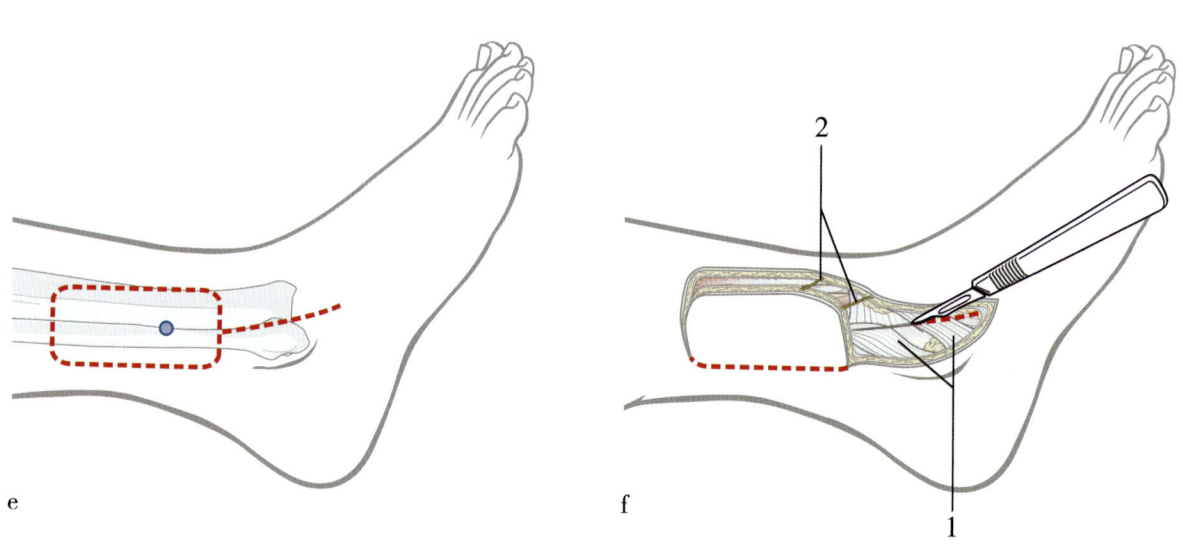

图 10.5-3 外踝上皮瓣

a~d. 外踝上皮瓣覆盖范围示意图。a 为外侧观，b 为后面观，c 为内侧观，d 为前面观

e. 根据缺损区大小设计岛状皮瓣（红色虚线所示为远端蒂皮瓣），蒂部（蓝色圆点所示为旋转点）是穿支血管，皮瓣远端设计在穿支血管以远 2~3 cm

f. 切开近端和前方的皮肤并向远端延长，游离蒂部。切开伸肌上支持带

　1 足部伸肌上支持带

　2 腓浅神经分支

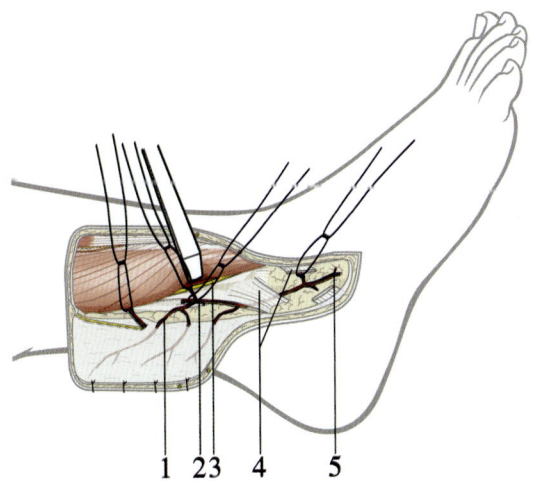
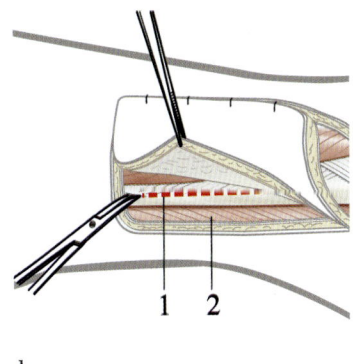
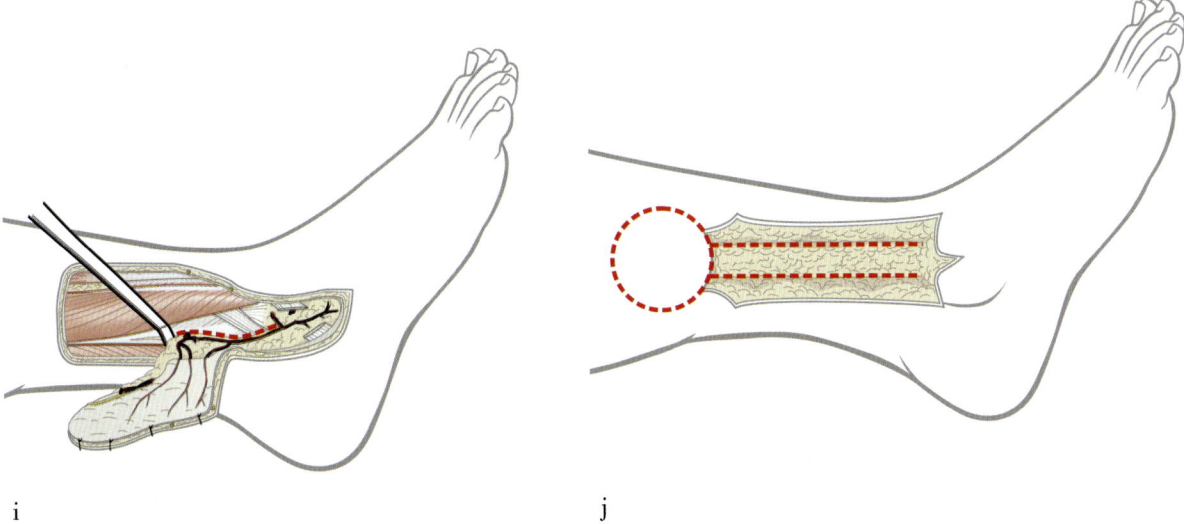

图 10.5-3（续）

- g. 向远端显露蒂部，于近端切断腓浅神经，在外侧切断血管分支
  - 1 外踝前动脉分支
  - 2 胫前动脉
  - 3 腓深神经
  - 4 伸肌上支持带
  - 5 蒂部与跗外侧动脉的血管交通
- h. 完全切开后方皮肤，显露腓骨肌
  - 1 切开肌间隔（红色虚线），在腓骨平面分离前群和外侧群肌肉
  - 2 腓骨长肌
- i. 切开肌间隔，进一步游离皮瓣（红色虚线），将前方肌群和外侧肌群分开
- j. 还可以以宽大的皮下组织做蒂（红色虚线），行轴型岛状皮瓣转位

·外踝周围区域(即供血血管穿出点)受到外伤者,皮瓣血供将不再可靠。

·使用该皮瓣时,操作简单、可一期完成,不需显微操作,且技术缺陷少。

·不牺牲肢体的主要血管。

·必须使用手提式多普勒仪探查胫腓骨间的穿支血管,以精确设计皮瓣位置。

·切取远端蒂皮瓣时,必须切开骨间膜,才能完整、安全地显露穿支血管。

·通过应用血管降支或将皮岛设计得更靠近端,能够获得较长的旋转半径,以适应缺损区的需要。

·术后必须抬高患肢,特别是采用远端为蒂的逆行皮瓣方式时(即血流逆行)。

### 足底内侧皮瓣

解剖与血供

足底内侧皮瓣的皮肤没有毛发,全身的无毛发的皮肤仅占体表总面积的4%。该处皮肤的特别之处在于其表皮真皮间有连接和纤维间隔,可以对抗切应力;为骨突表面提供足够的垫衬;机械性刺激感受器密布,可以精确感知周围环境变化。因此,足底皮肤特别适合于负重和行走区的修复。

在内踝后方,胫后动脉与伴行静脉和胫神经毗邻,位于趾长屈肌和跗长屈肌之间。再往远端,动脉分为2条终支——前内侧的足底内侧动脉和后外侧的足底外侧动脉。这些动脉也各自和伴行静脉和1条神经相伴而行,经过跗展肌,进入足部跖面。再远端的中足部,动脉、神经位于足底筋膜和趾屈肌之间。足底内侧动脉长3~5 cm,外径1~2 mm。如连同足底内、外侧动脉分叉点以近的部分胫后动脉一起切取,可延长皮瓣的蒂部。值得注意的是,足底外侧动脉的口径比足底内侧动脉大得多,是胫后动脉的延续。足底内侧神经支配内侧3个半足趾和足底内侧的皮肤感觉。足底内、外侧神经向远端走行在各自的神经沟内,沿途发出皮神经支配中足跖侧皮肤感觉。

应用指征和体表标志

该皮瓣最常用于覆盖足底负重区,特别是跖骨头和足跟表面。还可进一步覆盖足跟后侧(图10.5-4)(见12.14)。如能仔细避免损伤足底中部外侧的皮肤,则对供区非负重面的影响很小。筋膜皮瓣不累及下方的肌肉,并常可作为真正的神经感觉皮瓣来使用。在成人,从足底中部(避免伤及足跟、跖骨头和足底中部外侧)切取该皮瓣的平均大小可达5~7 cm长、3~4 cm宽(图10.5-4c)。

手术方法

术前须明确胫前和胫后动脉的通畅性。正常的血管可为整个足底中部的筋膜皮瓣提供充足的血供。患者取仰卧位,患肢垫高,驱血后上止血带。

通常以足底内侧动脉为轴设计皮瓣,保留跖深动脉弓。足底中部皮瓣设计在跖骨头以近2~3 cm、足跟以远,避开足底中部外侧负重区。

从远端由内侧向内踝后方切开皮瓣边缘,暴露足底内侧动脉和伴行神经及胫后动脉(图10.5-4d)。在皮瓣远端结扎足底内侧动脉,然后在跖筋膜下向近端分离,将足底内侧动脉和神经血管束包含于浅面的筋膜皮肤中(图10.5-4e~f)。通过在神经内分离,将足底中部皮神经与支配内侧3个半足趾的神经束分开。为避免分离困难,第二趾总神经通常与支配皮瓣的分支一起游离。在跖筋膜与第一层肌肉之间的平面将皮瓣从远端向近端掀起。切断深层肌肉(跗收肌与趾短屈肌间隙,小趾收肌与趾短屈肌间隙)与筋膜间的连接。

经过分离后,足底外侧神经的部分神经束也可能保留在皮瓣内。在近端切断这些神经束时要尽量保留长度。分离时为了充分暴露,可能需要切断近端的趾短屈肌。足底内侧动脉和伴行足底内侧神经束要向近端游离至跗收肌。根据实际需要的血管神经蒂长度,跗收肌可切断并向踝关节处游离。

一旦蒂部长度足够,即可边处理受区,边监测皮瓣血供状况(图10.5-4g)。

结果

只要术前探明穿支血管,足底内侧皮瓣在应用时十分可靠,特别是不需游离皮下筋膜蒂的方式切取皮瓣时。造成的功能损失对日常活动影响极小。最主要的弊端在于供区的外观,因为供区几乎均不可直接关闭。所幸,植皮区为足底中部的非负重区。

要点与难点

· 该皮瓣用于修复足部负重区和跟部后方的小缺损十分可靠。

· 不牺牲肢体主要血管。

· 通过带上分叉部位以近的部分胫后动脉,可以增加血管蒂长度。

· 皮瓣与深部的骨—肌腱结构紧密相连,因而受到的切应力很小。

· 足底皮瓣与邻近皮肤连接处可出现过度角化现象。

· 从足底内侧神经中分离出皮支神经束可能比较困难,常需要牺牲第二趾蹼内的趾总神经。

· 如作为游离皮瓣使用,该皮瓣优点有限,仅由于具有厚度优势而用来替代手掌部位的无毛皮肤。

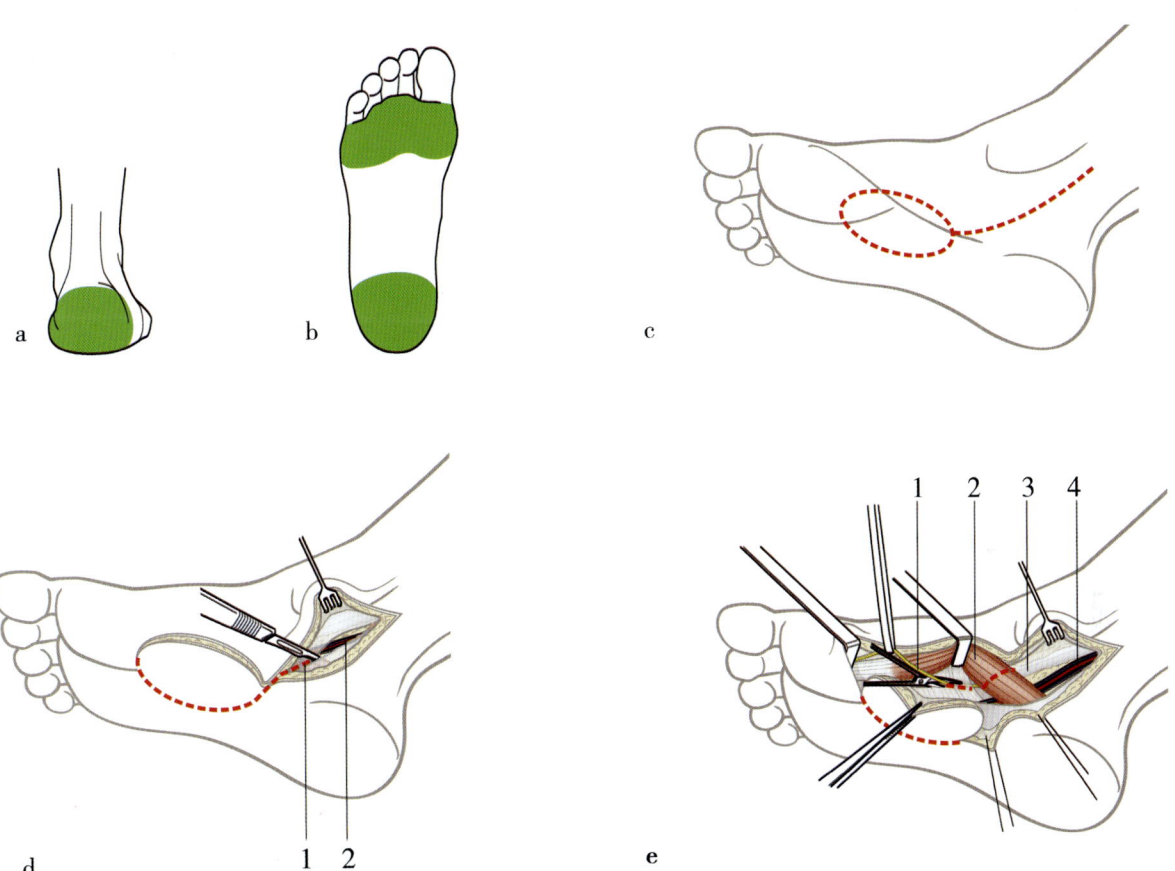

图 10.5-4 足底内侧皮瓣

a~b. 足底内侧皮瓣覆盖范围示意图。a 为后面观,b 为足底观
c. 理想的皮岛设计在足底非负重区
d. 切开内侧皮肤,游离踇展肌表面筋膜。向内踝切开屈肌支持带(1),游离胫后动脉及其伴行静脉(2)
e. 游离踇展肌,切断跖筋膜和肌肉(红色虚线)。注意辨别足底内侧动脉和足底神经内侧分支
   1 足底神经内侧支
   2 踇展肌
   3 踇长屈肌腱
   4 胫后动脉及其伴行静脉

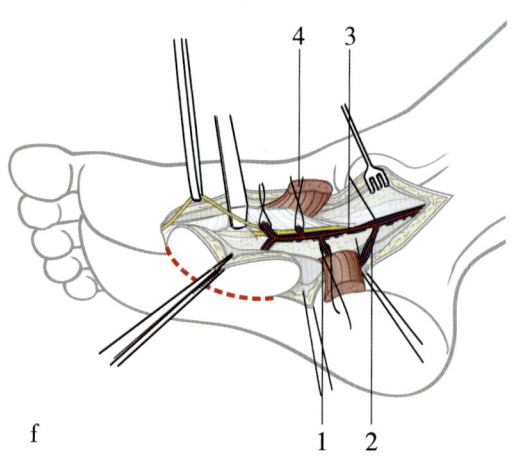
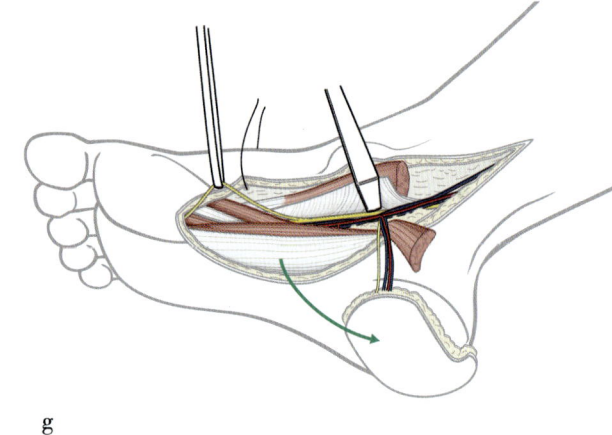

图 10.5 – 4（续）

f. 由远及近逐步游离足底神经内侧支,将支配皮瓣的浅支分离出来
   1 结扎供应踇展肌的血管蒂
   2 足底外侧动脉及其伴行静脉
   3 足底内侧动脉及其伴行静脉
   4 切断的踇展肌

g. 蒂部游离完后,皮瓣的旋转弧可达足跟负重区及后方的皮肤缺损创面。供区关闭包括将踇展肌与趾短屈肌缝合,中厚皮片植皮。外露的跖筋膜可予切除

### 10.5.3 肌瓣

#### 腓肠肌内侧头瓣（视频 10.5 – 2）

**解剖与血供**

腓肠肌位于小腿三头肌的浅层部分。其内侧头起自股骨髁后方,与外侧头共同形成长 10 ~ 15 cm 的腱部止于足跟。内侧头相对更长些,所以比外侧头更常用。覆盖于腓肠肌肌肉表面的皮肤面积为 23 cm × 10 cm[46]。内侧头长 15 ~ 20 cm,宽 8 cm,厚 2 ~ 3 cm。腓肠内侧动脉(长 4 ~ 5 cm,口径 2 ~ 2.5 mm)在膝关节近端 1 ~ 2 cm 处从腘动脉发出,在腘窝横纹远端 4 ~ 5 cm 的肌腹中线稍偏外侧处进入肌肉(Mathes 与 Nahai[15]：Ⅰ型血供)。多数情况下,肌肉内的血管蒂分为 2 条或更多的分支,因此在肌肉的远段可纵行劈开为两部分（图 10.5 – 5a）。静脉血由与动脉伴行的成对静脉回流至腘静脉。

**手术指征和体表标志**

肌瓣的旋转半径能够保证安全覆盖膝关节前侧、内侧、小腿近 1/3 段以及腘窝部位的缺损（图 10.5 – 5b ~ c）。体表标志有膝关节间隙、胫骨后内侧缘、内踝和小腿后正中线。足部被动背屈时,在胫骨后内侧缘后方 2 ~ 3 cm 处可清晰看到内侧腓肠肌的轮廓。

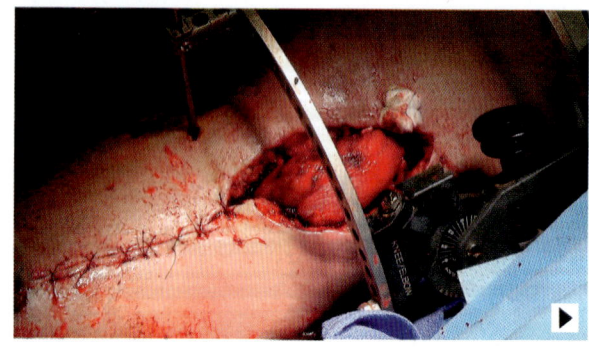

视频 10.5 – 2　腓肠肌瓣（内侧头）

### 手术方法

#### 一般步骤

患者取仰卧位,对侧臀部垫高,患侧小腿外旋,膝关节轻度屈曲。常规在胫骨后内侧缘后方 2~3 cm 处做平行于胫骨缘的直切口,腘窝处取弧形切口(图 10.5-5d)。在内侧皮瓣下方,将大隐静脉及伴行神经轻柔牵开(图 10.5-5e);腓肠神经在小腿中下 1/3 交界处穿出深筋膜,在此之前,可以看到该神经由近及远沿腓肠肌内外侧头之间走行。接下来,辨认腓肠肌内侧头和比目鱼肌的交界并切开肌膜(即小腿筋膜)。继续在此无血管平面钝性分离,直至可以看到跟腱。如果存在跖肌腱,该腱位于比目鱼肌表面,予以分离并保护。在腱腹交界处切断内侧头,将其与外侧头分离,仔细保护源自腘窝深部的血管蒂,游离足够长度的肌瓣(图 10.5-5f)。纵横或网状切开肌瓣深面的肌膜,切断的腱性部分的近端,可使肌瓣的宽度、长度和旋转弧增加 3~4 cm。如有指征,或为了消除术后疼痛,可将肌肉去神经支配,应在近端的腘窝处切断神经以免损伤肌肉分支。将肌瓣直接旋转至受区或通过皮下隧道转位,与周围相邻组织固定(图 10.5-5g)。肌腹以中厚皮片覆盖(见 1.2),供区可直接缝合关闭。以下介绍的是该皮瓣其他一些比较实用的应用方式。

#### 肌皮瓣

腓肠肌内侧头还可连同表面质地柔软、带有感觉的皮岛一起游离,最长可达 23 cm,最宽可达 10 cm,范围可从腘窝直至内踝近端 5 cm,由胫骨内后缘后方 1 cm 至小腿中线。皮岛的血供来自筋膜血管分支和腓肠动脉的肌皮穿支。皮肤切开后即将其与腓肠肌缝合固定,以免对穿支血管造成剪切损伤。供区只能通过皮片移植覆盖,所以最终的外观很差。用做肌皮瓣时,因为皮岛的大小易变,所以与肌瓣相比,其内侧的旋转半径要短些,但可覆盖的范围仍可从大腿下部至小腿中 1/3。

#### 含带血运肌腱的肌皮瓣

如果皮岛覆盖了腱腹交界并且不与腱性部分分离,则腓肠肌内侧头的远端部分就可用做带血运肌腱,是重建髌韧带或股四头肌腱的良好选择[47]。

#### 结果

腓肠肌内侧头肌瓣用于覆盖膝关节周围和胫骨内侧近端的缺损非常可靠。所造成的功能损失对日常活动影响极小,因为可由余下的外侧头和比目鱼肌很好地代偿。运动员或登山者在做类似爬楼梯的动作时可能感到肌力下降[48]。如能直接关闭供区,外观还相当满意;一旦需用皮片移植覆盖小腿,外观将较差。因此,使用肌皮瓣时需要同患者深入讨论。

#### 要点与难点

- 该术式简单,技术缺陷少。
- 血管蒂宽而恒定,无须显微外科分离。
- 肌肉内的血管分支可允许在远段将肌肉纵行劈开。
- 将肌肉筋膜横行网状切开并切断近端肌腱,可增加皮瓣面积和旋转弧长度。
- 用做肌皮瓣转移时可以提供较大面积的质地柔软并带感觉的皮岛。
- 如要同时掀起内、外侧头,建议采取俯卧位并使用正中切口。
- 仅使用一侧肌瓣时,外观的变化尚可接受。

### 腓肠肌外侧头瓣

#### 解剖与血供

腓肠肌外侧头起自股骨外侧髁。外侧头长 12~17 cm,宽 6 cm,厚 2~3 cm。腓肠外侧动脉(长 4~5 cm 长,口径 2~2.5 mm)在膝关节近端 1~2 cm 处从腘动脉发出(Mathes 与 Nahai[15]:Ⅰ型血供)。在腘窝纹远端 4~5 cm 进入外侧头肌肉(图 10.5-6a)。静脉血由与动脉伴行的成对静脉回流至腘静脉。

#### 应用指征和体表标志

腓肠肌外侧头不如内侧头常用,原因不仅在于外侧头较短,还在于腓骨会妨碍将皮瓣转移至膝关节前方及胫骨嵴处。但在覆盖腘窝及小腿近端 1/3 前外侧区域的缺损时,该皮瓣十分有用且安全(图 10.5-6b~c)。作为肌皮瓣使用时,外侧头的旋转弧比内侧头短,可以覆盖大腿远段到小腿中 1/3。

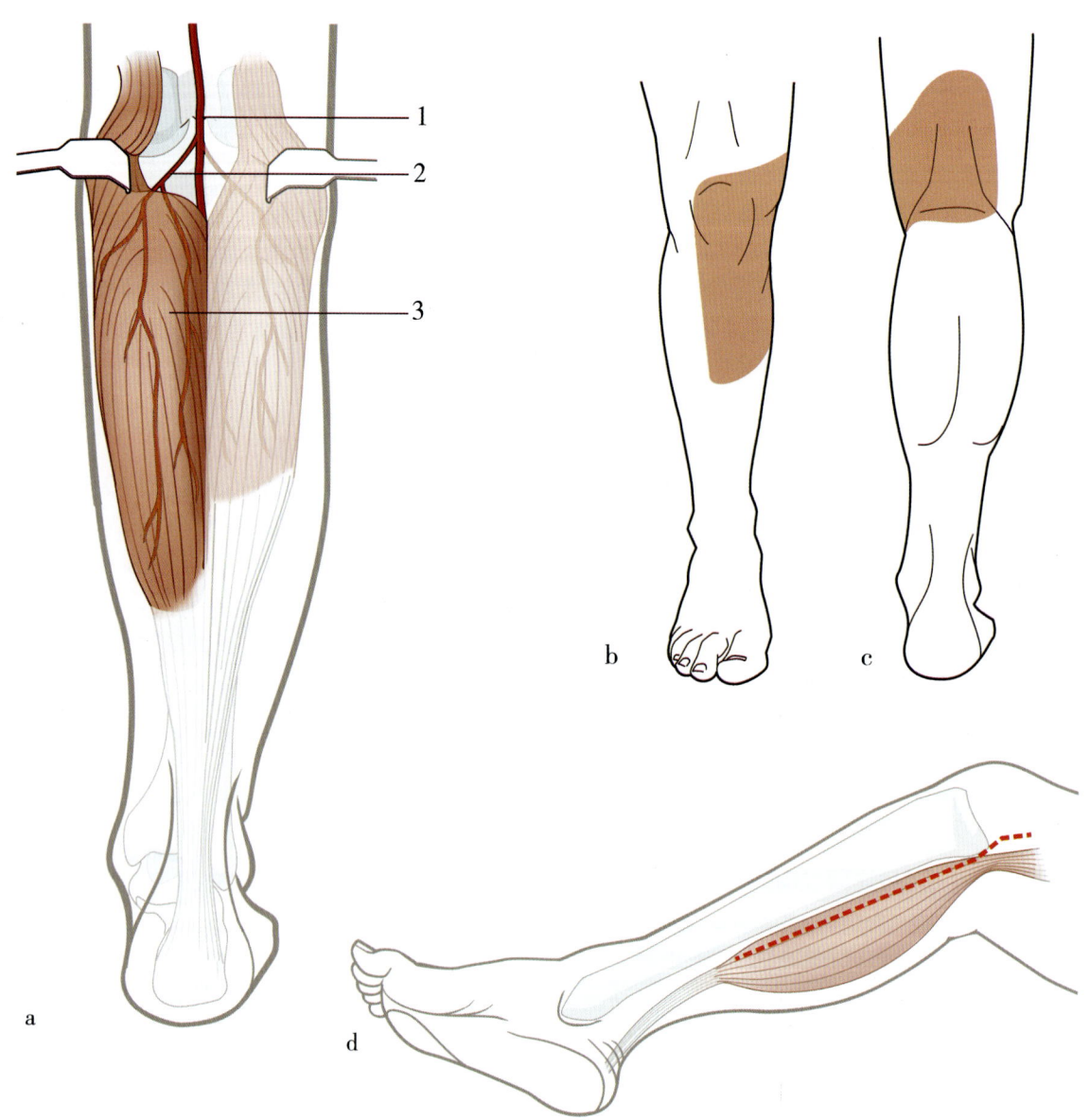

图 10.5-5 腓肠肌瓣（内侧头）
a. 腓肠肌内外侧头由发自腘动脉的腓肠动脉供应。动脉有静脉和神经伴行。内、外侧头可分别掀起。注意外侧头比内侧头短 25%
   1 腘动脉
   2 内侧腓肠动脉
   3 腓肠肌内侧头
b~c. 腓肠肌内侧头可覆盖区域示意图。b 为前面观，c 为后面观
d. 患肢外旋，膝关节轻度屈曲，切开前内侧皮肤。切口在胫骨中段与胫骨平行，位于其后内侧缘后方 2~3 cm，近端呈弧形进入腘窝

# 10 伤口的关闭与覆盖技术

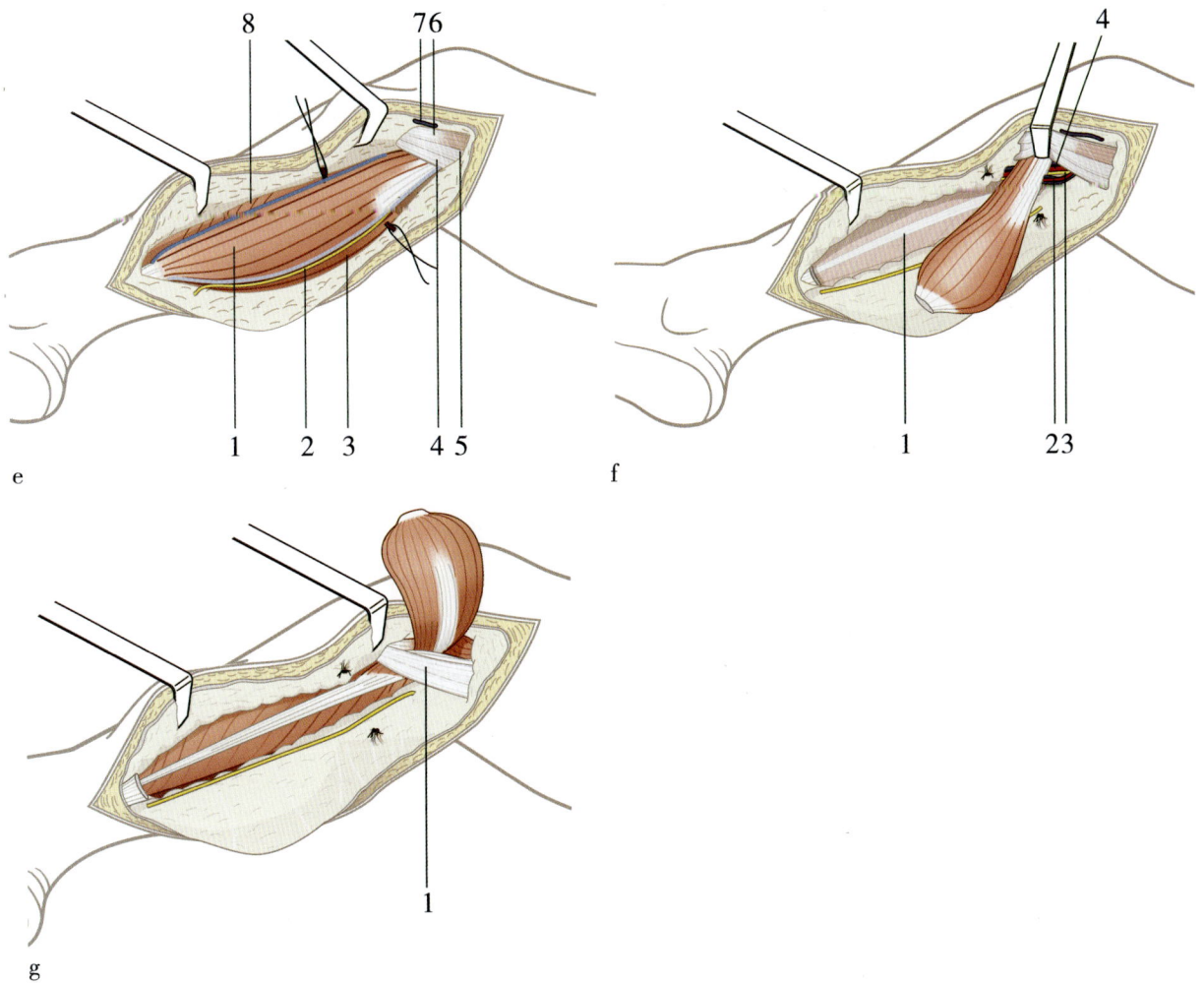

图 10.5 – 5（续）

e. 肌间区切开（深蓝色）将比目鱼肌与腓肠肌内侧头分离。并于腓肠肌内外侧头间将两肌分开（浅蓝色）
  1 腓肠肌（内侧头）
  2 腓肠神经
  3 腓肠肌（外侧头）
  4 半腱肌肌腱
  5 股薄肌肌腱
  6 缝匠肌肌腱
  4～6 鹅足
  7 大隐静脉
  8 比目鱼肌

f. 于远端切断肌肉（通常在腱性部分），由远及近逐步掀起。跖肌腱如存在，掀起肌肉时注意辨别
  1 跖肌腱
  2 进入肌肉近端（内侧头）的神经血管束
  3 胫神经
  4 腘动脉及其伴行静脉。

g. 如将肌瓣从其股骨起点处剥离，肌瓣的旋转弧可加长，从而能够方便地覆盖膝关节前方。但肌瓣需经鹅足（半腱肌、股薄肌和缝匠肌肌腱）下方转位

159

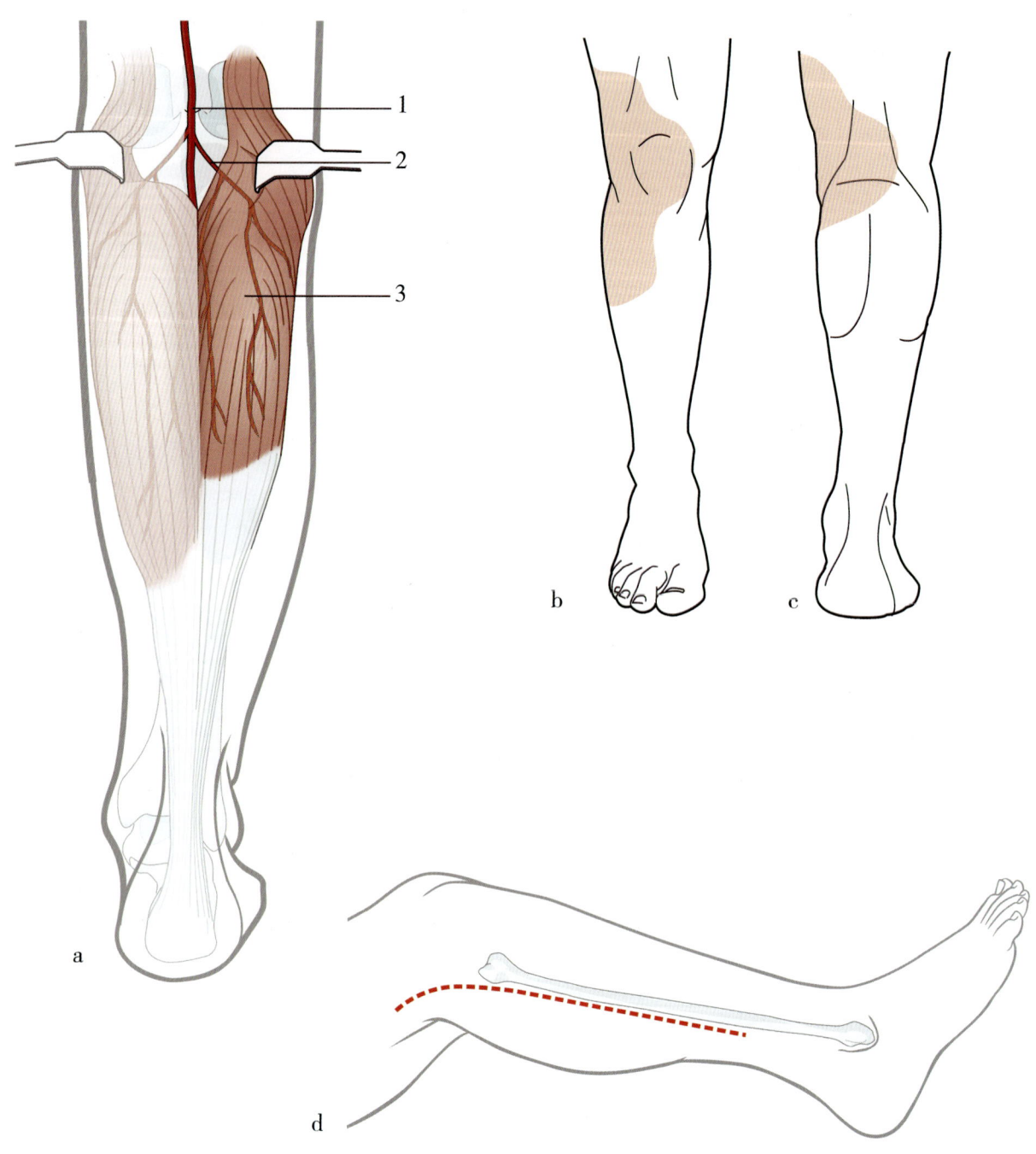

图 10.5 – 6 腓肠肌瓣（外侧头）

a. 腓肠肌内外侧头由发自腘动脉的腓肠动脉供应。动脉有静脉和神经伴行。内外侧头可分别掀起。注意外侧头比内侧头短 25%。
 1 腘动脉
 2 外侧腓肠动脉
 3 腓肠肌外侧头

b~c. 腓肠外侧肌瓣可覆盖范围示意图。b 为前面观，c 为后面观

d. 患肢内旋，膝关节轻度屈曲，切开前外侧皮肤。切口与腓骨后缘平行，近端呈弧形进入腘窝

体表标志包括膝关节、腓肠肌外侧头前缘、外踝和小腿后正中线。足部被动背屈时,在肌间隔后方2~3 cm处可清晰看到外侧腓肠肌的轮廓。

手术方法

患者取仰卧位,患侧臀部抬高,小腿内旋,膝关节轻度屈曲。与腓骨后缘平行做前外侧切口(见图10.5-6d)。在腓骨颈水平,腓总神经走行于股二头肌后缘与腓肠肌外侧头之间,必须仔细辨别并加以保护。从外侧切开肌膜,在腓肠肌和比目鱼肌之间的无血管平面做钝性分离,直至形成跟腱的腱性联合。在远端腱腹交界处切断,然后与内侧头分离直至获得足够的长度。在分离腘窝处的腓肠动脉时要倍加小心,以免损伤血管蒂。如需将肌肉去神经支配,应在近端的腘窝处施行以免损伤肌肉分支。肌瓣转移至缺损区、肌肉覆盖和供区关闭的方法同腓肠肌内侧头肌瓣。

内侧头肌瓣的其他应用方式对腓肠肌外侧头肌瓣同样可用,结果也相似。但与内侧头相比,外侧头组织瓣的旋转弧要短很多。

结果

腓肠肌外侧头肌瓣用于覆盖膝关节和腓骨周围的缺损十分可靠。所造成的功能损失对日常活动影响很小,因为余下的内侧头比较强大,而且还有比目鱼肌,能够很好地提供代偿。

要点与难点

同腓肠肌内侧头肌瓣相比,外侧肌瓣的解剖要求更高(有腓总神经),同时其体积相对较小,旋转弧较短。

## 比目鱼肌瓣(视频10.5-3)

解剖与血供

比目鱼肌由近及远呈锥形,是小腿三头肌的深部。该肌肉的两头(即胫骨头及腓骨头)内侧起自胫骨头后方,外侧起自腓骨头的后侧、内侧;在远端加入腓肠肌的腱性部分共同组成跟腱。比目鱼肌的血供来自近端的主要血管蒂,该血管在比目鱼肌腱弓以近3~4 cm由胫后动脉发出。再向远端,于内踝上6~7 cm[49]和11~13 cm[50]处还有比较可靠的次要血管蒂(Mathes与Nahai[15]:Ⅱ型血供)(图10.5-7a)。静脉血由与动脉伴行的成对静脉回流至胫后静脉或腓静脉。比目鱼肌肌腹比腓肠肌内、外侧头宽,将其后方肌膜纵行或网状切开还可增加肌肉宽度。

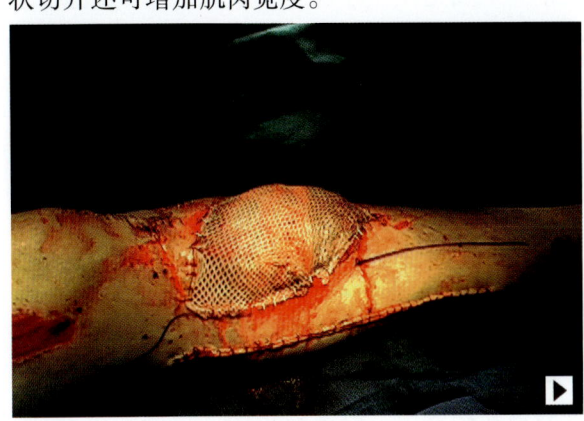

视频10.5-3 近端蒂比目鱼肌瓣

应用指征与体表标志

比目鱼肌可以行整块肌瓣游离,更常用的是使用以近端主要血管为蒂的内侧半肌瓣转位覆盖胫骨中段。以远端为蒂游离时,蒂部血管为次要血管,向远端转位可达小腿下段甚至接近足部近端(图10.5-7b)。体表标志包括内踝、跟腱和胫骨后缘。

手术方法

一般步骤

患者取仰卧位,对侧臀部略微垫高,小腿外旋,前内侧切口与腓肠肌内侧头和比目鱼肌之间可扪及的间隙平行,将足部被动背屈时其轮廓更加清晰。为避免切口与缺损区之间的皮桥过窄,可经缺损区(多靠近胫骨嵴)做切口,还可向后方延伸至前述两块肌肉间的外侧间隙(图10.5-7c)。要保留大隐静脉和隐神经。切开内侧薄层筋膜后,在后方的比目鱼肌、腓肠肌内侧头间隙和前方的比目鱼肌、趾长屈肌间隙做钝性分离,仔细分离胫后动脉、静脉(图10.5-7d~f)。此时要确定组织瓣需要包括的成分,即半块肌肉还是整块肌肉游离,以近端为蒂还是以远端为蒂。近端要分离至获得足够的旋转弧,远端与跟腱锐性切开(图10.5-7g)。然后将肌瓣转移至缺损区,固定并移植皮片(见 10.2)覆盖。供区直接关闭。以下介绍的是该皮瓣的其他应用方式,比较实用。

近端蒂半比目鱼肌瓣

沿中线纵行劈开肌腹。内侧半肌瓣的所有二级分支血管都要切断,外侧肌肉的血管支则要保留。该肌瓣适用于小腿中 1/3 处较窄的缺损,这样不需太大体积的肌瓣,功能受损也有限(图 10.5-7i)。

远端蒂半比目鱼肌瓣(逆行肌瓣)

肌肉在近端劈开,并以最远端 2 支发自胫后动脉的次要血管为中心旋转。这种方法可转移 1/2 或多达 2/3 的肌肉(图 10.5-7i)[49]。

肌皮瓣

皮肤可作为半岛状或有限岛状转位。半比目鱼肌肌皮瓣可以从内侧也可以从外侧转位。远端能够覆盖踝关节。若采取延期或预制手术,转移范围可以更远(见 10.3)。

结果

近端蒂比目鱼肌肌瓣非常可靠。只有近端血管蒂因直接外伤或周围血管闭塞性疾病导致严重损伤时,才会出现肌瓣的部分或全部坏死(见 11.3)。远端蒂肌瓣可靠性稍差,失败率约 20%[49];如果肌瓣是以远端的两支次要血管供血,或仅使用内侧的远 2/3 段,皮瓣并发症就会显著减少(见 12.11)[51]。

要点与难点

- 该术式简单,技术缺陷少。
- 血管蒂宽而恒定,无需显微外科分离。
- 皮瓣的入路切口要通过缺损区,以避免缺损区与手术切口间的皮桥过窄。
- 用做肌皮瓣转移时,可以提供较大面积的质地柔软并带感觉的皮岛。
- 远端蒂半比目鱼肌瓣的可靠性稍差,此时有必要保留远端的 2 条次要血管。
- 供区功能损失对日常活动影响很小。
- 比目鱼肌和腓肠肌均被使用会造成肌力严重下降,因此,对运动员和登山员禁用。
- 供区需用皮片移植覆盖时,外观较差。

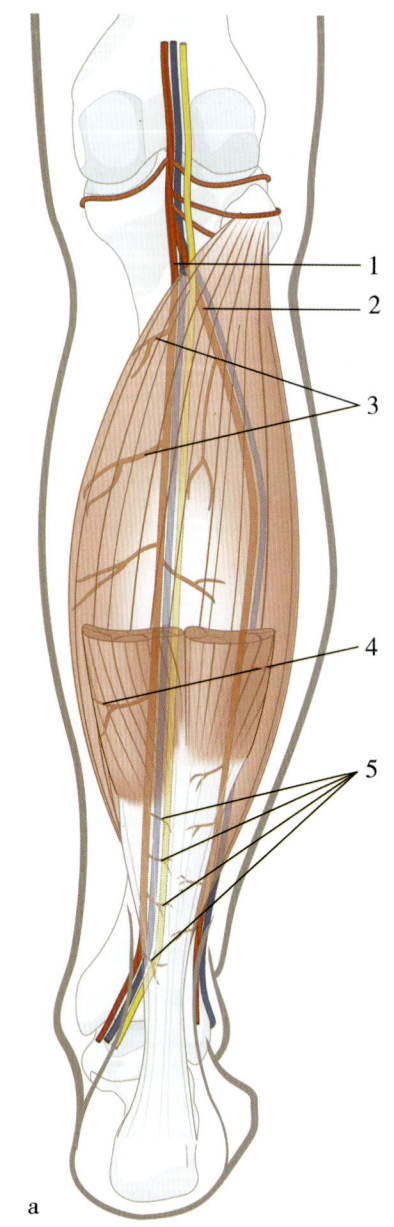

图 10.5-7 比目鱼肌瓣

a. 肌肉由发自胫后动脉和腓动脉的多根血管蒂供血。这些动脉均有静脉和神经伴行
1 胫后动脉
2 腓动脉
3 近端 2 处主要血管蒂
4 次级血管蒂
5 远端数目不等的细小血管蒂

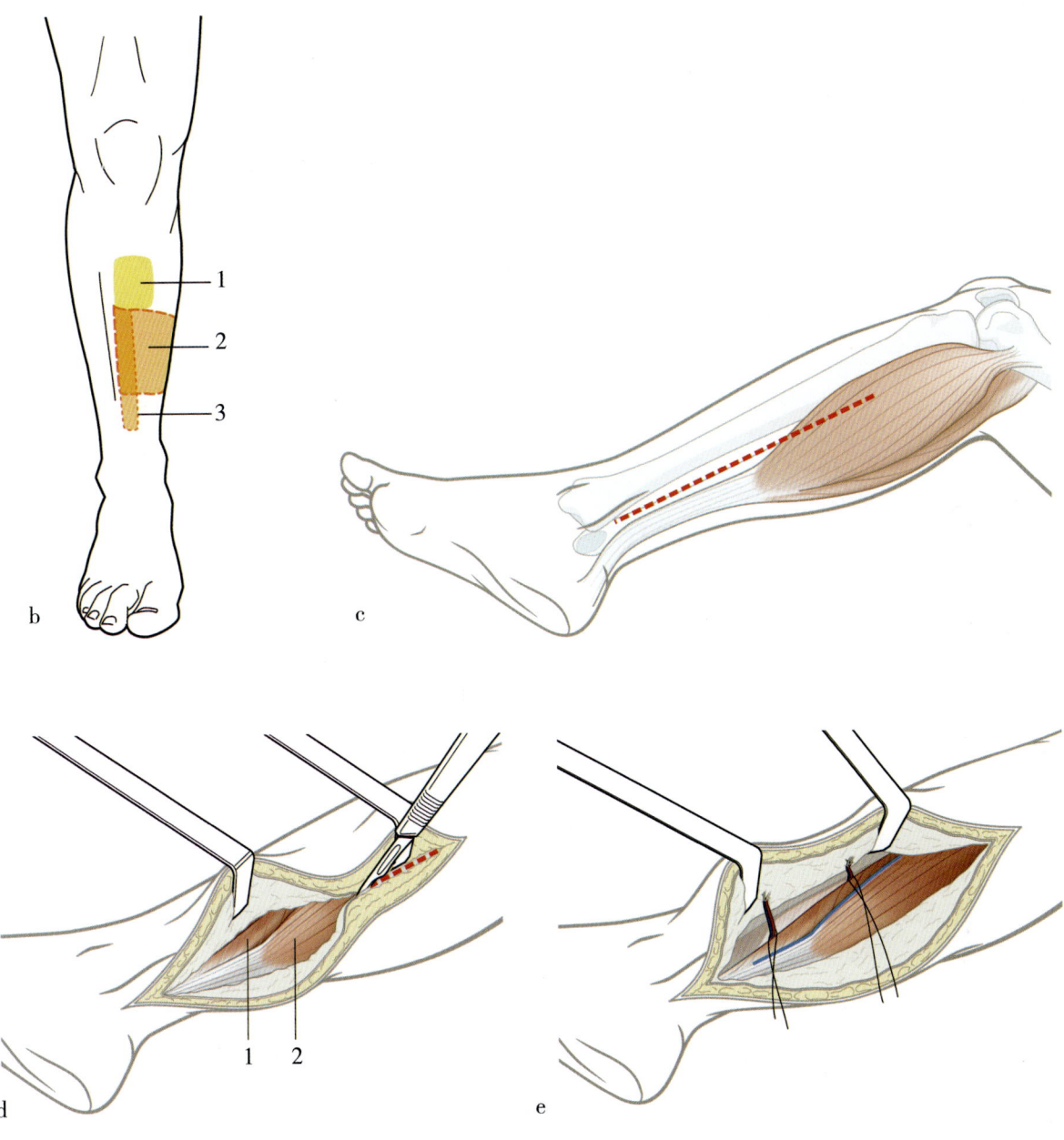

图 10.5 – 7（续）

b. 以不同方式转移肌瓣时可覆盖区域示意图
   1 近端蒂半比目鱼肌瓣
   2 比目鱼肌瓣
   3 远端蒂半比目鱼肌瓣
c. 患肢外旋、膝关节轻度屈曲，切开前内侧皮肤。切口（红色虚线）与腓肠内侧肌及比目鱼肌间嵴平行。该嵴可在胫骨后缘后方 1 cm 处通过主动收缩小腿肌或被动背屈足部来辨别
d. 保留皮下组织内的大隐静脉及伴行神经。切开小腿筋膜（红色虚线），游离两侧皮肤
   1 比目鱼肌
   2 腓肠肌（内侧头）
e. 经肌间区（蓝色线）将比目鱼肌和腓肠肌内侧头分离

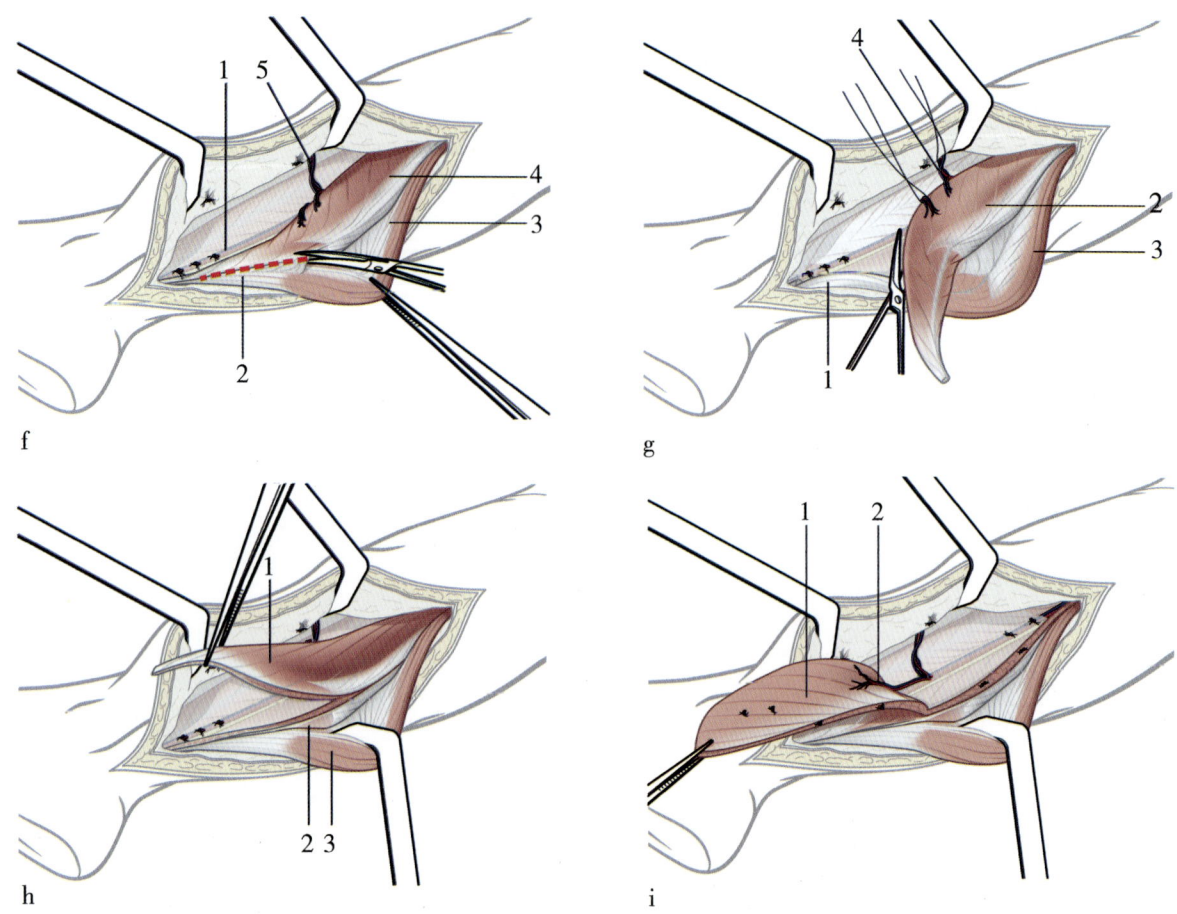

图 10.5 - 7（续）

f. 切开薄弱的筋膜，钝性分离比目鱼肌和腓肠肌内侧头肌腹（红色虚线）
   1 胫后动脉，伴行静脉和胫神经
   2 跟腱
   3 腓肠肌（内侧头）
   4 比目鱼肌
   5 肌肉中段的次级血管蒂

g. 于远端切断肌腱，从腓肠肌远端的腱性部分将比目鱼肌锐性游离出来，此处比目鱼肌与腓肠肌合并为跟腱。轻柔分离连于腓骨的肌膜
   1 跟腱
   2 比目鱼肌
   3 腓肠肌（内侧头）
   4 如因肌瓣长度需要，可结扎或电凝发自腓动脉的次级血管蒂

h. 胫骨前方和近端较窄的缺损区可采用近端蒂半比目鱼肌瓣覆盖
   1 内侧半比目鱼肌瓣
   2 外侧半比目鱼肌瓣
   3 腓肠肌（内侧头）

i. 胫骨前方和远端较窄的缺损区可采用远端蒂比目鱼肌瓣覆盖。从近端掀起，至次级血管蒂水平。后者大致位于胫骨中 1/3 的中间
   1 内侧半比目鱼肌瓣
   2 血管蒂

164

## 10.6 游离皮瓣——原则

作者 Stefan Langer，Hans-Ulrich Steinau，
Christoph Andree，Lars Steinsträßer

### 10.6.1 历史

从 20 世纪 80 年代以来，显微血管外科技术已经成为常用的手术方法，尤其是在整形外科领域。它对于重建外科的巨大贡献，是因为几乎人体任何部位的组织缺损，都可以通过自体组织移植的办法来修复。在最近的数十年中，由于各种肌肉血管的精细的解剖研究，可切取的皮瓣数量迅速增加（见 10.3）。目前为止，几乎所用的肌肉都可以用于切取游离肌瓣（图 10.6-1）。随着人们对肌肉内血管供应的研究不断深入，也最终认清了肌肉内供血对表层皮肤滋养的影响，即浅层肌肉通过肌皮支或肌间隔皮穿支血管提供皮肤的血供（见 2）。因此，可以切取包含一节段皮肤的肌皮瓣[52]。根据 Tayor 的皮肤血供理论[35]，筋膜皮瓣[53]或穿支皮瓣[54]也已经得到广泛应用（见 10.3）。考虑到供区的损伤（如功能缺失、广泛瘢痕形成和外形畸形），应谨慎选择游离皮瓣手术，应根据组织的组成、体积、质地和颜色选择最适合的皮瓣。

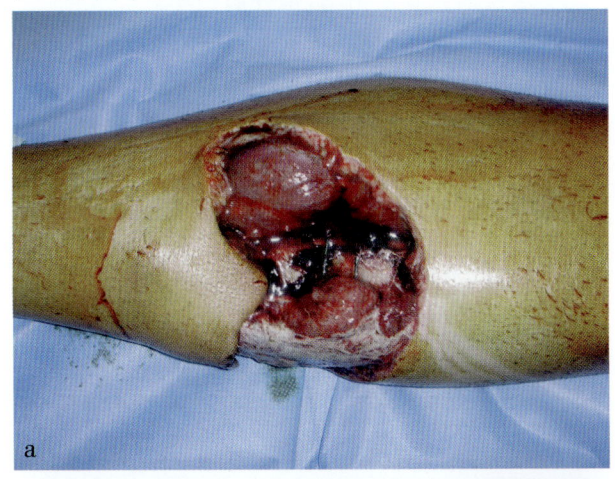
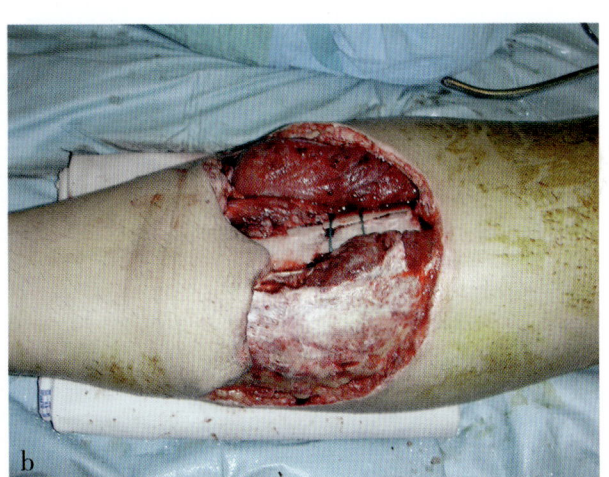
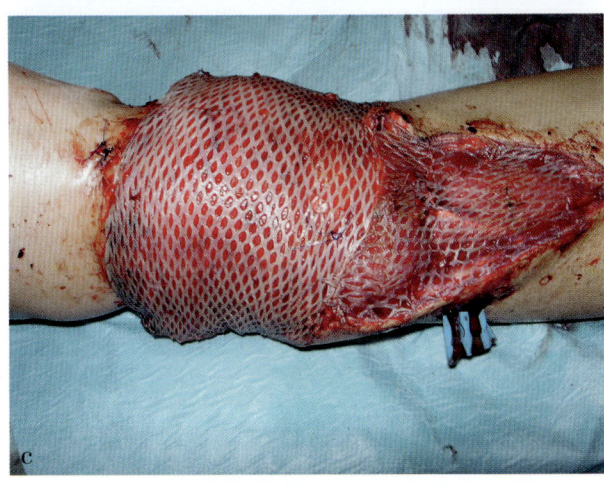
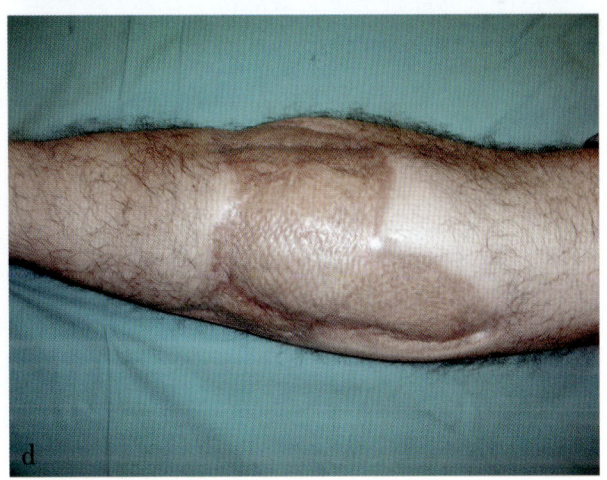

图 10.6-1 游离股薄肌瓣
a. 左小腿中 1/3 开放性骨折，切开复位内固定（ORIF）和 2 次清创术后，可见软组织缺损和胫骨骨外露
b. 彻底清创后可见软组织缺损和胫骨骨外露
c. 游离股薄肌瓣覆盖缺损，同侧大腿取中厚皮打孔后植皮
d. 软组织重建后 14 个月。肌肉已经萎缩，中厚皮移植后色素沉着，外观呈网格状

## 10.6.2　游离皮瓣手术的基本考虑因素

### 手术技巧

所有的手术医生应经过显微外科培训。他需要掌握基本手术技术，具备良好的眼手协调能力，特别注意轻柔操作，尤其对于软组织。另外需要多练习，有较好的耐心。一般需要经过显微外科实验室指导和培训1～4周，以达到临床需要的基本技术。在进行正式吻合之前，Acland认为需要做好以下准备工作[55]：

- 仔细的术前计划。
- 舒适的工作环境。
- 适合于这些血管口径的器械（手术放大镜，显微镜，显微器械和缝线）。
- 适合的座椅高度，手部有支撑。
- 入路和暴露的解剖学知识。
- 选择适合的血管。
- 止血带。

### 显微外科设备

显微外科医生通过2种设备来观察放大的手术视野：手术放大镜和显微镜。手术显微镜一般能够提供显微外科手术需要的放大倍数（最高达12倍）和照明，以利于吻合直径1～4 mm的血管和神经。显微镜应具有2套目镜，通过分光镜可让术者和助手看到同样的手术视野。另外，建议使用具有焦距和放大倍数的调整装置，通过脚进行控制。最后，必须有共轴照明，保证有清楚、明亮和无阴影的视野；也可安装录像和摄影附属配件。它的缺点是花费及体积较大，需要维护，安装费时以及占地较大。

在分离皮瓣、处理供区的血管蒂和准备受区血管时，可使用便携式的手术放大镜（放大倍数2.5～4倍）。放大镜需要改进的地方包括可调整工作距离（25～50 cm），可放大视野宽度，整合光源和重量。毕竟，与手术显微镜相比，它的移动性更好。安装在头部的显微镜可结合手术显微镜和放大镜的优点，但由于重量较重，需要紧固在头部保持稳定，不够舒适，可能引起头部和颈部疼痛。虽然带脚踏的显微镜略显笨重，它仍是较理想的放大装置，因为可使助手和术者看到同一视野。

做显微外科手术时需要的器械包括（图10.6-2）：

- 显微钳（直的和弯的）。
- 显微剪（头部圆钝的用于分离，头部锋利的用于剪血管）。
- 持针器（头部圆钝，易于使针通过血管）。
- 血管扩张钳。
- 有齿显微镊。
- 不同大小的显微血管夹（双夹或单夹）。不要使用动脉夹，因可能损伤血管壁。
- 带夹钳。

这些器械非常精细，很容易损坏。

游离皮瓣时用8-0或9-0聚丙烯或聚酰胺非吸收线缝合血管，缝合指动脉和静脉时用10-0线。缝针应该是圆形无创的。

人们一直在研究更快的"非缝合"技术用于血管吻合，这些包括目前已在应用的或尚处于临床观察阶段的器械，如订书针、扣环、联结装置、磁性材料和激光焊接。然而，除了静脉联结装置，目前尚未证实其他所谓"更快"的方法优于精细显微外科技术，尤其在修复下肢缺损时。

### 吻合技术

无创技术是指包括分离和吻合血管时要减少对血管的刺激，这将直接影响血管吻合的通畅性。对吻合通畅性的影响包括以下几点[56]：

- 处理血管时的无创技术。
- 血管直径。
- 皮瓣的充盈。
- 血管吻合时无张力和扭转。
- 平均动脉压和血流量，尤其血管吻合后皮瓣再灌注血流。
- 应用抗凝和抗血栓药（右旋糖酐，普通肝素，低分子肝素，阿司匹林等）。

吻合方法包括端—端吻合或端—侧吻合，间断缝合，在血管腔外打结（图10.6-3）。对于静脉吻合，可根据医生习惯选择连续或间断缝合。

由于血管蒂的受压和扭转会影响血液的流入和流出，有人建议在吻合完成后局部使用1～2 mL纤维蛋白胶。尽管纤维蛋白胶并不能替代缝合[57],但纤维蛋白胶可封住血管壁的小洞,增加血管蒂硬度,并和周围组织连接,防止修剪皮瓣时受到皮瓣移动引起的剪切力。

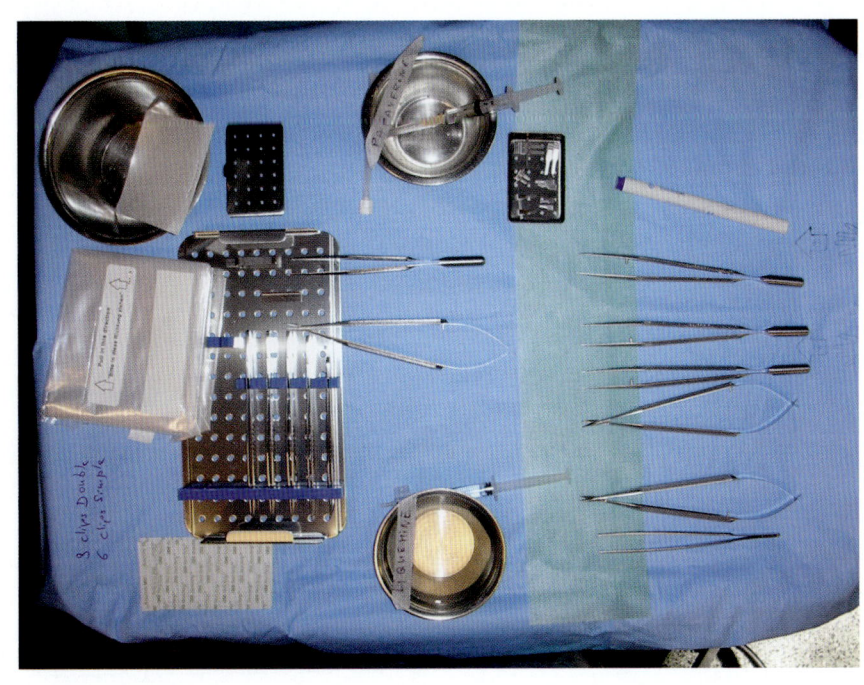

图 10.6-2 显微外科器械。包括显微血管夹,吻合前用生理盐水稀释的肝素冲洗皮瓣,血管吻合后动脉外膜注射罂粟碱

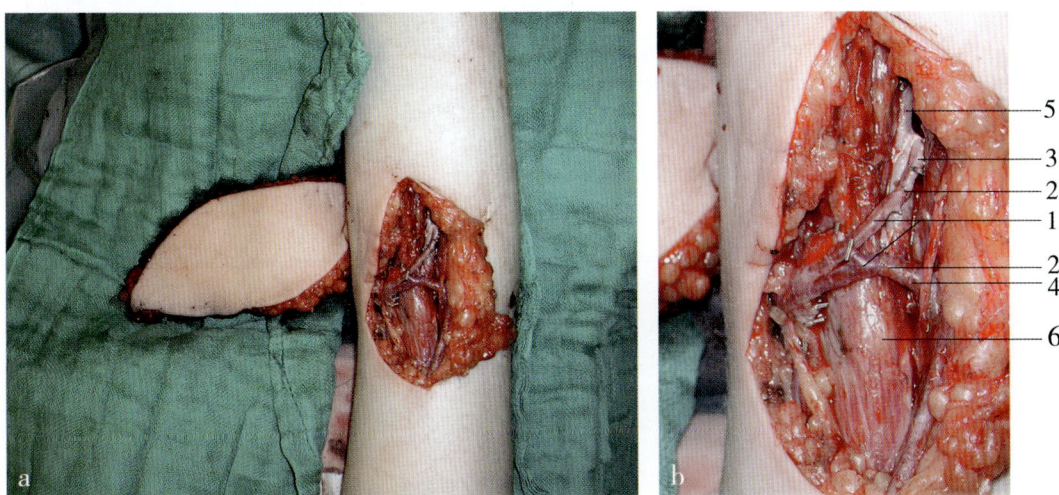

图 10.6-3 应用背阔肌肌皮瓣重建肘部前侧和后侧缺损的术中图片。抬起皮瓣,用2个皮岛修复2个区域

a. 右肘窝部动脉和静脉端—端吻合后的术中照片
b. 局部放大图见皮瓣的胸背动脉(1)口径合适,吻合于(2)尺侧下副动脉(3)和肘正中静脉(4)。肱动脉(5);肱桡肌(6)

### 10.6.3 游离皮瓣的适应证和种类

游离皮瓣有完整的血循环系统,适用于不能单纯植皮时,或者更适合用于覆盖暴露的、有活力的或无血管的组织(如肌腱,裸露的骨,关节或内植物)(图10.6-4)。其他适应证包括恢复功能(肌肉即是功能性运动单位)或美容需要。游离皮瓣也可用于覆盖骨突起处(如骶骨,坐骨,粗隆或足跟)或者覆盖打算行再次手术修复深部组织的损伤区域(如骨不连时更换内固定和植骨,创伤性关节炎行膝关节置换)。与局部带蒂皮瓣相比,游离皮瓣选择更多样化,能更好地匹配缺损区域。目前关于筋膜皮瓣与肌皮瓣相比哪个更好,尤其对于污染或感染性创伤伤口,仍有争议。Mathes等首先在体内将肌皮瓣和随意灌注皮瓣相比较,研究各自的抗菌能力和氧含量[58]。细菌感染会引起皮瓣完全坏死,而肌皮瓣可以长期存活。在肌皮瓣下检测发现细菌数量较少,氧含量较高,和以上的结果相吻合。尽管利用显微血管组织移植技术修复下肢复杂组织缺损是金标准,目前尚没有前瞻性研究来比较筋膜皮瓣(图10.6-5)和肌皮瓣(图10.6-6)孰优孰劣。并且,与使用肌瓣相比,筋膜皮瓣也取得较好的临床效果,尤其是在覆盖有感染的创面时(图10.6-7)[59]。从抗感染角度考虑,筋膜皮瓣和肌瓣差不多。但是,筋膜皮瓣比肌瓣更加柔韧,与患区皮肤更相配;与肌瓣相比,筋膜皮瓣血管生成可更快、更安全,与周围组织结合,对蒂部依赖性更少。因此,筋膜皮瓣可更早、更好地进行二次手术[60]。当然,如果有明显的深部组织缺损,包括骨组织,选择较大的肌瓣进行填塞更好。

特殊的游离皮瓣种类包括:

- 复合皮瓣[the composite flap,如腓骨穿支皮瓣(见12.20),背阔肌肌皮瓣]:皮瓣包含多种组织(如皮肤,筋膜,肌肉,骨,软骨)。
- 嵌合皮瓣[the chimeric flap,如背阔肌和前锯肌皮瓣(见12.19)]:多种组织组合成局部皮瓣,蒂部来自一个主要血管[61](图10.6-8)。
- 预分层皮瓣(the prelaminated flap):在皮瓣中增加别的组织(不影响血管供应轴),形成多层的复合皮瓣[62]。
- 预构皮瓣(the prefabricated flap):首先转入血管蒂到组织内,新生血管化形成后,可基于植入的血管蒂转移该皮瓣[62]。
- 穿流皮瓣(the flow-through flap):血管蒂的近端和远端都进行吻合作为管道,可让血流通过灌注远端组织,如前臂桡侧穿流皮瓣。如需覆盖伴有节段性血管缺损的组织缺损时,也可考虑选择这种皮瓣,因为该皮瓣可一次手术解决2个问题,即构建血管通道和覆盖组织缺损。因此可避免先通过静脉移植构建血管通道,然后皮瓣覆盖缺损二次手术,减少并发症[63,64]。

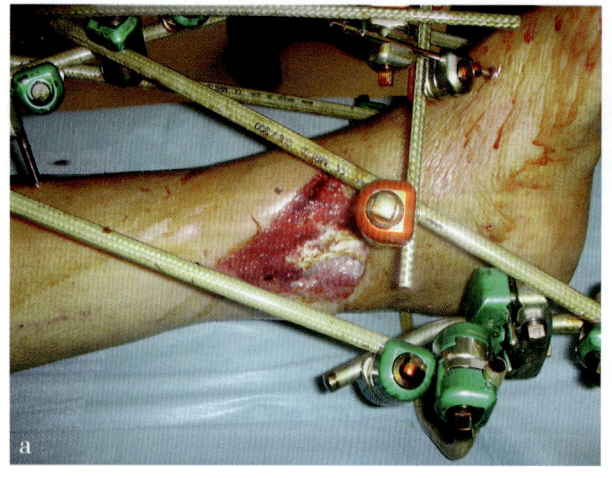 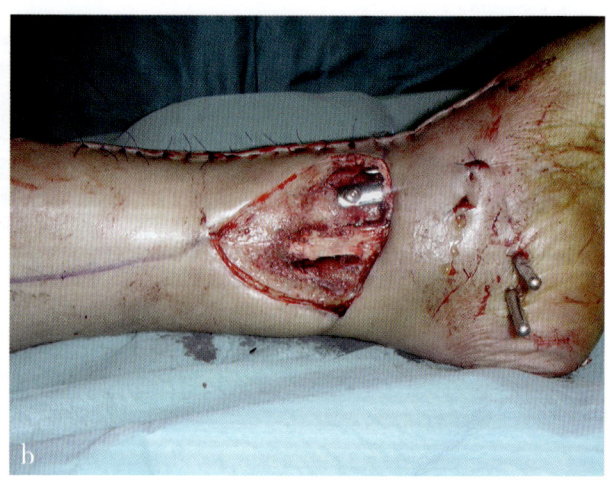

图10.6-4 游离前臂桡侧筋膜皮瓣
a. 开放的双踝骨折,外固定支架固定。随后见皮肤坏死,内踝外露
b. 清创,更换外固定,切开复位内固定。可见内固定材料和胫骨外露

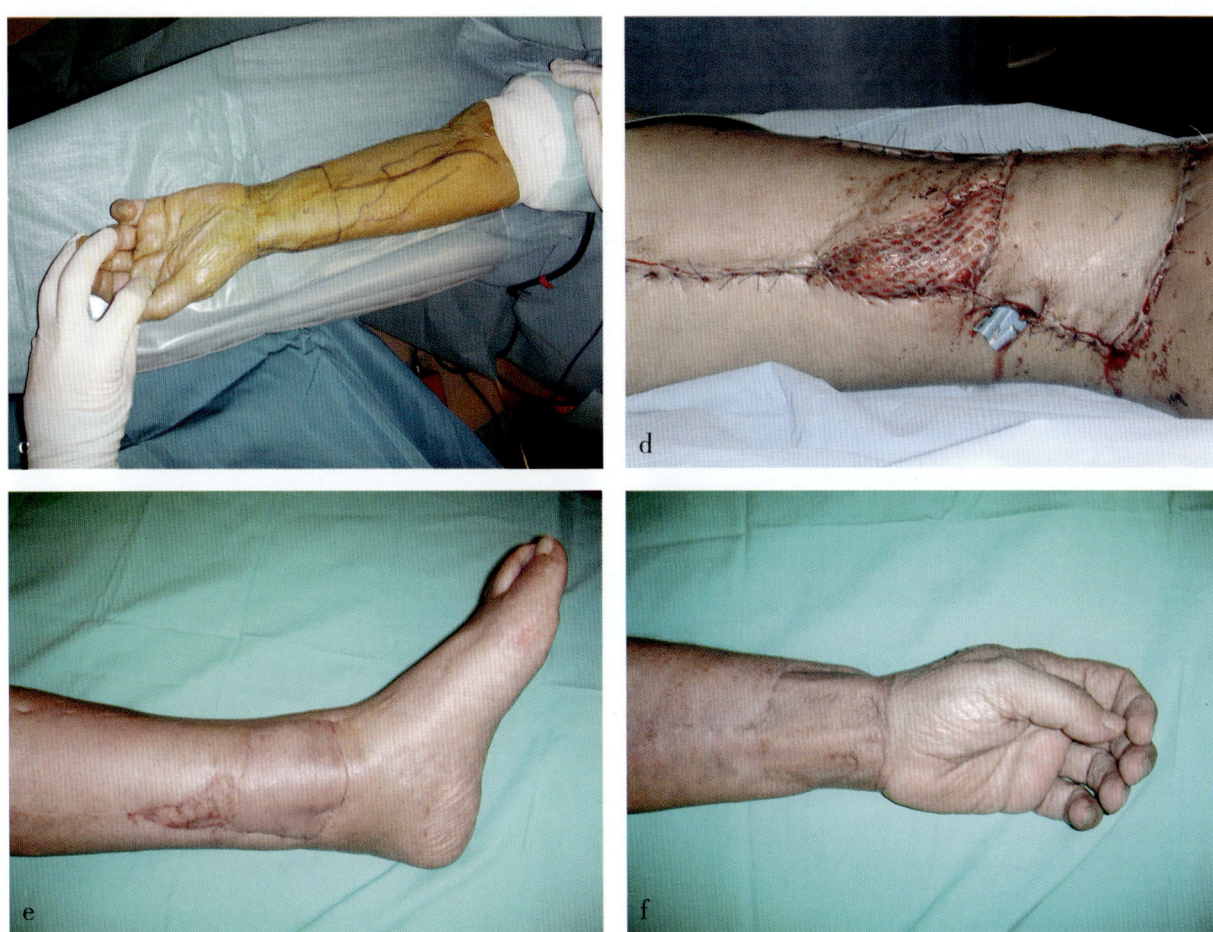

图 10.6 -4(续)

c. 标记皮瓣边缘,在腕横纹近端。血管蒂内同时标记浅静脉
d. 用游离前臂桡侧筋膜皮瓣覆盖缺损区,蒂部近端用小的打好网眼的中厚皮肤覆盖,防止张力过大
e. 受区术后6个月。取自前臂的皮肤和周围踝部皮肤较好地融在一起。中厚皮肤外观可见一些色素沉着,并呈网格状
f. 供区术后6个月。供区用中厚皮肤移植,较好地覆盖桡侧腕屈肌和掌长肌肌腱

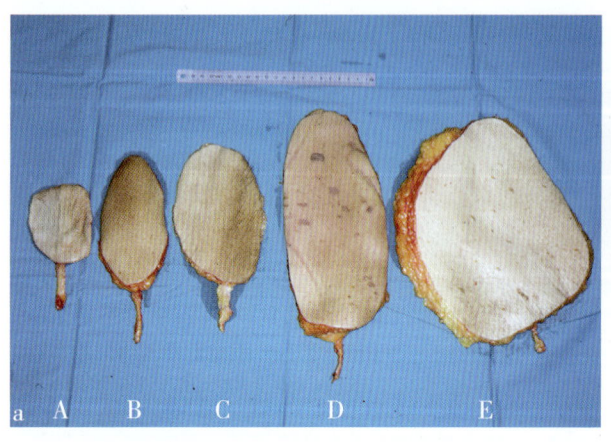
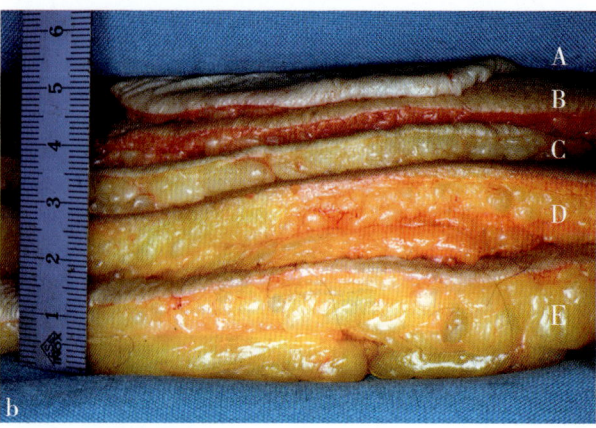

图 10.6-5 筋膜皮瓣分类

a. 尸体标本见各种大小和厚度的皮瓣。皮肤和蒂部的比例很重要,相对血管蒂长度:A>C>B>D>E
   A 足背动脉皮瓣
   B 臂外侧皮瓣
   C 前臂桡侧皮瓣(血管蒂长度取决于皮瓣大小)
   D 肩胛皮瓣
   E 腹股沟皮瓣
b. 不同皮瓣的厚度:A<B<C<D<E

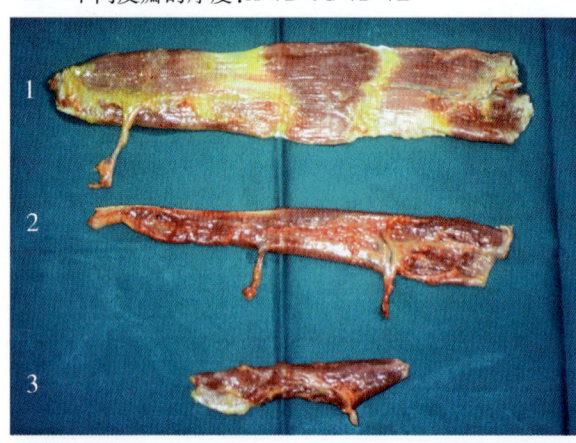

图 10.6-6 肌瓣分类。尸体标本见各种大小和厚度的肌肉

1 腹直肌。Mathes 和 Nahai 分型Ⅲ型(见10.3)[15]
2 股薄肌。Mathes 和 Nahai 分型Ⅱ型(见10.3)[15]
3 胸小肌。Mathes 和 Nahai 分型Ⅴ型(见10.3)[15]

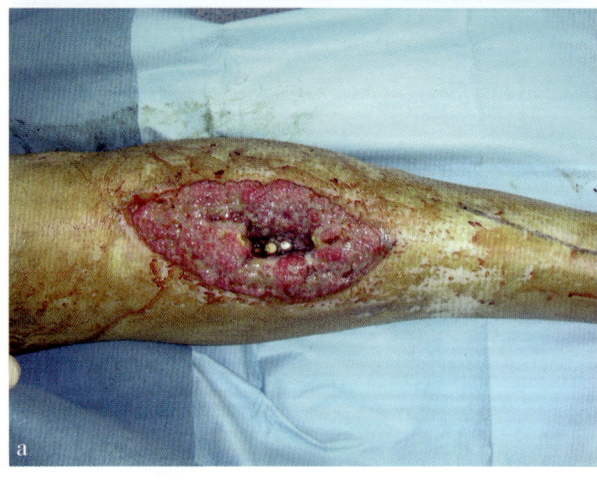
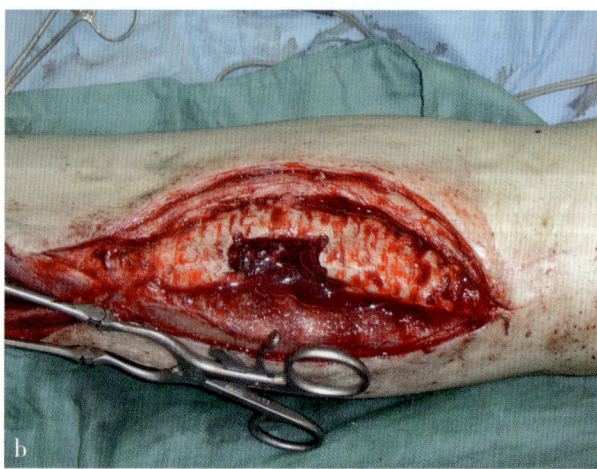

图 10.6-7 前臂外侧游离筋膜皮瓣

a. 小腿开放骨折后骨髓炎,胫前软组织缺损。髓腔内置入抗生素珠链。见感染的肉芽组织
b. 清创,胫骨去皮质化。仍保留骨周径的50%

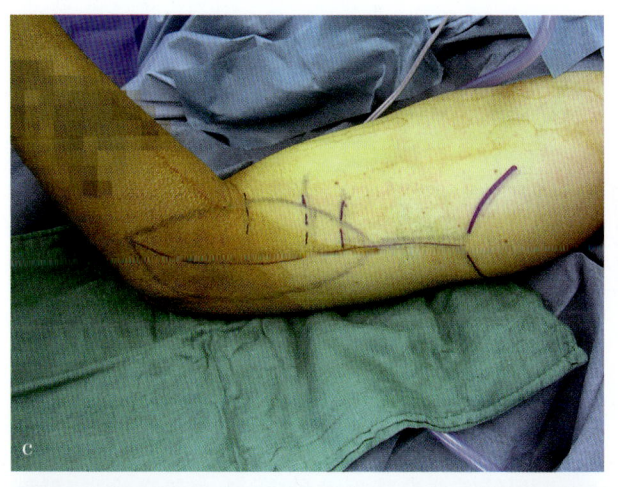
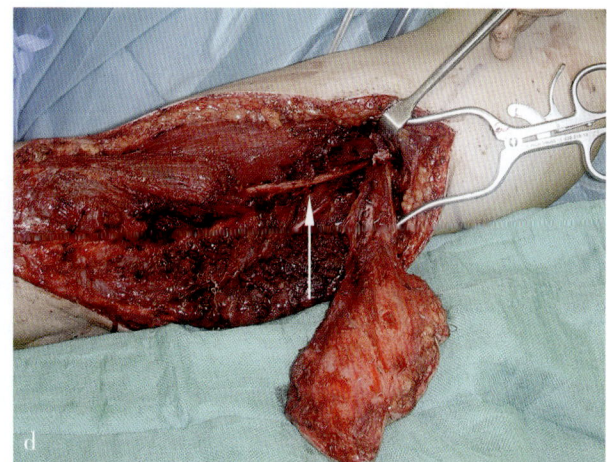
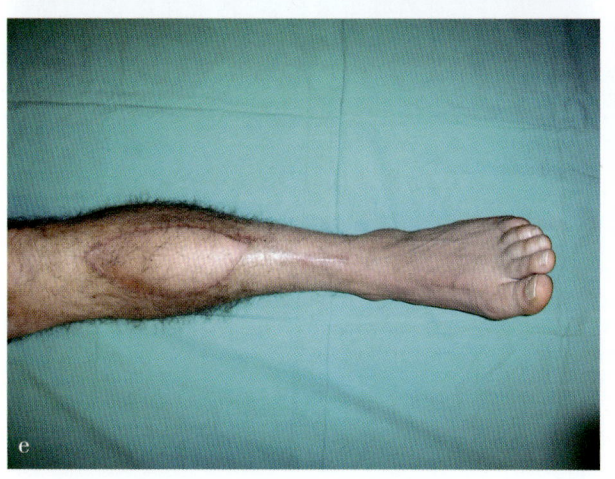
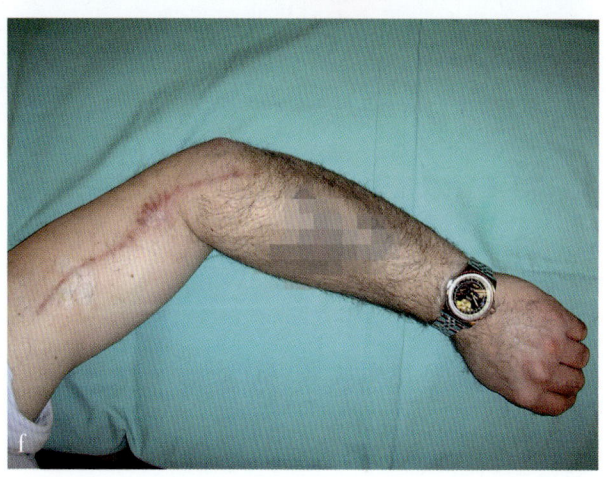

图 10.6-7（续）
c. 在肱骨外侧髁处标记纺锤状皮瓣外缘
d. 切取皮肤。蒂部在外侧肌间隔内。箭头所指为桡神经
e. 软组织重建后 12 个月。皮瓣和周围组织生长良好，组织和颜色都较匹配
f. 切取皮瓣一期闭合伤口，术后 12 个月。基本无手臂功能障碍

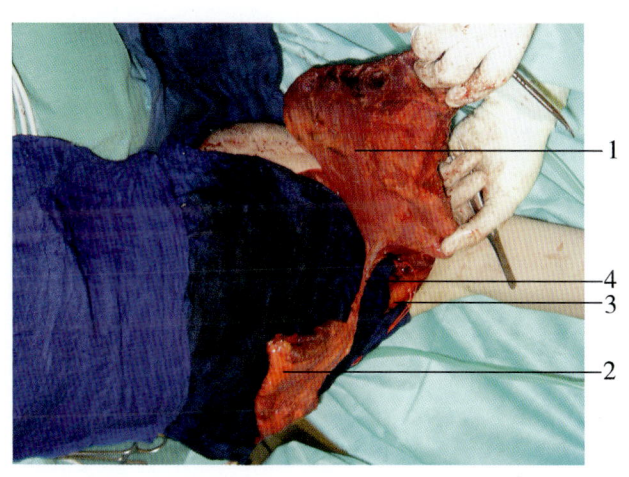

图 10.6-8　患者取仰卧位，左上臂外展 90°，掀起嵌合皮瓣。该皮瓣包含背阔肌肌瓣（1）和前锯肌肌瓣（2），由锁骨下动脉，尤其是胸背动脉供血。胸肌外侧缘（3）。前锯肌分支基本上是由胸背动脉分出（4）

根据血管灌注需要将游离皮瓣分为：

- 高灌注皮瓣：需要较多的血液灌注，如肌瓣。
- 低灌注皮瓣：需要较少的血液灌注，如筋膜皮瓣或骨瓣。

高灌注皮瓣含有耗氧量较大的组织，与局部氧分压（$PO_2$）并不一致。相反，低灌注皮瓣含有耗氧量较低的组织。骨骼肌和皮肤氧分压值分别为 20 mmHg 和 45 mmHg。

### 10.6.4　游离皮瓣供区后遗症

切取皮瓣应要注意减少供区后遗症，保证有较好的功能和外观效果。当选择皮瓣进行肢体软组织重建时，应考虑以下几点：

- 如果一侧肢体有缺损，尽量选择同侧肢体为供区（为了不损害身体其他部位）。
- 避免在优势侧手臂取皮瓣（图 10.6-9a）。
- 尽管在面积上有所限制（皮瓣宽度），但是如果能够一期关闭供区，选择筋膜皮瓣更为理想［如上臂外侧皮瓣（见 12.17）、肩胛/肩胛旁皮瓣、股前外侧皮瓣（见 12.18）］（图 10.6-9b）。
- 关闭供区时应避免植皮（图 10.6-9a）。
- 有功能丧失时，尤其对于运动员，可选择肌瓣（如背阔肌，股薄肌，腹直肌或股直肌）。
- 应考虑切取皮瓣会引起供区瘢痕和外观畸形［如上臂外侧皮瓣（见 12.17），股前外侧皮瓣（见 12.18），背阔肌皮瓣］（图 10.6-9c）。

尽管需要特殊手术设备、技术和经验，与局部转移带蒂皮瓣相比，利用显微外科技术进行游离皮瓣重建对一些患者是有好处的，因为可以根据缺损设计皮瓣，更好地与受区匹配，也可避免多次手术，缩短住院和恢复时间。

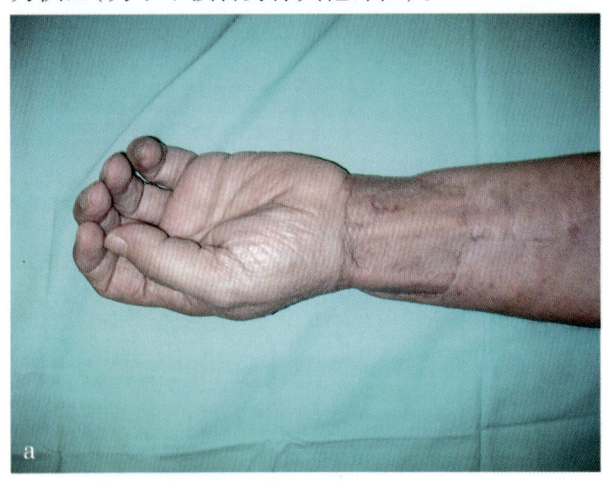
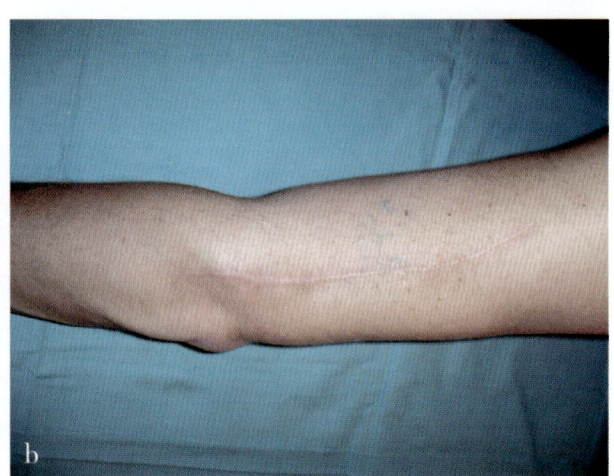
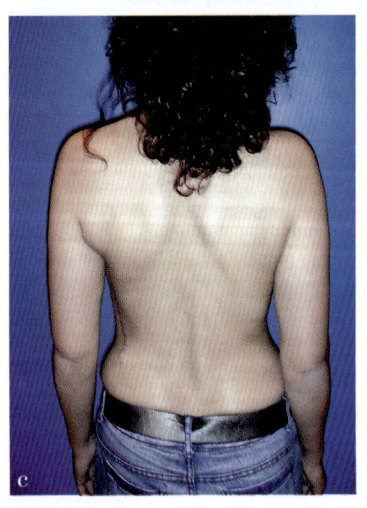

图 10.6-9　供区后遗症

a. 非优势侧前臂供区，切取了四边形的前臂桡侧筋膜皮瓣，供区用打孔的中厚皮覆盖。可见局部有凹陷，并有不显眼的网状结构
b. 非优势侧上臂供区，切取了臂外侧筋膜皮瓣。一期闭合供区伤口，见线状瘢痕
c. 左侧供区切取了背阔肌肌皮瓣。见沿着腋后线的线状瘢痕，肩胛骨外侧缘轮廓有畸形

## 10.7 术后处理

作者 Jörn A Lohmeyer, Yves Harder, Reto Wettstein

### 10.7.1 引言

外科伤口闭合后的首次术后处理都是在手术室进行的,包括包扎、支具、患肢固定、患者的床垫,以及预防形成血栓、围术期预防性抗生素的使用和术后抗生素治疗。本节主要阐述一期闭合、延迟的一期闭合、二期闭合、植皮和皮瓣重建的术后处理,也讨论了作者的个人观点。一般原则来说,术后处理应该易于实施,节省物力和人力,对患者安全,后遗症少。

### 10.7.2 术后伤口的即时护理

**敷料包扎和床上处理**

一般来说,所有的伤口都需要护理,不管是一期闭合(见10.1)、植皮(见10.2)或者复杂的皮瓣重建(见10.3~10.6)。根据伤口位置、缝合技术、张力、深层的病理状况和引流情况,敷料(见9.1)可保护伤口、吸附渗液,甚至可用来固定伤口(Steri - Strip™,Mefix®,OpSite®,Varihesive®等)。

在进行复杂的皮瓣重建时,需要露出一部分皮肤以便于观察和检测(颜色,毛细血管充盈,肿胀和温度)。另外,可用记号笔或缝线(游离皮瓣时)标记观察点,用于仪器检测(温度计,多普勒等)(见5.1)。血肿、血清肿和水肿形成或外部敷料的压力,尤其是皮瓣的蒂部受压,可影响皮瓣的血液灌注,导致皮瓣坏死。所以,环形敷料包扎会增加压迫的危险性,应该谨慎使用。注意应松松地包扎,尤其在使用无弹性的纱布时。复杂皮瓣重建时,最好使用有伸展性的棉垫来覆盖伤口。

肢体在床上时应放于较松弛的位置(如用垫子,枕头,泡沫支具),尤其是皮瓣重建后,避免外部压力和剪切力。同时避免床单和毛毯的直接压迫,可在床上用特殊的架子来保护。很少情况下,需要使用临时外固定支架来维持肢体位置,避免皮瓣受压。

根据不同情况来决定何时第一次换药。一般来说在手术室时包扎的敷料是最干净的,只有必要时才进行第一次换药(如弄脏,出血,非常疼痛)。通常术后第二天首次更换敷料,因为大部分感染会在此时表现出来。另外,需根据不同个体的具体情况来换药。医生和护士应注意有可能会有张力性水疱(因表皮松解引起),或者由于使用黏贴敷料造成患者不能耐受,黏贴敷料可能会让患者疼痛和难受,在渗出非常多或缺少其他合适的敷料时,这种情况很棘手。

拆线或拆除皮钉主要根据缝合的技术和部位。应记住不管是缝线或皮钉,都会引起色素减退和瘢痕形成(绳梯状)。使用细线缝合和早期拆线可减轻这种情况;或通过皮内缝合技术来进行预防(见10.1)。通常术后14 d 左右拆线。面部应提前拆线(5~7 d),足跟应延迟拆线(21 d)。如果伤口2~3 周还没有愈合,即使留着缝线也不太可能愈合。分析伤口不愈合的原因后应该拆除缝线,或再次手术或敞开伤口进行护理,等待二期愈合。

**全身系统监测和皮瓣监测**

一般皮瓣手术,尤其是游离皮瓣,应通过容量控制来维持正常血压,而不是应用血管活性药物,因为这会引起动脉收缩,影响皮瓣灌注。另外,术后高血压可引起出血、血肿形成,影响皮瓣血流灌注。血流灌注理想的血球容积大约是30%[65]。应记住输注红细胞会增加血液黏滞性,影响血液的流变性,损害微血管灌注。

应检测皮瓣,观察灌注不足的征象。带蒂皮瓣通常不需要特殊监测,每天1~2 次临床检查,排除由血肿、肿胀或外部压力引起的张力过大和灌注不足即可。而游离皮瓣必须在术后几天内仔细监测,保证血管通畅。如有吻合口堵塞需要立刻进行手术探查,因为只有早期干预才能重建血供,挽救皮瓣。延迟手术是不利的,不可避免地会影响皮瓣存活。有许多不同的监测仪器和方法[66],最常用的是临床检查(除了包埋皮瓣)和术后24~48 h 内,每隔1~2 h 用多普勒探头检查静脉和动脉血流信号(见5.1)。

### 预防血栓

创伤后患者通常需要制动,这会加重血液高凝和血栓形成的风险。可采用不同的方法,如弹力袜和弹力绷带,或应用间断施压的小腿加压泵。预防血栓的药物通常用低分子肝素(LMWH),每天进行皮下注射,除非有增加患者血栓栓塞性并发症的风险或有低分子肝素的使用禁忌。每日的剂量根据患者发生栓塞的风险而定,或比较少用的办法是,根据患者体重来调整剂量。预防血栓的同时也防止皮瓣蒂部发生栓塞。通常动脉堵塞比静脉发生得更快[67]。术后 48~72 h 内最容易发生堵塞,下肢皮瓣术后发生堵塞的几率约为 4%[68]。通常在皮瓣术后,使用低分子肝素比普通肝素更好,应为它抗血栓效果和普通肝素相同,但是因肝素诱发的血小板减少症(HIT)[69]的风险却低了约 90%,术后出血的风险也大大降低[70,71]。血浆扩容剂如低分子右旋糖酐可扩张血管容量,提高微循环流变性。但是,同时它也明显增加了发生肺水肿、胸膜积液、充血性心衰和出血的风险[72],也可能诱发血液高凝状态[73~75]。

必须记住,与其他部位相比,下肢软组织重建手术发生血栓并发症的风险更高,尤其是皮瓣手术后[68]。因此,必须在术后 1~2 d,根据患者具体情况制订预防血栓的方案,包括预防性使用肝素(即 10 000 IU/24 h)和血浆扩容剂,如低分子右旋糖酐。与皮下注射低分子肝素相比,经静脉用药或联合应用抗凝药物预防血栓的标准如下:

· 已知的,有症状表现的周围血管阻塞疾病。
· 术中皮瓣血流灌注处于临界状态。
· 较复杂的显微外科手术或吻合口进行二次吻合。
· 松开止血带后皮瓣充盈缓慢。

鉴于目前对术后预防血栓用药尚未达成共识,医生应平衡用药后的抗血栓效果和可能增加的用药后并发症的风险。这也包括术后抗血小板聚集和抗凝药物的使用[76]。

### 抗生素的预防性使用与治疗

围术期单剂预防性使用抗生素已经被普遍接受(如经静脉使用舒他西林 3 g,经静脉使用头孢呋辛 1.5 g 等),尤其是在开放性软组织损伤和手术时间超过 4 h 时。首次预防性用药是经验性的,随后的用药应该根据拭子或组织活检培养结果而定[77]。尽管已制订使用大纲,不同的医院术中和术后抗生素的使用方法可能不同。这可能是因为大纲是根据临床经验和回顾性连续试验结果制订的,而不是依据随机对照研究的结果[78]。对于不复杂的闭合性骨折,预防性使用抗生素是有效的。但是,对于既不是干净的又不是明显污染的骨折,对于术中尤其是术后使用抗生素的争议仍然存在,甚至有很大差异。

#### 10.7.3 患者的活动和负重

对于伤口不复杂且包扎良好的患者,术后早期活动可以预防水肿。对于同时有软组织和骨骼损伤的患者,应根据骨折稳定性来决定患者活动和负重。一般来说,未累及骨骼、肌腱、血管或神经的软组织重建手术可以完全负重,这取决于患者忍受疼痛的程度。

植皮时,最终目标是让移植皮肤和创面最大限度地结合,让血管长入并生长。应避免任何会引起移植皮肤和组织床之间形成剪切力的活动。避免重建部位竖立或受到垂直方向的力,以防止损伤尚未成熟的新生血管。理论上最好在术后 4~5 d 内避免血管内压力过大,以让皮肤长入并稳定(见 10.2)。然后可以用环形绷带或加压弹力袜包扎,允许患者小心活动。

带蒂皮瓣,术后通常需要制动 2 d,游离皮瓣需要制动 5 d。根据如下几个因素:

· 皮瓣类型和位置。
· 患者合并疾病。
· 患者依从性。

对于跨关节或位于压力区域的皮瓣以及重建胫前缺损的皮瓣,治疗上有所不同。显然任何皮瓣和伤口组织床之间的活动都不利于皮瓣的结合,会增加血清肿形成的可能。而且,缝线张力过大会引起伤口延迟愈合和部分皮瓣坏死。患肢应用弹力绷带或加压弹力袜包扎。如果是将上肢皮瓣转移至下肢,建议训练时逐步增加体位依赖的间歇时间。这样,与周围淋巴管不相连的皮瓣组织会调整适应不同直立压力的新环境(皮瓣训练)。通常,活动或直立训练——即让患者坐下和起立,可每天逐渐增加约 30 min。一般皮瓣训练以患者能够忍受患肢连续直立 3 h 即可,不过这个结论并没有理论依据。如果这时皮瓣仍然良好,可考虑停止训练。当然,只要患肢包扎弹力绷带或穿着定制的手术袜,可以每天重复活动多次。事实上,这些原则也适用于上肢。不过上肢不需要直立和负重,一般很少需要皮瓣训练。

一旦术后水肿消退(筋膜皮瓣需 2~3 周)且移植于肌瓣表面的皮片稳定,可以把加压绷带更换为在白天穿定制的加压衣服。一般 3 个月后肌瓣或肌皮瓣会萎缩。筋膜皮瓣会随着淋巴液的减少或引流能力的改善变平坦,而不是因为筋膜瓣萎缩造成的。因此,筋膜皮瓣体积减少要比肌瓣所需的时间更长。有时尽管骨折的固定不稳定,也要进行软组织重建。另外,重建可能涉及肌腱、血管或神经,需要临时固定(如支具,石膏,外固定支架)。一般来说,支具和石膏有压迫骨突部位的皮肤、皮瓣蒂部或植皮处的危险,会引起压迫性疼痛,并可能损害皮瓣血流灌注。

### 10.7.4 皮瓣覆盖后的二期手术

手术伤口完全愈合后,才可以根据需要进行骨骼、肌腱或神经重建的再次手术或二期手术。最好等 3 个月比较安全。记住筋膜皮瓣与肌瓣相比,与周围组织生长结合更好,这通常有赖于它的蒂部(见 11.4)。

当皮瓣太臃肿、外形不规则或皮肤太多时,可考虑进行皮瓣修整手术。尤其是小的筋膜皮瓣易于形成局部阶梯状隆起,这种臃肿的外观是由于皮瓣淋巴水肿所造成的。

## 参考文献

[1] **Rajasekaran S, Dheenadhayalan J, Babu JN, et al** (2009) Immediate primary skin closure in type-ⅢA and B open fractures: results after a minimum of five years. *J Bone Joint Surg Br*; 91(2): 217-224.

[2] **Hohmann E, Tetsworth K, Radziejowski MJ, et al** (2007) Comparison of delayed and primary wound closure in the treatment of open tibial fractures. *Arch Orthop Trauma Surg*; 127(2): 131-136.

[3] **Gotttesdiener KM** (1989) Transplanted infections: donor-to-host transmission with the allograft. *Ann Inter Med*; 110(12): 1001-1006.

[4] **Mavilio F, Pellegrini G, Ferrari S, et al** (2006) Correction of junctional epidermolysis bullosa by transplantation of genetically modified epidermal stem cells. *Nat Med*; 12(12): 1397-1402.

[5] **Pellegrini G, Ranno R, Stracuzzi G, et al** (1999) The control of epidermal stem cells(holoclones) in the treatment of massive full-thickness burns with autologous keratinocytes cultured on fibrin. *Transplantation*; 68(6): 868-879.

[6] **Kudsk KA, Sheldon GF, Wlaton RL** (1981) Degloving injuries of the extremities and torso. *J Trauma*; 21(10): 835-839.

[7] **Widgerow AD, Chait LA** (1993) Degloving injuries and flap viability assesement. *S Afr Med J*; 83(2): 97-99.

[8] **McGrouther DA, Sully L** (1980) Degloving injuries of the limbs: long-term review and management based on whole-body fluorescence. *Br J Plast Surg*; 33(1): 9-24.

[9] **Gibson T, Ross DS** (1965) Dermatome for preparing large skin-grafts from detached skin and fat. *Lancet*; 1(7379): 252-253.

[10] **Blair VP, Brown JP** (1929) The use and uses of large split skin grafts of intermediate thickness. *Surg Gynecol Obstet*; 49: 82-97.

[11] **Wolf Y, Kalish E, Badani E** (1998) Rubber foam and staples: do they secure skin grafts? A model analysis and proposal of pressure enhancement techniques. *Ann Plast Surg*; 40(2): 149-155.

[12] **Gillies H, Millard DR** (1953) *Principles and art of plastic surgery.* Vol 1. 1st ed. London: Butterworth, 98.

[13] **Tidrick RT, Warner ED** (1944) Fibrin fixation of skin transplants. *Surgery*; 15: 90-95.

[14] **McGregor IA, Morgan G** (1973) Axial and random pattern flaps. *Br J Plast Surg*; 26(3): 202-213.

[15] **Maths SJ, Nahai F** (1981) Classification of the vascular anatomy of muscles: experimental and clinical correlation. *Plast Reconstr Surg*; 67(2): 177-187.

[16] **Khouri RK, Upton J, Shaw WW** (1992) Prin-

ciples of flap prefabrication. *Clin Plast Surg*; 19(4): 763 -771.

[17] **Pribaz JJ, Fine NA** (1994) Prelamination: defining the prefabricated flap - a case report and review. *Microsurgery*; 15(9): 618-623.

[18] **Tolhurst DE** (1987) A comprehensive classification of flaps: the atomic system. *Plast Reconstr Surg*; 80(4): 608-609.

[19] **Hallock GG** (2004) The complete classification of flaps. *Microsurgery*; 24(3): 157-161.

[20] **Gierny G 3rd, Byrd HS, Jones RE** (1983) Primary versus delayed soft tissue coverage for severe open tibial fractures. A comparison of results. *Clin Orthop Relat Res*; 178: 54-63.

[21] **Godina M** (1986) Early microsurgical reconstruction of complex trauma of the upper extremities. *Plast Reconstr Surg*; 78(3): 285-292.

[22] **Yaremchuk MJ, Brumback RJ, Manson PN, et al** (1987) Acute and definitive management of traumatic osteocutaneous defects of the lower extremity. *Plast Reconstr Surg*; 80(1): 1-14.

[23] **Isenberg JS, Sherman R** (1996) The limited value of preoperative angiography in microsurgical reconstruction of the lower limb. *J Reconstr Microsurg*; 12(5): 303-306.

[24] **Boström A, Ljungman C, Hellberg A, et al** (2002) Duplex scanning as the sole preoperative imaging method for infrainguinal arterial surgery. *Eur J Vasc Endovasc Surg*; 23(2): 140-145.

[25] **Jin KN, Lee W, Yin YH, et al** (2007) Preoperative evaluation of lower extremity arteries for free fibula transfer using MDCT angiography. *J Comput Assist Topogr*; 31(5): 820-825.

[26] **Fukaya E, Saloner D, Leon P, et al** (2010) Magnetic resonance angiography to evaluate septocutaneous perforators in free fibula flap transfer. *J Plast Reconstr Aesthet Surg*; 63(7): 1099-1104.

[27] **McFarlane RM, Heagy FC, Radin S, et al** (1965) A study of the delay phenomenon in experimental pedicle flaps. *Plast Reconstr Surg*; 35: 145-262.

[28] **Reinisch JF** (1974) The pathophysiology of skin flap circulation. The delay phenomenon. *Plast Reconstr Surg*; 54(5): 585-598.

[29] **Harder Y, Amon M, Schrann R, et al** (2005) Heat shock preconditioning reduces ischemic tissue necrosis by heart shock protein (HSP)-32-mediated improvement of the microcirculation rather than induction of ischemic tolerance. *Ann Surg*; 242(6): 869-879.

[30] **Manchot C** (1889) [*The skin arteries of the human body*]. Leipzig: F. C. W. Vogel. German.

[31] **Spalteholz W** (1893) [The distribution of blood vessels in the skin]. *Arch Anat Physiol*; 19:1-54. German.

[32] **Braithwaite F** (1951) Some observations in the vascular channels in tubed pedicles. II. *Br J Plast Surg*; 4(1): 28-37.

[33] **Lister GD, Gibson T** (1972) Closure of rhomboid skin defects: the flaps of Limberg and Dufourmentel. *Br J Plast Surg*; 25(3): 300-314.

[34] **Dufourmentel C** (1962) [Closure of limited loss of cutaneous substance. So-called "LLL" diamond-shaped L rotation-flap]. *Ann Chir Plast*; 7:60-66. French.

[35] **Taylor GI, Palmer JH** (1987) The vascular territories (angiosomes) of the body: experimental study and clinical applications. *Br J Plast Surg*; 40(2): 113-141.

[36] **Tayler GI** (2003) The angiosomes of the body and their supply to perforator flaps. *Clin Plast Surg*; 30(3): 331-342.

[37] **Serafin D** (1996) The radial forearm flap. Serafin D (ed), *Atlas of microsurgical composite tissue transplantation*. 1st ed. Philadelphia: W. B. Saunders, 389-401.

[38] **Chang SC, Miller G, Halbert CF, et al** (1996) Limiting donor site morbidity by suprafascial dissection of the radial forearm flap. *Microsurgery*; 17(3): 136-140.

[39] **Avery C** (2007) Prospective study of the septocutaneous radial free flap and suprafascial donor site. *Br J Oral Maxillofac Surg*; 45(8): 611-616.

[40] **Masquelet AC, Romana MC, Wolf G** (1992) Skin island flaps supplied by the vascular axis of the sensitive superficial nerves: anatomic study and clinical experience in the leg. *Plastic Reconstr Surg*; 89(6): 1115-1121.

[41] **Rajacic N, Darweesh M, Jaykrishman K, et al** (1996) The distally based superficial sural flap for reconstruction of the lower leg and foot. *Br J Plast Surg*; 49(6): 383-389.

[42] **Hasegawa M, Torii S, Katoh H, et al** (1994) The distally based superficial sural artery flap. *Plast Reconstr Surg*; 93(5): 1012-1020.

[43] **Huisinga RL, Houpt P, Dijkstra R, et al** (1998) The distally based sural artery flap. *Ann Plast Surg*; 41(1): 58-65.

[44] **Suliman MT** (2007) Distally based adipofascial

flaps for dorsal foot and ankle soft tissue defects. *J Foot Ankle Surg*; 46(6): 464-469.

[45] **Valenti P, Masquelet AC, Romana C, et al** (1991) Technical refinement of the lateral supramalleolar flap. *Br J Plast Surg*; 44(6): 459-462.

[46] **Serafin D** (1996) The gastrocnemius flap. *Serafin D (ed) Atlas of microsurgical composite tissue transplantations*. Philadelphia: W. B. Saunders. 303-310.

[47] **Babu NV, Chittaranjan S, Abraham G, et al** (1994) Reconstruction of the quadriceps apparatus following open injuries to the knee joint using pedicled gastrocnemius musculotendinous unit as a bridge graft. *Br J Plast Surg*; 47(3): 190-193.

[48] **Kramers-De Quervain IA, Läuffer JM, Käch K, et al** (2001) Functional donor-site morbidity during level and uphill gait after a gastrocnemius or soleus muscle-flap procedure. *J Bone Joint Surg Am*; 83(2): 239-246.

[49] **Magee WP Jr, Gibert DA, McInnis WD** (1980) Extended muscle and musculocutaneous flaps. *Clin Plast Surg*; 7(1): 57-70.

[50] **Ginouves P, Baron JL, Bermudes J, et al** (1988) [Use of a distal pedicle hemisoleus muscle in the treatment of residual osteitis of the lower quarter of the leg]. *Ann Chir Plast Esthet*; 33(4): 350-354. French.

[51] **Tobin GR** (1985) Hemisoleus and reversed hemisoleus flaps. *Plast Reconstr Surg*; 76(1): 87-96.

[52] **McCraw JB, Dibbell DG, Caraway JH** (1977) Clinical definition of independent myocutaneous vascular territories. *Plast Reconstr Surg*; 60(3): 341-352.

[53] **Pontén B** (1981) The fasciocutaneous flap: its use in soft tissue defects of the lower leg. *Br J Plast Surg*; 34(2): 215-220.

[54] **Koshima I, Soeda S, Yamasaki M, et al** (1988) The free or pedicled anteromedial thigh flap. *Ann Plast Surg*; 21(5): 480-485.

[55] **Acland RD** (1979) Factors that influence success in microvascular surgery. *Serafin D, Buncke HJ Je (eds). Microsurgical composite tissue transplantation*. 1st ed. St. Louis, MO: C. V. Mosby, 216-229.

[56] **Acland RD** (1980) *Microsurgery practice manual*. 1st ed. St. Lousi, MO: C. V. Mosby.

[57] **Andree C, Munder BI, Behrendt P, et al** (2008) Improved safety of autologous breast reconstruction surgery by stabilization of microsurgical vessel anastomoses using fibrin sealant in 349 free DIEP or fascia-muscle-sparing (fms)-TRAM flaps: A two-centra study. *Breast*; 17(5): 492-298.

[58] **Mathes SJ, Alpert BS, Chang N** (1982) Use of the muscle flap in chronic ostermyelitis: experimental and clinical correlation. *Plast Reconstr Surg*; 69(5): 815-829.

[59] **Zweifel-Schlatter M, Haug M, Schaefer DJ, et al** (2006) Free fasciocutaneous flaps in the treatment of chronic osteomyelitis of the tibia: a retrospective study. *J Reconstr Microsurg*; 22(1): 41-47.

[60] **Yazar S, Lin CH, Lin YT, et al** (2006) Outcome comparison between free muscle and free fasciocutaneous flaps for reconstruction of distal third and ankle traumatic open tibial fractures. *Plast Reconstr Surg*; 117(7): 2468-2477.

[61] **Hallock GG** (1991) Simultaneous transposition of anterior thigh muscle and fascia flaps: an introduction to the chimera flap principle. *Ann Plast Surg*; 27(2): 126-131.

[62] **Pribaz JJ, Fine NA** (2001) Prefabricated and prelaminated flaps for head and neck reconstructions. *Clin Plast Surg*; 28(2): 261-272.

[63] **Soutar DS, Scheker LR, Tanner NS, et al** (1983) The forearm flap: a versatile method for intra-oral reconstruction. *Br J Plast Surg*; 36(1): 1-8.

[64] **Fouchen G, van Genechten F, Merle N, et al** (1984) A compound radial artery forearm flap in hand surgery: an original modification of the Chinese forearm flap. *Br J Plast Surg*; 37(2): 139-148.

[65] **Erni D, Wettstein R, Schramm S, et al** (2003) Normovolemic hemodilution with Hb vesicle solution attenuates hypoxia in ischemic hamster flap tissue. *Am J Physiol Heart Circ Physiol*; 284(5): H1702-1709.

[66] **Tenorio X, Mahajan AL, Wettstein R, et al** (2009) Early detection of flap failure using a new thermographic device. *J Surg Res*; 151(1): 15-21.

[67] **Yu P, Chang DW, Miller MJ, et al** (2009) Analysis of 49 cases of flap compromise in 1310 free flaps for head and neck reconstruction. *Head Neck*; 31(1): 45-51.

[68] **Wettstein R, Schürch R, Banic A, et al** (2008) Review of 197 consecutive free flap reconstructions in the lower extremity. *J Plast Reconstr Aesthet Surg*; 61(7): 772-776.

[69] **Martel N, Lee J, Wells PS** (2005) Risk for heparin-induced thrombocytopenia with unfractionated and low-molecular-weight heparin thromboprophylaxis: a meta-analysis. *Blood*; 106(8): 2710-2715.

[70] **Ritter EF, Cronan JC, Rudner AM, et al** (1998) Improved microsurgical anastomotic patency with low molecular weight heparin. *J Reconstr Microsurg*; 14(5): 331

-336.

[71] **Khouri RK, Cooley BC, Kunselman AR, et al** (1998) A prospective study of microvascular free-flap surgery and outcome. *Plast Reconstr Surg*; 102(3): 711-721.

[72] **Disa JJ, Polvora VP, Pusic AL, et al** (2003) Dextran-related complications in head and neck microsurgery: do the benefits outweigh the risks? A prospective randomized analysis. *Plast Reconstr Surg*; 112(6): 1534-1539.

[73] **Namdar T, Bartscher T, Stollwerck PL, et al** (2010) Complete free flap loss due to extensive hemodilution. *Microsurgery*; 30(3): 314-217.

[74] **Ng KF, Lam CC, Chan LC** (2002) In vivo effect of haemodilution with saline on coagulation: a randomized controlled trial. *Br J Aneasth*; 88(4): 475-480.

[75] **Treib J, Haass A, Pindur G** (1997) Coagulation disorders caused by hydroxyethyl starch. *Thromb Haemost*; 78(3): 974-983.

[76] **Hanasono MM, Butler CE** (2008) Prevention and treatment of thrombosis in microvascular surgery. *J Reconstr Microsurg*; 24(5): 305-314.

[77] **Hoffman RD, Adams BD** (1998) The role of antibiotics in the management of elective and post-traumatic hand surgery. *Hand Clin*; 14(4): 657-66.

[78] **Slobogean GP, Kennedy SA, Davidson D, et al** (2008) Single- versus multiple- dose antibiotic prophylaxis in the surgical treatment of closed fractrues: a meta-analysis. *J Orhtop Trauma*; 22(4): 264-269.

# 11 并发症

译者 宋文奇 郭彦杰 汪春阳 张 弛

## 11.1 创伤相关并发症

作者 David A Volgas

### 11.1.1 引言

作为一名外科医生,必须时刻警惕创伤带来的并发症。通过观察我们发现,造成骨科创伤的巨大暴力往往也会造成其他重要器官的损伤,例如:肩胛骨骨折可能伴随肺部挫伤以及主动脉胸段破裂;骨盆骨折往往伴随严重的盆腔血管损伤、尿道撕裂,以及其他附近实质或空腔脏器的破裂;另外,挤压、烧伤、电击伤等特殊类型软组织损伤往往存在全身系统性的并发症。

### 11.1.2 骨筋膜室综合征

当肌间室的内部压力超过了末梢动脉的压力,就会引发骨筋膜室综合征(动画 11.1-1)。当肌间室内压持续高于微循环压力时,可能带来一系列远期问题,压力如果超过 30 mmHg(末梢动脉压),肌肉、神经及其他软组织就会发生坏死。在损伤持续 6 h 之后,组织就会发生不可逆的坏死,因此早诊断、早治疗就显得极为重要。

骨筋膜室综合征最常见于小腿部位,特别是小腿前侧间室以及小腿后侧深间室,前臂也常见骨筋膜室综合征。比较少见,但常常被忽视漏诊的部位包括足部、手部、大腿以及臀部。骨筋膜室综合征往往发生在组织钝器损伤或挤压伤后,不一定合并骨折。当存在开放骨折时,骨筋膜室综合征则不一定会发生。

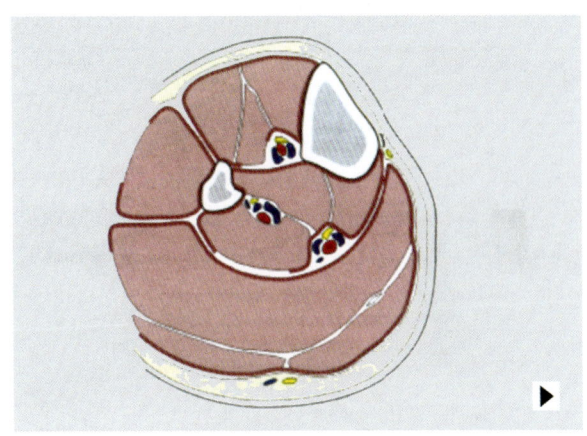

动画 11.1-1 骨筋膜室综合征:广泛的筋膜切开,缓解了间室内压

诊断骨筋膜室综合征的 5"P"症状:
- 与创伤程度不成比例的剧痛,或被动牵拉痛。
- 苍白。
- 无脉。
- 感觉异常。
- 肢体麻痹。

在这些症状中,最关键的核心症状是疼痛,这种疼痛往往超过预期的程度,或者是被动牵拉痛。另外,任何积极的镇痛方法(如阿片类药物)都无法控制的疼痛也提示骨筋膜室综合征的发生。往往在出现明显有诊断意义的临床症状时,已经失去了最佳的治疗时机。对于无意识的患者,这些症状往往难以察觉,此时就需要侵入性的组织间室测压了。

间室测压可以通过几种不同的技术来实现,但是这些方法均不能代替临床体检(与创伤程度不成比例,任何积极的镇痛方法都无法控制的疼痛)。临床上在使用这些间室测压技术作为临床体检的补充来判断间室是否需要减压时,外科医师可以参考以下指标:压力绝对值 > 30 mmHg 或者是 δ 值 < 30 mmHg(δ 值表示血管舒张压与测得的间室压力的差值)[1]。外科医师必须清楚间室压力可能因其离骨折的距离而发生很大的变化,因此我们必须尽量测得所谓的"峰值"压力,比如在骨折部位测得的压力。

治疗骨筋膜室综合征的主要方法是急诊行广泛的筋膜切开手术,治疗成功与否关键在于早期诊断,以及足够范围切开筋膜间室减压。在大部分病例中,医生需要行一个长切口,切开所有累及的肌间室的深筋膜。一旦皮肤及筋膜被切开后,肌肉就会从筋膜内"膨出",证明压力得到有效释放。

小腿减压的手术入路包括内、外侧长切口(图 11.1-1)。

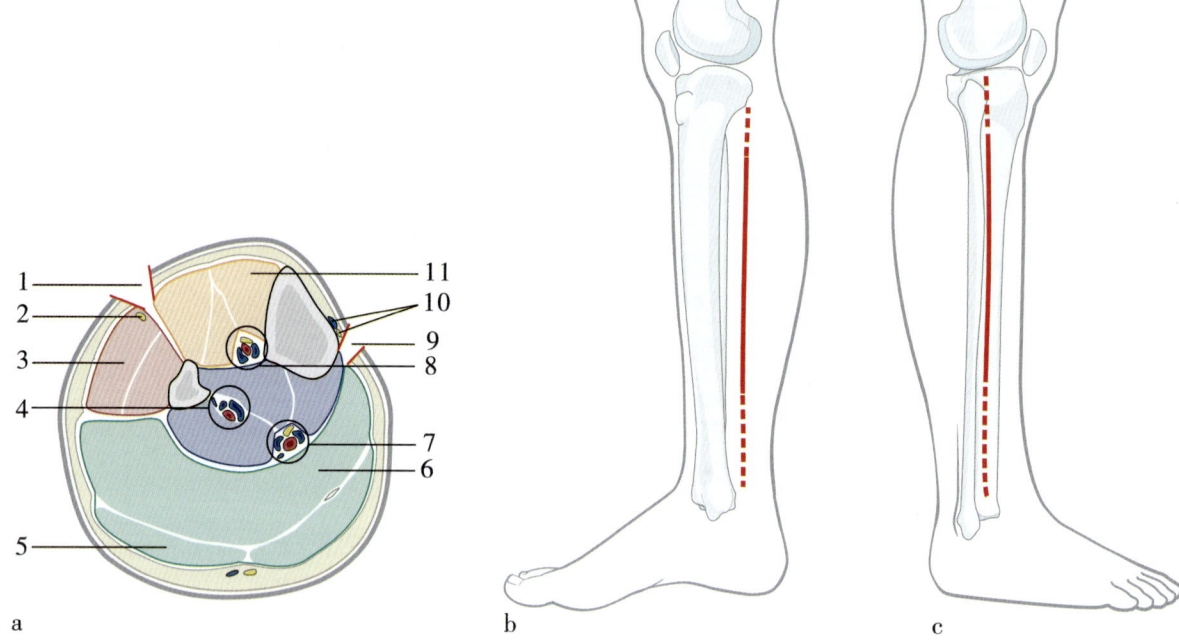

图 11.1-1　小腿减压的手术入路
a. 减压后的腓肠肌中段的断层解剖
　　1 外侧切口
　　2 腓浅神经
　　3 外侧肌间室
　　4 腓血管束以及腓深神经
　　5 小腿后侧浅肌间室
　　6 小腿后侧深肌间室
　　7 胫后血管神经束
　　8 胫前血管以及腓浅神经
　　9 内侧切口
　　10 隐神经,大隐静脉
　　11 前侧肌间室
b. 切口起自胫骨近端 2 cm,切口可能的延长轨迹用虚线表示
c. 腓骨前侧的切口,切口可能的延长轨迹用虚线表示

注意避免并发损伤,在外侧要注意腓浅神经,在内侧要注意胫后血管神经束。在每个病例中,5个间室必须完全打开。2~3 d后,内侧切口常需要关闭(见10.1),而外侧切口由于肿胀不能完全消退常需要中厚皮片移植(见10.2)。不要关闭深筋膜,这样可能导致筋膜室高压复发。另外,远期并发症包括从深筋膜切口处发生肌疝,一般不会对患者的肌肉功能造成很大影响。

前臂骨筋膜室综合征往往发生在前侧间室而非后侧间室。在相当一部分病例中,如果术后对患者能进行有效评估,那手术中可仅切开前侧间室。但是对于无意识的,或不愿意接受再次手术的患者,2个间室需要一次完全打开,其切口可延长到腕管,同时实现腕管减压(图11.1-2)。背侧主要选择中线直切口。

足部筋膜室切开(图11.1-3)[2]较小腿和前臂少见,可能因为被临床上忽视,也可能因为足部缺血的后遗症要远远轻于前臂以及小腿。足部有9个肌间室:小腿内侧、外侧以及小腿浅肌间室,它们跨越了前足及中足的全长;前足另有4个骨间室,1个中央间室(图11.1-3d),以及后足的跟骨间室(图11.1-3c),所有这些足部间室均可通过2个背侧和1个内侧切口得到减压。

筋膜室切开也有其并发症。为了关闭切口,患者可能要经历多次手术(比如应用弹性血管环行延期皮肤闭合,中厚皮片移植或二期皮肤移植)(见10.1,10.2);感染的发生率很高;可能会引发血管、神经损伤;如果合并骨折,必须像开放骨折那样予以处理。

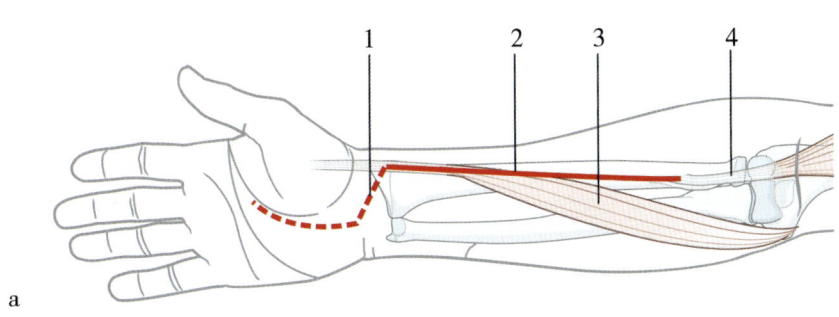

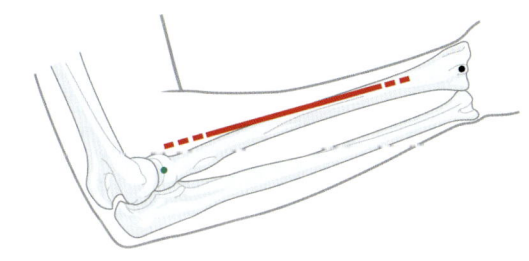

图11.1-2 前臂间室减压的外科入路,虚线显示了切口可能延长的范围
a. 前臂切口,延长入路。解剖标志点是桡侧腕屈肌以及肱二头肌的止点
 1 延长切口,达到腕管减压的效果(垂直跨过屈肌支持带,位于鱼际纹的尺侧)
 2 臂前侧切口
 3 桡侧腕屈肌
 4 肱二头肌的止点
b. 臂后侧切口。标志点为Lister结节(黑点)以及桡骨头(绿点)

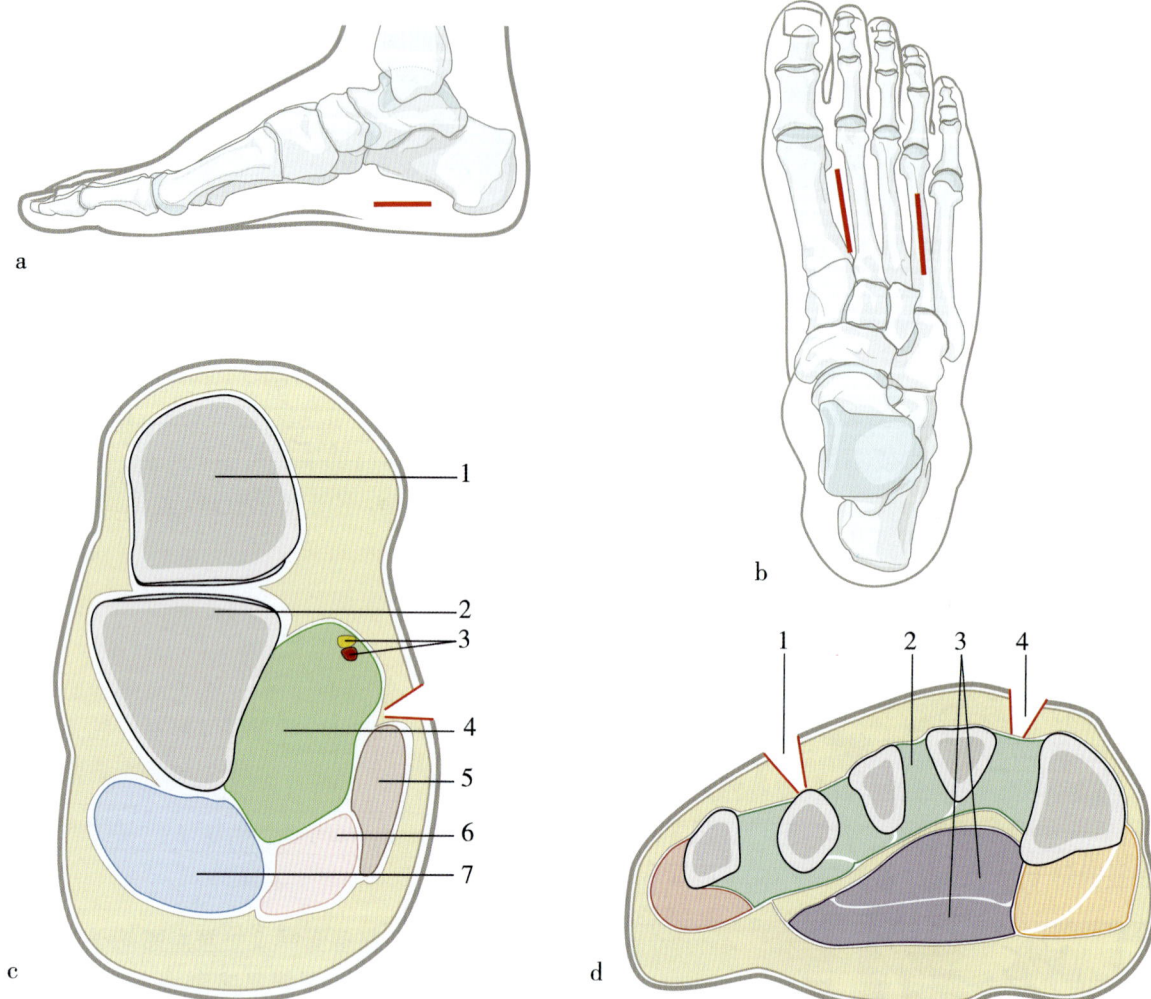

图 11.1-3 足部筋膜切开的外科入路
a. 注意内侧切口应在足弓后方,以便对跟骨间室进行减压
b. 背侧切口应位于1、2跖骨间,以及第4跖骨背侧
c. 后足的横切面,通过内侧切口可以实现4个间室的减压
   1 距骨
   2 跟骨
   3 胫后血管神经束
   4 跟骨间室
   5 内侧间室
   6 小腿浅间室
   7 外侧间室
d. 前足的横切面。2个背侧切口可以打开4个骨间以及1个中央间室
   1 第4跖骨背侧切口
   2 4个骨间间室(绿色)
   3 中央间室(紫色)
   4 1、2跖骨间切口

## 11.1.3 横纹肌溶解症

横纹肌溶解症是指骨骼肌的快速溶解。常见于长期意识丧失而卧床的患者,也可能伴发于钝器伤或穿透伤,以及某些极端的病例,如过度体育锻炼。清创不彻底,坏死组织残留也会并发横纹肌溶解症。近年来,研究发现横纹肌溶解症也是地震导致死亡的原因之一[3]。

临床症状包括恶心、呕吐、精神改变(错乱甚至昏迷),以及酱油色或茶色尿。肌肉细胞坏死释放出降解产物,如肌球蛋白,对肾脏造成损伤,导致急性肾衰竭,表现为急剧尿量减少。实验室检查异常主要表现为肌酸激酶、转氨酶升高及高钾血症。由于肌球蛋白与血红蛋白结构很接近,标准的尿液检测可能出现假阳性。如果未予以处理,肌球蛋白就会在肾脏中聚积,造成急性肾小管坏死,最后引起急性阻塞性肾衰竭。

治疗手段包括补液,合用利尿剂以增加肾脏血流,碱化尿液减少管型尿的形成;在严重的病例中还可能需要血液透析治疗,纠正电解质紊乱;治疗原发病同样重要。在某些病例中,腹膜透析有利于肾衰竭患者的恢复。

## 11.1.4 神经损伤

任何软组织损伤都可能伴发神经损伤。神经组织对牵张的耐受程度要远远大于骨组织,但这取决于不同部位、不同损伤程度以及不同的神经组成结构,常把损伤分为几个等级。

神经轴索被髓鞘所包绕,每条单根的神经纤维被神经内膜所包绕,多条神经纤维组成了神经束(图 11.1-4),每一条神经束又被互相连接的神经束膜所包绕。神经供血血管穿行于神经束之间,为神经纤维提供营养。数条神经束被神经外膜包绕,组成外周神经。

Sunderland 根据神经组成断裂的情况将神经损伤分为 5 类(表 11.1-1)[4]。

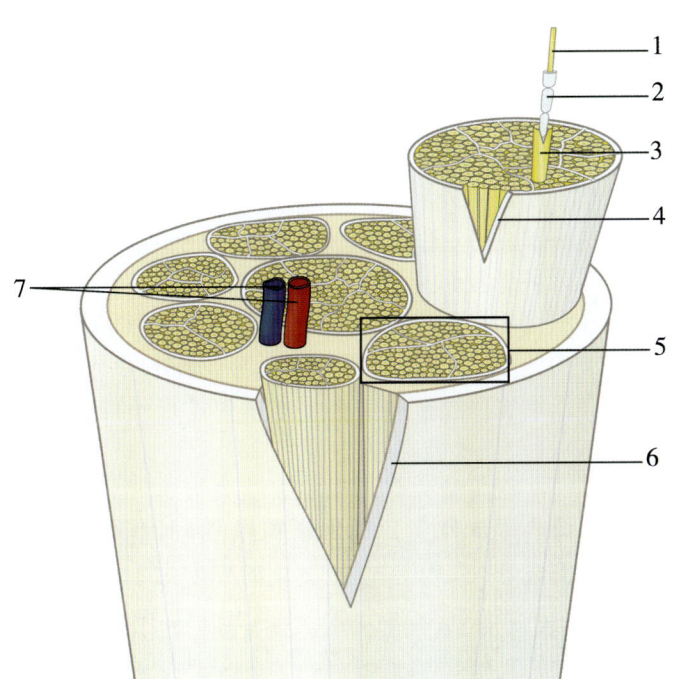

图 11.1-4 外周神经解剖
1 轴索
2 髓鞘
3 神经内膜
4 神经束膜
5 神经束
6 神经外膜
7 神经间血管

表 11.1-1　神经损伤的 Sunderland 分类

| 神经损伤等级 | 软组织损伤 | | | | |
| --- | --- | --- | --- | --- | --- |
| | 髓鞘 | 轴索 | 神经内膜 | 神经束膜 | 神经外膜 |
| Ⅰ（神经失用） | × | — | — | — | — |
| Ⅱ（神经轴突断裂） | × | × | — | — | — |
| Ⅲ（神经轴突断裂） | × | × | × | — | — |
| Ⅳ（神经轴突断裂） | × | × | × | × | — |
| Ⅴ（神经完全横断） | × | × | × | × | × |

表格根据 Sunderland S(1951) A classification of perpheral nerve injuries producing loss of function. Brain;75(4):491–516, Oxford University Press 进行修改

Ⅰ度损伤：神经失用，包括神经髓鞘的损伤，表现为可逆性的神经麻痹。在这类损伤中，运动功能丧失可能比感觉丧失常见，感觉的丧失往往也是不完全性的。神经失用多由神经牵拉以及挤压伤引起，这种神经损伤治疗效果较好，有望在3个月内完全恢复。

Ⅱ度损伤：称为轴索变性，除髓鞘损伤外，还存在轴突本身的破裂，但神经内膜包绕的结构仍保持完好。尽管会发生瓦勒变性，但由于管状的神经束膜未被破坏，神经功能仍有望得到恢复。外周神经恢复速度约为每天1 mm。对大部分患者而言，这种损伤保守治疗即可。

Ⅲ度损伤：神经轴索、髓鞘以及神经内膜的损伤。相较于Ⅰ、Ⅱ度损伤，这种类型损伤恢复的可能性大大减少，并存在轴索瓦勒变性。神经再生被纤维组织阻挡，同时也失去了管状神经束膜的导引作用。

Ⅳ度损伤：除神经束膜外，合并所有神经结构的损伤。除非外科缝合或者神经移植，无恢复的可能。

Ⅴ度损伤：神经完全横断，除非外科缝合或者神经移植，无恢复的可能。

## 11.2　清创不完全的并发症

作者　Dovid A Volgas

### 11.2.1　引言

"清创手术技巧极为重要，初次手术成功清除感染组织与否，会对患者整个病程的变化，甚至生命的保全起到至关重要的作用。"

——LTC Joseph A Blake（US Army Medical Corps）(1919)，于一战期间。

自20世纪初始，医学界就认识到彻底清创对开放骨折治疗的重要性。然而即便在当今世界，不恰当的医疗处置仍然很常见，在一些极端情况比如灾难、战争，或者是医疗资源匮乏地区，往往做不到合理的医疗处置。因此外科医生必须清楚清创延迟和不完全可能导致的各种并发症。

### 11.2.2　浅表感染

任何外科手术后都可能发生浅表感染（图11.2-1），无论是急诊手术或者择期手术。对于骨科患者而言感染深部常有内植物存在，因此外科医生必须警惕微生物在内植物上形成的菌膜。由此可见，浅表感染的治疗越早越好，手术必须广泛彻底。经常需要在手术室中进行外科清创（见7.1），以及彻底冲洗（见7.2）。

无菌脓肿有时和浅表感染很难区分，都伴有疼痛以及肿胀。但在很多无菌性脓肿病例中，局部红肿以及周围组织硬化的程度却不严重，此时医生需要拆除部分缝线，排出炎性积液即可有效治疗；可以加用局部热疗，建议口服抗生素。

### 11.2.3　深部感染

深部感染往往继发于创伤以及外科手术。不完全清创造成深部感染的主要成因包括血行传播以及直接侵入周边组织。直接侵入是较为常见的病因。

# 11 并发症

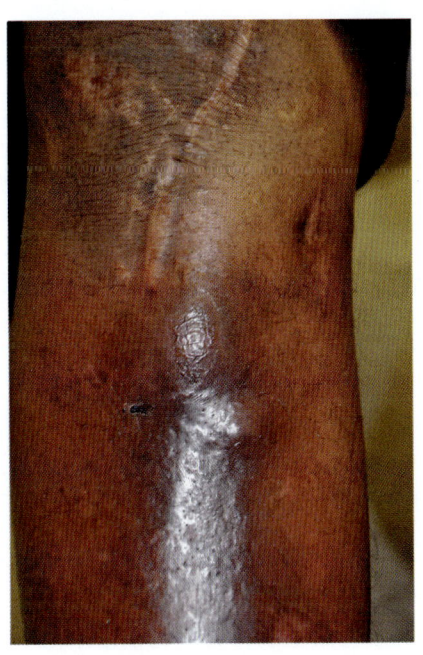

图11.2-1 浅表脓肿的临床照片,该患者4周前因为胫骨近端骨折而行切开复位接骨板内固定手术

在临床上即便没有局部感染的征象,外科手术后的患者也常在几天内出现体温升高以及C反应蛋白水平上升。出院之后,患者可能会因突发并持续伤口疼痛与渗出而回到医院。皮下血肿引流液往往是清稀的,然而医生往往会怀疑并关注是否存在更深部的感染灶。浆液性引流液往往见于使用抗凝药的患者,但引流持续超过5 d且没有减少的趋势就值得关注了。引流出的液体可以表现为脓液或云雾状浑浊液体,这高度提示可能存在深部的感染。另外,患者可能在伤口愈合早期非常顺利,而在术后几周甚至几个月后才出现脓性渗出。在这部分罕见的病例中,深部感染可能是通过血行传播的。伤口局部持续性的疼痛进一步提示可能存在深部感染。

深部感染的原因包括细菌黏附在坏死骨以及内植物的表面,并在其表面形成一层保护性的菌膜,可以有效地阻隔杀菌药物的作用[5]。按照现在的医疗水平,除了完全取出内植物外,尚无有效方法来消除内植物的感染。图11.2-2阐述了深部感染的治疗原则。

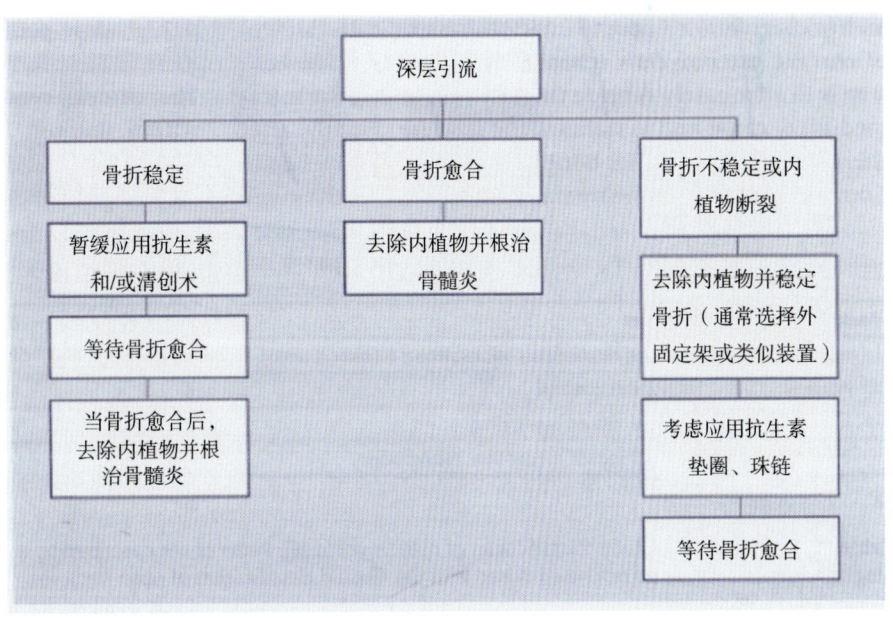

图11.2-2 骨折伴有深部感染的治疗流程

只要骨折固定够坚固且内植物没有松动,即使内植物留存骨折也可以顺利愈合,但实际上这种理想情况很少。任何死骨以及松动的内植物都应该取出,同时还要加强固定的强度。我们也可以选择保留内植物直到骨折愈合再行取出。按照深部组织的培养结果选择抗生素,要注意培养组织并非来自表皮拭子也非来自窦道,而是来自组织深部。金黄色葡萄球菌对磺胺类以及四环素类抗生素敏感,在处理每个病例时都应请感染科专家会诊,其可能会推荐使用利福平。只有在外科清创后的患者才建议长期使用抗生素,但是只要内植物留存,感染就不可能治愈。

当细菌黏附在骨面上(尤其是无活性骨或者死骨),并开始大量繁殖时,骨髓炎就可能发生。组织创伤后的微环境特别容易引发骨髓炎,炎症可能来自与外界相通的开放伤口,也可能由临近的感染性内植物蔓延而来。外科手术中必须清除游离死骨,并消灭死腔。当骨髓炎累及周围内植物,只要骨折尚稳定,就可以通过药物控制炎症。然而一旦内固定失效就应完全取出内植物,并用其他方法固定骨折。

骨折愈合且内植物取出后,骨髓炎可能仍旧持续存在。Cierny 和 Mader 根据 4 种解剖深度及 3 种宿主类型将骨髓炎进行了分类(表 11.2 - 1)[6],分类系统还包括不同类型骨髓的治疗方案(图 11.2 - 3)。总而言之,外科医生应该致力于优化和改善患者机体的不良因素,如吸烟,控制糖尿病,减少并控制免疫抑制药物以及抗凝药的摄入。对于慢性骨髓炎来说,控制这些不良因素比进行外科手术更优先(见 4.1, 4.3, 4.4);第二步则是彻底清创,去除死骨(包括髓腔内),稳定骨折;最后在软组织床完全无菌之后,就可以开始骨重建了。关于骨髓炎以及骨折不愈合的具体治疗方法,本书不做赘述。

表 11.2 - 1a Cierney-Mader 骨髓炎分类(解剖范围分级)

| 解剖学分型 | 治疗 |
| --- | --- |
| Ⅰ 髓内型 | 取出髓内钉,静脉使用抗生素(6 周) |
| Ⅱ 浅表型 | 病灶刮除,去皮质化 |
| Ⅲ 局部型 | 病灶刮除,延期植骨 |
| Ⅳ 弥散型 | 切除坏死感染的骨段,二期重建 |

表 11.2 - 1b Cierny-Mader 骨髓炎分类(生理状态分级)

| 患者分型 | 定义 |
| --- | --- |
| A | 患者健康,没有重大疾病,非吸烟者 |
| B | 吸烟者,局部软组织条件差,患有全身性疾病 |
| C | 严重全身性疾病,无法接受外科手术 |

根据患者骨髓炎累及的解剖范围以及生理情况进行分类,例如Ⅲ B。这种分类系统与开放骨折的 Gustilo 分型不应混淆

尽管骨髓炎在技术上是可以治疗,但需要大量的时间并可能需要进行多次修复手术,少部分患者因为不愿接受长期多次的修复手术而宁愿选择截肢。有些患者由于健康问题而无法或难以承受复杂的修复手术;另一些患者由于机体缺乏可供吻合的血管而无法行游离移植手术。

### 11.2.4 气性坏疽

彻底的清创是治疗严重的开放/闭合性软组织损伤的基础(见 7.1)。假如清创不彻底或者延迟时间过长,就会伴随严重的并发症,比如感染甚至气性坏疽。气性坏疽是一种开放性损伤可能威胁患者生命的严重并发症,特别是当患者伤口接触泥土或者清创延迟时更易发生。

在糖尿病人群中,即便没有以上情况也可能发生气性坏疽,其病原菌是产气荚膜杆菌,一种革兰阴性棒状厌氧菌。这种细菌能产生外毒素,造成全身系统播散性中毒,同时破坏胶原蛋白和筋膜层,造成溶血以及血管内膜损伤。其播散速度很快,但在氧浓度高的环境下播散较慢。产气荚膜杆菌对青霉素十分敏感。

局部症状主要是皮下捻发感。伤口内可以探查到气体、液性排出物及坏死的肌肉。肌肉苍白、水肿、无血供,切开时不出血,而且电刺激无收缩。捻发感与肌肉中存在的游离气体有关,感染的肢体在 X 线下可见气体影;另外还可能出现心动过速、低血压、血液动力学不稳定和肾功能不全的症状。患者可能在 12 h 内就发展成为脓毒血症[7]。

气性坏疽的患者病情常常极为危急,只有快速、广泛侵入性的手术才能挽救患者生命。必须立刻进行支持治疗,包括高浓度吸氧、补充液体、积极复苏。必须注射足量的破伤风抗毒素。无论

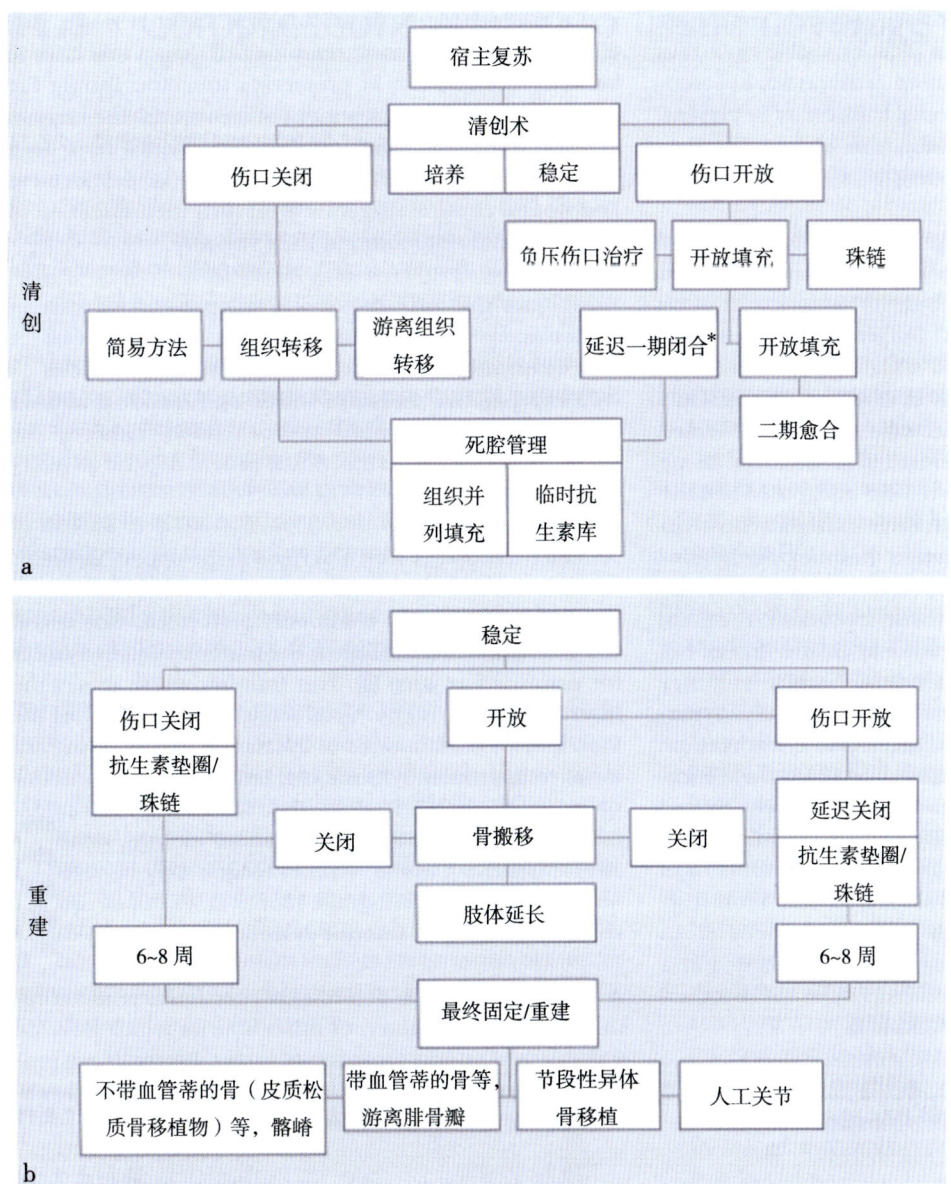

图 11.2-3 慢性骨髓炎的治疗策略以及稳定骨折的方法。首先必须将可控的患者因素包括吸烟、糖尿病、使用抗凝药物等优先处理
a. 首先必须通过清创来得到理想的"软组织床",并消灭死腔
　＊特定条件下伤口延迟一期闭合
b. 在创面完全干净之后,才考虑重建骨与软组织的缺损

患者一般情况如何,都必须进行急诊外科清创,广泛切开,不留死腔,并维持伤口敞开。肢体发生极为严重感染的患者往往需要截肢方能挽救生命。由于病情持续发展,感染可能会累及周边组织,必须积极进行再次清创,保证所有感染坏死组织以及可能残留荚膜杆菌的脓腔完全被清除。最后可以考虑进行高压氧舱治疗,因为产气荚膜杆菌没有超氧化物歧化酶,不能耐受高压氧环境。如此可以有效抑制细菌生长,防止外毒素形成以及释放。在未进行有效治疗的情况下气性坏疽的患者死亡率极高,在进行积极治疗的患者中也有20%的死亡率[8]。如果患者生存下来,伤口也要保持敞开,延期缝合或者通过伤口收缩和组织再上皮化愈合。

## 11.2.5 清创后的功能重建

虽然清创术是一种极为重要的挽救性治疗措施，但此过程中可能导致很大一部分肌肉、骨骼以及肌腱组织缺损。在清创过程中外科医师首要关注的是彻底清除感染受累组织而非重要组织（神经、血管等）的保留，在感染彻底控制的前提下才会考虑功能的重建问题。换而言之，外科清创术旨在彻底清除感染组织而非考虑肢体功能的保留。在创面初次评估及手术后，外科医师必须将注意力转移到肌肉和肌腱上，其中很大一部分已经在清创中被破坏了。

临床上有很多方法可以用于肌腱、神经功能重建，包括支持治疗，如矫形术、肢体短缩、关节融合等；功能重建手术则包括了功能性转移神经、肌腱。对于个体而言，治疗方法的选择取决于患者的具体情况。

肌腱移植的手术方法很多，临床实际应用也较多；而对下肢而言，各种方法的实际临床应用就没那么广泛，比较常用的方法是胫后肌前移治疗足下垂[9]。这种手术将胫后肌的止点重建至足的背侧，用于治疗小腿前筋膜室综合征以及胫前肌毁损。患者在 6~9 个月后就可以恢复行走功能，且不用接受踝关节融合术。

关节融合术仅用于不可修复的肌腱损伤、运动神经功能损伤以及其他引起踝关节肌力不平衡的损伤。如果没有合适的肌腱用于移植，患者常使用踝关节固定支具来防止足下垂，而关节融合术常在这种情况下作为补救性手术措施。

足踝矫形器常用来治疗足下垂；具有关节角度锁定铰链的膝关节链式支具常用于治疗股四头肌麻痹；在上肢，跨腕关节支具常用于治疗桡神经麻痹。

## 11.3 软组织覆盖相关并发症

作者 Merlin Guggenheim, Claudio Contaldo, Lars Steinsträβer, Sammy Al-Benna, Robert D Teasdall

### 11.3.1 一期关闭伤口的并发症

一期关闭伤口的并发症包括伤口裂开、皮肤坏死、感染、瘢痕增生以及瘢痕挛缩。伤口裂开，可以是部分裂开或全部裂开，可以通过伤口敞开护理，重新缝合使其重新一期愈合，或者待伤口干净后再行重建。伤口裂开的最大原因包括张力过大或者缝合失败（都与局部缺血有关）；其他裂开原因包括伤口感染等。就局部感染而言，拆除几针缝线也许就能有效解决，然后等待伤口二期愈合。如果在坏死组织和皮肤痂皮之下有健康组织且没有骨与内植物外露的话，伤口就有希望自行愈合。在皮肤缺损处往往发生感染，需要清创及冲洗。

创面吻合时有张力或者跨关节的创面常会引起瘢痕形成，主要包括 2 种形式：瘢痕疙瘩和瘢痕增生。瘢痕增生不会超越原始瘢痕的边缘，而瘢痕疙瘩相反，往往随时间推移进一步扩大，并超越原始瘢痕边缘。瘢痕增生的病因不明，但瘢痕体质可能是重要原因。增生的瘢痕可能会自行消退，其他有效的方法包括使用矽酮、创口内注射皮质激素以及局部激光或者冷冻治疗。

### 11.3.2 皮肤移植的并发症

**移植失败**

原因

在理想的环境下，彻底清创后伤口中厚皮片移植的成功率为 95%~100%（见 10.2）。然而这种理想情况并不多见，特别在创伤患者和存在伴发疾病的年老人群中。

移植失败的原因：

· 软组织床缺少血供：软骨、肌腱、骨组织和内植物外露；或者是清创不彻底造成坏死组织留存。

· 软组织床污染或感染：如果每克组织菌落数大于 10 000 个，皮肤移植物就不易存活。细菌或炎症反应引起酶与细胞因子的释放，使皮肤—移植物界面的纤维组织无法长入。如 A 组 β-群溶血性链球菌（如化脓性链球菌），即使在很低的密度下就会造成移植失败。严重的创面铜绿假单胞菌污染能明显降低移植物的存活率，成为皮肤移植的相对禁忌证。在可疑的病例中，必须排除细菌拭子,甚至是清创冲洗后软组织活检可能带来的细菌污染[10,11]。

以下情况可能造成移植物存活率下降:

- 外科操作不当:移植皮片在移植之前较干燥,皮面朝上放置,过度牵拉皮片使其形态卷曲,创面没有很好的收缩,包扎后过度压迫移植部位,或者绷带形成"束条状"压迫,都会影响移植物的存活。
- 移植物在软组织床上附着的强度不够:移植物必须和软组织床紧密贴合,这样可以防止皮片下出现血肿或者积液,可以大大增加移植成功率。皮片移动或剪切力会阻碍新生血管长入移植物,并且破坏已经生成的新生血管。
- 负重的位置:皮片移植后早期负重以及不适当的站立会增加已经血管化的移植皮肤块的直立压力。
- 伴发疾病:外周血管阻塞性疾病,静脉功能不全,淋巴水肿,糖尿病。
- 吸烟习惯。

在所有的引起移植失败的原因之中,皮片下积血或积液是一个最常见的原因。

结果

一般来说,皮肤移植失败是医生和患者都不愿发生的,这会延长住院时间,推迟最后愈合的时间,并增加医疗的费用。移植物不完全存活的治疗方法主要是二期伤口愈合。然而对于移植皮片大部分坏死的患者,就需要再次评估,再次手术。移植失败与功能损失关系不大。

**移植物挛缩**

原因

皮肤移植物挛缩包括两个阶段:

- 一期挛缩:皮肤移植物从供区取下后,马上发生挛缩,收缩比例为9%~22%,这取决于移植物的厚度[12]。这种一期挛缩取决于移植皮片中弹力纤维的数目,因此一期挛缩的原因是真皮内弹力纤维被动收缩。相比中厚皮片而言,全厚皮片由于真皮中含大量弹力纤维所以挛缩程度最大;而纯表皮几乎不发生挛缩。
- 二期挛缩:发生在皮肤的愈合期间,例如:皮肤移植物收缩时,会留下一小块裸露区域。取下的中厚皮片越薄,二期挛缩的程度就越大。这种现象主要与皮片内真皮的比例密切相关而非其真实厚度。因此含有75%真皮的皮片挛缩程度要小于含有25%真皮的皮片。皮片二期挛缩也与皮肤色素沉着有关。二期挛缩主要与移植皮肤真皮层内细胞和基质组成成分不同有关,由成肌纤维细胞介导。真皮的存在阻止了成纤维细胞向成肌纤维细胞的转化。真皮层越厚,这种抑制能力越强。二期挛缩不仅缩小了皮片在软组织床界面上的表面积,也减少了皮片周围的血供(供血血管由皮片周边移行向中央)。中厚皮片愈合后会比原先刚取下时挛缩20%~50%(图11.3-1),软组织床的状态也和移植皮片挛缩的程度有关。在僵硬、移动度小的组织上移植皮片(肌肉、筋膜)的挛缩程度要比在柔软活动度大的组织上(深层真皮、皮下脂肪)小得多。最后,增加中厚皮片上网眼比例也是增加皮瓣挛缩的原因。

结果

如果在一块肌瓣的上方移植皮片用于软组织覆盖,那皮瓣就可以保持弹性,其原因就是有了基底部组织瓣的衬垫。对于组织瓣供区而言,皮肤移植物挛缩很少影响到功能,因为供区多不在关节附近。对于大面积缺损或者烧伤而言,并不适合使用全厚皮片,因为严重的组织挛缩会影响关节功能。

**皮肤感觉异常**

原因

最初移植的皮肤是没有感觉的,再神经化在移植后的数周开始,1个月后神经长入移植物,可能会恢复一部分感觉,但较正常的感觉功能敏感。再生神经首先到达皮片四周,感觉从外周向中央恢复。这个进程常在移植后1个月内开始,但是可能在几年内都无法恢复到正常。中厚皮片皮肤移植感觉恢复的速度较快,全厚皮片感觉恢复则较为完全。尽管如此,皮肤移植后再神经化常常不完全,而且常留有感觉减退。比较常见的现象

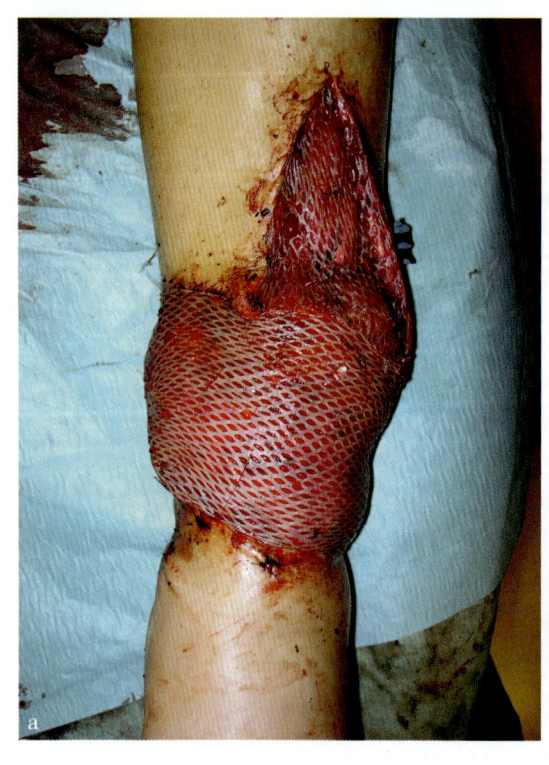
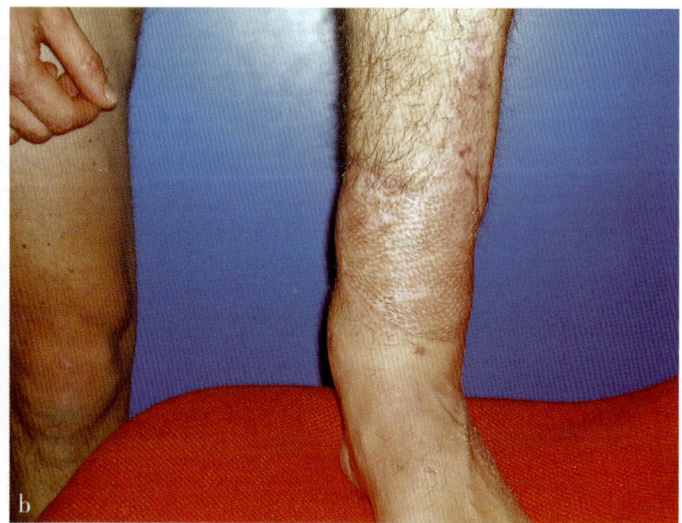

图11.3-1 中厚皮片移植物覆盖着股薄肌瓣
a. 术中皮肤移植后的照片
b. 6个月随访结果：肌肉肿胀明显消退，皮肤二期挛缩，与周围组织匹配良好

是患区出现保护性感觉而非正常的触觉。触痛觉往往是最先恢复的感觉，随之是热觉和冷觉。中厚皮片移植在肌膜完整的部位其感觉恢复比去除肌膜的部位更好，造成这种感觉恢复区别的神经解剖学原理目前尚未阐明。

结果

皮肤移植区感觉缺失是非常令人困扰的，特别是在那些负重区域。患者无法正确感受到压力，也无法感受到再次损伤，这样会继发压力性溃疡以及局部感染。在躯体承受一定压力时，患者必须严格遵守一些规则，例如不能保持某一体位或姿势太长的时间（平卧、坐轮椅）；同样也不能穿着普通的鞋类，不能安装对移植区造成压迫的假体。

移植部位以及供区深浅不一的色素沉着

原因

皮肤颜色不一主要取决于以下几点：

- 表皮中的黑色素。
- 皮肤血管中的血红蛋白。
- 皮肤内的胆汁与胡萝卜素。

永久性色素减退（图11.3-2）可能发生在中厚皮片的供区部位。而皮肤色素沉着（图11.3-3）更为多见，主要见于愈合的移植皮片部位，极少数在供区。这种异常与色素细胞过度活跃有关，包括色素细胞损伤或皮肤再神经化后色素细胞功能失调[13]。现已证明色素沉着的上皮中单位面积黑色素小体的含量增加。皮片移植后继发挛缩会造成黑素小体密度增加，进一步加重色素沉着。然而，中厚皮片也会出现苍白或者颜色变淡的情况，仅仅在阳光照射后才表现为色素沉着，因此建议患者在皮肤移植后至少12个月内避免阳光直射。可通过皮肤磨削，激光，局部使用氢醌、维生素A或地塞米松乳霜（如Pigmanorm®），治疗皮肤色素沉着。严重的色素减退可以使用文身的方法。

# 11 并发症

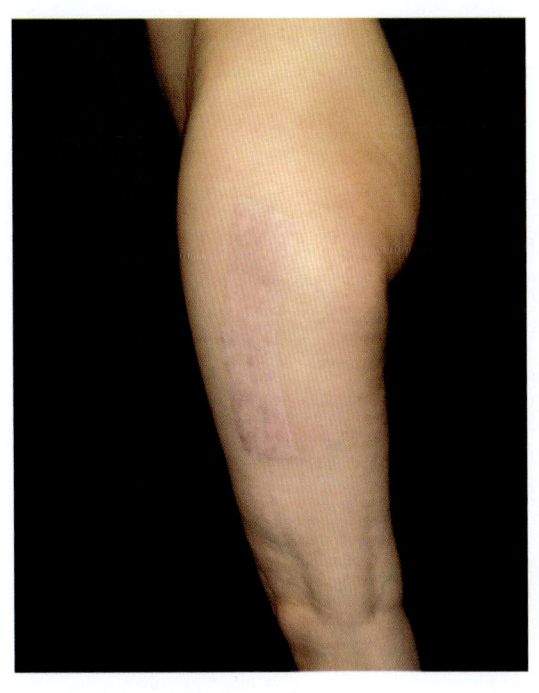

图 11.3-2 中厚皮片供区色素减退

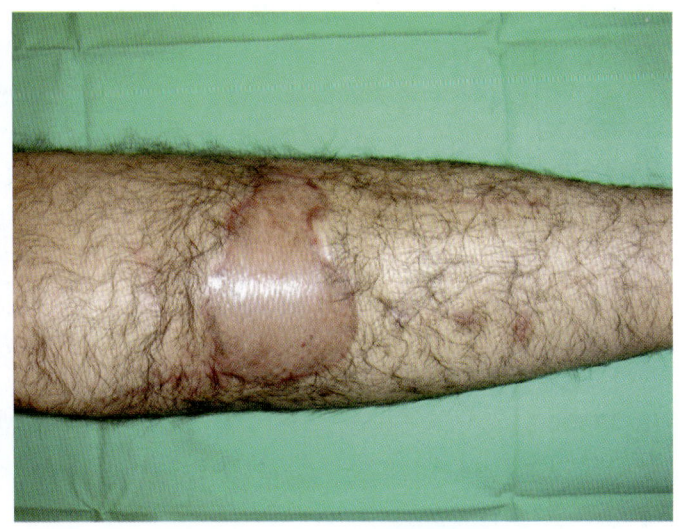

图 11.3-3 中厚皮片移植后 6 个月，色素沉着

## 结果

皮肤供区或者移植部位深浅不一的色素沉着是一种特殊的美容方面的并发症。患者常常通过着装来遮盖累及部位，供皮区必须考虑到方便衣物遮挡的部位。因此大腿上 1/3、粗隆区是比较合适的取皮部位，尤其对于女性而言。对男性而言臀部以及后背是比较合适的取皮部位。头皮也是一个比较理想的取皮部位，尤其是对儿童而言，因其头部的相对表面积比成人更大。

### 11.3.3 皮瓣相关并发症

**皮瓣部分或完全坏死**

原因

皮瓣坏死的最大原因是主要供血动脉以及微动脉功能不全（损伤皮瓣蒂部）。这种风险最多见于随意皮瓣。皮瓣微循环损伤包括很多因素，包括：

- 患者依从性差，不配合等多种因素。术前计划不当。
- 术中切取及转位时操作不当。
- 皮瓣灌注不足（如血液流变学的异常，血压不稳定）。

以下情况可能造成微循环损伤：

- 显微外科技术不过关（见 10.6）。
- 扭转、压迫皮瓣蒂部（如血肿压迫，蒂部张力过大）。
- 血栓形成（游离皮瓣）。
- 皮瓣与周边组织存在较大张力。

结果往往会造成皮瓣静脉淤滞以及动脉灌注不足。最严重的情况，就是如果没有有效的外科干预以及治疗，将无法挽救皮瓣，导致皮瓣完全坏死。相比动脉灌注不足，皮瓣静脉淤滞造成的皮瓣坏死常需数天才能发现明显的边界[14]。静脉淤滞受累区域往往不存在变软、苍白及缺血的表现，反而显得淤青，呈蓝紫色。这种坏死过程相对缓慢，有一定时间使创面从周边健康的软组织床获得再血管化。由此可见，皮瓣坏死最主要见于皮瓣中央，因为离外周软组织床越远，再血管化就越困难。

如果皮瓣蒂部源自临近创伤部位，坏死的风险将增大（图 11.3-4）；如果组织瓣取自淤血或是挤压伤的组织，那么皮瓣术后创面容易开裂。另外，伤后数天，在创伤部位或"损伤区"会发生炎症反应，使原发缺损部位周边的组织变得更为脆弱(见 10.3.3)。逆行皮瓣的蒂部来自主要供血血管的远端,靠肢体末端供血血管的逆行血流供养,其存活率要小于那些蒂部位于供血血管近端,靠顺行血流滋养的皮瓣(见 10.4,10.5)。因此,外科医生如果计划覆盖创面,而创面周围组织也直接遭受过创伤时,手术方式的选择就极为重要了。有一种折衷的方法,可以克服逆行血流供血不足的障碍,那就是筋膜皮穿支皮瓣(如带蒂螺旋桨皮瓣)(见 10.4,10.5)。通过这种有明确轴行血管的带蒂皮瓣,能很好地覆盖创面[15]。

术后血清肿往往和淋巴液持续外漏有关,这会使皮瓣与创面之间积聚大量液体,影响皮瓣存活。同时增加皮瓣张力,影响微循环的建立。

设计肌皮瓣时,肌皮穿支过少也会造成皮肤瓣的部分坏死。

感染因素影响皮瓣存活的原因是多种多样的,包括伤口清创不彻底、污染、创面感染坏死,而坏死的皮瓣又变成新的感染源[16]。

除了术后坏死造成急性皮瓣丢失外,还可能发生继发性皮瓣丢失,特别是在负重部位进行皮瓣移植后无相应感觉时(图 11.3-5)。当患肢承受持续的轻微压迫时不能被患者所感觉到,即会发生压疮。继发难治性感染时如不予以积极治疗必然导致皮瓣坏死(图 11.3-6)。

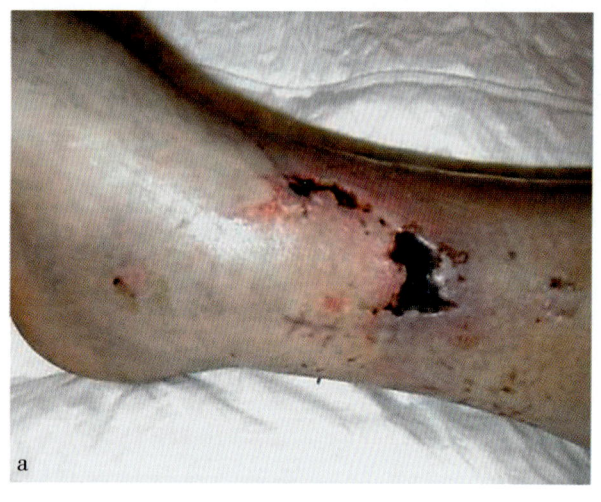

图 11.3-4　下肢组织缺损重建后部分皮瓣坏死
a.　局部转移皮瓣远端部分坏死
b.　肌筋膜穿支皮瓣局部转移后部分坏死

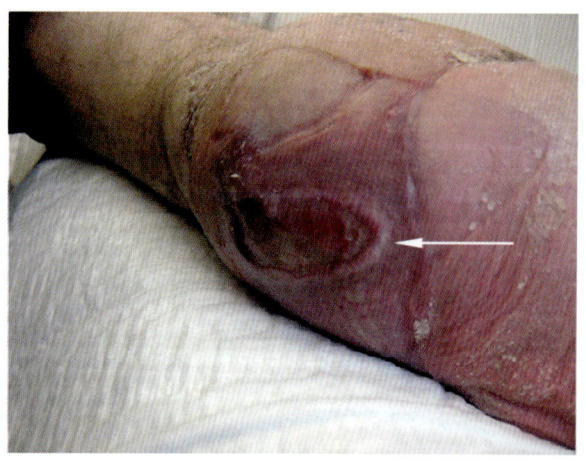 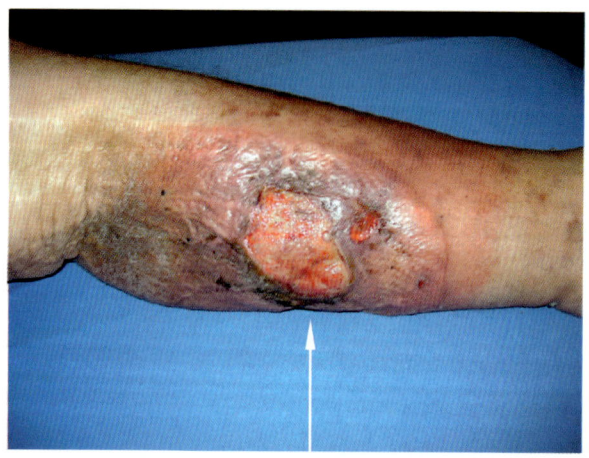

图 11.3-5　跟骨压疮创面(箭头)用背阔肌肌瓣和中厚皮片修复

图 11.3-6　腓肠内侧区创伤后反复感染造成软组织缺损(箭头),用游离背阔肌和中厚皮片覆盖

最后,依从性差、不配合也可能是移植失败的原因,特别是在术后最初几天。在这段时间内,皮瓣通过周围血管长入的方法和周围组织愈合在一起。

结果

对于医师和患者而言,皮瓣完全坏死是灾难性的。同样,部分皮瓣坏死也十分令人头痛,特别是当坏死皮瓣下方是一些重要结构时。这些重要结构包括血管、神经,以及裸露的缺乏自身营养的组织,如外露的骨、软骨、内植物等,这些结构通过植皮是无法修复的,通常需要带血供的组织覆盖(见10.2)。部分皮瓣坏死还可能造成组织丧失功能,需要二次组织移植,第二次移植可能比第一次更为复杂,例如带蒂皮瓣移植失败后需要游离皮瓣来补救[17]。

## 伤口开裂

原因

主要是由于皮瓣边缘灌流不足或皮瓣缝合口边缘感染引起。伤口开裂可能由手术治疗不当引起,如手术时机选择不当、皮瓣术前计划不合理(皮瓣穿过隧道时张力过大、皮瓣长宽比选择错误),或者是显微手术技术不良,包括受区清创不彻底以及皮瓣牵拉过度。

对于急性下肢创伤造成的软组织缺损,急诊在48~72 h内由经验丰富的骨科或外科医师行组织覆盖会有很好的效果[18]。这种处理方式可降低感染率,减少手术次数;同时住院时间、骨愈合时间也会缩短;还能有效减少治疗总费用。

然而,另一部分患者可能会得益于多次彻底的清创,以及延期创面修复。这样会有效减低伤口开裂的风险,尤其是伤口坏死边缘尚不明确、清创尚不完全或软组织损伤过重的患者。随着皮瓣护理技术的改进,软组织创面覆盖向着更为简单的外科重建技术方向发展[19]。

带蒂皮瓣存在长宽比的问题,游离皮瓣存在血管吻合相关并发症,因此皮瓣外周的灌注可能会不足,甚至发生缺血坏死,其原因是主要营养动脉相对供血不足。如果皮瓣面积相对于缺损来说过小,则常常会因为张力过大而开裂(见12.9)。外科技术不过关造成术中皮瓣蒂损伤,或是皮瓣切取平面不对等都会影响其存活。

伤口开裂的另一重要原因是术后感染。凝血酶阴性葡萄球菌及金黄色葡萄球菌定殖于人体表皮,是这种并发症的主要原因。当然,如果伤口严重污染,伤口感染的风险也会大大增加。

结果

伤口开裂并不是灾难性的,但令外科医生极为头痛。常常需要外科补救措施,需要更积极、更长时间的伤口护理,同时住院时间以及费用也明显增加。

伤口开裂及皮瓣部分坏死在带蒂皮瓣或者穿支皮瓣中的发生率为7%~36%[20~22]。外周血管病、吸烟、年老都会增加发生这些并发症的几率。尽管老年人的下肢游离皮瓣坏死率相对较高[17],但总体而言游离皮瓣伤口开裂及发生部分坏死的风险要低于带蒂皮瓣[16]。

## 持续淋巴水肿

原因

水肿是术后常见的并发症。水肿不但会发生在大的带蒂皮瓣术后,也会发生在游离皮瓣术后,无论血管是源自肌穿支还是肌间隔穿支。皮瓣肿胀不但会影响外观,当移植部位在足踝等负重区时还会带来功能上的损失(图11.3-7)。

皮瓣水肿是术后早期十分常见的现象。由于血管张力下降造成的动脉血流增多,淋巴引流减少,以及移植皮瓣后的组织学改变是造成这种并发症的原因[23]。肿胀的皮瓣在下肢尤为多见,因为持续有力的血流进入皮瓣,而由于重力造成下肢的血液淤滞更使皮瓣肿胀加倍。游离皮瓣没有神经支配,由于小血管周围的交感神经被切断,所以会使小血管丧失收缩功能,降低平滑肌张力,促进血管扩张。淋巴管断裂与皮瓣肿胀也有关,由于周围组织收缩以及瘢痕形成,淋巴管很难通过这些组织再通。

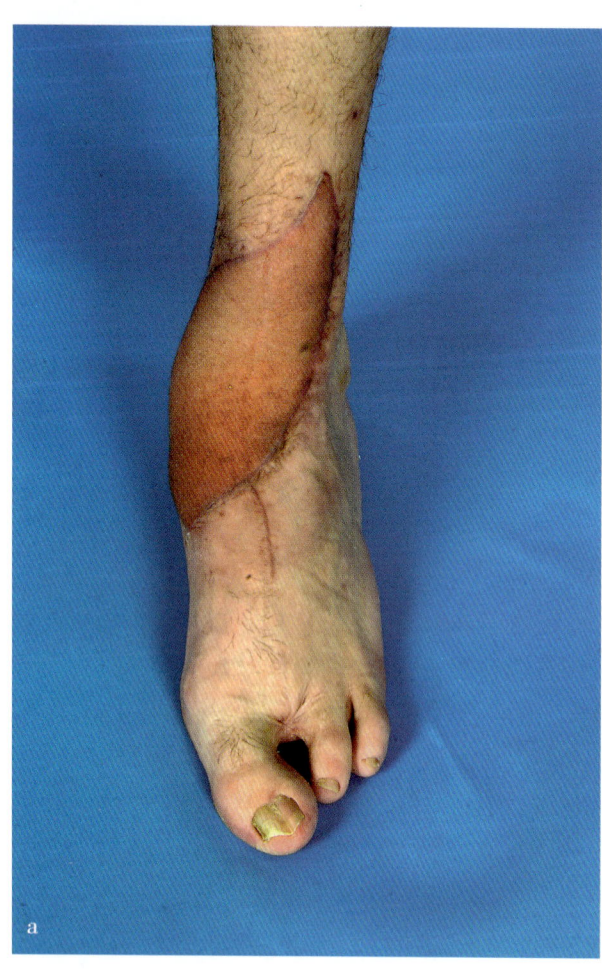 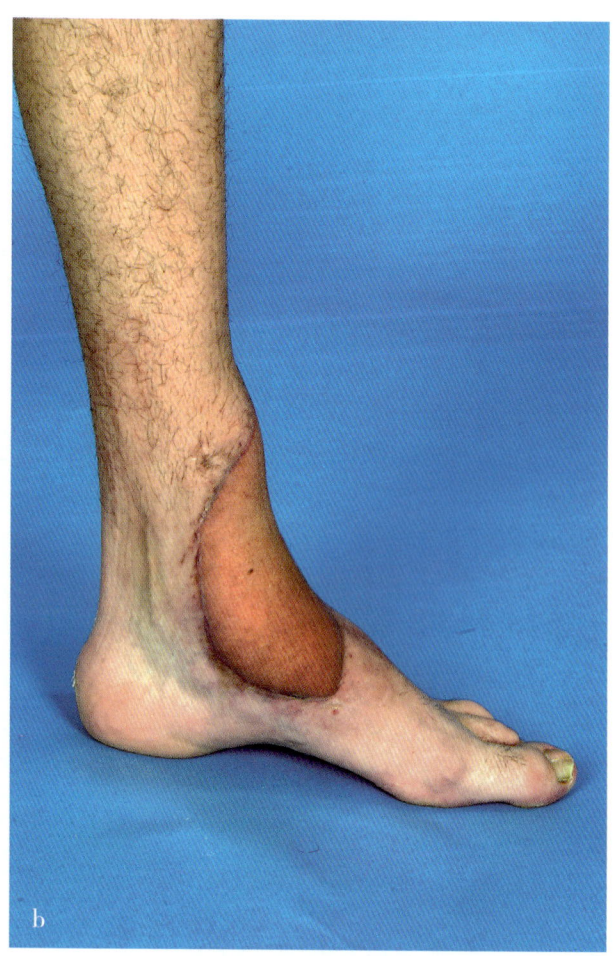

图 11.3-7 小腿前内侧缺损伴伸肌腱外露,用游离肩胛筋膜皮瓣覆盖术后 1 年随访。注意由于淋巴水肿而造成的下肢梭形肿胀
a. 前面观
b. 内侧面观

结果

出于外观以及功能的考虑,皮瓣术后最好穿弹力袜,由于肌肉萎缩、肿胀消退以及皮肤水肿减轻可使移植组织在 6~9 个月内逐渐恢复原来的厚度,尽管如此,皮瓣肿胀可能还会维持很长一段时间[24]。对于这种病例,手术削薄是缩减皮瓣体积和容量的主要方法。但是一旦在削薄过程中损伤了皮瓣蒂部,就会影响皮瓣的血供,皮瓣更易发生坏死,因为皮瓣主要靠蒂部孤立血管营养,不像筋膜皮瓣能通过再血管化很快与周围组织(软组织床及坏死边缘)愈合在一起。另一种去除皮瓣脂肪的方法是皮肤切开/脂肪吸出术,特别适用于筋膜皮瓣和肌皮瓣这种可能含有过多脂肪组织的皮瓣,这种方法可以有效避免蒂部损伤。等到皮瓣与周围软组织融合在一起,就可以对蒂部动脉行选择性栓塞[25]。

### 皮瓣外观与周围组织不匹配

术前考虑

在移植皮瓣之前,外科医生不但要考虑到软组织覆盖的问题,还要考虑到皮瓣是否在外观上与周围组织匹配。术前选择皮瓣首先要考虑到功能,比如感觉、肌力的恢复、骨重建的要求以及柔韧度的需要;另外还有一个需要考虑的问题就是移植的皮瓣能否在厚度、纹理、颜色等方面与周围组织相协调。有些外科医生认为这仅仅是一个美容学方面的问题,但如果忽略了这些问题可能会带来一系列并发症,从而引发医患间的矛盾。

### 皮瓣臃肿

与轴性筋膜蒂皮瓣相比(见 12.17, 12.18),尽管移植后肌肉会有一定程度萎缩,但无神经支配的肌瓣总是显得很臃肿(图 11.3-8)。臃肿的皮瓣并不仅是美容层面上的问题,还会影响患者穿鞋,而且因其缺乏感觉还会在负重区形成压疮。避免皮瓣臃肿的方法主要有:

- 在选择适合组织瓣转移的供区中,选择肌瓣较薄者(例如前锯肌)(图 11.3-9)。
- 注意调整皮瓣张力。

其他有助于避免皮瓣臃肿的方法包括移植肌瓣时去除肌膜,彻底去除受区边缘以及基底部多余的组织,以及坚持穿戴加压护具等。治疗臃肿组织瓣的方法是组织瓣削薄术。

### 皮肤松弛

筋膜穿支皮瓣术后常有渐渐丧失弹性的趋势。即使皮瓣的纹理、色泽与受区吻合良好以及转移时皮瓣边缘张力调节良好,同样会出现皮肤松弛的情况(图 11.3-10)。松弛的皮肤会影响患者穿衣,或者影响正常穿鞋。另外,还有一种特殊的愈合方式,使得皮瓣与受区组织边缘允许相对滑动。这种皮瓣仍旧没有感觉,使肢体残端或者足跟底部等负重部位发生压疮。治疗皮肤松弛的一种方法就是进行必要的二次皮瓣修整,在原皮瓣的下方植入活性筋膜层(如阔筋膜植入股前外侧皮瓣)或肌腱组织(掌长肌腱植入前臂桡侧皮瓣)作为支撑物。

### 颜色与纹理不匹配

就颜色以及纹理而言,肌瓣移植后网状皮片覆盖的外观效果基本上与筋膜皮瓣移植差不多(图 11.3-10c)。通常皮瓣表面的皮片移植物会存在色素沉着的情况(图 11.3-11)。另外,网状皮片表面"钻石"形的开孔可能会一直保留(见图 11.3-1b,图 11.3-3,图 11.3-8~10,图 11.3-12)。

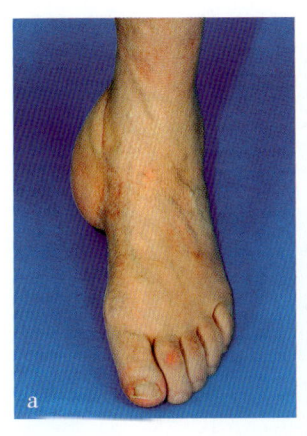
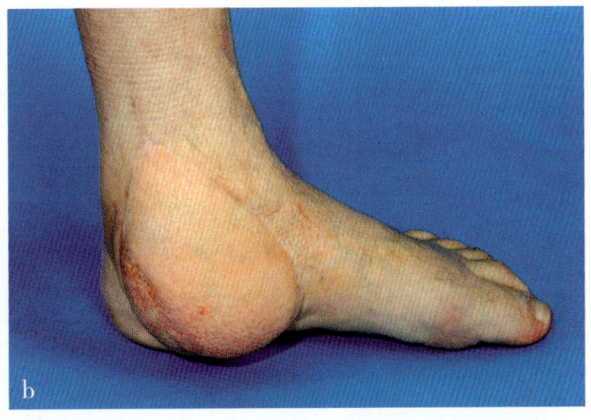

图 11.3-8　持续性臃肿的游离背阔肌皮瓣(不带神经移植),此图为术后数月表现

a~c.　内踝部位肥大,患者无法穿鞋

a. 前面观

b. 内侧面观

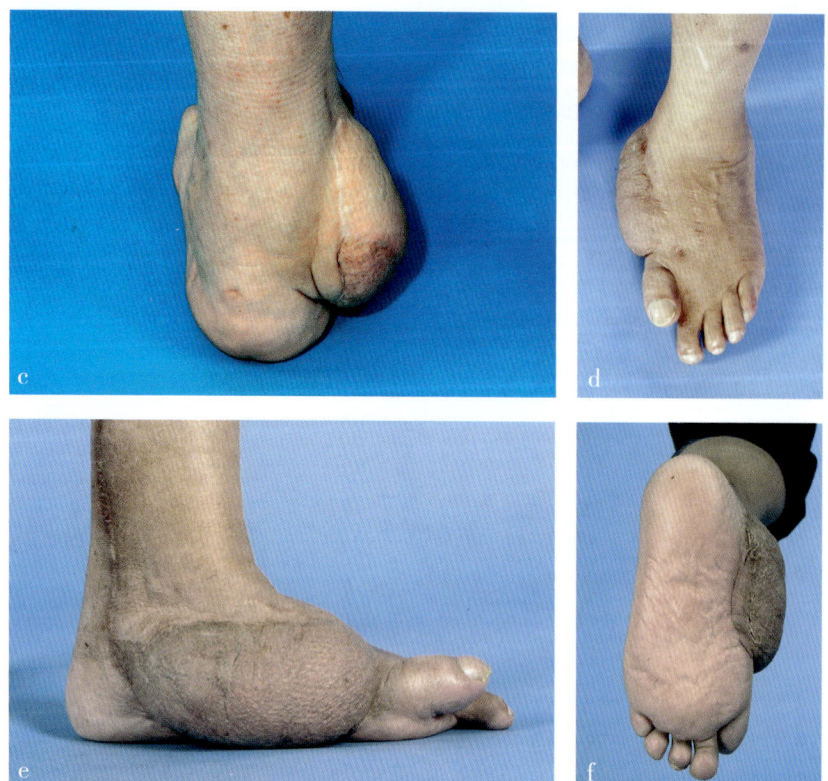

图 11.3-8（续）
c. 后面观
d~f. 肌瓣用网状中厚皮片覆盖,中足内侧臃肿的皮瓣使患者难以穿鞋
d. 前面观
e. 内侧面观
f. 足底观

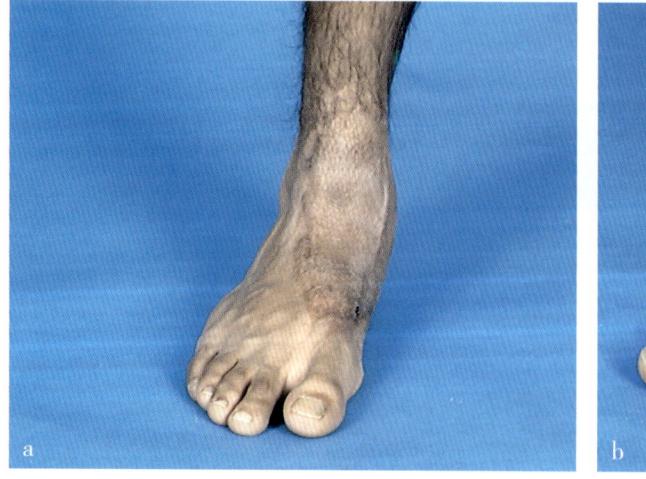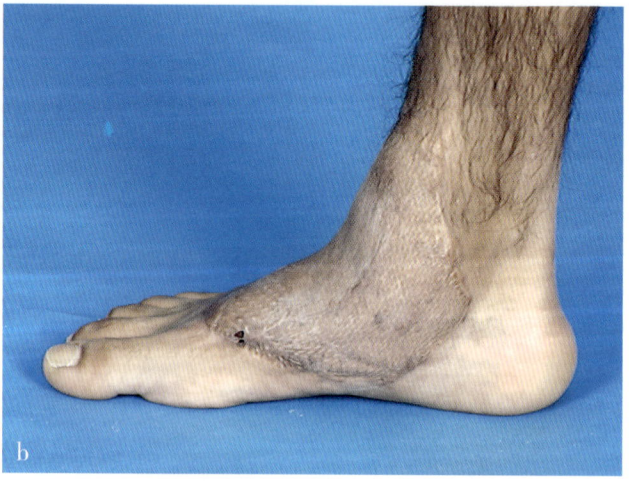

图 11.3-9 用较薄的肌瓣(如前锯肌皮瓣)游离移植覆盖足背侧创面,组织瓣表面用网状中厚皮瓣。虽然皮瓣较薄,仍旧存在表面纹理、质地、颜色上的差异
a. 前面观
b. 内侧面观

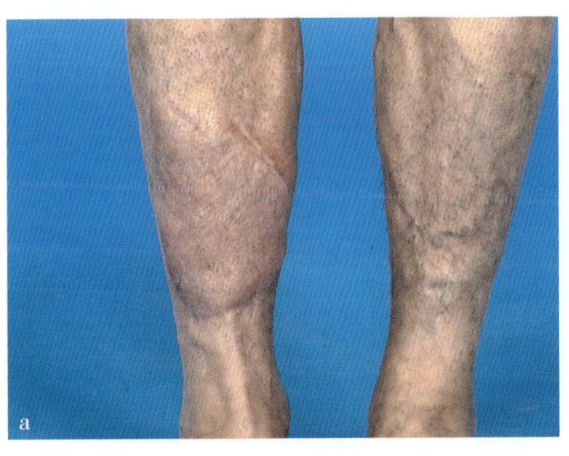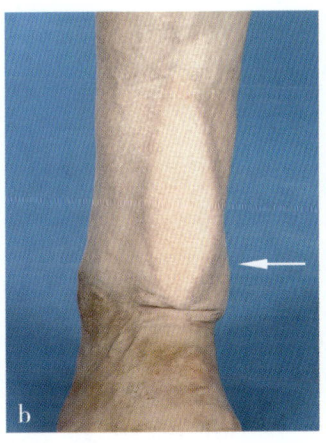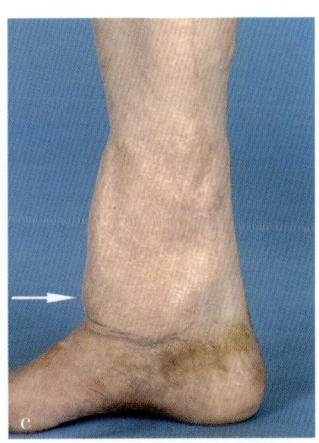

图 11.3-10 皮瓣在纹理以及颜色上与周围组织匹配
a. 游离股前外侧皮瓣覆盖小腿的缺损并用网状皮瓣植皮术后 5 年,前面观
b~c. 游离肩胛筋膜皮瓣覆盖小腿的缺损术后 2 年。松弛的部分(箭头)经过了外科削薄以及部分切除手术。b 为前面观,c 为内侧观

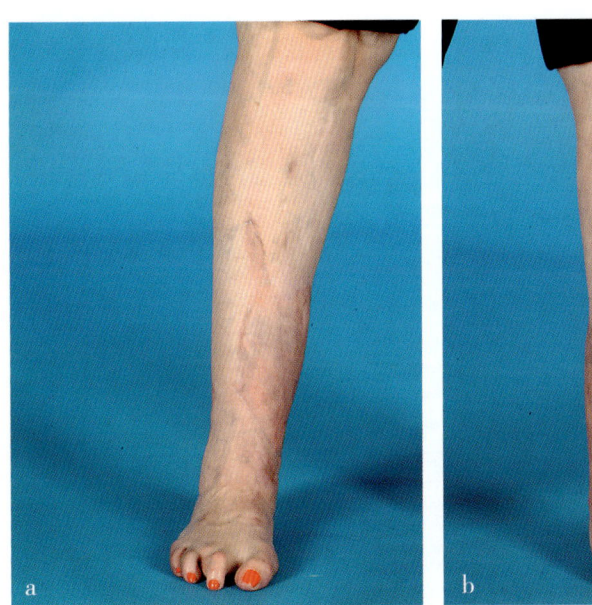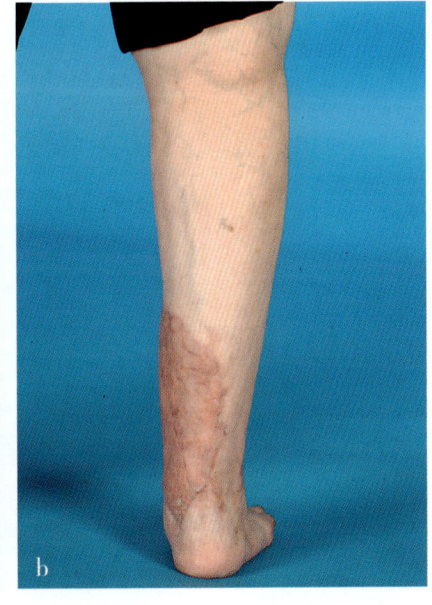

图 11.3-11 小腿后内侧软组织缺损伴跟腱外露,创面用游离背阔肌肌瓣和中厚皮片修复后 3 年随访照。小腿外形及植皮区色泽均较满意
a. 前侧观
b. 后侧观

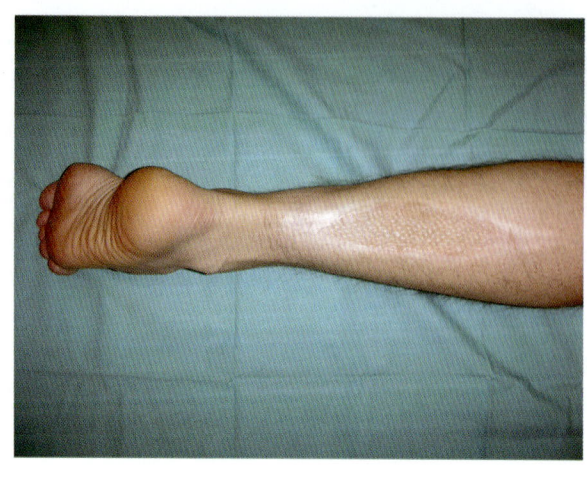

图11.3-12 临床照片:用双蒂皮瓣修复胫前软组织缺损术后1年,可见供区缺损部位用网状皮片移植后形成的永久"钻石"形瘢痕

## 11.4 术后粘连及瘢痕挛缩

作者 Claudio Contaldo, Merlin Guggenheim

### 11.4.1 引言

创伤后软组织缺损的面积、组成成分以及组织外露的种类各有不同。修复缺损组织可以使用很多种方法,包括植皮或是各种类型的带血管的皮瓣。使用何种方法来修复组织缺损主要是根据创面基底部的组织成分、缺损部位以及伤口愈合的类型。无论何种方法覆盖创面,都会不同程度地出现粘连以及瘢痕挛缩。减少粘连以及瘢痕增生不仅仅是美容方面的要求,也是出于功能方面的考虑(见8.2)。

### 11.4.2 皮肤移植物及皮瓣粘连

在处理软组织缺损时必须先考虑能否将创面边缘直接吻合,或是暴露创面待二期愈合,后一种方法发生瘢痕粘连的风险更大。使用皮片移植还是行皮瓣转移取决于软组织床的血供情况。如果缺损位于真皮深层、皮下组织、肌肉或筋膜层,可以直接进行皮片移植,因为在这些组织层面粘连一般不会影响功能,除非是进行跨关节的皮片移植,但是皮片移植会带来很多美容方面的问题(如皮肤颜色、纹理厚度以及柔韧度的不同)。

如果肌腱、神经、骨组织或者内植物外露,就需要进行皮瓣移植来覆盖创面(图11.4-1)。足背或者手背的肌腱、跟腱区,肘窝以及膝关节后方的组织缺损必须移植带血管的组织,如此可以增加受区与皮瓣界面间的相对滑动度,减少粘连的发生,粘连可能影响关节活动度,引起瘢痕挛缩,降低移植皮肤存活率。另外,神经与移植物粘连可能造成严重的临床症状,如疼痛、感觉减退以及神经压迫症状;而这些症状在皮瓣移植的病例中相对少见。因此,创伤后外露的神经组织必须深埋在软组织深部,用带血供的组织(如游离创缘周边皮肤或者肌肉组织)或是合适的皮瓣覆盖。

软组织缺损合并骨或者内固定外露的情况下,肉芽组织很少能够完全覆盖创面,或者只能以极为缓慢的速度爬行覆盖创面,随后可进行皮片移植。但这样感染、移植物坏死、形成不稳定的脆弱瘢痕以及瘢痕挛缩的可能就大大上升了。从另一方面来讲,皮瓣移植覆盖外露的骨组织不会影响肢体功能;而且由于移植物迅速被血管化组织包绕后会大大降低粘连的可能性。

达到满意效果的先决条件是充分的术前准备,比如注意术前软组织缺损创面的覆盖与保护(见9)。避免严重组织粘连的方法主要是通过重建手术覆盖外露或吻合的神经肌腱,这一点在脱套伤(见3.3)以及烧伤的治疗中显得尤为重要,即便损伤部位位于非负重区也应注意。为了确保手术成功,应该选择较薄的、柔软的、有弹性的部位作为皮瓣供区,这样可以保证在皮瓣和受区组织界面上有一定的移动度,同时也有助于解剖轮廓的恢复[26,27],可选择超薄的筋膜皮瓣[28,29],或是

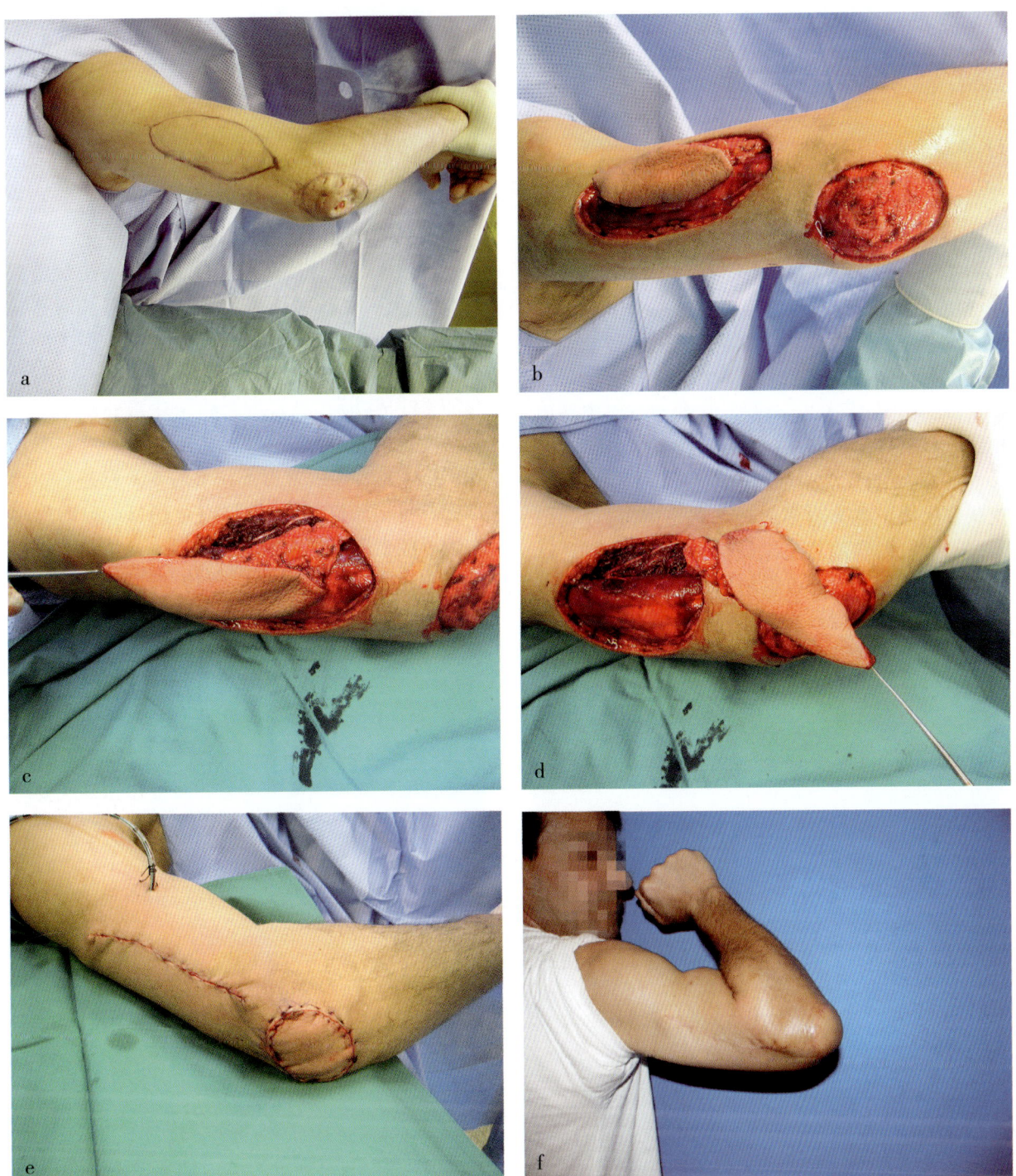

图 11.4-1　右肘复发难治性鹰嘴滑囊感染术后 3 年，形成不稳定瘢痕，局部粘连
a. 术前可见患肢瘢痕及窦道形成（已行多次外科手术）
b~d. 扩大切除瘢痕组织，并用带远端蒂的臂外侧筋膜皮瓣覆盖缺损部位
e. 通过皮下隧道行岛状皮瓣转移
f. 6 个月随访结果，见皮瓣外观令人满意，肘关节功能完全恢复

带血管的筋膜(如颞浅筋膜,阔筋膜);筋膜表面可移植中厚皮片,也可以用皮肤替代材料(见10.2)(图.11.4－2)[26,27,30]。

### 11.4.3 瘢痕异常增生以及瘢痕挛缩

肢体的瘢痕挛缩,特别是手部的瘢痕挛缩可能影响运动功能,并造成残疾。这种瘢痕挛缩带来的并发症最多见于烧伤。近年来,对于烧伤以及烧伤后瘢痕的有效临床治疗大大减少了肢体畸形以及挛缩的发生率[28,31]。瘢痕挛缩有效的治疗手段包括:理疗、临时夹板固定以及手术治疗(如挛缩带的松解,多次Z字成形,切除瘢痕组织并用皮片、皮肤替代物或者是皮瓣覆盖,也可以将这些手术联合应用)。为了达到治疗和预防瘢痕挛缩,皮肤替代物正越来越多地被临床使用,它可以用来覆盖原发创伤的软组织缺损,也可用来覆盖异常瘢痕切除后造成的组织缺损(如瘢痕增生或者是瘢痕疙瘩)。然而,关于术后发生再次挛缩的长期随访报道依然很少。

瘢痕异常增生可以发生在受区,也可以发生在供区。瘢痕增生的主要相关因素包括:

- 遗传特性。
- 种族。
- 性别。
- 年龄。
- 解剖部位。

某些人体部位具有瘢痕异常增生的倾向,包括肩部、乳房间沟以及前臂。

"重叠移植术"后,重叠的移植物会形成异常的瘢痕(图11.4－3)。尽管这种情况一般不会影响功能,但这种瘢痕仍然困扰患者,并且造成美容方面的问题。

异常瘢痕的原因是胶原沉积[32],而瘢痕增宽的原因则是持续过大的张力以及吻合口相对移动(图11.4－4)。瘢痕增宽主要是美容方面的问题而非功能上的问题,但这种并发症仍旧令人困扰。功能重建成功后,患者就会趋于注重外观上的问题。增宽的瘢痕主要表现为扁平、宽阔,并经常出现凹陷。这种瘢痕常出现在术后6个月左右。治疗主要包括瘢痕切除、分层吻合伤口。有时瘢痕切除可能会造成更大的组织缺损。这种缺损需要进行重建手术,包括皮肤替代物、非网状中厚皮片或是皮瓣覆盖(如局部转移皮瓣,游离皮瓣)。如此可以做到在厚度、纹理及颜色上与周围组织更为相称。近年来,皮下局部注射自体脂肪(脂肪填充术)被广泛使用,这种方法可以使瘢痕柔软、平滑,减少表面的凹凸不平。就经验而言,皮肤以及皮瓣移植物的供区瘢痕对患者而言往往是次要考虑的问题。

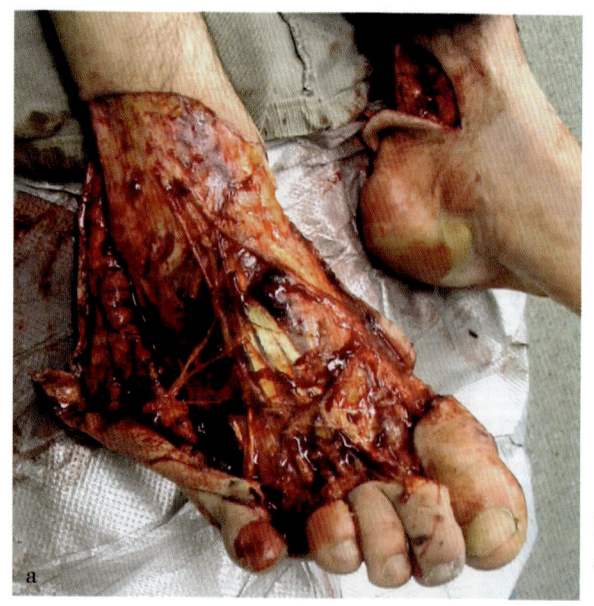

图 11.4－2 右足背脱套伤,分两步进行手术
a. 严重的右下肢脱套伤,足背全厚皮片缺损。足部、足趾背侧伸肌腱外露

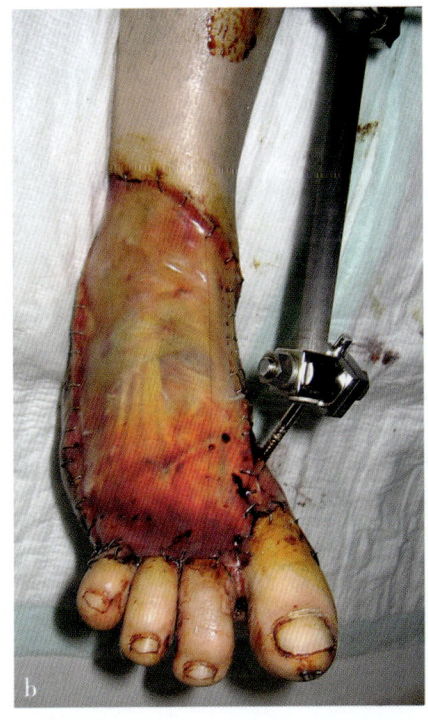
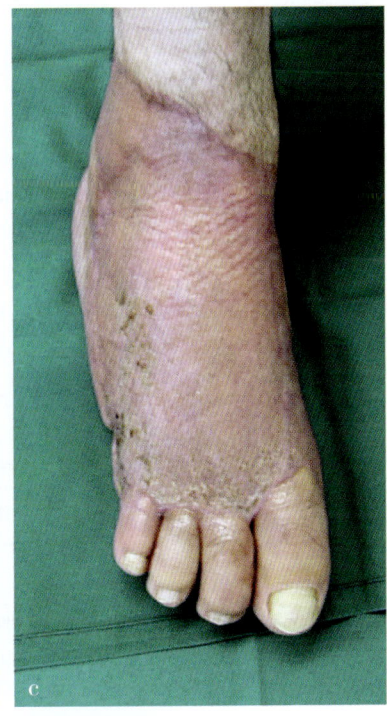

图 11.4 -2(续)
b. 术后 3 周,再血管化的皮肤替代物(表面存在黄、红色的斑点)已经可以接受皮肤移植。小趾已经被截除
c. 网状中厚皮片移植后 3 月余

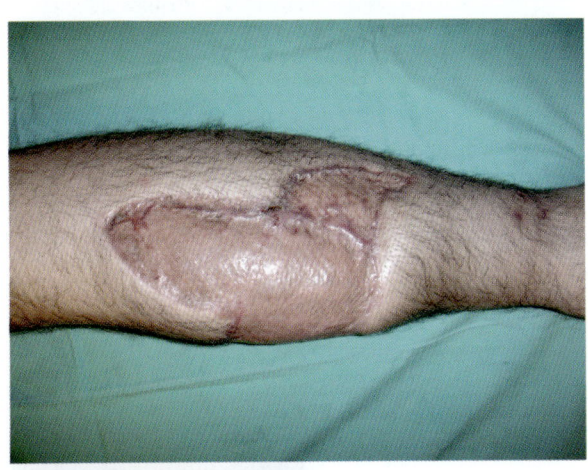

图 11.4 -3 重叠移植后瘢痕增生。左小腿中下 1/3 创伤后软组织缺损重建手术后 12 个月。游离腓肠肌瓣移植,覆盖网状中厚皮片

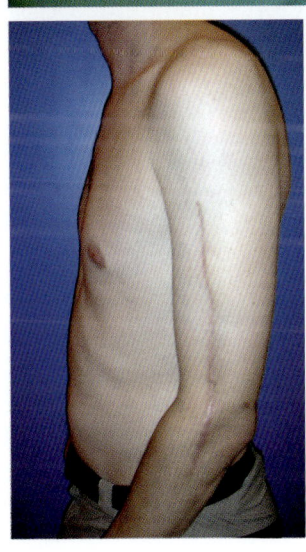

图 11.4 -4 游离臂前外侧皮瓣后供区增宽的瘢痕

## 参考文献

[1] **Whitesides TE, Haney TC, Morimoto K, et al** (1975) Tissue pressure measurements as a determinant for the need of fasciotony. *Clin Orthop Relat Res*; (113): 43 – 51.

[2] **Fulkerson E, Razi A, Teiwani N** (2003) Review: acute compartment syndrome of the foot. *Foot Ankle Int*; 24(2): 180 – 187.

[3] **Vanholder R, Van Biesen W, Lameire N, et al** (2007) The role of the International Society of Nephrology / Renal Disaster Relief Task Force in the rescue of renal disaster victims. *Contrib Nephrol*; 156: 523 – 332.

[4] **Sunderland S** (1951) A classification of peripheral nerve injures producing loss of function. *Brain*; 74(4): 491 – 516.

[5] **Stewart PS, Costerton JW** (2001) Antibiotic resistance of bacteria in biofilms. *Lancet*; 358 (9276): 135 – 138.

[6] **Cieny G 3rd, Mader JT, Penninck JJ** (2003) A clinical staging system for adult osteomyelitis. *Clin Orthop Relat Res*; (414): 7 – 24, Springer.

[7] **Present DA, Meislin R, Shaffer B** (1990) Gas gangrene. A review. *Orthop Rev*; 19(4): 333 – 341.

[8] **Hart GB, Lamb RC, Strauss MB** (1983) Gas gangrene. *J Trauma*; 23(11): 991 – 1000.

[9] **Yeap JS, Birch R, Singh D** (2001) Long – term results of tibialis posterior tendon transfer for drop – foot. *Int Orthop*; 25(2): 114 – 118.

[10] **Krizek TJ, Robson MC** (1975) Evolution of quantitative bacteriology in wound management. *Am J Surg*; 130: 579 – 584.

[11] **Robson MC, Krizek TJ, Heggers JP** (1973) Biology of surgical infection. *Curr Probl Surg*; Mar: 1 – 62.

[12] **Davis JS, Kitlowski EA** (1931) The immediate contraction of cutaneous grafts and its cause. *Arch Surg*; 23: 954 – 965.

[13] **Tyack ZF, Pegg S, Ziviani J** (1997) Postburn dyspigmentation: its assessment, management, and relationship to scarring – A review of the literature. *J Burn Car Rehab*; 18(5): 435 – 440.

[14] **Chen KT, Mardini S, Chuang DC, et al** (2007) Timing of presentation of the first signs of vascular compromise dictates the salvage outcome of free flap transfers. *Plast Reconstr Surg*; 120(1): 187 – 195.

[15] **Pignatti M, Pasqualini M, Governa M, et al** (2008) Propeller flaps for leg reconstruction. *J Plast Reconstr Aesthet Surg*; 61(7): 77783.

[16] **Bui DT, Cordeiro PG, Hu QY, et al** (2007) Free flap reexploration: indications, treatment, and outcomes in 1193 free flaps. *Plast Reconstr Surg*; 119(7): 2092 – 2100.

[17] **Wettstein R, Schürch R, Banic A, et al** (2008) Review of 197 consecutive free flap reconstructions in the lower extremity. *J Plast Reconstr Aesthet Surg*; 61(7): 772 – 776.

[18] **Arnez ZM** (1996) Immediate reconstruction of the lower extremity-an update. *Clin Plast Surg*; 18(3): 449 – 457.

[19] **Parrett BM, Matros E, Pribaz JJ, et al** (2006) Lower extremity trauma: trends in the management of soft – tissue reconstruction of open tibia – fibula fractures. *Plast Reconstr Surg*; 117(4): 1315 – 1324.

[20] **Sananpanich K, Tu YK, Kraisarin J, et al** (2008) Reconstruction of limb soft – tissue defects: using pedicle perforator flaps with preservation of major vessels, a report of 45 cases. *Injury*; 39(Suppl 4): 55 – 66.

[21] **Ma CH, Tu YK, Wu CH, et al** (2008) Reconstruction of upper extremity large soft – tissue defects using pedicled latissimus dorsi muscle flaps – technique, illustration and clinical outcomes. *Injury*; 39(Suppl 4): 67 – 74.

[22] **Erdmann MW, Court – Brown CM, Quaba AA** (1997) A five year review of islanded distally based fasciocutaneous flaps on the lower limb. *Br J Plast Surg*; 50(6): 421 – 427.

[23] **Lorenzetti F, Salmi A, Ahovuo J** (1999) Postoperative changes in blood flow in free muscle flaps: a prospective study. *Microsurgery*; 19(4): 196 – 199.

[24] **Salmi A, Tukiainen E, H?rm? M** (1996) A prospective study of changes in muscle dimensions following free – muscle transfer measured by ultrasound and CT scanning. *Plast Reconstr Surg*; 97(7): 1443 – 1450.

[25] **Heymans O, Verhelle NA, Nélissen X, et al** (2004) Embolization of a free flap nutrient artery to reduce late postoperative edema. *Plast Reconstr Surg*; 113(7): 2091 – 2094.

[26] **Schwabeggar AH, HussI H, Rainer C, et al** (1998) Clinical experience and indications of the free serratus fascia flap: a report of 21 cases. *Plast Reconstr Surg*; 1028 (6): 1939 – 1946.

[27] **Woods FM 4th, Shack RB, Hagan KF** (1995) Free temporoparietal fascia flap in reconstruction of the lower extremity. *Ann Plast Surg*; 34(5): 501 – 506.

[28] **Gousheh J, Arasteh E, Mafi P** (2008) Super – thin abdominal skin pedicle flap for the reconstruction of hypertrophic and contacted dorsal hand burn scars. *Burns*; 34 (3): 400 – 405.

[29] **Yilmaz M, Karatas O, Barutcu A** (1998) The distally based superficial sural artery island flap: clinical experience and modifications. *Plast Reconstr Surg*; 102 (7): 2358 – 2367.

[30] **Rose EH, Norris MS** (1996) The versatile temporoparietal fascial flap: adaptability to a variety of composite defects. *Plast Renconstr Surg*; 85(2): 224 – 232.

[31] **Barbour JR, Schweppe M, O SJ** (2008) Lower – extremity burn reconstruction in the child. *J Craniofac Surg*; 19(4): 976 – 988.

[32] **Rudolph R** (1987) Wide spread scars, hypertrophic scars, and keloids. *Clin Plast Surg*; 14 (2): 253 – 260.

# 12 病例

译者 宋文奇 王挺 张弛 汪春阳 吴旭华

## 引 言

作者 David A Volgas, Yves Harder

外科医生除了掌握如何对骨与软组织损伤进行重建之外,还必须能够理解选择某种特定处理措施的时机以及原因。在大多数病例中,存在许多种可行的处理手段,只有很少数的处理选择是绝对正确或错误的。然而具体到某个特定的病例,在所有可行的处理措施中,总有一个是最合理的。

接下来我们将列举创伤骨科医生常见的、有借鉴意义的 20 个有关四肢软组织损伤的病例。在所有这些病例中,所要求的临床技术水平有高低之分,有时仅仅依靠创伤外科医生是不能完成病例中提及的所有处理措施。我们按照不同的临床技术水平将这些病例分为不同的组别。随着临床技术水平的提升,处理措施的难度也逐步上升。技术水平Ⅰ级的处理措施是一个普通骨科医生能胜任的,而技术水平Ⅱ级则需要创伤骨科医生完成;技术水平Ⅲ级需要经过软组织覆盖方面技术训练的医生实施;技术水平Ⅳ级需要接受过显微外科技术训练的医生完成。每个案例需要的外科操作技术等级我们在下方的表格中已标出。

我们列举的案例着重于对外科医生临床思路和决策制订的培养,而并不在于指导外科手术技术。读者跟随有经验外科医生的处理思路,将从案例中学到:

·对每一个特定的患者,选择和确定合理处理措施的步骤。

·可行的处理措施与最佳处理措施之间的区别。

·何时应向更有临床经验、经过高级修复技术训练的上级医生询问处理意见。

| 病例编号 | 技术等级 | 病例类型 | 损伤部位 | 适应证 | 皮瓣血循环类型 | 皮瓣移植类型 | 皮瓣组织组成 |
| --- | --- | --- | --- | --- | --- | --- | --- |
| 12.1 | Ⅰ | 骨折周围水疱 | 胫骨远端 | 闭合性骨折 | 无 | 无 | 无 |
| 12.2 | Ⅰ | 清创术 | 手臂 | 开放性骨折 | 无 | 无 | 无 |
| 12.3 | Ⅰ | 弹性血管环的应用 | 胫骨远端 | 开放性骨折 | 无 | 无 | 无 |
| 12.4 | Ⅰ | 伤口负压吸引疗法 | 胫骨远端 | 开放性骨折 | 无 | 无 | 无 |
| 12.5 | Ⅰ | 厚皮片移植 | 小腿 | Morel-Lavallee 损伤 | 无 | 无 | 无 |
| 12.6 | Ⅱ | 转位皮瓣 | 胫骨远端 | 伤口裂开 | 任意皮瓣 | 转位皮瓣 | 筋膜皮瓣 |
| 12.7 | Ⅱ | 双蒂转位皮瓣 | 胫骨远端 | 开放性骨折 | 任意皮瓣 | 转位皮瓣 | 筋膜皮瓣 |
| 12.8 | Ⅱ | V-Y 推进皮瓣 | 手指 | 开放性骨折 | 任意皮瓣 | 转位皮瓣 | 筋膜皮瓣 |

(续表)

| 病例编号 | 技术等级 | 病例类型 | 损伤部位 | 适应证 | 皮瓣血循环类型 | 皮瓣移植类型 | 皮瓣组织组成 |
|---|---|---|---|---|---|---|---|
| 12.9 | Ⅱ | 腓肠肌皮瓣（内侧头） | 膝关节内侧 | 伤口裂开 | 轴型皮瓣 | 转位皮瓣 | 肌皮瓣 |
| 12.10 | Ⅱ | 腓肠肌皮瓣（内侧头） | 膝关节内侧 | 开放性骨折 | 轴型皮瓣 | 转位皮瓣 | 肌皮瓣 |
| 12.11 | Ⅱ | 比目鱼肌皮瓣 | 小腿前侧 | 开放性骨折 | 轴型皮瓣 | 转位皮瓣 | 肌皮瓣 |
| 12.12 | Ⅲ | 前臂桡侧皮瓣 | 手部 | 开放性骨折 | 轴型皮瓣 | 转位皮瓣 | 筋膜皮瓣 |
| 12.13 | Ⅲ | 远端蒂腓肠皮瓣 | 内踝 | 外伤性组织缺损 | 轴型皮瓣 | 转位皮瓣 | 筋膜皮瓣 |
| 12.14 | Ⅲ | 足底内侧皮瓣 | 足跟 | 足跟处溃疡 | 轴型皮瓣 | 转位皮瓣 | 筋膜皮瓣 |
| 12.15 | Ⅲ | 游离穿支皮瓣（螺旋桨皮瓣） | 跟腱 | 开放性骨折 | 轴型皮瓣 | 无 | 筋膜皮瓣 |
| 12.16 | Ⅲ | 旋转皮瓣 | 骶骨 | 慢性溃疡 | 轴型皮瓣 | 旋转皮瓣 | 筋膜皮瓣 |
| 12.17 | Ⅳ | 臂外侧皮瓣 | 小腿 | 开放性骨折 | 轴型皮瓣 | 游离皮瓣 | 筋膜皮瓣 |
| 12.18 | Ⅳ | 股前外侧皮瓣 | 小腿 | 开放性骨折 | 轴型皮瓣 | 游离皮瓣 | 筋膜皮瓣 |
| 12.19 | Ⅳ | 背阔肌/前锯肌皮瓣（嵌合皮瓣） | 小腿 | 开放性骨折 | 轴型皮瓣 | 游离皮瓣 | 肌皮瓣 |
| 12.20 | Ⅳ | 腓骨肌皮瓣 | 前臂 | 开放性骨折 | 轴型皮瓣 | 游离皮瓣 | 骨皮瓣 |

## 12.1 技术等级 Ⅰ：病例1

作者 David A Volgas

### 病史

- 54岁，男性患者，白种人。
- 建筑工人，没有工伤保险。
- 单身。
- 吸烟，每天1包。
- 每天喝3~4瓶啤酒。
- 没有其他基础疾病病史。

患者因工作时脚手架突然崩塌从6米（20英尺）高处跌落至水泥地，致其右腿受伤。急诊予静脉补液以及镇痛等对症处理，同时予患肢牵引复位、夹板固定。

在急诊，创伤外科团队首先对患者进行伤情评估，在初次、第二次、第三次评估中均未发现其他损伤。在初步体检中的发现有：

- 右腿踝关节处有明显淤斑，尤其是内踝处，表明在闭合骨折中有严重的关节内血肿。除了腓深神经支配局域（第一趾蹼背侧区域）感觉减退外，足部的血运及感觉正常。
- 在进行X线检查之前，踝部已经有很明显的肿胀。
- X线检查示：下肢远端高能量骨折，包括粉碎性关节内pilon骨折（图12.1-1）。

创面初步处理：无。

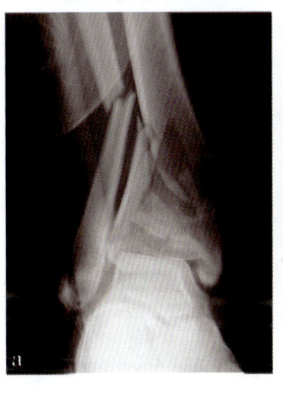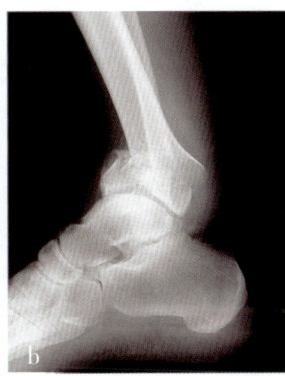

图12.1-1 闭合的，右侧胫骨远端关节内粉碎性骨折（43-C）
a. 前后位X线片
b. 侧位X线片

### 目前状况

计划在第二天早上对该患者施行手术治疗，

以修复腓骨,并跨踝关节放置外固定支架。然而,手术中去除外固定夹板后,我们发现内踝处形成了明显血疱(图12.1-2)。

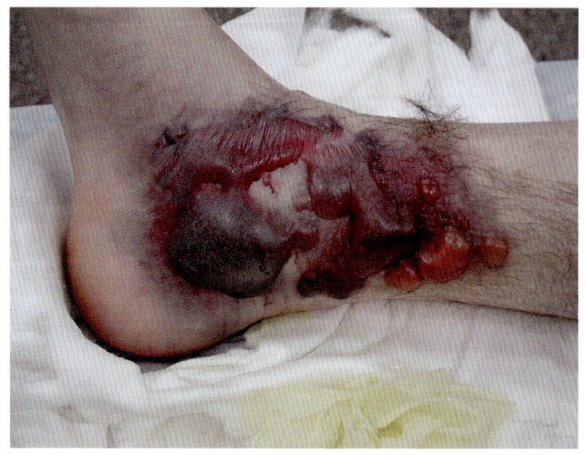

图12.1-2 血疱(伤后1h在内踝处形成)

## 诊疗计划

### 面临的问题

- 外科医生在出现皮肤血疱的情况下应该对该患者立即行骨折切开复位内固定么?如果不立即手术的话,那应该何时手术?
- 骨折部位的血疱应该怎么处理?
- 如果骨折周围软组织不能够很快愈合,以至骨折固定术不能安全地进行,那时该怎么选择治疗方式?

### 治疗选择及计划

骨折周围出现水疱是皮肤组织损伤的表现(见3.3.4)。在没有确切证据表明水疱正在愈合的情况下,无论何时都不应该切开水疱。然而,为了使骨折周围软组织愈合以及防止软组织进一步被破坏,骨折端还是应该及时固定的。很明显,在这个病例中,外固定支架是一个不错的选择方案。

关于骨折周围水疱的确切处理方法鲜有文献报道。我们现在的处理方法更多的是基于传统以及个人经验,而不是临床证据。外科医生需要认识到骨折周围水疱代表包括深层软组织以及骨筋膜室在内的严重损伤,这是十分重要的。出现水疱的局部组织存在水肿、缺氧以及微血管问题等,给近期或远期手术造成了极大的风险。一些外科医生喜欢立即切开水疱再覆盖无菌敷料,但同时也应该意识到无菌水疱液中含有许多电解质以及能够促进、加速伤口愈合的生长因子。所以,水疱也许应该被保护,直到其自发穿孔破裂。

骨折发生后有一个10~14 d的窗口期,在这段时间内骨折仍然可以被处理,关节的解剖复位仍然可以获得。骨折发生后的2~3周,骨折端的骨痂已经形成,需要去除骨痂,给复位以及固定造成一定障碍。在窗口期之后,骨折块的粗略对线对位仍然是可以实现的,只是骨折端的再吸收阶段已经启动,对精确复位有一定影响。为了能够安全地完成切开解剖复位,骨折部位周围的软组织条件必须认真评估。如果外科医生能够使患肢踝关节背屈,或者捏踝关节周围的皮肤能够见到皮肤纹理,就表明局部水肿已经减退,局部皮肤在手术后能安全地闭合。

在绝大多数骨折周围区域存在水疱的病例中,水疱大都在14 d内完成自我修复。一旦皮肤颜色由深红色开始转向正常,同时不再像之前那样光亮,则切开这样的皮肤是相对安全的。开始手术治疗时,对软组织的处理需要加倍小心,包括有限度地使用牵引、使用锐性切开而不是钝性分离、为了减少对损伤区域皮肤的过度牵拉而适当延长切口等。我们需要注意到,同样暴露一个2 cm的区域,小切口周围皮肤所受到的牵拉力比大切口要多。

有时候,施行骨折固定术区域的皮肤会因持久的水疱或水肿而没有恢复到安全状况,通常这些病例都是由挤压伤或横断伤造成的,患肢有大面积皮下软组织脱套以及肢体淋巴回流受损。这些病例中,使用外固定支架可能是较好的治疗措施。在骨折发生的早期,我们需要做一些必要的处理以减少骨折部位的水肿。Plexipulse足泵是一种能快速有效消除下肢远端肿胀的方法,但是对足部或踝部骨折的患者耐受性欠佳。严格卧床休息以及抬高患肢超过心脏水平面仍然是最有效的措施。用较厚的敷料包扎,比如Jones敷料(一种厚实的下肢绷带),可在应用夹板的同时保护软组织。有时,利尿剂也可以用来加速消肿的过程。

## 处理措施

伤后 16 h，患者接受了跨踝关节外固定支架术以及腓骨接骨板固定术，由于水疱的存在，外固定支架被放置在侧面，而外固定支架连接杆被放置在胫骨、跟骨以及距骨上（图 12.1 - 3）。

## 预后及随访

12 d 后，我们在诊室为患者进行了皮肤检查，发现皮肤条件已经允许做进一步手术治疗，于是我们在次日为其进行了骨折最终固定（图 12.1 - 4）。术中，我们通过经骨折端的牵引来进一步减少额外的软组织损伤。骨折最终于伤后 4 个月完全愈合，患者无术后相关并发症主诉（图 12.1 - 5）。患者在伤后的 1 年时间里，在患肢负重以及天气变化时，会感到患肢肿胀、疼痛，但是没有疼痛综合征的任何表现。

## 诊疗要点

- 在骨折的病例中，伴随软组织损伤是很常见的。
- 骨折周围皮肤水疱是软组织损伤的一种外在表现。
- 深部皮肤组织的愈合需要一定时间。
- 对皮肤的护理需要格外小心，避免皮肤软组织进一步破坏。

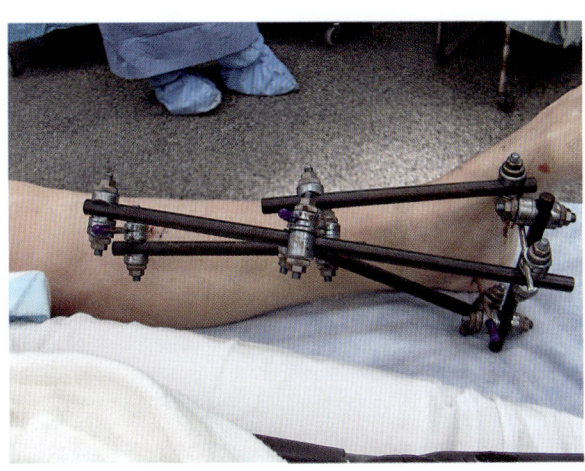

图 12.1 - 3  跨踝关节的外固定支架固定于小腿的内侧

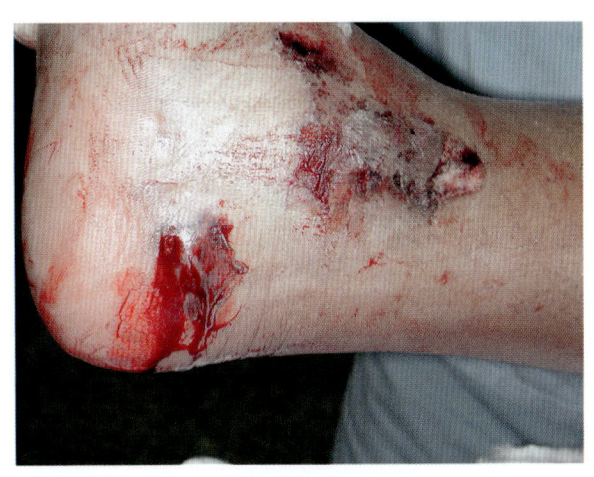

图 12.1 - 4  12 d 后，大部分骨折周围皮肤水疱已经消退

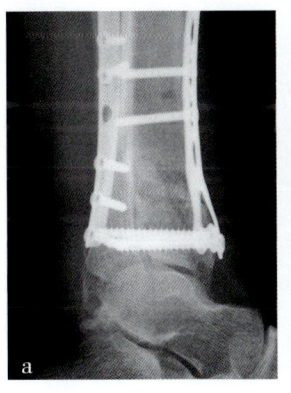 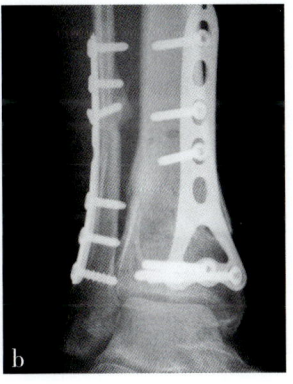

图 12.1 - 5  4 个月后骨折愈合
a. 前后位 X 线片
b. 侧位 X 线片

## 12.2 技术等级 Ⅰ：病例 2

作者 David A Volgas

### 病史

- 24 岁，男性患者，白种人。
- 矿工。
- 未婚。
- 无吸烟史。
- 惯用右手。
- 无其他疾病史。

患者受伤时正试图移除矿车前方的障碍物，当障碍去除后，矿车向前行驶把他的双手压在车轮下。在场的急诊救援人员开放了静脉通路，对双上肢进行了夹板固定和敷料包扎，并在伤后 1 h 把患者转运到了一级创伤中心。患者刚抵达创伤中心，创伤科医生和骨科团队就对其进行了全面检查。稍后为了对患者镇痛，对其进行气管插管。在最初的伤情评估中，患者的胸部、腹部、骨盆、脊柱未见明显异常。

再次对伤者进行评估，比较重要的发现包括：
- 双上肢伤口均严重污染。
- 右上肢从肘部至腕部严重挤压伤，伴部分前臂离断，腕部动脉搏动阙如。
- 左前臂包括大鱼际以及手掌都存在挤压伤，桡动脉和尺动脉搏动阙如。
- 左手示指部分离断。

**创面初步处理**：无。

### 目前状况

经过创伤外科、血管外科会诊后，骨科团队决定在持续补液下，立即对患者施行手术，术中对患肢进行仔细评估，探查可以存活的组织。在排除了胸部、腹部、头部损伤后，患者的损伤部位被局限在双上肢。为了镇痛，已经对患者施行了插管术，因此神经检查无法进行。

术中对双侧上臂的检查结果如下：
- 牵引下对右前臂复位后，动脉搏动仍然没有恢复。
- 整个前臂伸肌群以及屈肌群大面积毁损。
- 大量肌肉组织被挤压及撕裂（图 12.2－1a）。
- 皮肤、皮下组织、肌肉以及骨的大面积污染。
- 手部多处骨折与撕裂伤（图 12.2－1b）。
- 双侧尺桡骨（包括骨质较好的骨干部分）多部分骨折，同时肱骨远端也有骨折。

对左侧上肢的检查发现：
- 沿着前臂后方有浅表大面积皮肤裂伤（图 12.2－2a）。
- 伤口污染严重。
- 在大鱼际处有大面积皮肤裂伤（图 12.2－2b）。
- 第二指远端毛细血管充盈阙如。

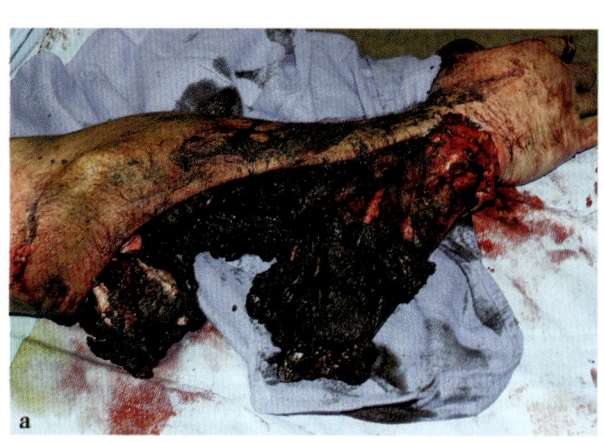
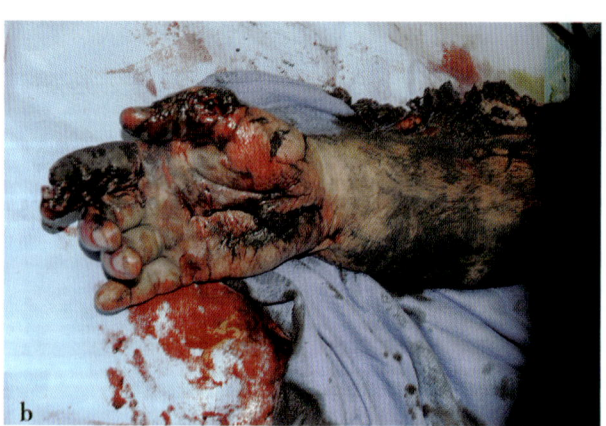

图 12.2－1 右前臂截肢前的大体照
a. 右前臂大面积污染及软组织损伤（后外侧观）
b. 右前臂远端及手掌部大面积软组织损伤（掌侧观）

## 诊疗计划

### 面临的问题
- 哪些组织仍有挽救的可能?
- 如果没有主要并发症的话,患者最有可能的结局是什么?
- 有没有一些特别有效的措施,能改善患者的预后?

### 治疗选择及计划

最初对伤情的评估表明,右前臂已无存活可能,即使血管能够被修复,右前臂和手部的功能也将无法恢复。做出优势臂截肢的决定总是很艰难的,但是在这个病例中,患者右前臂广泛挤压伤,同时伤口严重污染、大量肌肉毁损,伴有多处骨折,右手主要血管神经损伤,这使得右前臂无法存活,只能做出截肢的决定。

左前臂尽管手部有比较严重的毁损,但仍然是可以挽救的。当然,左手示指由于神经血管损伤是无法存活的。左前臂肌肉受损的程度必须由手术探查决定,同时患者左前臂以及左手还必须经过手外科医生的修复,才能使功能获得较理想的恢复。

如果在急诊清创之后,能够有具备修复重建经验的医生提供治疗意见,将有利于治疗决策的制订。在这个病例中,值班的手外科医生没有立即赶到现场提供参考意见,然而手术医生仍然在手术室中对双侧患肢充分评估之后,通过电话与手外科医生讨论了相关发现。

对于严重污染的伤口而言,任何形式的重建都不是合适的治疗选择,所以在这个病例中我们并不需要整形科医生介入治疗。在急诊的血管外科医生表示由于广泛软组织损伤,患者的右上肢已经没有存活希望。

我们对这个患者的初步印象是,手术之后他会剩下一个只有4个手指的左手,同时还需要为右上肢配备包含肘关节以上的假肢,但是患者应该可以获得相对良好的双侧上肢及手部功能。然而患者能否达到我们的预期,仍然需要通过手术中对左上臂的充分评估后才能给出结论。

当然由于关系到患者优势臂能否保留,外科医生非常认真地考虑了每一种可能使患肢存活的方法,神经移植、微血管修补、游离组织转移以及异体移植等在这个病例中都曾被考虑过,但即使技术最好的外科医生,并配有最充足的医疗资源以及大量时间,术后患肢的功能可能远远不及一个假肢能达到的功能。即使能保肢成功,患者仍将付出大量时间用于功能锻炼,但很有可能换来的只是一条僵硬疼痛的手臂和一只无功能的手掌。

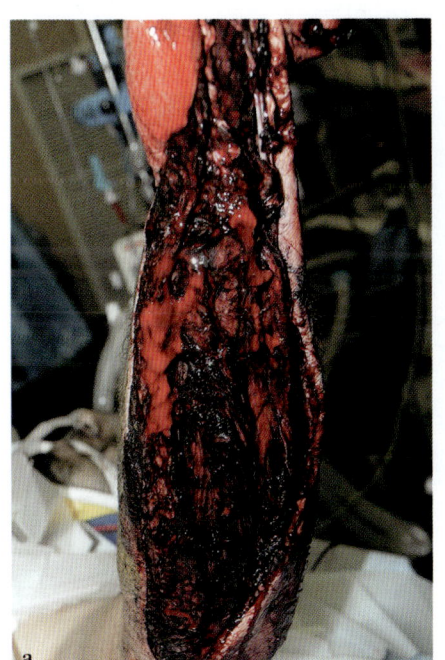
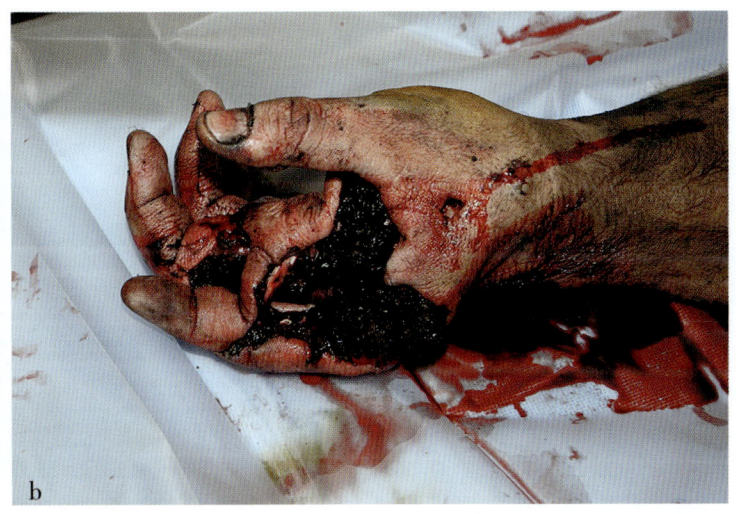

图 12.2-2　清创前患者左前臂大体照
a. 广泛软组织受损以及严重污染(后侧观)
b. 左手掌处的大面积皮肤裂伤(侧位观)

## 处理措施

骨科团队很快完成了经肱骨远端骨折线的右上臂截肢,同时伤口边缘予清创、血管予以结扎。由于这是一个污染伤口,所以用来覆盖肱骨截肢断端的软组织缝得较松弛。

然后我们开始考虑怎么处理左上肢,我们注意到在左前臂近端可及捻发音,后来发现这是一处移位的桡骨骨折(图 12.2 - 3)。我们对左上肢进行了仔细的清创,从皮肤开始,逐层深入直到骨面(见 7.1)。由于伤口被嵌入的煤尘严重污染,2 个外科医生一起共用了 3 h 才完成清创术(图 12.2 - 4)。清创完成后,伤口予 8 L 生理盐水冲洗(见 7.2);随后取伤口内组织做了细菌培养。

清创后,我们对患者左手进行了探查,发现第二掌骨节段性骨折,同时伴有血管功能障碍。在前臂水平,我们探查发现屈肌近端肌腱有撕裂,同时也发现小多角骨与头状骨以及小多角骨与大多角骨之间存在脱位。在与手外科医生充分交流意见后,我们切除了患者左手示指以及大多角骨,用克氏针固定第三近端指骨中段骨折,同时在第一掌骨与腕骨之间我们也予克氏针固定(图 12.2 - 5)。

最后,在结束清创、冲洗以及骨折固定后,我们对患肢左前臂进行了系统的神经、肌腱、肌肉探查。无论初次手术的医生是否参与二期修复手术,他都必须对神经肌腱和肌肉进行全面探查,判断哪些结构是完整的有功能的,并把所有的发现告知后期进行修复手术的医生。在这个病例中,术中探查发现:

- 第四、第五指伸肌腱在其掌骨水平撕裂。
- 桡侧腕长伸肌在肌腹处断裂。
- 其余伸肌腱完整。
- 第二指屈肌腱于肌腹处断裂。
- 于背侧可见暴露的桡腕和腕中关节。
- 桡骨近端无明显移位的骨折(术中透视证实)。

用弹性血管环及皮肤缝合器松弛地缝合皮肤,并应用伤口负压吸引装置处理伤口。手背部皮肤虽然存在脱套伤,但皮缘处仍可见渗血,所以我们认为这块皮肤可以存活,予以保留并覆盖腕关节。

2 d 后,手外科医生再次把患者送回手术室,检查伤口内是否有残余的污染物、对患肢修复重建方案进行初步评估以及关闭右上肢截肢后留下的伤口。关闭截肢伤口时,我们首先用残余肌肉覆盖截肢后的肱骨断端,然后在断端上方 2 cm 处切断神经,把神经残端包埋在肌肉中,以免患者在佩戴假肢时因神经瘤而感到疼痛,最后我们在肌肉的表面覆盖较厚的移植皮瓣。我们随后对患者左臂进行了再次清创,并在肌肉中发现有少量污染物残留。在探查中,我们发现拇指桡侧的神经血管束断裂,这个损伤是发生在受伤当时的,在第一次探查中并没有被发现,但是拇指却表现出比较充足的血运,因此我们决定不予修补。同时,覆盖

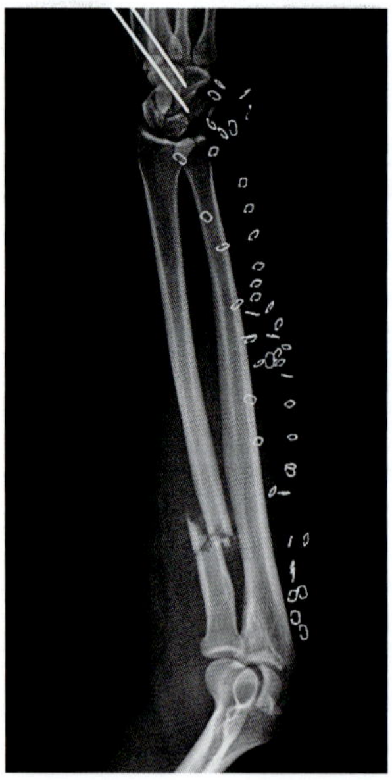

图 12.2 - 3 左前臂正位片示桡骨近端骨折(腕骨骨折固定后)

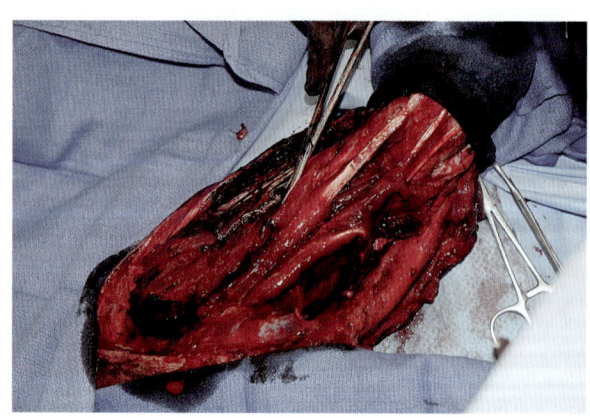

图 12.2 - 4 左前臂全面仔细的清创至有活性的肌肉肌腱组织

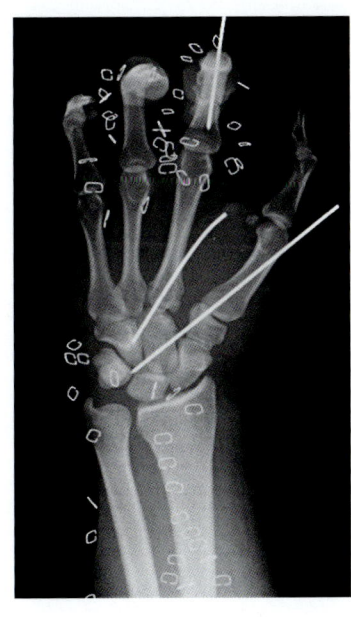

图 12.2-5 左前臂手骨折固定术后 X 线片

在腕关节表面的皮肤仍然是可存活的,所以我们同样予以保留;我们把断裂的第四、第五指伸肌腱与第三指的伸肌腱缝在一起。伤口大量冲洗后,我们用弹性血管环及皮钉松弛地缝合皮肤。

术后 2 d,经过对伤口进行负压吸引处理,我们用中厚皮片覆盖剩余未关闭的伤口。

## 预后及随访

患者的伤口最终愈合,在生理以及心理上,患者对这次创伤的愈合都表示接受,同时对右手的传统假肢也适应良好。目前,患者左手粗糙运动功能尚可,但由于手指及腕关节僵硬,左手精细运动功能仍受到限制。同时患者仍感受到比较剧烈的右臂幻肢痛。

## 诊疗要点

- 多学科之间的互相合作(骨科、创伤科、血管外科、手外科以及整形外科医生)是至关重要的。
- 对患者处理措施的先后顺序需要牢记。
- 必须预防感染。
- 需要尽可能多地保留患肢的功能。
- 初次手术的医生必须要精确地将组织损伤情况、可修复重建的组织等告知后续手术的医生。
- 如果涉及转院,那么何时对患者进行最终处理措施,或许比上述几点更为重要(在军事冲突、自然灾害发生的情况下)。

## 12.3 技术水平 Ⅰ:病例 3

作者 David A Volgas

### 病史

- 26 岁,男性患者,西班牙籍。
- 建筑工地工人。
- 未婚。
- 无吸烟史。
- 无其他基础疾病病史。

患者在建筑工地工作时,被倒下的横梁砸中了小腿远端。在场的急诊救援人员对其进行了清洁绷带包扎、夹板固定、镇痛以及开放静脉补液等对症支持治疗。

在急诊,我们发现患者胫骨前缘有一道长达 8 cm 深达骨膜的皮肤裂伤,同时在 X 线片上未发现明显骨折。伤口被患者的衣物污染,所以在急诊我们为了去除污染物,对伤口进行了清创,术后予破伤风抗毒素以及广谱抗生素预防感染。

**创面初步处理:** 无。

### 目前状况

在急诊手术室,我们对患者伤口进行了清创,在伤口中并未找到大量的衣物碎片。术中我们清除了伤口内坏死的皮下组织,由于软组织肿胀,皮肤对合处存在 3 cm 空隙无法缝合,手术医生对软组织评估后,决定待肿胀消退后对伤口进行一期关闭。

### 诊疗计划

**面临的问题**
- 对该患者治疗的理想目标是什么?
- 针对该患者的最终治疗措施是什么?

**治疗选择及计划**

由于伤口未涉及到骨折的问题,所以制订临床治疗方案相对简单。由于伤口很深,涉及伤口处的皮肤、皮下组织以及一定程度的肌肉损伤;同时受伤当时穿过胫骨前方的剪切力也会通过内部脱套机制作用于伤口周围软组织。因此，伤口周围皮肤是否会在伤后几天内发生坏死也在我们的考虑范围之内，从这一点出发，关闭伤口时可供应用的处理措施包括：

- 一期关闭（见 10.1）。
- 用弹性血管环关闭伤口见（10.1）。
- 加用抗生素珠链（间 9.2）。

鉴于伤口并不十分复杂，伤口的完全愈合是我们的治疗目标；由于伤口处骨膜完整，同时也无骨折，所以该处皮肤裂伤应该能愈合。

如果伤口无法一期闭合，我们在旷置伤口等待后期闭合时有几点需要考虑：首先，在严重污染或者感染伤口，需要加用抗生素珠链，然而在本病例中无需加用；其次，可以在旷置的伤口或用弹性血管环、皮钉（见 10.1）关闭的伤口应用负压吸引装置（见 9.3）；最后，可以采用保留缝线缝合技术。为了能最终关闭伤口，后期也可以使用皮肤移植或延迟一期关闭伤口。

### 处理措施

在本病例中，为防止伤口边缘皮肤回缩，我们应用弹性血管环临时关闭伤口（图 12.3-1）；同时在临时关闭的上方加用负压吸引装置。72 h 之后我们再次为尝试关闭伤口对患者进行手术，这时大部分原先肿胀的组织已消肿，伤口也只有原来的 1/2 宽（图 12.3-2），因此可对伤口进行缝合（图 12.3-3）。

### 预后及随访

患者为预防肌腱粘连以及瘢痕形成，早期即接受了踝关节功能锻炼。最终患者伤口愈合，无感染、皮肤坏死等并发症。

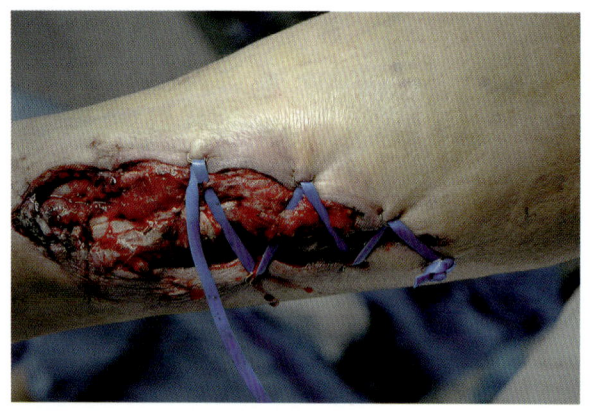

图 12.3-1 术中清创后伤口大体照。留意采用"鞋带缝合"方法使用弹力血管环

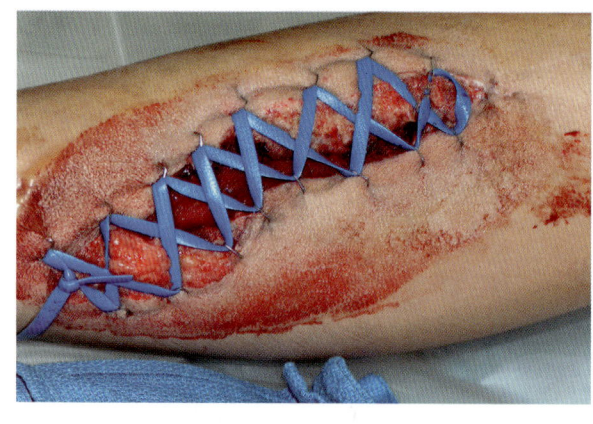

图 12.3-2 使用弹性血管环临时关闭伤口使两侧皮缘互相靠近，以及 72 h 连续负压吸引后，术中大体照

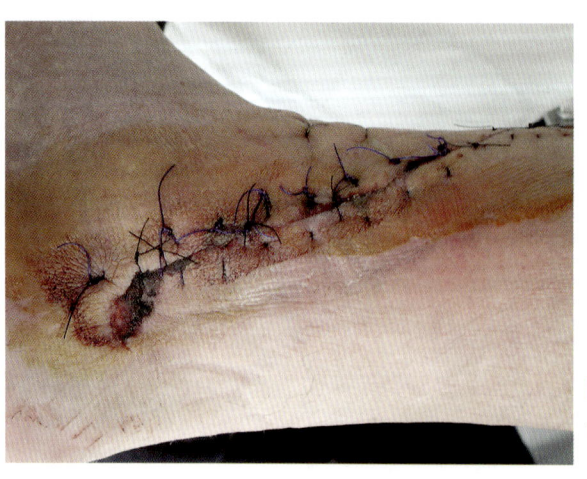

图 12.3-3 再次手术中的大体照，表明经过之前一系列处理，使延迟一期关闭伤口成为可能

## 诊疗要点

- 弹性血管环可以用来协助关闭那些经过筋膜切开的伤口或其他一期关闭时张力过大的伤口。
- 应用弹性血管环可以在允许伤口延迟一期关闭的基础上，防止伤口周围皮肤回缩。
- 没有大面积组织缺损是使用弹性血管环的先决条件之一（见10.1），所以其适用的伤口正如本病例中所描述的那样（皮肤裂伤、筋膜切开的伤口以及手术切口等）。

## 12.4　技术等级Ⅰ：病例4

作者　David A Volgas

### 病史

- 43岁，女性患者，白种人。
- 失业。
- 单身。
- 有吸烟史（每天1包）。
- 偶尔饮酒。
- 有重症抑郁症病史。
- 先天性左肾萎缩。

患者被卷入一起单车交通事故中，在场的急诊救援人员对其进行了清洁绷带包扎、夹板固定以及开放静脉补液等对症支持治疗。在急诊，创伤科医生对患者进行了体检，有以下发现：

- 右侧胫骨远端闭合性粉碎性骨折（图12.4-1）。
- 右侧踝关节显著肿胀。
- 患肢无明显神经血管损伤表现。
- 有头皮裂伤。

为了在患者接受骨折最终内固定之前使骨折周围软组织尽量消肿，我们当晚就为患者安置了患肢外固定支架（图12.4-2）。术后4 d，我们准许患者出院。伤后10 d，患者再次返回医院，但拒绝接受进一步手术。

3周之后，患者又一次返回医院要求接受手术治疗。尽管距离受伤时已过了4周，考虑到患肢仍可见明显关节内移位，我们还是决定按原计划对患者施行手术。术中移除外固定支架后，我们通过胫骨前外侧入路对患肢进行了骨折切开复位内固定术。

术后2周，患者来到门诊拆线时，我们注意到前外侧伤口出现了皮肤坏死并伴有脓性渗出物，同时患者伤口明显开裂（图12.4-3）。为了对伤口清创并关闭伤口，患者再次入院接受治疗。经过初步清创后，我们于伤口处放置了抗生素珠链（图12.4-4）。4 d后，我们应用腓肠皮瓣覆盖胫骨前外侧皮肤缺损处，在取皮处用中厚皮片移植覆盖。患者在术后4 d出院，计划在家中静脉使用抗生素继续抗感染治疗。

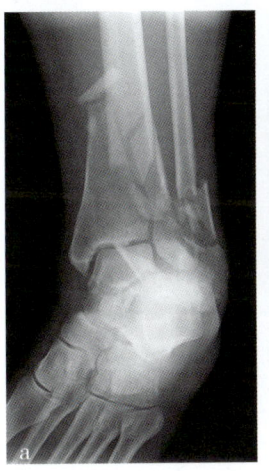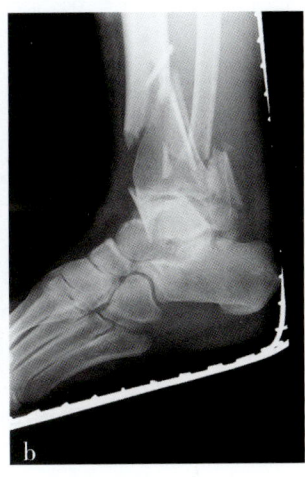

图12.4-1　右小腿胫骨远端粉碎性骨折
a. 正位X线片
b. 侧位X线片

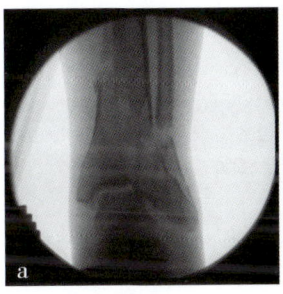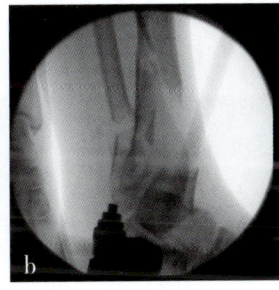

图12.4-2　外固定架复位后
a. 正位片
b. 侧位片

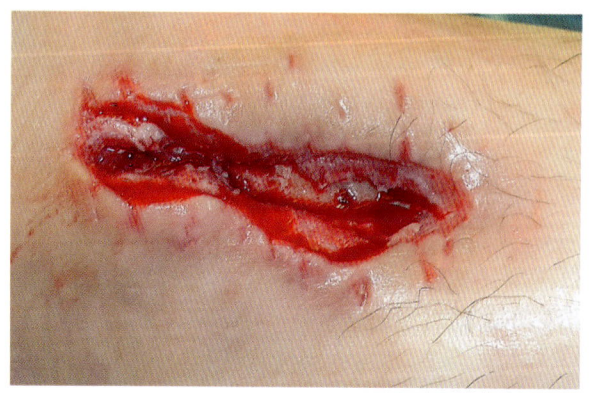

图 12.4-3　前侧手术切口裂开的大体照

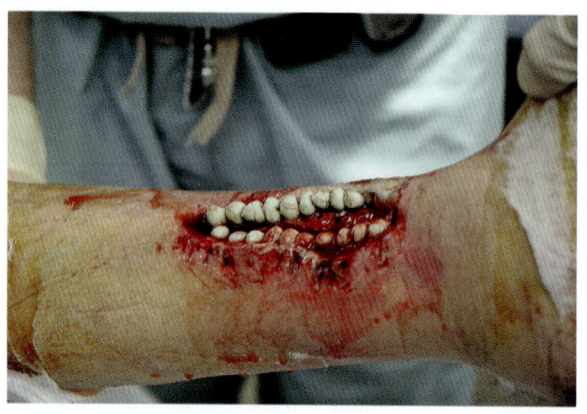

图 12.4-4　在初步清创后，在伤口内放置抗生素珠链的术中照片

2 周后，患者再次来门诊拆线（图 12.4-5）。之后预约复查的时间患者没有出现，负责家中静脉输液的护士报告说她也不在家里。她再次出现在门诊已经是 6 周之后，我们发现皮瓣已经部分坏死，伴有流脓。为了对伤口以及皮瓣坏死部分充分清创，我们再次把她收治入院。

**创面初步处理**：无。

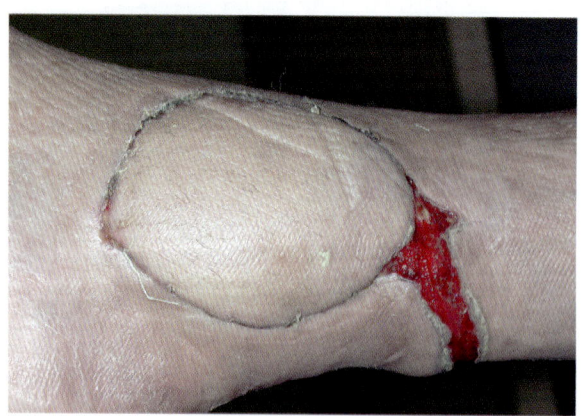

图 12.4-5　腓肠皮瓣术后大体照

## 目前状况

经过对表皮的清创，有超过 50% 的皮瓣被移除，我们在接骨板周围也发现有脓液。术后，我们在皮瓣边缘处留下一个宽约 4 cm 可被缝合的开放伤口。在原皮瓣边缘处还存在皮肤缺损，正是此处暴露的皮下脂肪最终造成超过 50% 皮瓣感染。

## 诊疗计划

### 面临的问题

- 目前治疗的理想目标是什么？
- 怎么克服依从性差的问题？
- 初步治疗的措施是什么？
- 最终治疗措施又是什么？

### 治疗选择及计划

该患者表现出非常差的依从性，这间接导致了伤口感染。患者依从性差的直接原因是出于对手术的恐惧以及严重抑郁症的影响，提示我们针对这种情况展开治疗。没有良好的依从性而反复尝试去关闭伤口是徒劳的。依从性的问题也让我们更倾向于对患者采取负压吸引治疗，而不是再一次使用皮瓣。

针对该患者的伤口，我们有 2 个治疗目标：第一，要清除潜在的感染灶，这也是成功治疗感染伤口的至要因素；第二，恢复伤口上方皮肤覆盖的必要性。这 2 个目标之间是相互关系的，完整的皮肤对远期彻底消除感染来说是必要条件，反过来看，长期慢性感染的伤口会持续渗出，也不会有完整的皮肤。

初步治疗措施包括清除坏死皮瓣、放置抗生素珠链、负压吸引治疗、中厚皮片移植，最后用游离皮瓣覆盖伤口。在感染的伤口，控制感染之前，中厚皮片移植或游离皮瓣都是无法确保存活的。

经过抗感染、再次清创之后，伤口的最终治疗措施包括负压吸引治疗、中厚皮片移植以及游离皮瓣。在遵循组织修复原则的前提下（见 8.2），进一步治疗选择将在伤口生长出新鲜肉芽组织后作出。如果患者伤口再次流脓，治疗计划将很自然回到使用抗生素珠链、切除感染骨或者去除内固定物，使用外固定支架固定骨折端。

## 处理措施

我们请了心理咨询师对患者治疗,同时也使用了选择性5-羟色胺再吸收抑制剂(SSRI)作为治疗药物。我们花了好多时间和患者交流了关于依从性的问题。在充分清除伤口内化脓组织、在伤口内放置抗生素珠链后,我们在手术室为患者进一步评估感染情况,同时安装负压吸引装置(见9.3)。伤口清创后,在皮瓣下方无脓液流出,但是原来皮肤裂开处的皮瓣边缘显得有些脆弱,所以一并清除,直到皮瓣边缘不断渗出新鲜血液为止。冲洗伤口后,我们在皮瓣上方安置了负压吸引装置(图12.4-6)。

患者术后持续接受伤口负压吸引,7 d后已经可以看到大量肉芽组织生成(图12.4-7)。我们考虑给患者进行中厚皮片移植术,但患者拒绝了。

## 预后及随访

出院后,患者接受了最初2次复查,随后像以前那样失访了。然而,1年后她因左侧膝关节疼痛再次来到门诊,我们发现皮瓣部分(图12.4-8)以及骨折已经痊愈(图12.4-9),没有发生其他并发症,感染也没有复发。

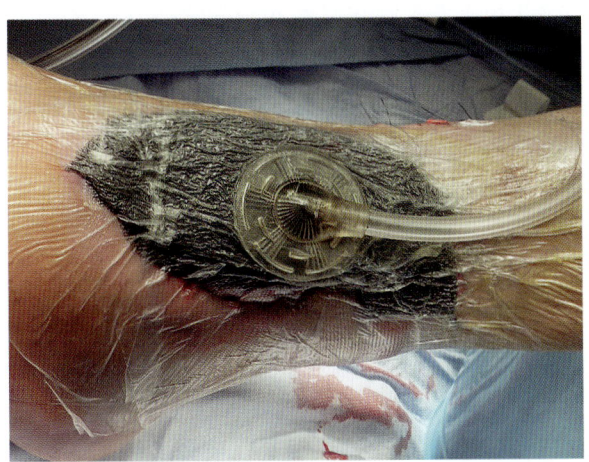

图12.4-6 在伤口放置的负压吸引装置(术中照)

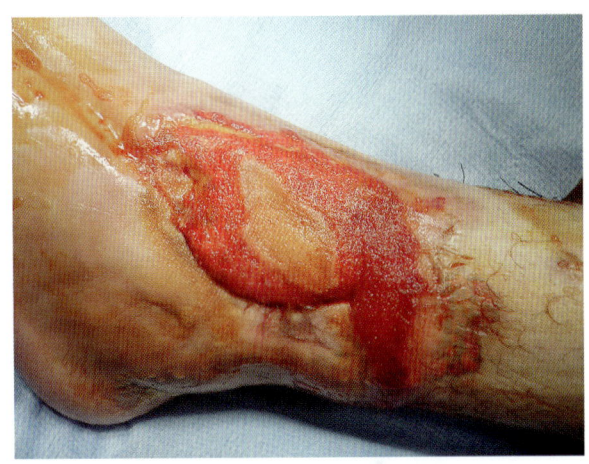

图12.4-7 术中照片显示在伤口上方形成了大量肉芽组织。对伤口局部的护理一直持续到伤口完全愈合

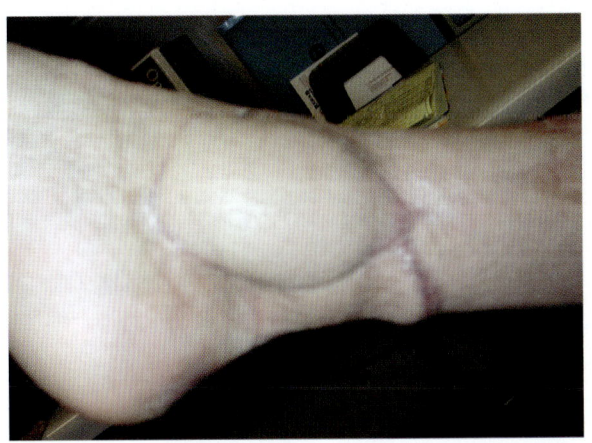

图12.4-8 门诊随访照,示腓肠皮瓣已经愈合

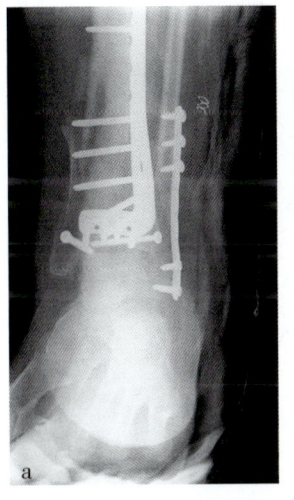 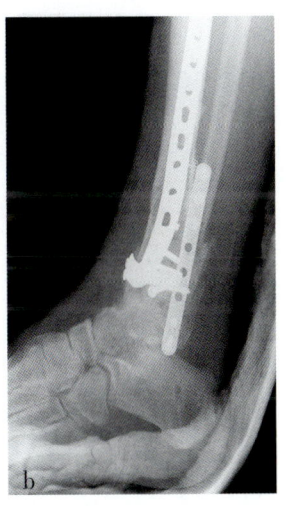

图12.4-9 左侧胫骨远端骨折术后1年,显示骨折愈合。注意接骨板保留,局部无明显感染征象
a. 前后位X线片
b. 侧位X线片

### 诊疗要点

- 软组织感染可能会非常棘手，尤其当患者没有良好依从性时，更是如此。所以必须根据患者的实际情况（包括无依从性）来调整我们的治疗措施。

- 负压吸引装置通常用于处理需要皮肤移植的伤口，但也可以用来促进肉芽组织生长，这些肉芽组织会形成上皮组织，但是整个过程比皮肤移植、甚至是皮瓣都要慢得多。

## 12.5 技术等级Ⅰ：病例5

作者　David A Volgas

### 病史

- 38岁，女性患者，白种人。
- 家庭主妇。
- 单身。
- 无吸烟史。
- 没有其他基础疾病病史。

患者经历了一场摩托车与汽车相撞的车祸，她当时正系着安全带坐在汽车前排。在场的急救人员对患者进行了清洁包扎，同时开放静脉补液。急诊予液体复苏，同时对伤口内较大异物进行初步清创。最初的体格检查显示双侧下肢神经血管完整。

左下肢体格检查发现：

- 左下肢远端大面积脱套伤（图12.5-1）（见3.3）。
- 左侧股骨远端、胫骨远端粉碎性骨折（图12.5-2, 12.5-3）。
- 左膝关节多处韧带损伤，试图通过关节腔内注射生理盐水检查，却发现关节囊是完整的。

我们当晚就对患者进行了清创，术中我们清除了坏死组织，包括无法存活的皮肤、皮下脂肪以及肌肉组织。我们还对膝关节进行了第二次检查，虽然我们怀疑关节囊在骨折当时发生了撕裂，却再一次发现关节囊是完整闭合的。通过术中检查，我们证实了患者存在脱套伤，皮下组织与下层筋膜组织以及上层皮肤完全分离（图12.5-4）。

**创面初步处理**：我们为了减少受伤处的软组织张力以及固定骨折端，为患者放置了跨膝关节和踝关节的外固定支架（图12.5-5）。由于患者在治疗期间表现出凝血功能障碍，所以对伤口负压吸引治疗不在我们考虑之列，取而代之，我们在伤口表面放置了油纱布。

### 目前状况

伤口覆盖了下肢远端周径的约50%，以及大腿内侧临近膝关节处皮肤的40%。两处皮肤缺损之间的皮桥已经表现出坏死征象。

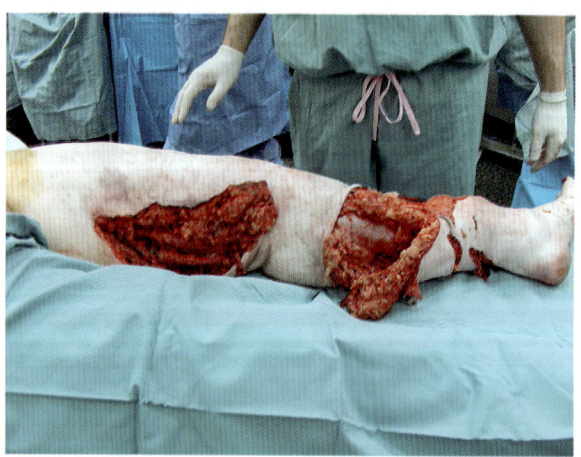

图12.5-1 左腿大面积脱套伤，最初的大体照

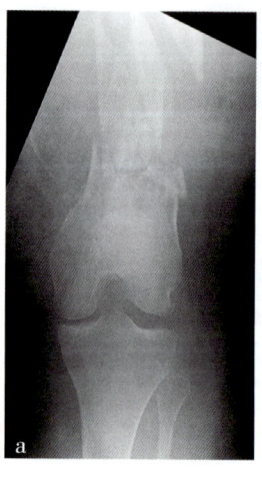
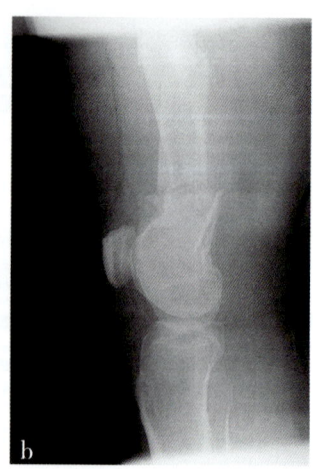

图12.5-2 X线片显示股骨髁上粉碎性骨折
a. 前后位X线片
b. 侧位X线片

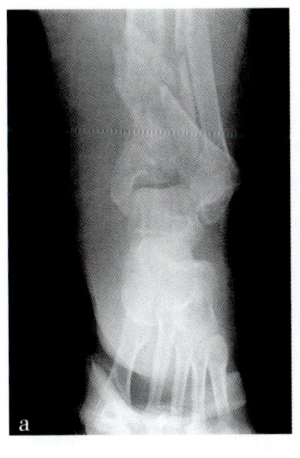
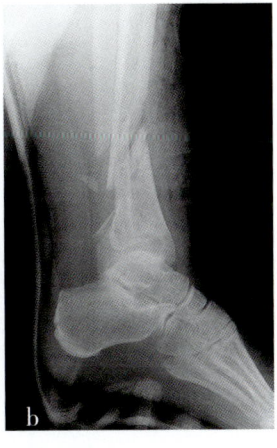
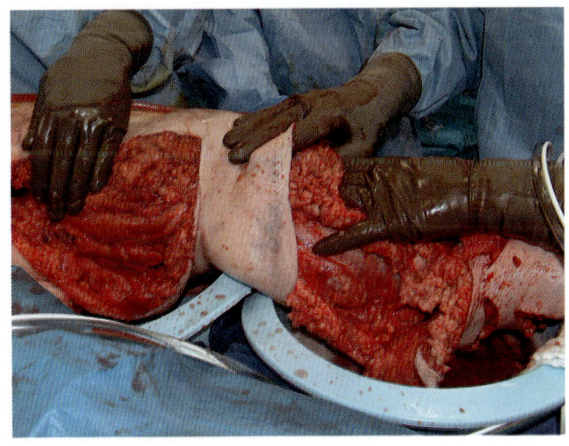

图 12.5-3　胫骨 X 线片显示干骺端粉碎性骨折，同时有明显关节内移位
a. 前后位 X 线片
b. 侧位 X 线片

图 12.5-4　术中照，显示皮下组织与下方筋膜组织以及上方皮肤的分离

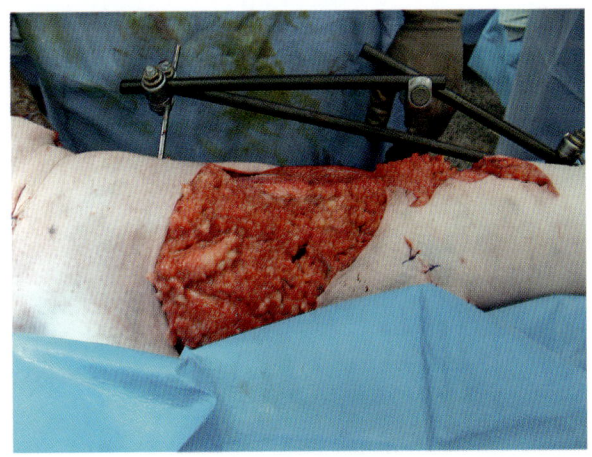

图 12.5-5　图示跨膝关节放置的外固定支架

## 诊疗计划

### 面临的问题
- 所有治疗措施中，最先应采取哪项措施？
- 治疗的理想目标是什么？
- 应该采取哪种适宜的皮肤移植？

### 治疗选择及计划

大面积的皮肤脱套伤立即表现出比较严重的问题。首先，要考虑皮肤的放置位置，以避免影响膝关节和踝关节的活动；其次，皮肤的缺损会影响到后期骨折固定的手术时机以及手术切口；最后，

像这样全身 10% 皮肤缺损的患者，可能使在处理上没经验的医生感到束手无策。是否"回收"已经脱套的皮肤，仍需要再次评估。如果皮肤能够被再次利用，我们需要没有擦伤的、被彻底清洗的皮肤，这些皮肤还可以用作皮瓣或皮肤移植物；在确认伤口底部没有感染的这段时间，这些皮肤移植物可以被冰冻 10 d。

与其他骨折病例一样，我们的治疗目标是骨折端坚强固定，早期关节功能锻炼。为了达到这个目标，我们要尽量使骨折端解剖复位，同时给予坚强固定，这样才能达到早期活动的目标。另外，受伤处的皮肤需要用另外一种能允许患肢活动的材料替代。在这个病例中，骨折高度粉碎，骨骼及周围组织吸收了巨大的能量。所以对骨折周围肌肉的评估应在初次清创及冲洗时进行，这将有助于最终处理计划的制订。尽管外固定支架可以暂时固定骨折端，但为了使患肢膝关节和踝关节能早期活动，早期对骨折的固定还是必要的。如果在早期对骨折进行内固定术，那么早期关闭伤口对预防内固定物感染也是有利的。但如果在初次手术时就植皮，那么在接下来的 72 h 内就会发生移植皮肤坏死，还需要再一次植皮。另外，几天后骨折内固定时对骨折端的复位需要将对任何形式的早期移植物造成潜在威胁。因此，我们决定二期手术对骨折进行固定，在骨折固定的同时进行植皮。

## 处理措施

48 h 之后,我们在手术室为患者进行最终治疗。消毒范围覆盖了双侧下肢,我们去除外固定支架,对坏死皮肤进行了进一步清创,随后对股骨采取逆行髓内钉固定,用关节周围内侧接骨板对胫骨远端骨折进行切开复位内固定。骨折固定后,我们在对侧大腿处取皮,由于患者比较肥胖,所以取皮处提供了充足的移植皮肤。供移植的中厚皮片以 3:1 的比例填充在非跨关节区域的皮肤移植网格中,而在跨关节的植皮区域中此比例为 1:1.5(图 12.5-6)。这样做是为了使在跨关节植皮区域的移植皮片受到尽量少的收缩力,而在活动范围较小的区域充分发挥移植皮片的最大作用。在放置关节后侧的移植皮片时,我们把关节放在其最大伸直位;而前侧皮片则在最大屈曲位时放置。在移植皮片相遇处,我们用 3-0 可吸收线加以缝合;同时,我们把皮片边缘处与正常皮肤缝合在一起。伤口上方覆盖油纱布之后,我们在整个创面上安置了负压吸引装置。术后患者安返病房。

## 预后及随访

关节固定术及植皮术后 4 d 患者出院;出院后 5 d,患者开始了早期关节活动锻炼。两处骨折均在 14 周内得以痊愈(图 12.5-7,图 12.5-8)。随后患者接受了复杂的膝关节重建手术,术中我们修复了膝关节后外侧角、修补了前十字韧带以及撕裂的半月板,术后患者的功能锻炼同之前手术一样,包括在支具内积极的关节活动度锻炼。患者由于经济原因无法接受理疗,后来患上了关节纤维化。4 年后,患者再次来到门诊复查,其膝关节活动度达到 20°~100°,植皮处已经完全愈合。当患者尝试最大程度伸直膝关节时,能感到很大的阻力,但膝关节后部的皮肤仍是松弛的,因此为了膝关节达到最大伸直角度,后期患者仍需要接受膝关节囊松解术。

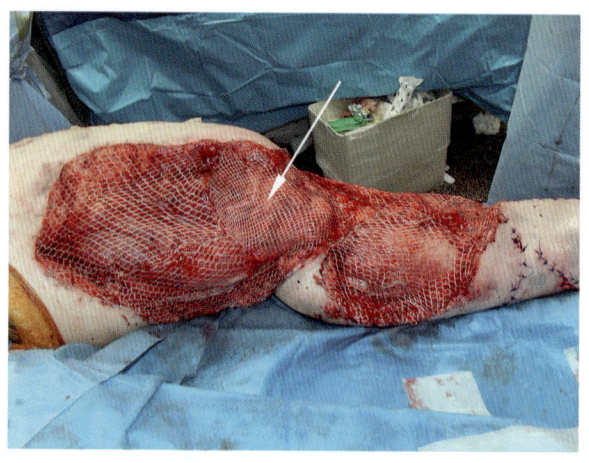

图 12.5-6 放置移植厚皮片的术中照片。注意在跨膝关节处我们以较小的比例放置移植皮片(箭头)

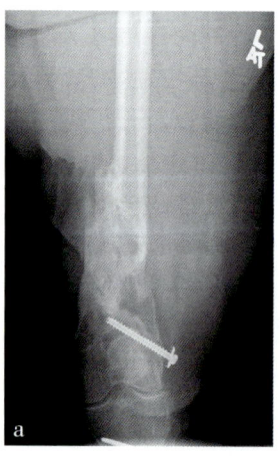 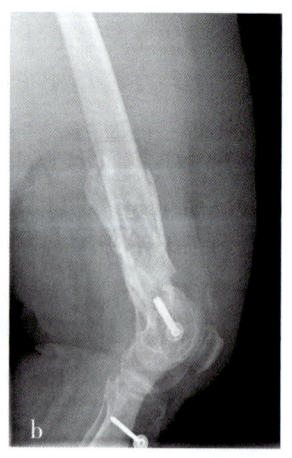

图 12.5-7 左膝关节取出髓内钉术后、多韧带修复术后的 X 线片
a. 前后位 X 线片
b. 侧位 X 线片

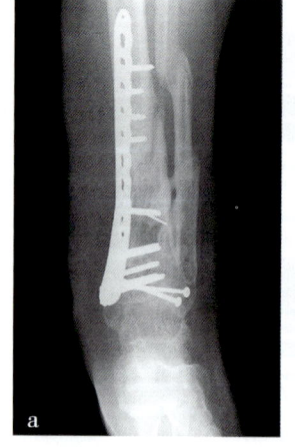 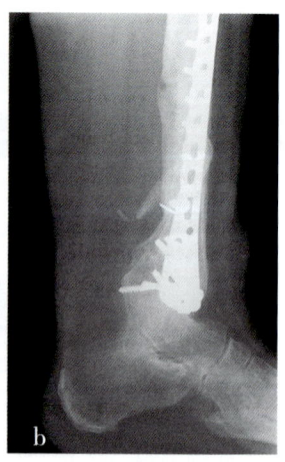

图 12.5-8 术后 14 周,已经愈合的左侧胫骨远端骨折
a. 前后位 X 线片
b. 侧位 X 线片

## 诊疗要点

- 大面积的脱套伤可以用中厚皮片移植的方法治疗。
- 要避免由于采取不适当治疗技术而造成的膝关节挛缩。在移植皮肤的网格中以较小的比例填充移植皮片意味着较小面积的覆盖,但同时可以较少皮肤的收缩。因此,在跨关节的植皮区我们采用这种植皮方式。
- 与下方筋膜组织失去连接的皮肤,存在坏死的风险。

## 12.6 技术等级 Ⅱ:病例 1

作者 David A Volgas

## 病史

- 35 岁,男性患者,白种人。
- 失业建筑工人。
- 单身。
- 吸烟,偶饮酒,有可卡因服用史。
- 无其他不良医疗记录。

患者为摩托车单车事故,未佩戴头盔,患者当场昏迷。急救人员进行了现场气管插管,气垫夹板固定,并开放静脉通道。Glasgow 昏迷评分:3T。患者被转运致一级创伤中心。

在急诊创伤科,患者进行了进一步支持治疗和检查,存在如下问题:

- 左前叶颅内出血。
- 右肺叶挫伤。
- 右手舟状骨骨折。
- 左胫骨 Gustilo ⅢB 型骨折(图 12.6 - 1)。

急诊由创伤小组进行复苏,并急诊行脑室切开减压术,小腿创面清创冲洗,但患者生命体征不平稳,无法接受彻底清创。次日上午,患者再次进行清创冲洗,胫骨骨折采用髓内钉内固定(图 12.6 - 2),患者入院第 4 天,患者再次接受清创,并使用负压引流装置覆盖皮肤软组织缺损的创面。入院第 8 天,患者进行了网状游离植皮,并再次使用负压装置覆盖创面。患者出院后骨科随访,发现移植的皮肤剥脱,胫骨骨折部位深层软组织感染。由于患者创面及髓内钉进钉点处有大量渗出,患者再次收治入院。

**创面初步处理**:这种情况下,患者入院行髓内钉取出清创术(图 12.6 - 3)。原本考虑进行外固定支架固定骨折,但患者的主治医生担心外固定支架会使髓内感染难以控制,而且影响关节活动,故未予使用。术中细菌培养发现甲氧西林敏感的金黄色葡萄球菌,术中在创面和髓腔内植入含抗生素珠链,由于创面皮肤缺损,清创后再次使用负压装置覆盖创面。患者术后石膏固定,静脉使用抗生素治疗。

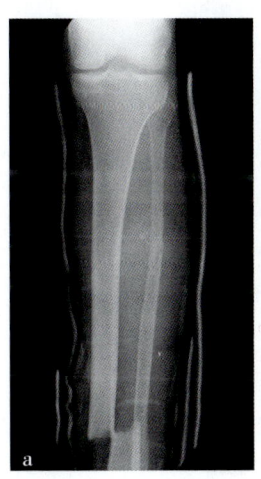
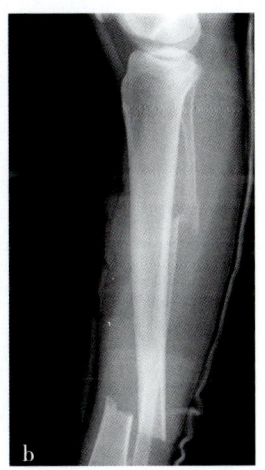

图 12.6 - 1 左侧小腿胫骨远端移位的 Gustilo ⅢB 型横形骨折
a. 前后位 X 线片
b. 侧位 X 线片

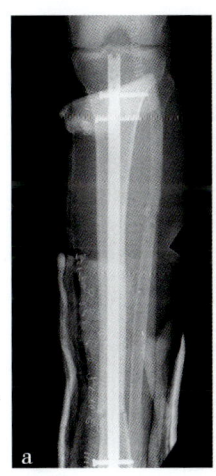
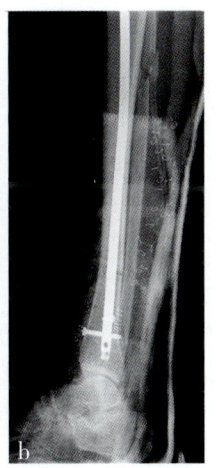

图 12.6 - 2 左侧小腿骨折复位后使用髓内钉内固定
a. 前后位 X 线片
b. 侧位 X 线片

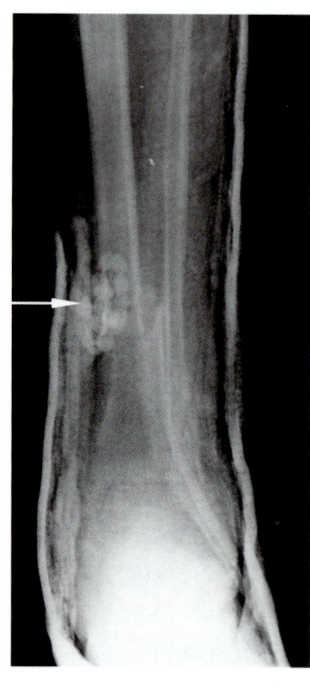

图 12.6-3 左小腿取出髓内钉，植入抗生素珠链（箭头）且石膏固定后的 X 线前后位片

## 目前状况

随访 2 周，伤口创面约 8 cm×3 cm 皮肤软组织缺损，骨外露，创面仍有大量渗出，之前髓内钉进钉点的创面干洁。在这期间，患者被要求禁烟，并在家中由护士对患者的创面进行护理。这名患者骨折不稳定，深部软组织感染，胫前中下段有开放创面。

## 诊疗计划

### 面临的问题

- 处理这类损伤的先后次序：固定骨折，控制感染，还是创面修复？
- 用什么方法修复这类创面？
- 用哪一种内植物进行骨折的固定？

### 治疗选择及计划

这个病例给我们带来 3 个问题：不稳定的骨折、感染和皮肤缺损，三者相互关联。骨折得到固定后创面处理更容易，然而，感染伤口植入内固定物，细菌黏附在接骨板上，内固定物便成为了感染源。这可能导致慢性骨髓炎，甚至感染性骨不连。只有当伤口感染控制后创面修复成功率才能得到保证。有些医生倾向于保留内固定物直到骨折愈合。在这个病例中髓内钉被取出，因为髓内钉的手术切口处有很多渗出。

总而言之，最初的计划是分阶段地进行骨折切开复位内固定，控制感染清除坏死组织后修复缺损创面，放置抗生素珠链并进行系统性抗菌治疗。患者术后虽然伤口裂开，但创面无明显化脓性渗出，所以保留了接骨板。

为了提供骨折足够的稳定性，我们改变了治疗策略，这些策略包括重新放置髓内钉、外固定支架或者接骨板螺钉固定。髓内钉是一种可行方案，但是患者之前发生过髓内感染，我们认为除非髓内感染被完全清除，否则其存在导致关节内感染的可能较大，预后不乐观。

我们也可以选择外固定支架固定，但是患者有髓内感染史，钉道感染的风险也比较高，另外，有外固定支架的部位，创面护理更加困难。患者对外固定支架的依从性也比较差。同时，外固定支架要桥接膝关节和踝关节来避免钢钉进入髓腔，这点也导致固定很难达到稳定。

虽然没有文献比较感染情况下坚强固定和非坚强固定哪个更理想，外科医生还是决定使用接骨板螺钉进行坚强内固定，小心放置接骨板，避免对骨膜破坏，减少对骨血运的损伤。假如骨折不愈合或者感染加重，则会导致截肢可能。注意内固定物的放置位置不向近端可能的截肢平面延伸，从而减少慢性骨髓炎的风险。

固定方法的选择在这个病例中存在争议，放置内植物的时间选择也存在争议。不稳定的骨折一般不会愈合，尤其是在存在感染的情况下。同时，存在异物时感染更难得到控制。在这个病例中，我们认为短期移除内固定物能减少接骨板导致感染的机会，让感染能得到有效治疗。这需要很强的判断力和具体事件分析的能力。

为了覆盖创面，我们想了几种办法，腓肠肌有时候能用于覆盖胫骨中远段的创面，但是它的腱性部分太多无法很好的提供覆盖。此外，在这个病例中，在最初的清创中我们发现腓肠肌有严重的挫伤。

我们考虑了进行随意局部转移筋膜瓣和逆行皮瓣。但是医生认为逆行皮瓣手术的术后护理要求比较高，此外在有接骨板的创面上很难辨认腓动脉，也无法被彩超定位。

我们请了一位整形外科的医生会诊，切除了患者小腿上的一个血管瘤，这位整形外科医生不愿意进行游离皮瓣手术,因为患者有血管损伤、吸烟史、感染和依从性差。此外,在这种情况下行血管端—侧吻合可能导致皮瓣远端吻合口出现盗血现象。这可能导致足部缺血坏死,最终可能选择截肢。这主要取决于患者的依从性。

考虑了那么多方案,我们决定做局部转移皮瓣,因为这种皮瓣的风险小,成功率高。

使用了锁定接骨板进行固定(图 12.6-4)。使用了银离子敷料和创面负压吸引装置。1 周以后去除银离子敷料,检查伤口(图 12.6-5)。使用随意皮瓣修复缺损创面(图 12.6-6),供区游离植皮修复(图 12.6-7)。术中清创组织送细菌培养。虽然细菌培养结果为阴性,这个患者术后还是进行了静脉抗感染治疗。在静脉抗炎治疗 6 周后患者出院。

## 处理措施

患者再次进行骨折和软组织缺损手术。骨折

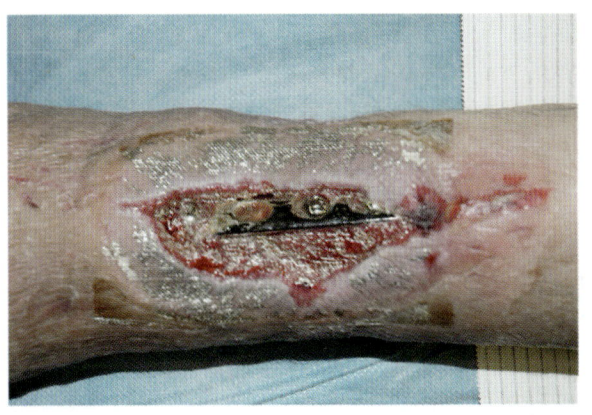

图 12.6-5 取出抗生素珠链后的创面,固定骨折的接骨板,伤口发生开裂。使用银离子敷料后生长出来的新鲜肉芽组织

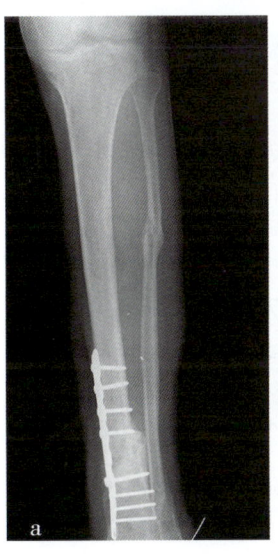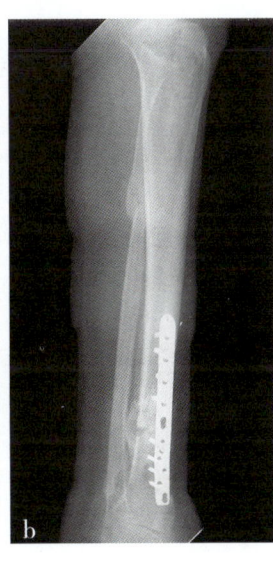

图 12.6-4 左侧小腿切开复位接骨板螺钉内固定,骨折部位可见骨痂形成,提示骨折稳定。腓骨骨折同时达到愈合
a. 前后位 X 线片
b. 侧位 X 线片

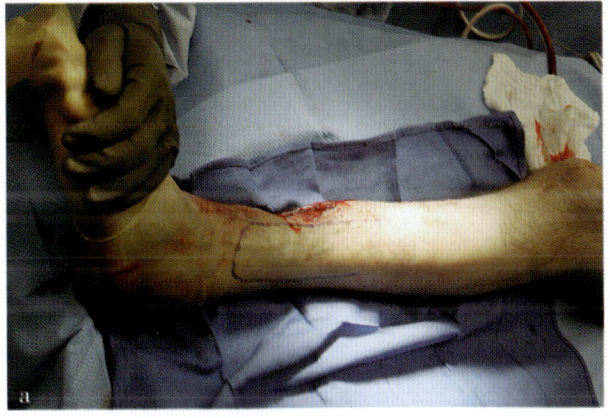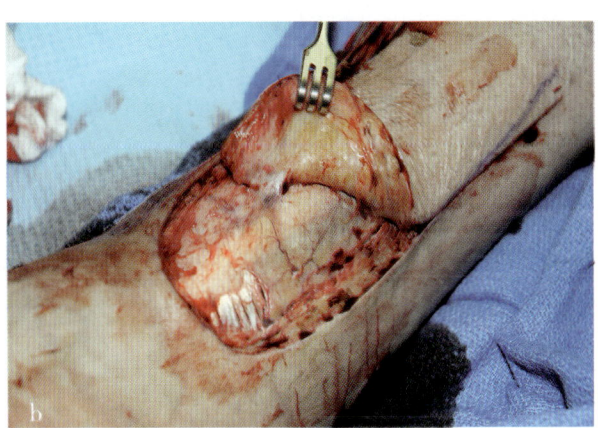

图 12.6-6 局部皮瓣的设计
a. 皮瓣的长宽比为 3:1
b. 掀起皮瓣可以看到筋膜内的肌肉和腱性组织

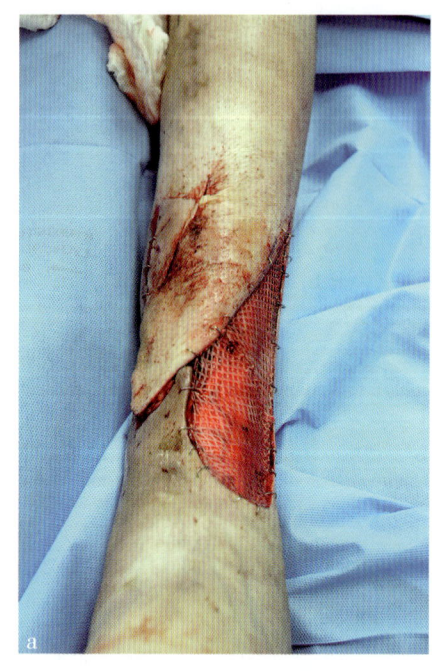
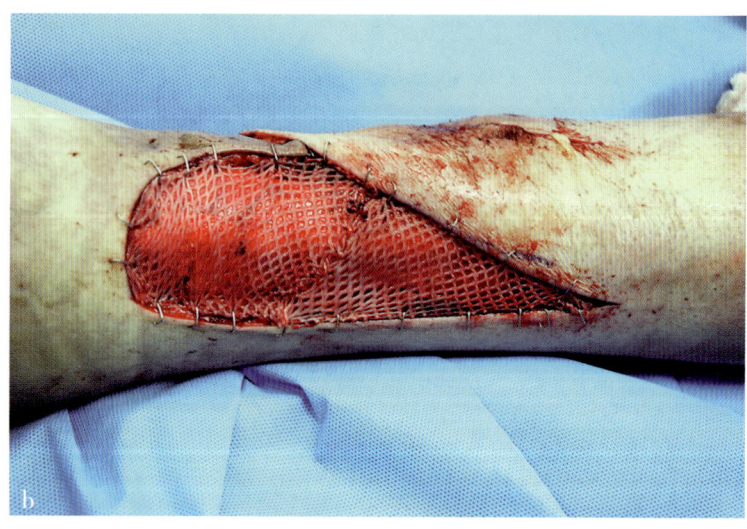

图12.6-7 皮瓣供区拉网植皮
a. 正面外观
b. 侧面外观

### 预后及随访

皮瓣2周后完全愈合(图12.6-8)。10个月后骨折愈合,创面无渗出,患者进行正常工作(图12.6-9),可在无痛下行走。

### 诊疗要点

· 复杂的问题可以被简化为相关的简单问题,通过明确重建的目的和可行的方法来完成目标。

· 随着问题的暴露和发展常使最初的计划无法实施。

· 准备不同的重建方法应对不同的问题。为了达到最佳的术后效果必须采用最安全的治疗方法,可是这些治疗方法往往不是最简单的。

· 必须充分考虑患者的个体情况来选择治疗方案。

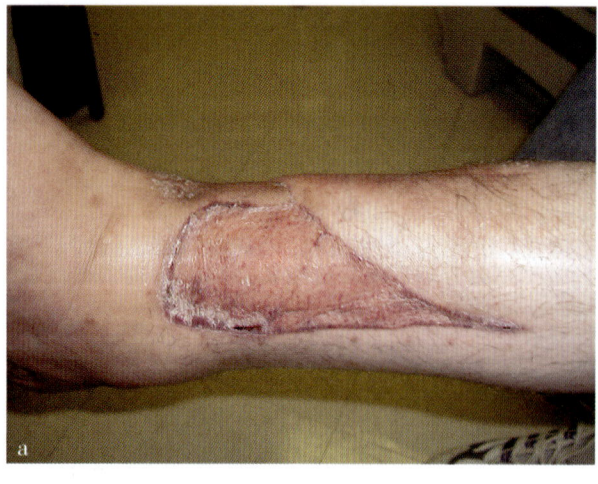
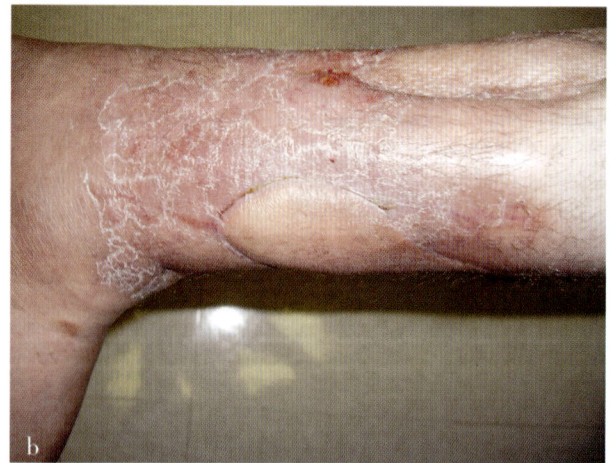

图12.6-8 愈合后皮瓣供受区
a. 正面外观
b. 侧面外观

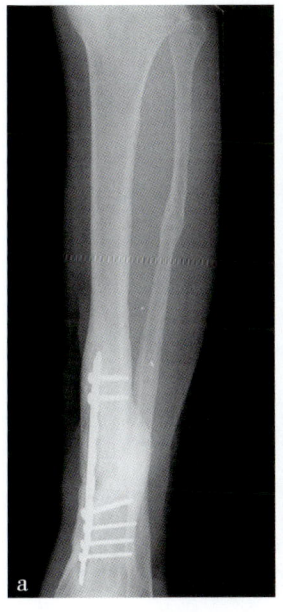
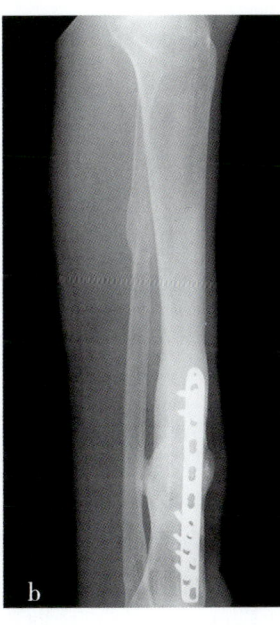

图 12.6-9 随访 10 个月，胫骨骨折部位有大量骨痂形成。2 枚螺钉出现松动后被取出
a. 前后位 X 线片
b. 侧位 X 线片

## 12.7 技术等级 Ⅱ：病例 2

作者　*Yves Harder*

### 病史

- 34 岁，男性患者，白种人。
- 工人。
- 已婚。
- 有吸烟史。
- 无其他不良医疗记录。

患者骑摩托车高速与汽车相撞，无意识丧失，车祸造成了胫骨中下 1/3 Gustilo Ⅱ型骨折。患者被转运至一级创伤治疗中心，由创伤科医生对患者进行检查，临床检查显示仅有右小腿外伤（图 12.7-1）。随后患者进行了创面的清创冲洗。骨折髓内钉固定，后来由于骨不连（图 12.7-2），患者进行了髓内钉更换。术后 1 年，患者骨折仍不愈合（图 12.7-3），手术治疗骨不连，移除髓内钉，改行接骨板螺钉内固定，患者出院后骨折部位伤口开裂，接骨板外露，创面约 3 cm×4 cm 大小。

**创面初步处理**：创面油纱布覆盖包扎，2~3 d 门诊换药 1 次，随后创面又进行了持续 2 周的负压治疗。

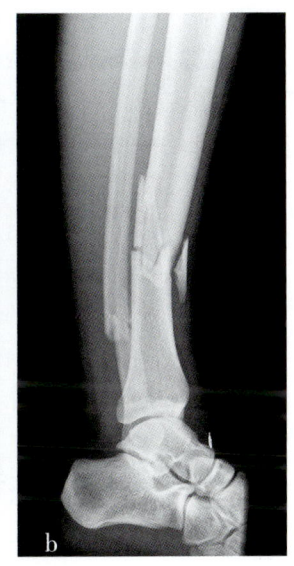

图 12.7-1 右小腿胫骨中下 1/3 开放性粉碎骨折（42C）
a. 前后位 X 线片
b. 侧位 X 线片

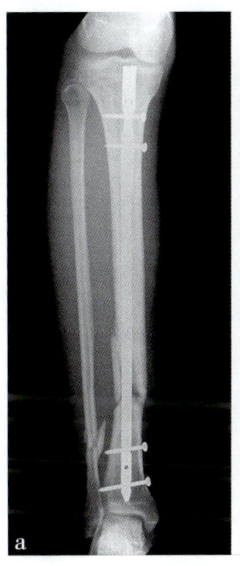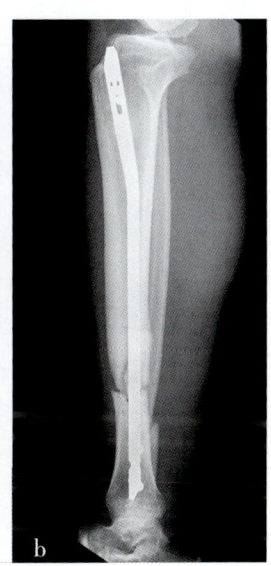

图 12.7-2 右侧胫骨骨折髓内钉固定 3 个月后，没有发现骨折愈合迹象
a. 前后位 X 线片
b. 侧位 X 线片

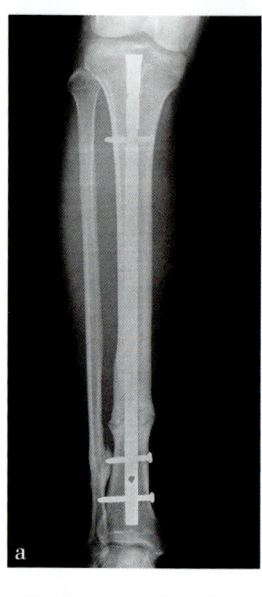
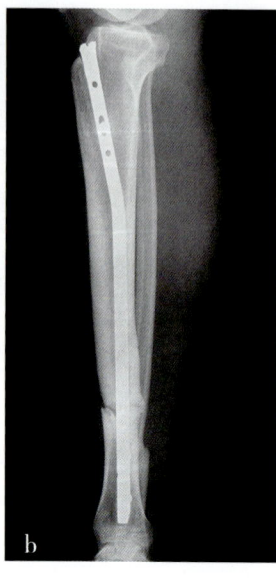

图 12.7-3 取出髓内钉前的 X 线表现,骨折断端出现肥大增生
a. 前后位 X 线片
b. 侧位 X 线片

## 目前状况

- 右小腿中下 1/3 直径 4 cm 的软组织缺损。
- 接骨板及骨表面可见新鲜肉芽颗粒(图 12.7-4)。

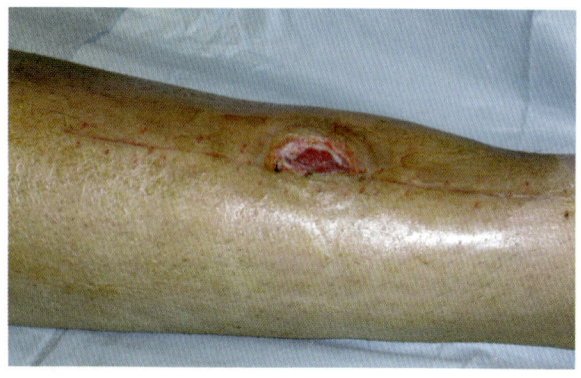

图 12.7-4 患肢沿着胫骨脊纵向的瘢痕。在小腿中下 1/3 有直径约 4 cm 的清洁创面,可见肉芽组织生长

## 诊疗计划

### 面临的问题

- 对于这种年轻、健康的吸烟患者,我们的治疗目的是什么?
- 什么样的创面修复手段的成功率最高?

### 治疗选择及计划

最主要的治疗目的是恢复下肢的功能,这需要骨折愈合才能实现。为了达到骨折愈合的目的,软组织缺损必须得到完全修复。

因为存在接骨板暴露和骨不连,我们需要血运良好的组织来修复皮肤软组织缺损。换药不能使伤口快速愈合,长期伤口开放最终将导致伤口感染。负压治疗创面后形成足够的肉芽组织还不能满足游离植皮的需要。由于接骨板外露,继续使用负压治疗创面也很难成效。经过长期的治疗,产生的瘢痕组织仍然不稳定,患者的伤口很容易形成窦道,甚至导致如骨髓炎之类的感染。

患者创面缺损面积小,同时周围皮肤的质量和弹性可以满足局部推进皮瓣的需要。肌瓣如腓肠肌瓣及比目鱼肌瓣都能在小腿近端可靠地修复小腿近端的创面缺损,但是它们无法修复小腿远 1/3 的软组织缺损。远端蒂的逆行腓肠肌或比目鱼肌瓣对于吸烟者来说不是非常可靠。而且供区的损伤比较严重,常伴有比较严重的瘢痕。游离皮瓣也是一种不常用的手术方法,尤其是在设施条件有限或者显微手术经验不足的情况下。带筋膜皮瓣如远端蒂的逆行腓肠神经营养皮瓣可以修复这个部位的软组织缺损,但该皮瓣不可靠,尤其是对于吸烟者。带血管的局部推进皮瓣对于修复这种缺损非常安全可靠,在这个病例中,我们采用了双蒂桥式皮瓣(图 12.7-5)。

## 处理措施

在行骨皮质剥脱术并放置接骨板后 4 周,我们再次对胫骨前方的软组织缺损部位进行了清创,切除了炎性肉芽组织和瘢痕组织。随后,胫前的手术瘢痕也被切除了。我们在缺损创面切口的外侧 6 cm 处做了一个平行于缺损创面长 15 cm

的切口,这样就形成了一个长宽比约1∶1的双蒂桥式皮瓣。游离皮下软组织,为了增加皮瓣的宽度,我们对皮下的筋膜组织做了锯齿状切口,这样皮瓣就很容易推进覆盖到胫前的软组织缺损区域。无张力间断缝合皮肤(图12.7-5a),取大腿的游离皮片在供区进行游离植皮(图12.7-5b)。

## 预后及随访

术后患者恢复顺利,骨折和皮瓣都完全愈合,没有再次进行手术(图12.7-7)。移植的皮肤100%存活。术后10周,患者完整负重行走,术后6个月,患者骨折完全愈合(图12.7-8)。

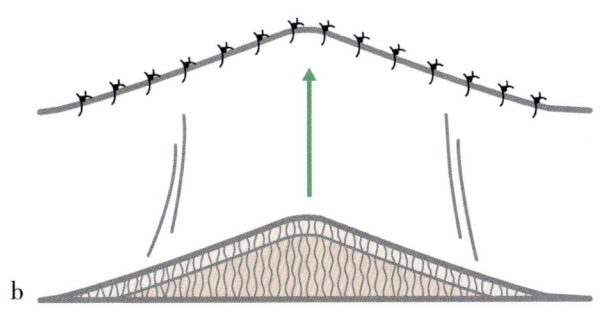

图12.7-5 双蒂(远近端蒂)皮瓣转移修复缺损创面图解

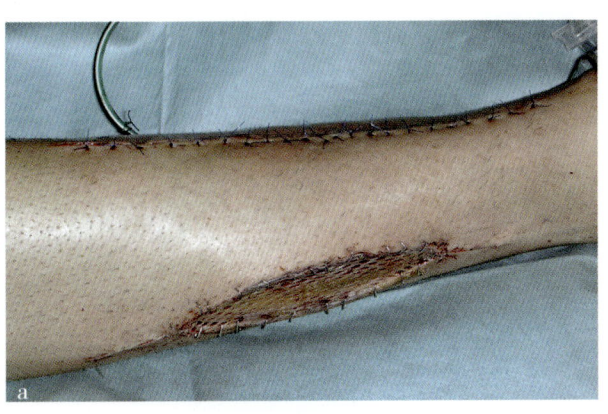

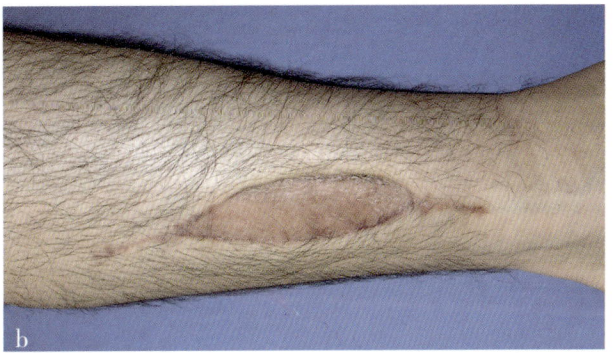

图12.7-6 双蒂皮瓣术中照片
a. 无张力缝合皮下组织及皮肤
b. 游离皮片移植修复供区

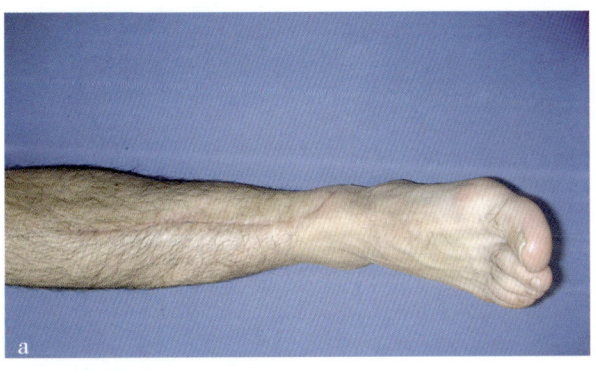

图12.7-7 术后6个月随访照片
a. 胫骨前方愈合的瘢痕
b. 供区的植皮区域

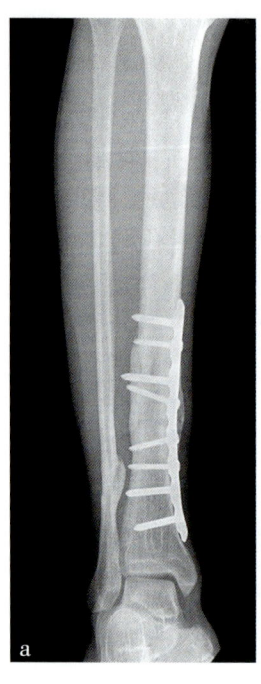
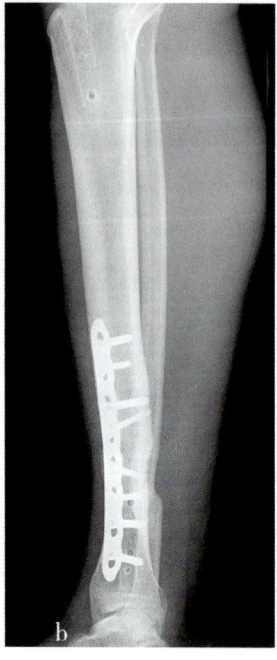

图 12.7-8　术后 6 个月骨折完全愈合
a. 前后位 X 线片
b. 侧位 X 线片

### 诊疗要点

- 软组织的问题可能在最初的创伤中被忽视，但是经过反复的手术，手术区域往往存在很高的并发症风险。有时候我们可以改变手术入路来改善这种问题。在这个病例中，如果用于放置接骨板的手术切口在胫前肌的上方，那么简单的游离植皮就能解决这个伤口问题。
- 在一些病例中，如果可能，健康的局部软组织就能用于修复创面。

## 12.8　技术等级 Ⅱ：病例 3

作者　Angelo M Biraima

### 病史

- 33 岁，男性，白种人。
- 建筑工人。
- 习惯使用右手。
- 单身。
- 无吸烟史。
- 无其他不良医疗记录。

患者在工作时，左手在无保护的情况下被锯子锯伤。患者拇指和示指末节被截断。医护人员对患指进行了包扎，将 2 个截断的指尖放在塑料袋中置于冰水中。

在急诊，创伤科医生对清醒的患者进行了检查，除了左手外未发现其他损伤，手指的损伤情况为：

- 拇指末节横断，断端保留 2 mm 甲床（图 12.8-1）。
- 示指于近节指间关节平面横断。
- 手指掌侧皮肤挫裂伤（图 12.8-2）。
- 示指断面神经撕脱伤（图 12.8-3）。

X 线片显示拇指末节指骨离断，示指近节指间关节离断（图 12.8-4）。

**创面初步处理**：无。

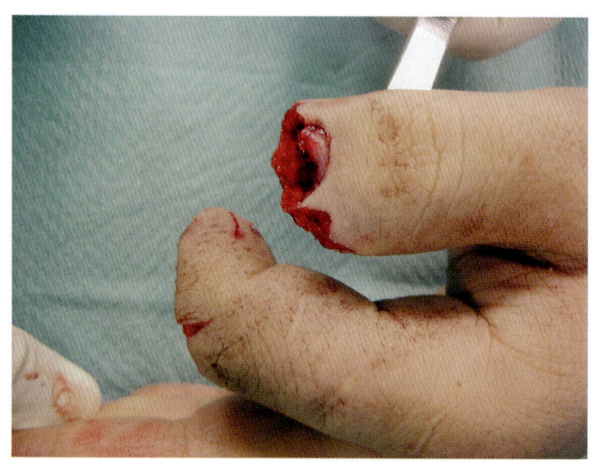

图 12.8-1　左拇指清创术前照片（背侧面）

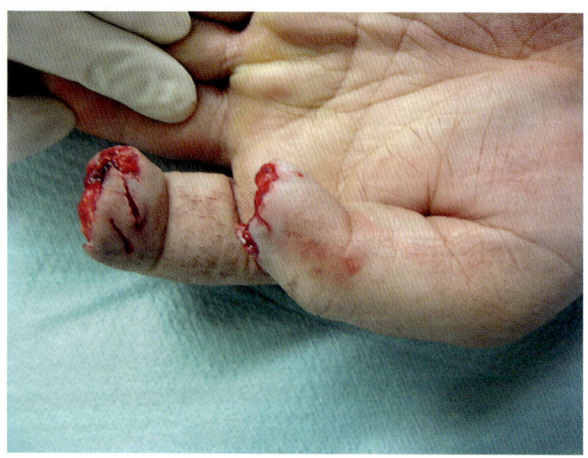

图 12.8-2　左示指清创术前照片（掌侧面）。可以看到皮肤存在挫裂伤

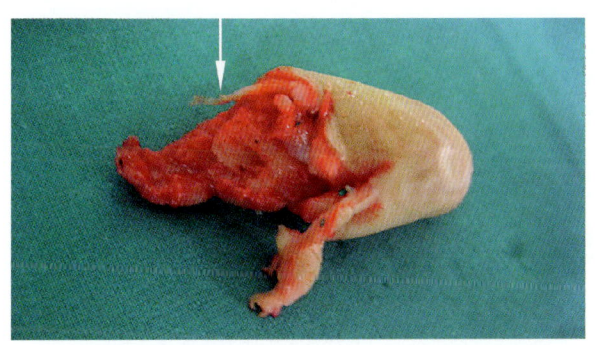

图 12.8－3 左示指末节撕脱伤。可以看见指神经撕脱（箭头）

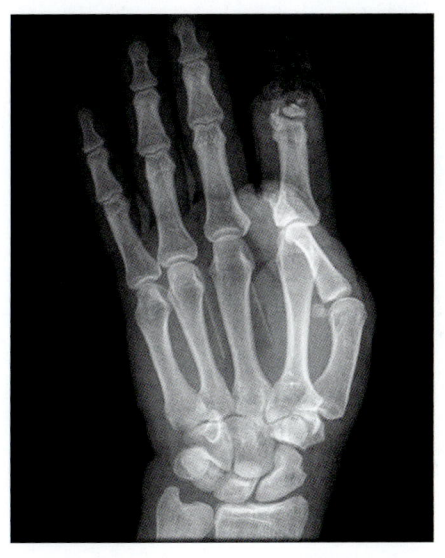

图 12.8－4 左手前后位 X 线片显示拇指末节离断,示指远节指间关节离断

## 目前状况

在接受清创术后,拇指保留了 2 mm 长的甲床,并且甲床下有指骨支撑。示指被撕脱的指神经外露 4 mm。在远节指间平面示指掌侧的软组织和指骨分离,但是皮肤的长度足够关闭伤口。示指近节指间关节的关节软骨面外露。

## 诊疗计划

### 面临的问题

- 哪个手指能进行再植?
- 如果手指不能再植,那残端修整的平面在哪里?
- 如何修复创面?

### 治疗选择及计划

患者作为建筑工人日后还需要继续使用他的手指做重体力劳动,指尖的保护性感觉非常重要,需要最大限度地保留手指的长度,同时又要不影响缺损创面的愈合。在创伤手外科中,治疗的主要目的是保证手指的活动度,尤其是没有骨折及挤压伤的部位。首先也是最主要的是让伤口闭合,这样患者才能进行早期的被动和主动功能锻炼。对于清洁的伤口,我们可以尝试进行末节手指的再植。但经过最初的清创我们发现断指的神经和血管严重损伤,很难进行成功的再植。暴露的骨和软骨需要带血管的软组织覆盖,二期愈合会增加感染的风险,甚至导致整个手指截除。有很多局部小皮瓣能用于修复手指小的缺损,可以一期修复缺损创面。

### 处理措施

示指:示指进行了清创,由于撕脱离断示指无法再植,我们进行了残端指骨短缩,这样断端有足够的皮肤能无张力地缝合创面。

拇指:拇指掌侧面挤压的软组织被切除,指骨进行彻底清洗。为了扩大甲床,我们在指甲上皮的近端做一个四边形的深切口,将皮肤的边缘向近端推进 2 mm(图 12.8－5,图 12.8－6)。拇指末节掌侧做 V－Y 推进皮瓣覆盖残端的指骨(图 12.8－7~9),皮瓣用针头固定于指骨残端,并进行简单的间断缝合,拇指用油纱布包扎。手指用小夹板保护 10 d。

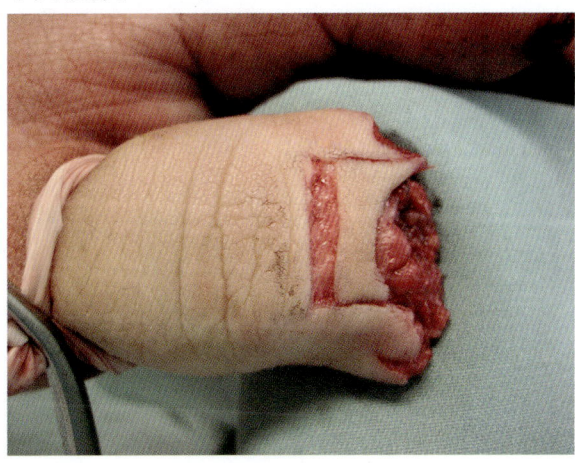

图 12.8－5 指甲上皮区域的切口

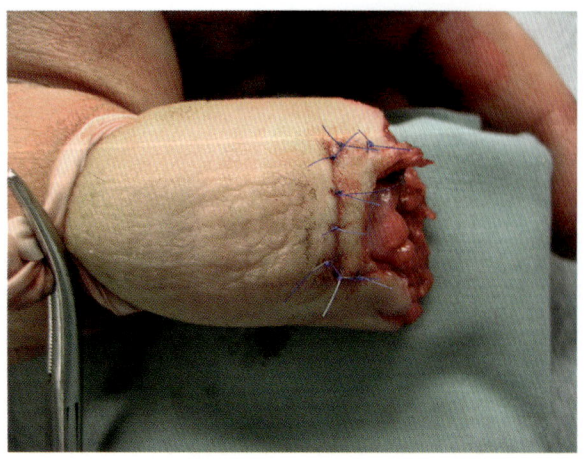

图 12.8-6 移动指甲上皮后甲床被扩大

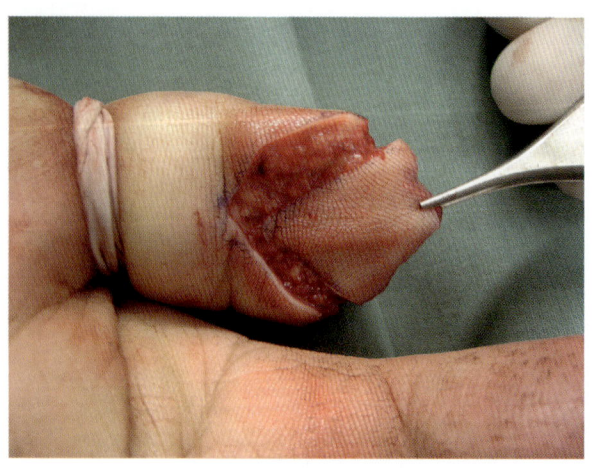

图 12.8-7 拇指掌侧做 V-Y 推进皮瓣

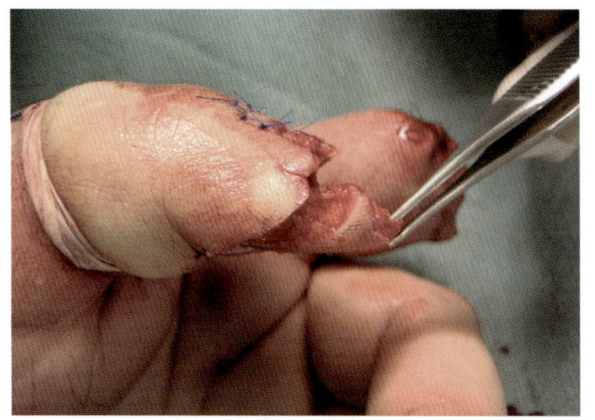

图 12.8-8 完成皮瓣后手指长度得到增加

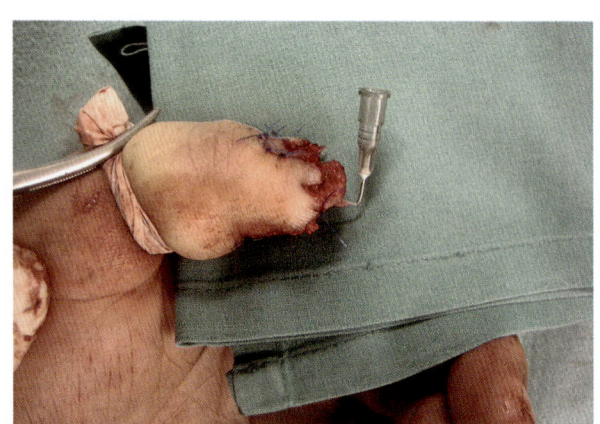

图 12.8-9 皮瓣使用针头临时固定于指骨上

## 预后及随访

术后 6 个月,患者恢复保护性的感觉,并能在无痛下进行工作。他对拇指指甲的外形很满意(图 12.8-10)。

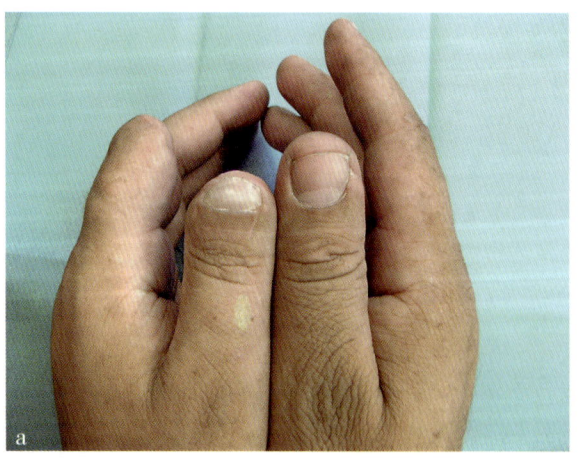

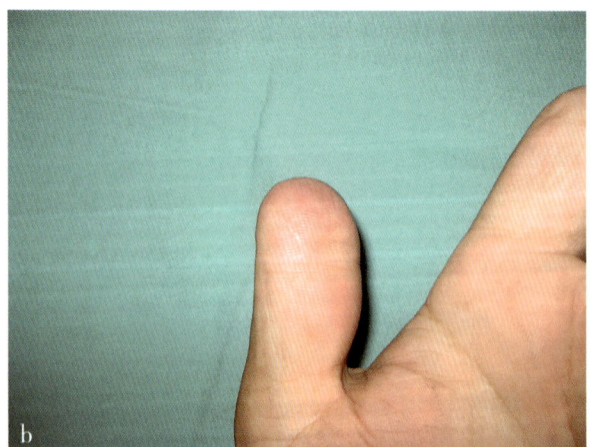

图 12.8-10 术后 6 个月拇指和示指的外观
a. 拇指末节没有足够的指骨支持指甲的生长
b. V-Y 推进皮瓣术后几乎看不到瘢痕

## 诊疗要点

- 大多数指尖损伤,只要不伴随撕脱性损伤,医生就能直接用局部推进皮瓣闭合伤口,尽早进行功能性的术后治疗。

## 12.9 技术等级Ⅱ:病例4

作者 David A Volgas

## 病史

- 38岁,男性,白种人。
- 注册护士。
- 已婚。
- 无吸烟史。
- 偶尔饮酒。
- 无其他不良医疗记录。

患者以96 km/h骑摩托车被后方另一辆摩托车追尾,摩托车失控导致车祸。患者无意识丧失,被送往医院前双下肢夹板固定。

受伤当天对患者进行评估,损伤包括:
- 左侧腓骨头Gustilo Ⅱ型骨折伴随膝关节后脱位(图12.9-1)。
- 右侧双踝Gustilo Ⅱ型骨折。
- 右2~4肋骨骨折。

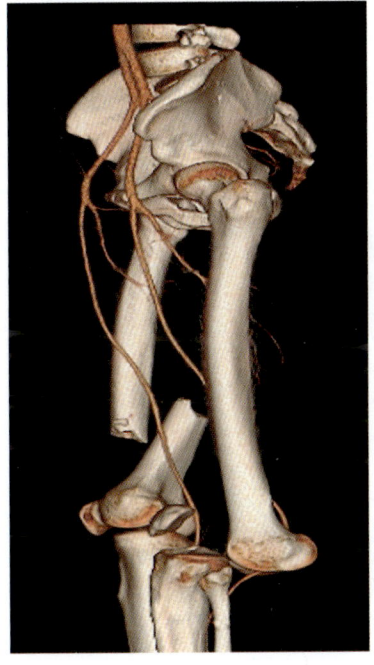

图12.9-1 三维CT重建显示膝关节脱位并压迫到后方的腘动脉

对患者膝关节脱位进行了闭合复位。增强CT检查,排除了血管损伤。同时对腘动脉进行了检查。膝关节脱位闭合复位后,足背动脉搏动恢复正常。住院早期,右踝关节进行了切开复位内固定,双侧小腿也进行了清创。

事故3周后,患者进行了膝关节韧带重建并使用了铰链式支具对膝关节的内外侧韧带进行固定保护。

2周后,患者手术切口出现明显感染并导致8cm的伤口裂开。患者膝关节疼痛,伤口周围红肿并有脓性渗出。临床检查发现膝关节后内侧韧带重建失败。

**创面初步处理**:患者进行了3次清创手术,切除了坏死组织并对关节彻底消毒。我们在伤口中放置了抗生素珠链。细菌培养发现广泛耐药金黄色葡萄球菌。

## 目前状况

伤口经过清创手术后在内侧膝关节上出现了8 cm×6 cm的皮肤缺损伴有膝关节外露。膝关节的关节囊有4 cm×5 cm的缺损(图12.9-2)。内侧半月板,内侧胫骨平台和内侧股骨髁都能透过缺损处看到。从胫骨韧带附着点到内侧半月板的部位都存在关节囊缺损。胫骨附着的韧带完整修复,但关节囊被切除。

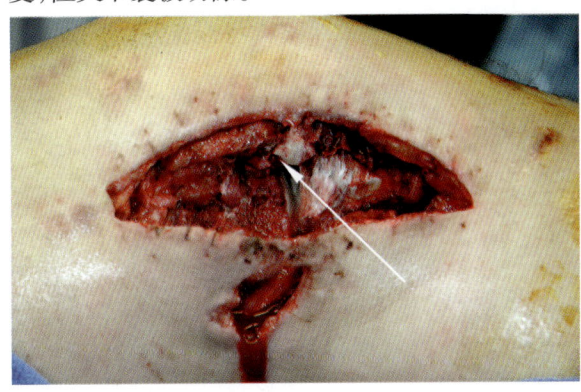

图12.9-2 膝关节内侧切口显示膝关节囊大部分缺失(箭头)

## 诊疗计划

**面临的问题**
- 治疗的实际目的是什么?

- 最后的结局是关节融合还是可以活动的膝关节？
- 存在移植物时能否彻底治愈感染？
- 有哪些确实可行的治疗选择？
- 如果膝关节能保留，如何修复创面，最大限度地促进创面愈合并清除感染？如果移植物一直存在感染，哪种修复方法对外观影响最小？
- 如果膝关节无法保留，膝关节做短缩融合后是否还需要做其他手术修复创面？

### 治疗选择及计划

在进行清创手术后患者创面外表清洁，但是无法保证无细菌残留附着于用于修复膝关节侧副韧带的自体移植物和可吸收螺钉表面；而且，患者开始出现膝关节坏死。在最后的清创中，我们看到患者的软骨面正常，但是对关节面的软骨面情况还不能下定论。患者非常年轻，无法接受膝关节融合，也没有足够的临床证据显示膝关节在这种情况下无法保留，所以我们准备尽力对膝关节进行重建修复。

现在我们需要面对2个问题：一个大的皮肤缺损和失去了内侧关节囊、内侧副韧带和内侧半月板的膝关节。外科医生认为单纯地植入肌瓣无法将关节囊封闭，伤口反而会形成窦道。完整的关节囊能储留关节液，进而营养关节软骨，如果失去关节囊的完整性，关节软骨将失去营养。

同样，失去完整的关节囊，内侧半月板会不稳定并向关节内移位。因此我们认为关节囊必须得到修复。目前没有文献指导使用哪种材料对关节囊进行重建，但是我们可以有一些选择，这些选择包括自体筋膜移植、人体或者牛的异体干冻关节囊移植或者胶原移植。我们计划使用带蒂的腓肠肌瓣覆盖创面，并使用腓肠肌筋膜进行自体移植修复关节囊。无论是自体移植、同种移植或者异种不带血管的移植，其最终的功能取决于清洁的移植环境和移植物排斥反应。

在这个病例中，我们在移植手术之前通过多次清创来减少创面的细菌。皮肤缺损的修复相对来说比较容易解决。我们使用内侧腓肠肌瓣修复缺损创面。外伤后6周，创伤周围软组织条件成熟，但是仍存在部分感染，反复的外科手术使得创面周围瘢痕软组织收缩。最后的缺损创面大小为8 cm×6 cm，需要临近腓肠肌移植修复。此外，我们还可以选择远端蒂的筋膜瓣或者肌瓣，如股外侧皮瓣或者游离皮瓣。对于选择游离肌瓣或者游离筋膜瓣，哪一种更适合修复存在感染的创面存在争议。负压装置会使关节变干，在使用不带血管的移植物修复软骨和关节囊后不适合使用负压装置治疗创面。膝关节脱位后无论是否进行韧带修复，关节纤维化都非常常见。运动在防止关节纤维化中非常重要。

在这个病例中我们计划患肢进行早期功能锻炼。用于修复关节囊的筋膜在膝关节的屈伸活动中被牵拉至关节囊缺损部位的前后方，而不限制关节的屈伸活动。同样我们也应该注意腓肠肌是否能适应膝关节的屈伸活动。

### 处理措施

患者在接受最后一次清创手术后3 d进行修复重建手术。在最后一次清创手术时，放置的抗生素珠链被取出。检查关节，我们看到关节软骨面基本正常。我们使用自体筋膜移植修复缺损关节囊尝试恢复关节活动度。从内侧切口暴露腓肠肌，沿着肌肉长轴在肌肉的深面后方切下6 cm×5 cm的筋膜组织（图12.9－3）。这段筋膜组织用于重建关节囊恢复其韧性和稳定性（图12.9－4）。

使用不可吸收线将筋膜组织缝合于内侧半月板上，然后将筋膜缝合于远端关节囊上，筋膜的近端用不可吸收线缝合在骨和骨膜上（图12.9－5），腓肠肌的内侧头旋转覆盖在作为关节囊的筋膜表面（图12.9－6）。肌瓣表面进行游离植皮，负压吸引装置固定制动3 d（图12.9－7）。

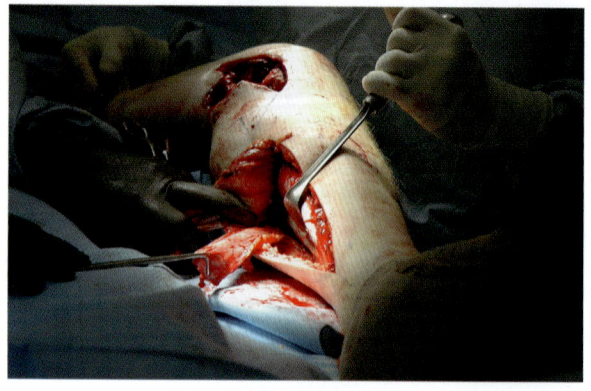

图12.9－3　术中照片显示的是掀起的内侧腓肠肌筋膜组织

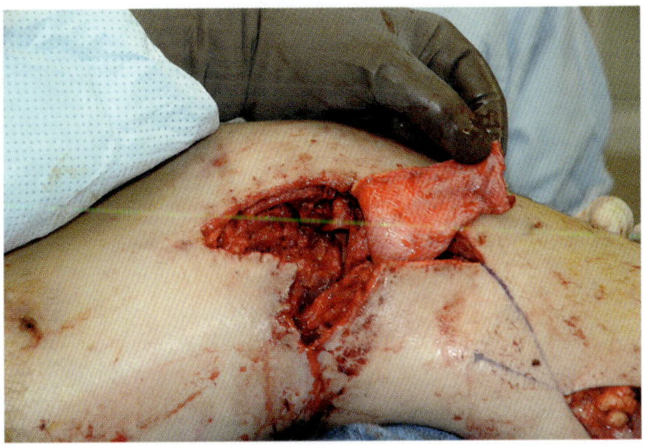

图 12.9 – 4　移植筋膜用于修复关节囊

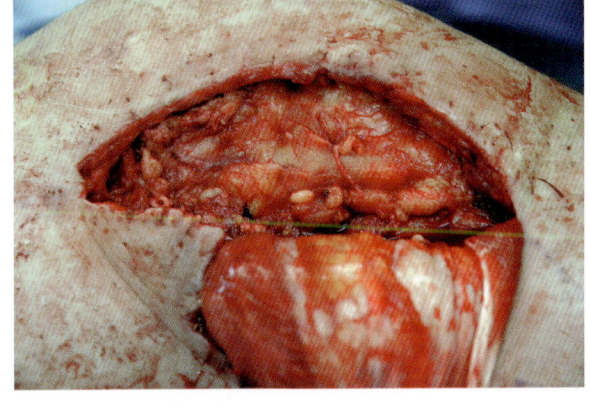

图 12.9 – 5　筋膜覆盖于关节并作缝合，腓肠肌内侧头填充入软组织缺损部位

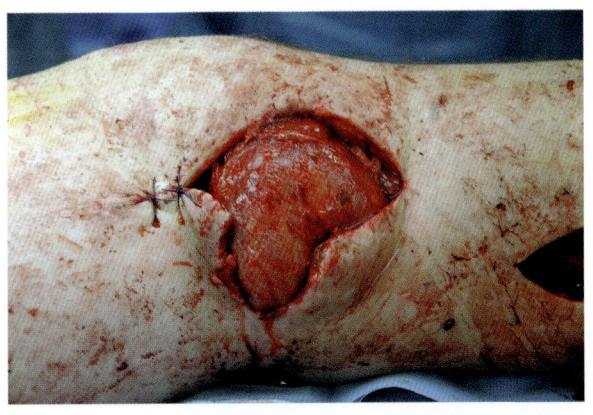

图 12.9 – 6　腓肠肌内侧头填充入内侧软组织缺损部位

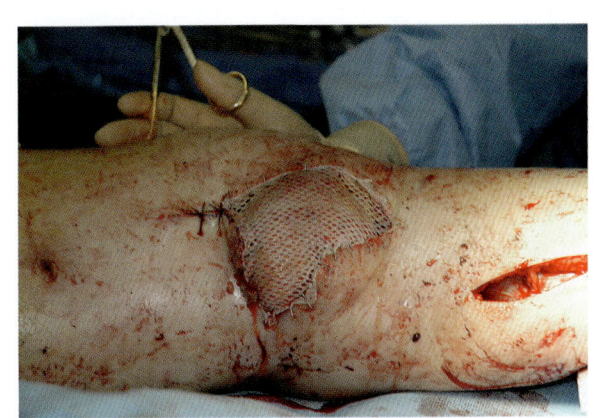

图 12.9 – 7　腓肠肌瓣表面游离拉网植皮

## 预后及随访

患者术后 3 d 开始进行有限范围的功能锻炼。术后皮瓣顺利愈合，但医生更加关注用于修补关节囊的移植物是否会失败，好在术后皮下未发现有关节液渗出，患者关节囊被修复并达到封闭。最后患者膝关节能完全负重，并获得了比较理想的关节活动度，但患者最后还是因为关节疼痛的问题无法工作。

在随访的过程中未发现感染迹象。可能是由于最初的膝关节损伤，患者最后还是出现了创伤性关节炎，在 18 个月后进行了膝关节融合。

## 诊疗要点

- 软组织损伤不但包括皮肤还包括关节囊。没有两个完全相同的病例，外科医生需要仔细对损伤进行评估，制订预案。在这个病例中，外科医生注意到了如果膝关节囊得不到修复，关节软骨的营养将受到影响。

- 无论何时进行不带血管的自体移植或者同种异体移植，受区必须无菌。如果需要进行带血管的移植修复创面，有时必须改变早期修复创面的理念。

## 12.10 技术等级 Ⅱ：病例 5

作者 David A Volgas

### 病史

- 46 岁，男性患者，白种人。
- 轮胎维护工。
- 已婚。
- 吸烟。
- 无其他不良医疗记录。

患者的工作是为大型机械设备修理维护轮胎。在患者准备为刚修好的轮胎充气时，没有注意到安全保护装置没有安装好，轮胎从轮辋上滑落并爆炸。急救现场进行了静脉通道开放、创面包扎、患肢夹板固定和口部气道开放，患者被转运到一级创伤中心。在急诊，创伤科医生对患者进行了检查，发现患者存在颅面骨折、气道损伤和肺挫伤。急诊进行了气管插管机械通气。

查体和 X 线检查发现：

- 左侧臀部皮肤裂伤（关节没有开放）。
- 左侧膝关节轻度水肿淤斑，左侧小腿伤口从胫骨外侧向前延伸到胫骨结节下方（Gustilo ⅢB 型骨折）。
- 右侧股骨干中段闭合性骨折。
- 左侧股骨远端开放性粉碎骨折和胫骨近端粉碎性骨折（图 12.10 – 1）。
- 双下肢的血管神经都是完好的。
- 右小腿血肿。

急诊由骨科住院医师对患者进行清创术。急诊时已进行了大量补液。在接下来的 24 h 里，调整体液酸碱平衡。肺挫伤的程度不是很严重。

经权衡后患者被送入手术室进行清创和冲洗，股骨骨折使用逆行髓内钉进行固定，胫骨骨折使用 LISS 接骨板固定（图 12.10 – 2）。我们利用小腿外侧的伤口作为胫骨骨折的手术入路。术中尽量避免使用镊子和拉钩对创面周围皮肤破坏。

**创面初步处理**：缝合创面，并使用负压吸引装置对无法缝合的创面进行无张力闭合。

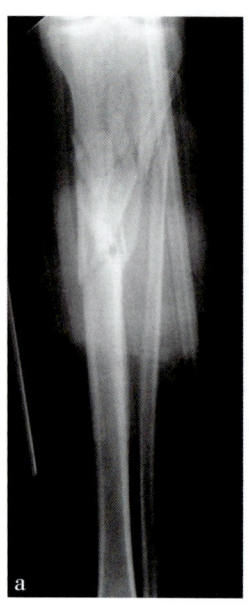
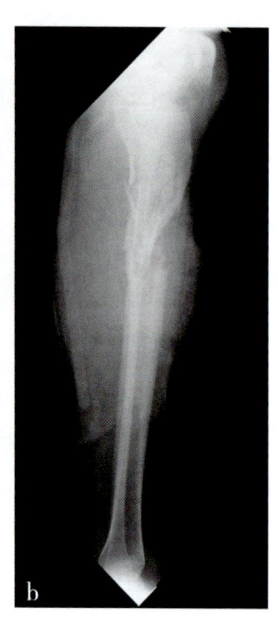

图 12.10 – 1 左侧胫骨近端粉碎性骨折
a. 前后位 X 线片
b. 侧位 X 线片

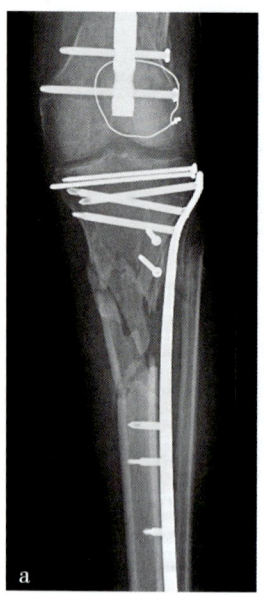
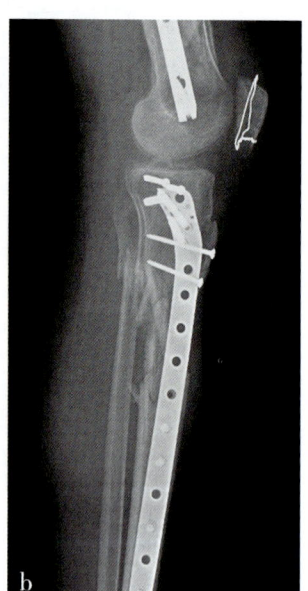

图 12.10 – 2 左侧胫骨近端骨折使用 LISS 接骨板固定。髌骨横形骨折使用钢丝环扎，股骨骨折使用逆行髓内钉固定
a. 前后位 X 线片
b. 侧位 X 线片

## 目前状况

在最初的清创中看起来能存活的皮肤发生了坏死，72 h 后再次进行了清创。在第 2 次清创中外科医生在创面放置了抗生素珠链来帮助覆盖伤口（图 12.10 – 3）。

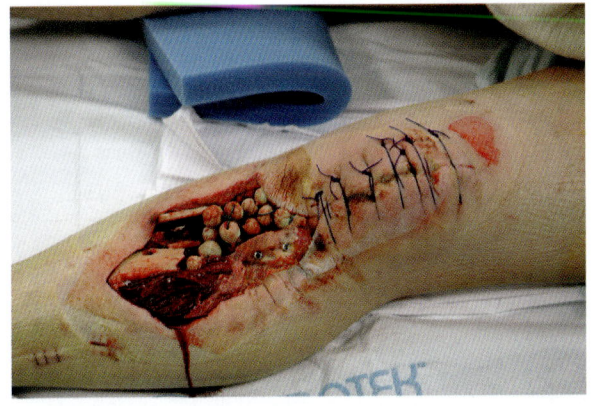

图 12.10 – 3　胫骨近端前方有 6 cm × 10 cm 的软组织缺损，在第 2 次清创后放入抗生素珠链

## 诊疗计划

### 面临的问题

- 在局部严重损伤中，游离肌瓣是否比局部肌瓣更适合？
- 如果需要进行骨移植，是否和创面修复同时进行？

### 治疗选择及计划

下肢评估项目（LEAP）的研究表明在有严重骨折的患者中局部皮瓣比游离肌瓣发生并发症的几率更高。然而从最新的资料来看，局部皮瓣和游离肌瓣相差不大。在之前的手术中，外科医生已经对患者的腓肠肌进行了评估，虽然之前没有进行动脉搏动的检查，但是医生对腓肠肌进行了检查（4C），如果腓肠肌有严重的挫伤和裂伤或无法达到 4C 的标准，医生将推迟游离皮瓣手术（如肌瓣和筋膜瓣）。但医生判断局部肌瓣的风险比延迟 5~7 d 后进行创面皮瓣修复的风险更小。我们选择了腓肠肌内侧头肌瓣，取其近端蒂做肌瓣能旋转覆盖小腿近端的缺损部位。在胫骨近端骨缺损的处理上，很多医生观察到健康的肌肉组织能提供骨祖细胞，从而促进肌瓣覆盖部位骨组织的生长。在这个病例中，虽然我们进行了积极的清创并放置了抗生素珠链，但是仍有可能残留细菌，而进行骨移植可能增加感染的风险。肌瓣会在术后 2~4 周愈合，并在受区生长促进骨缺损部位愈合，如果骨缺损没有自然愈合，则再行骨移植。因此，医生决定延迟进行骨移植，直到确认创面不存在感染，而且骨缺损也没有自然愈合。

## 处理措施

外伤后 6 周，患者再次进行手术。修复 6 cm × 10 cm 的软组织缺损（图 12.10 – 4）。小腿内侧的腓肠肌被填充入缺损部位，同时，我们确认并切除了坏死骨组织（图 12.10 – 5）。在清创冲洗后，深部组织进行采样培养，结果无细菌生长。肌瓣直接填充入骨缺损部位（图 12.10 – 6），肌瓣表面进行游离植皮（图 12.10 – 7）。

## 预后及随访

患者门诊随访 28 个月。开放骨折部位的骨缺损完全愈合而无需再次进行骨移植手术。患者可以正常工作，没有任何功能障碍。同时，患者伤口没有任何渗出（图 12.10 – 8）。

## 诊疗要点

- 在急诊中，我们很难马上对软组织的损伤程度进行精确的评估，在很多病例中，创面的软组织损伤要在 48~72 h 后才表现出来。
- 即使皮肤无法缝合，如果创面有足够的软组织能覆盖内固定物，我们急诊一期就能对骨折进行固定。如果没有足够的能用于覆盖的软组织，我们应该延期进行确切的固定。
- 在一些大范围缺损中包含了皮肤、肌肉和骨的缺损，肌瓣比筋膜瓣更适合来填充死腔防止感染。此外，肌肉还能提供骨祖细胞促进骨折愈合，只要保留大约 50% 的皮质骨，我们甚至可能不需要二期行骨移植手术。
- 如果有整形外科医生，可以设计游离肌皮瓣修复创面。在所有的皮瓣手术中，都有充足的蒂部，我们在计划皮瓣手术的时候，需要考虑到以后可能的手术，如修整手术、骨移植、关节置换等，避免手术之间发生冲突。

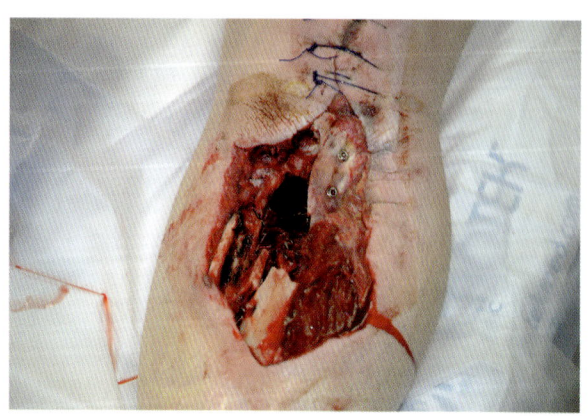

图 12.10 – 4　移除抗生素珠链后的胫骨创面，骨缺损部位仅保留了约 50% 的后方皮质骨

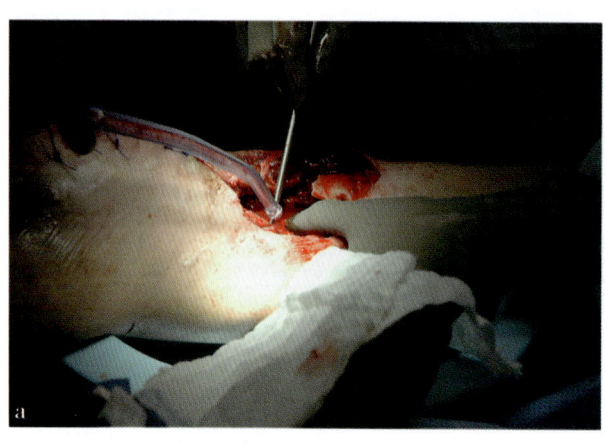
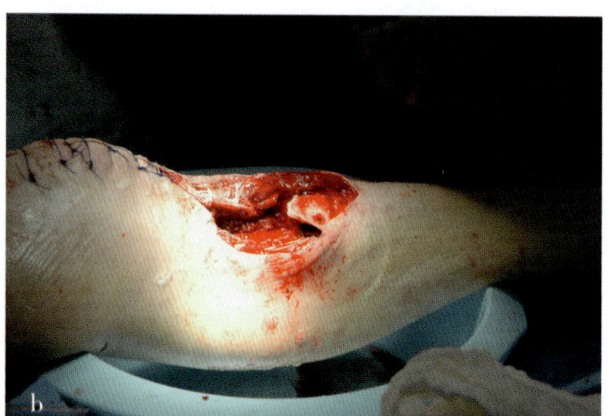

图 12.10 – 5　最后清创后的照片
a. 清除死骨
b. 胫骨大段骨缺损，前方约 50% 皮质骨缺失

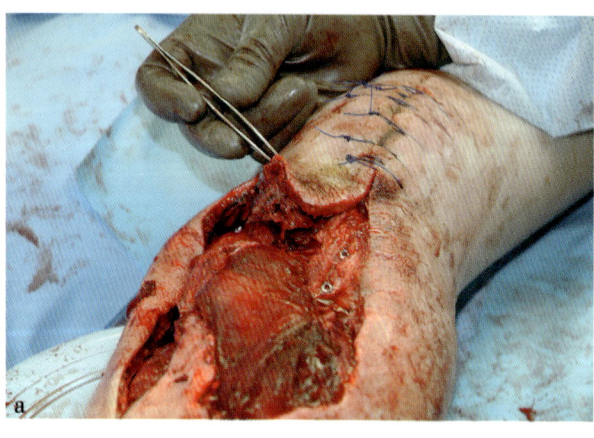
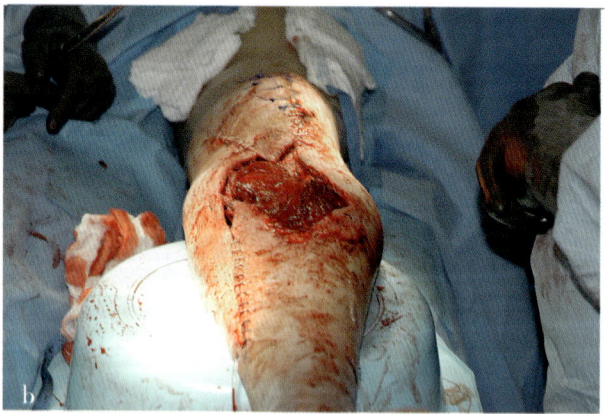

图 12.10 – 6　肌瓣移植后的创面照片
a. 用镊子掀起皮肤后，可以看到皮下软组织完好，没有撕脱性损伤
b. 肌瓣填入骨缺损部位

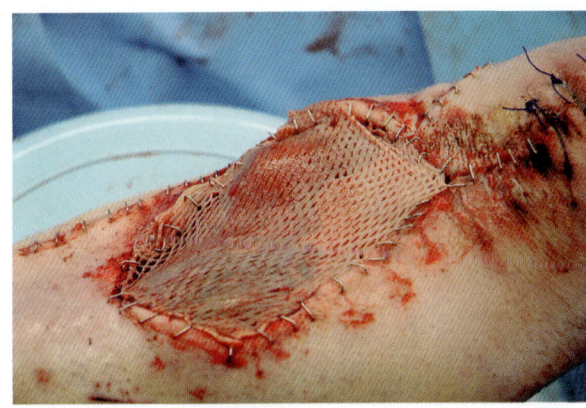

图 12.10 - 7　拉网皮片覆盖于腓肠肌表面

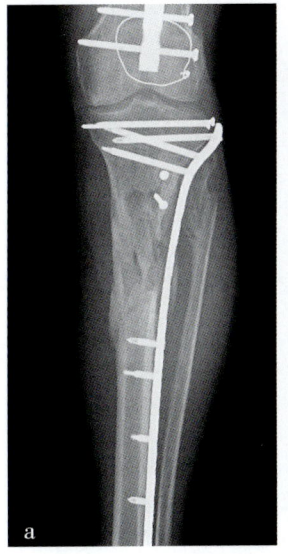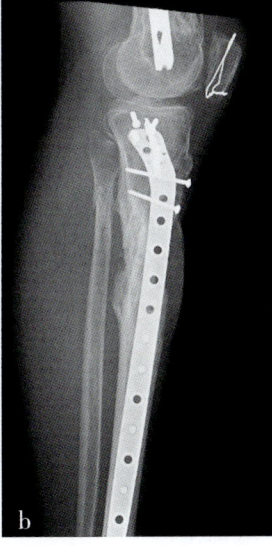

图 12.10 - 8　28 周后随访,骨折线愈合
a.　前后位 X 线片
b.　侧位 X 线片

## 12.11　技术等级 Ⅱ:病例 6

作者　*David A Volgas*

### 病史

- 26 岁,男性患者,西班牙籍。
- 建筑工人。
- 已婚。
- 吸烟。
- 无其他不良医疗记录。

患者在工作时被移动的钢管砸伤,现场使用消毒绷带包扎,夹板固定患肢,转运至急诊,诊断为:

- 单纯左小腿外伤。
- 血管神经完好。

急诊对患者进行第二次评估,并对胫骨的开放创面进行清创。在急诊,由低年资的住院医生对患者进行检查,高年资医生对患者的检查结果进行讨论。医生注意到骨折部位内侧有长约 6 cm 的斜行伤口横跨骨折线。左下肢的胫腓骨中段骨折被分级为 Gustilo ⅢB 骨折,患者将被送入手术室后对创面进行进一步检查(图 12.11 - 1)。晚上患者经检查排除其他可能的损伤后被送入手术室,清创手术将皮下一小部分失去活力的组织清除,创面用 8 L 生理盐水冲洗后使用髓内钉对骨折进行固定。外科医生对患者骨折部位创面再次进行评估,发现创面周围皮肤有活性,缺损的皮肤在 1 cm 以内(图12.11 - 2)。

**创面初步处理:**外科医生决定使用负压装置治疗创面后二期关闭创面,并使用弹性血管圈和皮钉对伤口进行减张缝合(图 12.11 - 3)。湿纱布塞入创面深部压在骨面上,以防骨面干燥。

### 目前状况

患肢如果能快速消肿,其伤口可以延迟闭合。48 h 后患者再次被送入手术室对伤口进行复查(图 12.11 - 4),看是否能闭合创面。但当时患肢仍然很肿胀,皮肤张力高,无法进行延迟闭合。骨折部位暴露约 5 cm,水肿没有消除。

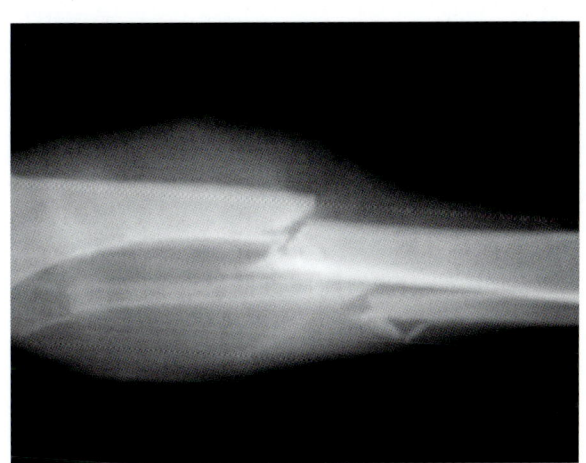

图 12.11 - 1　胫骨侧位 X 线片

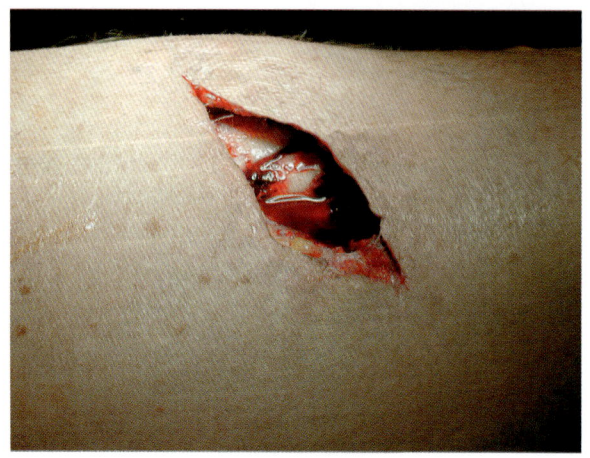

图 12.11-2  清创后的创面和髓内钉固定后的胫骨

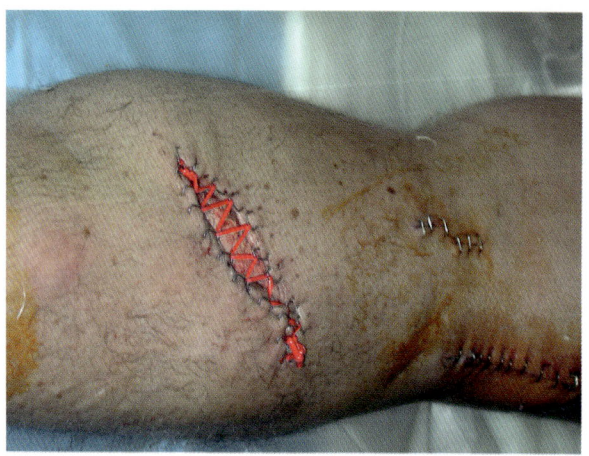

图 12.11-3  伤口边缘使用橡皮圈和皮钉拉拢

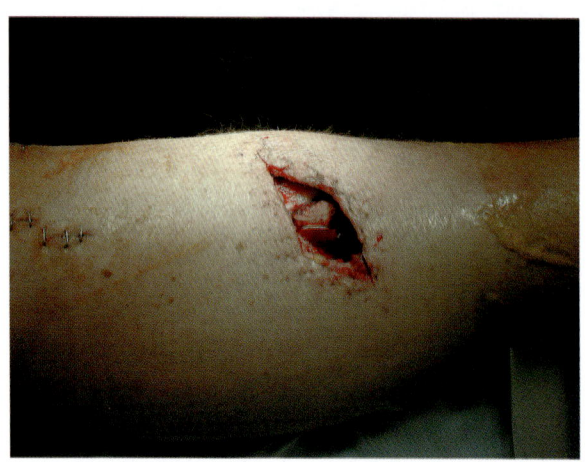

图 12.11-4  清创术后 48 h 后的创面

在 72 h 内得到确切的修复。如果创面在胫骨的中上 1/3，比目鱼肌肌瓣能作为一个很好的修复缺损创面的选择，但如果肌肉有严重的损伤，那只能选择游离皮瓣了。比目鱼肌肌瓣能很容易地旋转覆盖于缺损创面，在最初的清创中，比目鱼肌没有严重损伤，所以可以考虑用这个方法（图 12.11-5~10）来代替之前的方法。

### 处理措施

患者进行了近端蒂带血管的比目鱼肌肌瓣手术，中厚皮片游离移植覆盖于肌瓣，并使用负压吸引装置覆盖保护植皮区，小腿后方使用支具固定。

### 预后及随访

虽然并未一期植骨，患者骨折术后 14 周达到愈合，皮瓣顺利存活。

### 诊疗要点

- 创面的覆盖方法很多，相对于选择简单的方法，医生更应该选择成功率高的方法，修复部位更耐磨的方法和更有利于骨折愈合的方法。如果没有健康的皮下软组织，尤其是在骨折部位或者内固定物表面，我们就要使用更高级的方法。在这个病例中，使用弹性血管圈和皮钉减张缝合的伤口部位没有健康的皮下软组织。

- 一旦需要进行局部肌瓣手术，外科医生必须在一开始的清创的过程中检查和评估肌肉是否存在潜在的损伤。

### 诊疗计划

#### 面临的问题

- 何时是覆盖创面的最佳时间？
- 如何覆盖创面？

#### 治疗选择及计划

理想情况下，创面应该能够一期缝合关闭。在这个病例中，外科医生认为虽然患肢局部肿胀，但可以使用弹性血管圈和皮钉结合负压吸引治疗，使创面能在 72 h 内闭合。一般认为创面闭合的越早，其产生的并发症越少。在很多情况下，很多外科医生并不会做皮瓣手术，而无法一期将伤口修复，另外，创面有时并不能马上反应出其真实的损伤情况。如果创面无法一期闭合，那最好能

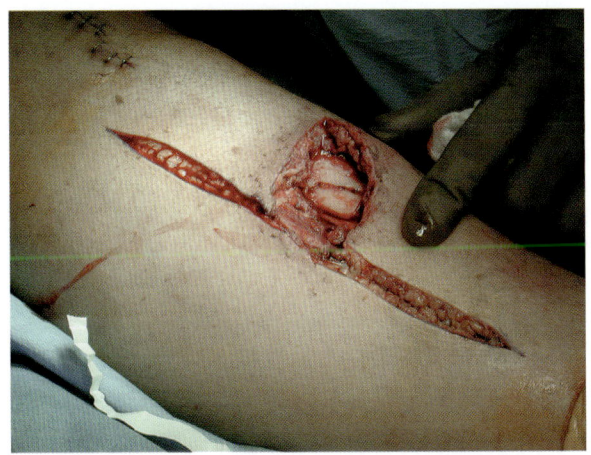

图 12.11-5　清创术后创面边缘和比目鱼肌瓣手术切口

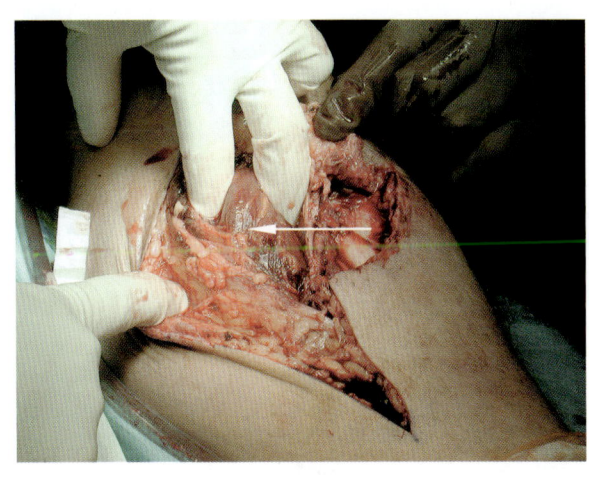

图 12.11-6　钝性分离比目鱼肌(箭头)

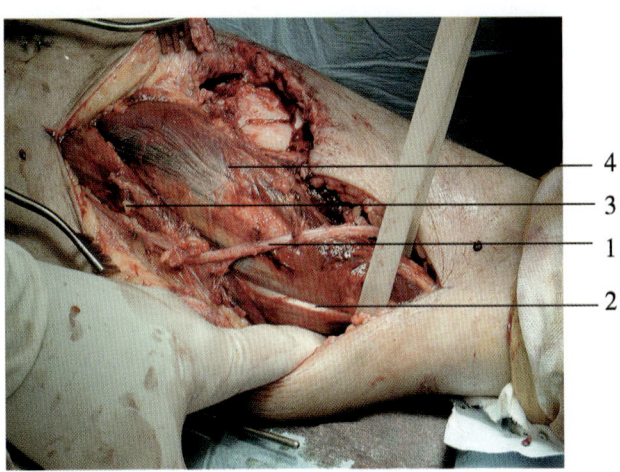

图 12.11-7　确认比目鱼肌。可以看到隐神经(1)经过，跖肌腱(2)位于腓肠肌(3)和比目鱼肌(4)之间

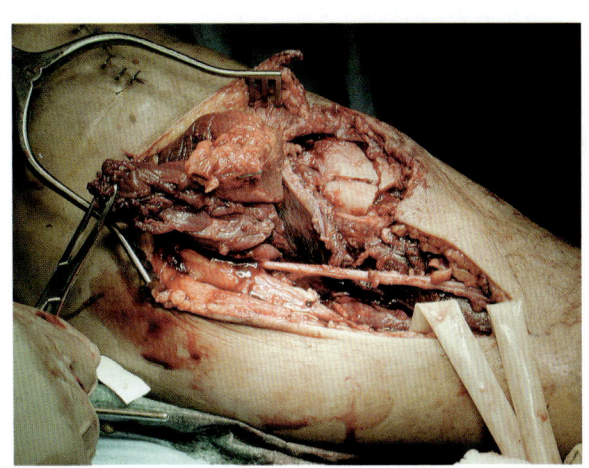

图 12.11-8　切断比目鱼肌，折返覆盖于胫骨表面

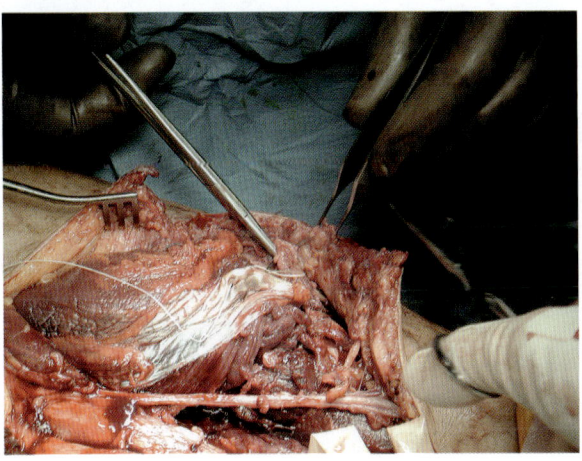

图 12.11-9　比目鱼肌瓣填入受区

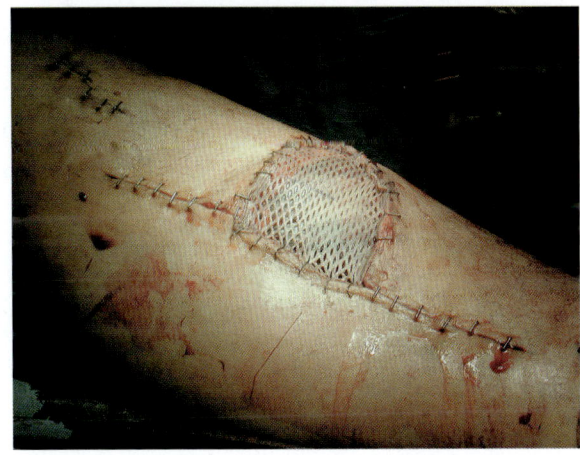

图 12.11-10　固定比目鱼肌肌瓣，表面游离植皮

## 12.12　技术等级 Ⅲ：病例 1

作者　Timo Schmid，Esther Vögelin

### 病史

- 16 岁，男性患者，白种人。
- 学生。
- 惯用右手。
- Landau – Kleffner 综合征（获得性癫痫性失语），丙戊酸治疗。
- 未婚。
- 无吸烟史。

患者和朋友在组装一种不明结构的爆炸装置时发生爆炸，致使右手受伤。救护人员就地包扎夹板固定，给予静脉补液、镇痛治疗，以及气道插管等处理后，经直升机送往医院。

患者入院后立即由多科室会诊，包括创伤科、手外科以及眼科医生。查体结果有：

- 双眼球贯穿伤。
- 左膝软组织浅表伤。
- 严重手外伤。
- 上臂损伤。
- 无危及生命的胸部及腹部外伤。

创面初步处理：无。

### 目前状况

在急诊手术室中，患者右上肢损伤情况如下（图 12.12 – 1，图 12.12 – 2）：

- 上臂和前臂多处浅表创面，有较多异物。
- 小指在近侧指间关节平面大部离断。
- 全层皮肤缺损，包括手中部背侧，示、中和环指，以及中环指近指间关节骨折。
- 掌侧皮肤完整。
- 示、中、环指血管神经束正常。
- 拇指未受伤。

左手也同样严重损伤，但不是本节讨论的重点。

### 诊疗计划

#### 面临的问题

- 是否能二期愈合？
- 缺损的软组织能否覆盖？
- 哪一类的组织可以用于修复（带或不带血管的组织）？
- 结扎前臂的一条主干血管是否会危及手指的血运？
- 肌腱滑动是否会受影响？

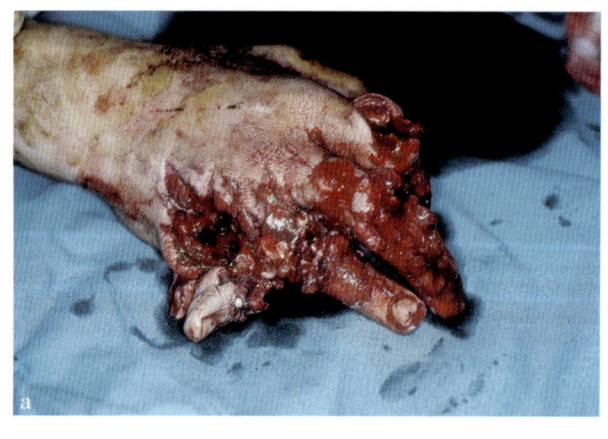 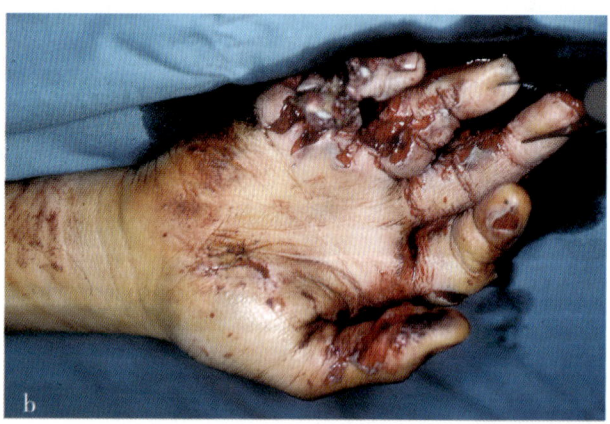

图 12.12 – 1　右手入院时的大体照
a. 背侧照显示示、中和环指软组织缺损，小指大部离断
b. 掌侧照显示拇指、示指、中指以及环指血运可，有多处浅表伤口

### 治疗选择及计划

手是人体重要的结构,也是易受累的部位。尽可能保留有血运的骨骼、肌腱及血管神经束对重建手部功能具有重要的作用。即便可能会影响远期的功能,毁损的、无活性的组织也需要去除,防止骨不连、瘢痕粘连以及感染。注意保留重要结构(如完整但无血运的指神经、肌腱)并去除污染及坏死组织(如骨块、皮质骨、关节、软组织)。健康有活性的组织有时很难判断,尤其是在创伤后的早期。因此,可多次观察创面,延期进行软组织缺损的修复。

针对大部离断的小指以及手与前臂,治疗前需对其可能恢复的功能有所预判,然后有计划地进行清创与重建。治疗的目的是最大限度地恢复患肢的远期功能。

在某些情况下,如患肢生命体征不稳定或创面重度污染,肌腱、骨骼、神经以及软组织的覆盖可延期进行,这期间需要多次清创,因此患者需要多次手术。由技术或设备等因素造成的延期修复仅占极少数。在这些延期修复的病例中,可用人工皮肤(如 Epigard®)或负压封闭吸引技术临时覆盖创面。这些技术已证明在肌腱、神经和/或血管外露时,可以保持创面局部环境的干洁,改善创面微环境。有时,植皮或皮肤替代物也能临时覆盖创面。

在极少数情况下,对复杂的手外伤患者,植皮是创面覆盖的最终方案。这类肌肉、真皮、有腱周组织的肌腱外露的区域活动性较少,或承受的摩擦力较少。

患者右手的拇指完整。示、环指近侧指间关节关节内骨折伴缺损,可通过植骨和关节融合修复。中指近侧指间关节骨折通过传统的切开复位内固定修复。由于环、小指严重损伤,尤其是小指截指,示、中、环指的固定尤为重要。治疗的目的是重建有功能的 4 指,以获得对掌功能(图 12.12 - 3)。

右手全厚皮肤缺损的大小达 8 cm × 3 cm,伸肌腱外露,中、环指掌骨外露伴接骨板外露。因此,二期愈合的方案不合适。在缺少腱周组织的肌腱上植皮是很难存活的。而且手功能的恢复需要肌腱周围有滑动层。

此外,这里提及的复杂损伤通常需要二期手术的干预或保肢治疗,如通过植骨治疗骨延期愈合或不愈合,肌腱松解或接骨板拆除治疗关节活动受限。因此,本病例需要用血运丰富的皮瓣覆盖肌腱、骨骼、接骨板以及手中部及手指的背侧创面。就右前臂而言,只有带蒂皮瓣可以提供质地相仿的创面修复。然而,供区损伤以及两处植皮修复应考虑在术前计划里。穿支皮瓣也是一种选择,但前提是供区没有受伤(见 10.4)。当牺牲一根动脉不影响手部血运时,游离皮瓣也是一种好的方法。这种血运影响可表现为"窃血"现象,即原本供养手部的血运有较大部分供给了皮瓣,尤其在肌瓣中发生较多(见 10.6)。

较薄的皮瓣,如筋膜皮瓣和低灌注皮瓣(见 10.6)(如前臂外侧,胸背侧穿支皮瓣),筋膜下皮瓣(如颞筋膜瓣)加全厚植皮,或肌瓣(如前锯肌瓣,股薄肌瓣)是较好的选择。它们不仅能提供较好的创面覆盖,还能为肌腱提供滑动的空间。

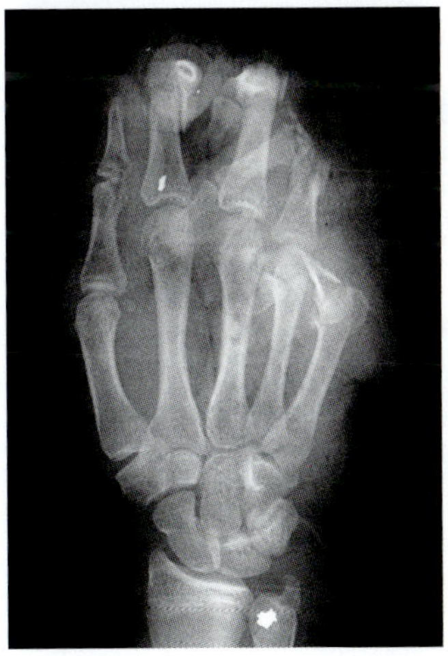

图 12.12 - 2 右手正位片示示、环指近侧指间关节毁损,中指近侧指间关节骨折,小指广泛骨缺损

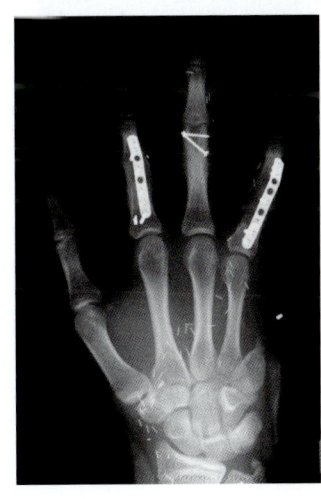

图 12.12 - 3 术后右手正位 X 线片,示、环指近侧指间关节融合,2.0 mm 接骨板固定。中指近侧指间关节螺钉固定

### 处理措施

患者送入手术室进行了第一次清创和冲洗。双手清创后,处理离断的肢体和骨骼(见图 12.12 - 3)。

右手中环指背侧 8 cm × 3 cm 软组织缺损通过带蒂的逆行前臂桡侧筋膜瓣覆盖(见 10.5)。皮瓣血管切断前首先需通过 Allen 试验明确手的血运(见 10.5.2)。

皮瓣的切取包括头静脉(浅静脉),第一伸肌腱鞘背侧软组织,旋转至手的背侧。皮瓣根据创面大小修剪缝合。将中、环指并指后于皮瓣缝合。供区有半厚皮片覆盖(图 12.12 - 4)(见 10.2)。

此外,左手也接受了修复重建手术,以实现2个有部分功能的手用于日常生活。

### 预后及随访

术后早期在康复医师的指导下进行右手的主被动活动,尽管可能会影响软组织及骨折的愈合时间。皮瓣术后愈合良好,3 周后进行了分指手术。再 3 周后进行了皮瓣的修薄和整形手术(图 12.12 - 5)。9 个月后又进行了一次整形手术(图 12.12 - 6)。

1 年后,除示、环指的近侧指间关节外,其他关节活动基本正常。测力计检测右手的握力达 40 kp。6 年后患者双手的外形和功能均较满意(图 12.12 - 7)。

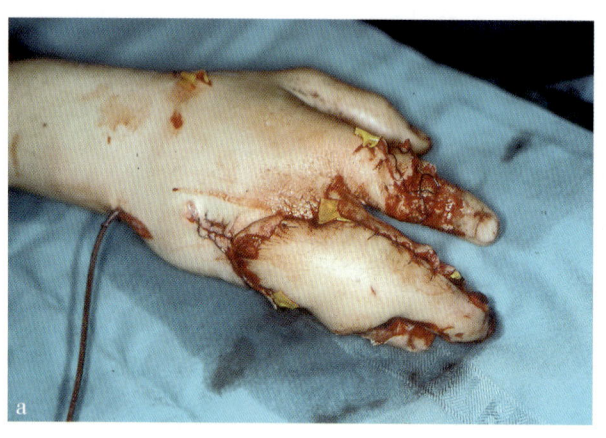
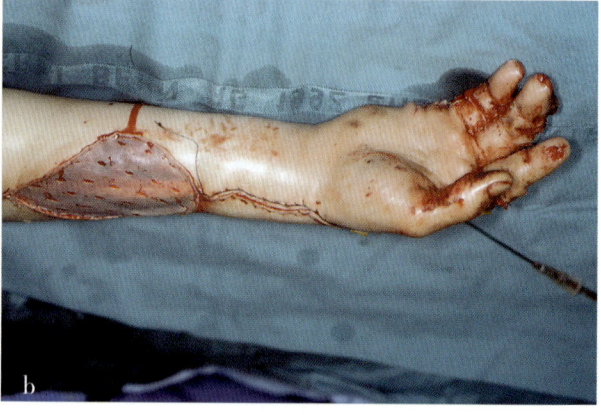

图 12.12 - 4　皮瓣术后右手和前臂的大体照
a. 逆行前臂桡侧皮瓣修复中、环指
b. 皮瓣供区半厚皮片植皮闭合

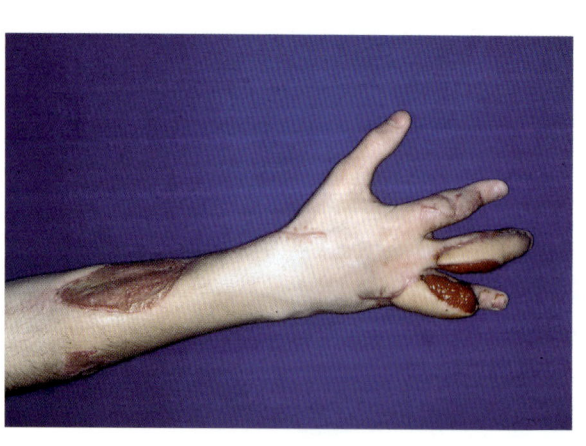
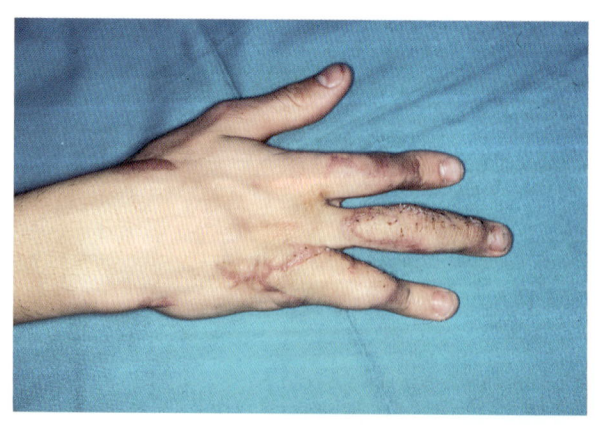

图 12.12 - 5　3 周后右中、环指分指后大体照

图 12.12 - 6　术后 9 个月右手大体照。瘢痕修整后照

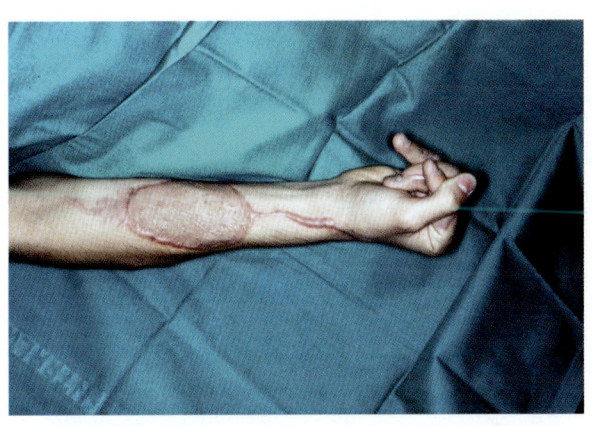

图 12.12-7　随访 6 年后右手大体照。各手指经过积极的主动屈曲锻炼。中指近侧指间关节骨折经过治疗后恢复良好屈曲。前臂桡侧供区植皮瘢痕化

## 诊疗要点

- 早期,彻底的清创是后期功能重建与康复的基础。
- 前臂桡侧皮瓣是修复前臂远端和伴肌腱、神经血管外露的手部大面积缺损的良好选择。它最大的缺点是牺牲桡动脉。换句话说,术后手的血运完全依赖于尺动脉—桡动脉吻合以及前后骨间动脉。
- 桡动脉穿支皮瓣是前臂桡动脉皮瓣的改良术式,它有一至多个穿支血管供养,因此相比桡动脉皮瓣可靠性降低。此外,皮瓣的旋转范围有限,最远覆盖掌指关节,达不到手指。
- 手部毁损伤的保肢治疗意义重大,尤其当患者合并一些基础疾病(如本例中的癫痫)或视力障碍。但这些信息有时在抢救或急救时无法获得。手术重建时需要关注远期疗效。一个活动感觉正常的 3 指或 4 指比功能受限的 5 指要好。

## 12.13　技术等级Ⅲ:病例 2

作者　David A Volgas

### 病史

- 24 岁,女性患者,白种人。
- 计算机图形设计师。
- 已婚,有 2 个小孩。
- 无吸烟史。
- 无其他基础疾病。

患者将小孩固定在汽车后座位时,汽车倒退将其撞倒。患者小腿内侧在地面拖行一段距离。进医院前救护人员为其进行创面包扎,短腿夹板固定,以及静脉补液治疗。

创伤科医生对其进行了检查,胸部、腹部、骨盆及脊柱正常。

右小腿查体示:
- 小腿内侧浅表性挫伤伴点状出血(图 12.13-1)。
- 全层皮肤缺损,面积达 8 cm×6 cm。
- 内踝深层皮肤挫伤伴内踝缺损,跗中关节外露(图 12.13-1)。
- 胫后肌腱断裂(图 12.13-2)。
- 胫神经和胫后动脉完整。
- 正位 X 线片示内踝缺损(图 12.13-3)。

患者在急诊手术室中进行了清创冲洗,术后对伤口进行再评估:
- 皮肤缺损伴骨关节外露,面积达 8 cm×10 cm。
- 伸肌腱腱膜外露。
- 胫后肌腱可修补。
- 内侧血管神经束完整。

**创面初步处理:** 创面内用抗生素珠链填塞,以保持创面湿润和无菌。

### 目前状况

伤后 3 d,患者送回手术室进行第二次清创。术中创面较稳定,与第一次清创后无明显差异。

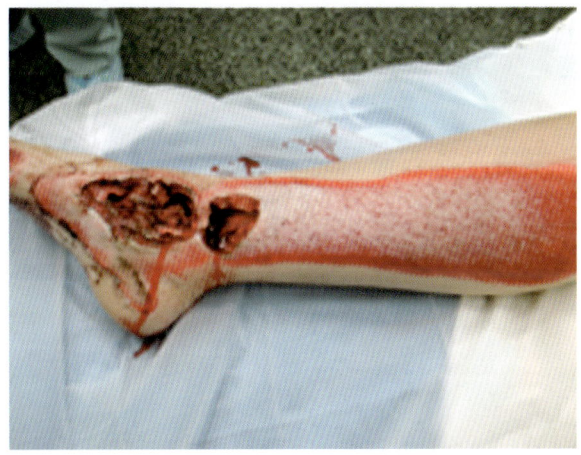

图 12.13-1　开放性内踝骨折伴软组织缺损,小腿内侧中远端皮肤挫伤

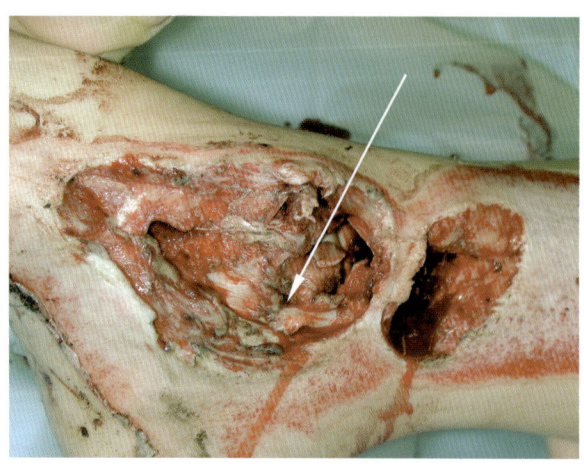

图 12.13-2　入院时损伤特写照：胫后肌腱断裂（箭头）

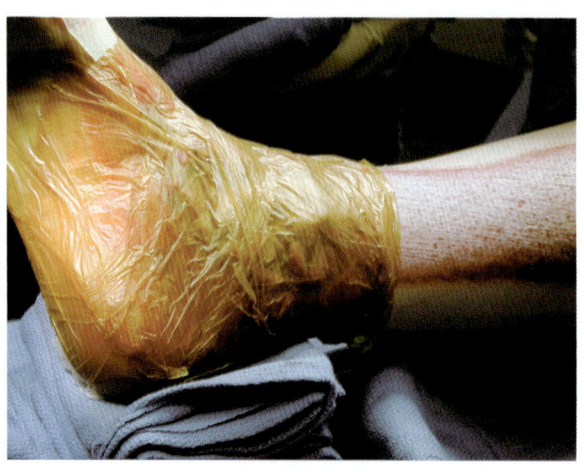

图 12.13-4　清创后抗生素珠链填塞，伤口包扎

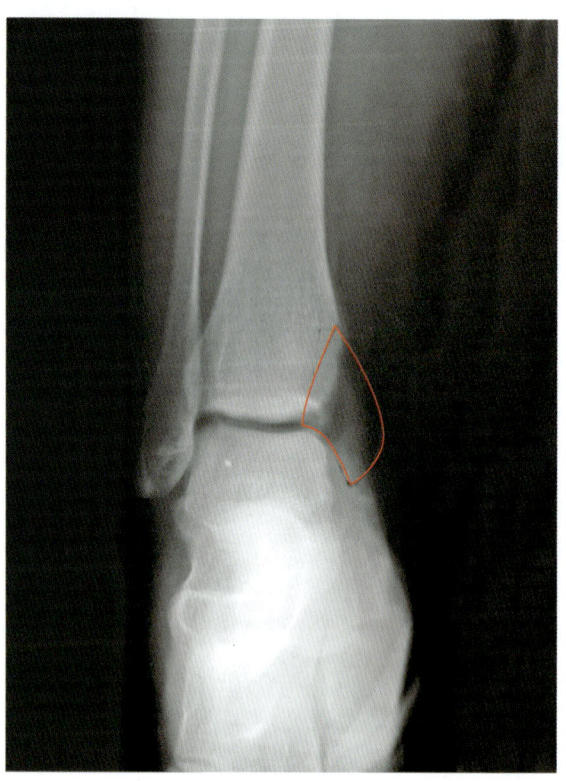

图 12.13-3　X 线片示内踝阙如。红线标记为根据模具勾勒的缺失骨

## 诊疗计划

### 面临的问题

- 患者治疗的理想结果是什么？
- 内踝能否修复？
- 肌肉是否还有功能？
- 修复重建的终极方案有哪些？
- 创面是否能二期愈合？
- 创面如何覆盖？
- 是选用有血运的组织移植还是非活性的组织？
- 如果选用有血运的组织移植，是带蒂还是游离皮瓣？是筋膜瓣还是肌瓣？
- 骨折固定的方案有哪些？

### 治疗选择及计划

从功能的角度来说，治疗的目标是重建踝关节功能，良好的组织覆盖，并且不影响穿鞋。

该患者软组织缺损的治疗应考虑用耐磨、柔软的某种组织瓣修复。皮瓣愈合前会对穿鞋有一定影响，但远期疗效较好。胫后肌腱可缝合修复，因此不会造成功能损害。内踝的缺损可通过植骨修复，或做融合固定。

本例软组织缺损较大，通过换药二期愈合需要较长的时间。此外，也增加了感染的风险。为了覆盖骨关节及接骨板，需要用血运丰富的组织覆盖。植皮术不能用于覆盖无血运的受区，如金属内植物或关节。由于黏附作用，植皮术会使肌腱失去活动性。此外，瘢痕挛缩也会影响关节活动范围。

该患者所有的创面均在小腿内侧，因此，带蒂腓肠神经皮瓣是良好的选择,其供区在小腿后侧。因为整个小腿内侧皮肤挫伤,以胫后动脉为蒂的皮瓣可能会受到影响。此外,游离皮瓣也不安全,因为游离受区血管的切口位于创面内。创面的大小在局部筋膜皮瓣的范围内,因此最终选择腓肠神经营养血管皮瓣修复创面,它的并发症低,愈合较好。修复方案的选择,仍先考虑成功率最高的,外形最匹配。

骨折的固定是一个难题。内踝的重建首先考虑是否有同种异体骨。针对这一病例,为了取得较好的远期疗效,我们选择了异体骨。此外,由于外侧韧带完整,该患者即使没有内侧支撑,踝关节也比较稳定。考虑这是位年轻女性,从远期疗效来看,踝关节融合是不合适的。但若今后发展为关节炎,则可考虑踝关节融合。

### 处理措施

手术方案为首先修复胫后肌腱,用非编织法缝合,以减少可能的细菌接触面(图 12.13 - 5)。术中再次做细菌培养,显示为阴性。

拍摄一个 1:1 对侧踝关节的 X 线片,用无菌塑料模型制作内踝模具。在干骺端做一切迹以提供更好地轴向稳定性,避免剪切力(图 12.13 - 6)。根据模具在异体骨上截取骨块,通过接骨板与受区固定(图 12.13 - 8)。

利用多普勒定位皮瓣蒂部旋转点后,切取腓肠神经营养血管皮瓣修复供区,皮瓣面积为 9 cm × 6 cm。由于局部关节囊缺损,皮瓣的深筋膜用以闭合关节囊。三角韧带没有重建。用跨关节组合支架固定踝关节,一方面可以保护皮瓣,另一方面换药时较方便。皮瓣供区通过半厚皮片修复(见 10.2)。由于是带蒂皮瓣,术后除观察外无特殊处理。右小腿固定 5 d,外固定架 4 周后拆除。

### 预后及随访

患者术后几月发生马蹄足挛缩畸形(图 12.13 - 10),需要行跟腱延长术。伤后 6 年随访,患者行走时仅轻微跛行,行走 1 d 后有轻微酸痛。踝关节背伸 15°,跖曲 30°。X 线片显示移植骨愈合良好,无骨髓炎及骨坏死迹象。患者可正常工作,以及参加半程马拉松比赛。

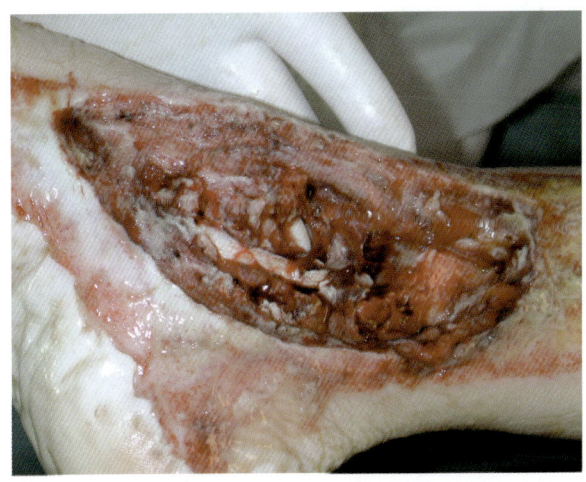

图 12.13 - 5　胫后肌腱修复

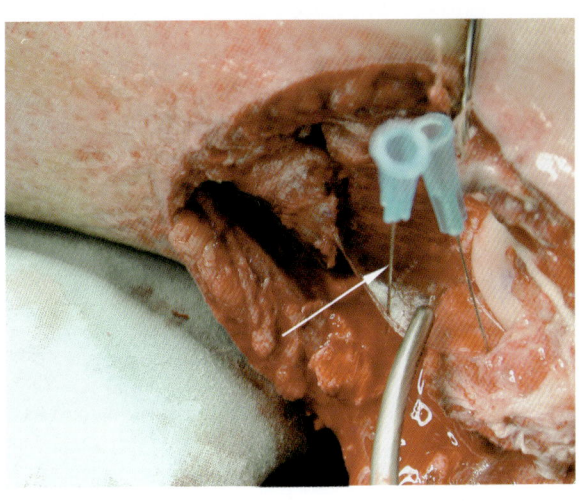

图 12.13 - 6　根据健侧内踝制备无菌模具(箭头),再放入受区确定内踝缺损的大小和形态

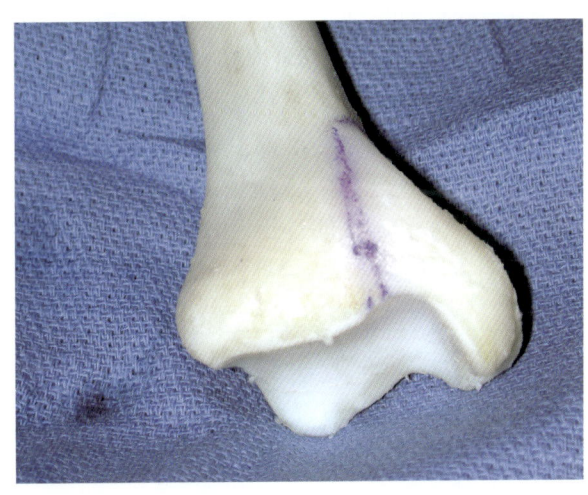

图 12.13 - 7　根据模具在异体骨上设计截骨平面

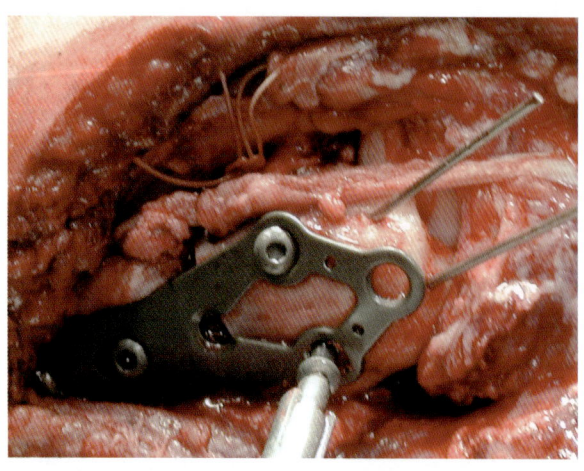

图 12.13-8　异体骨植入受区,克氏针临时固定后接骨板固定

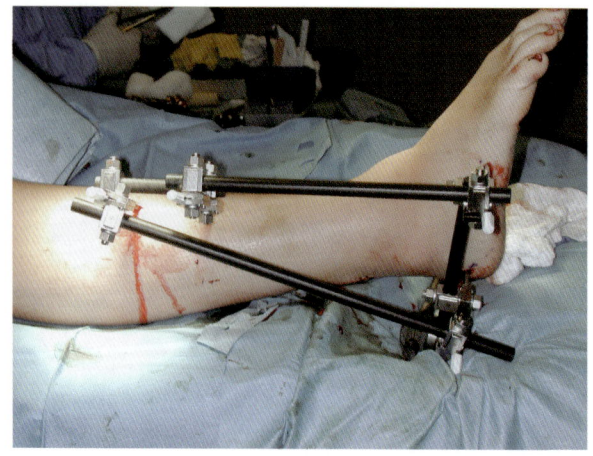

图 12.13-9　跨关节外固定架固定踝关节来保护皮瓣

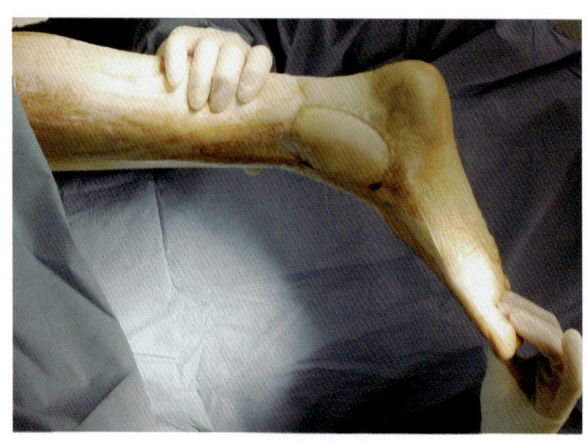

图 12.13-10　术后 6 个月马蹄足挛缩

### 诊疗要点

- 治疗早期需要对患者功能预后做评估。在这一病例中,我们认为患者功能能够恢复到接近正常,因此给予皮瓣重建软组织。
- 患者术后发生了跟腱挛缩的并发症,但发现比较及时,治疗也比较合理。并发症在修复重建手术中是无法避免的,但有预见性,发现及时,治疗合理,同样可以得到满意的结果。

## 12.14　技术等级Ⅲ:病例 3

作者　Angelo M Biraima, Pietro Giovanoli

### 病史

- 56 岁,男性患者,白种人。
- 计算机工程师。
- 已婚。
- 酗烟,劳累性呼吸困难。
- 多种疾病史,包括微小泌乳素瘤。
- 肥胖(BMI 52.3)。

该患者曾因小肠吻合口漏行多次腹部手术,最后因感染性休克需转入另一所医院的重症监护病房。住院期间出现了左脚后跟压疮。

足后跟软组织缺损由创伤科医生首诊,用负压吸引的方法进行治疗,每 3~4 d 更换敷料(图 12.4-1)。几周后,患者一般情况改善。然而,足跟部仍有大面积软组织缺损并与之前相比未见好转(图 12.14-2),因此需要修复科医生进行进一步治疗。

专科体检情况:

- 全层皮肤缺损大小 3 cm×5 cm。
- 缺损处大部分由纤维组织覆盖。
- 周围皮下组织硬化。
- 创面未见肉芽组织生长。
- 周围皮肤未见上皮化生。
- 踝部未及动脉搏动。
- X 线未见骨髓炎迹象,侧位 X 线片可见跟骨骨刺(图 12.14-3)。

实验室检查发现贫血以及低蛋白血症。

**创面初步处理:** 外科清创清除所有坏死以及缺血组织后可见部分跟骨外露(图 12.14-4)。软组织缺损部位临时用负压吸引装置覆盖,以便促进创面肉芽生长。3 周后,创面清洁,可见健康肉芽组织生长,可见患者自身创面修复能力逐渐恢复。

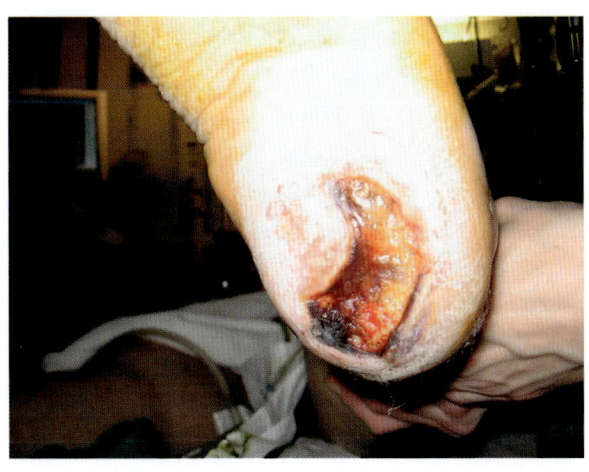

图12.14-1 入院时左足跟见3~4 cm皮肤软组织缺损,创面被渗出的纤维组织覆盖

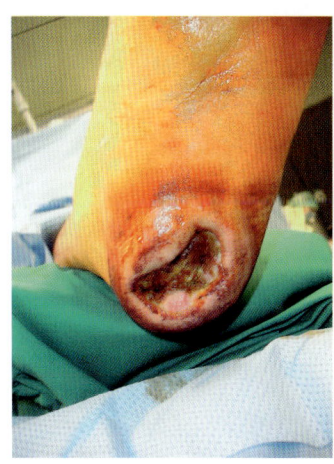

图12.14-2 入院后几周经过多次清创及负压吸引装置治疗后创面情况

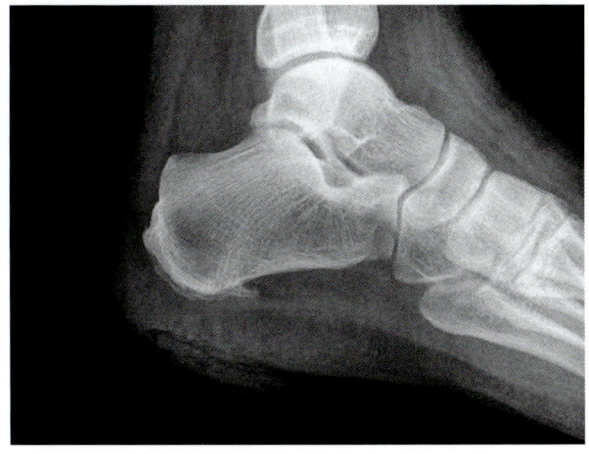

图12.14-3 左足侧位X线片显示跟骨骨刺,但未见骨髓炎迹象

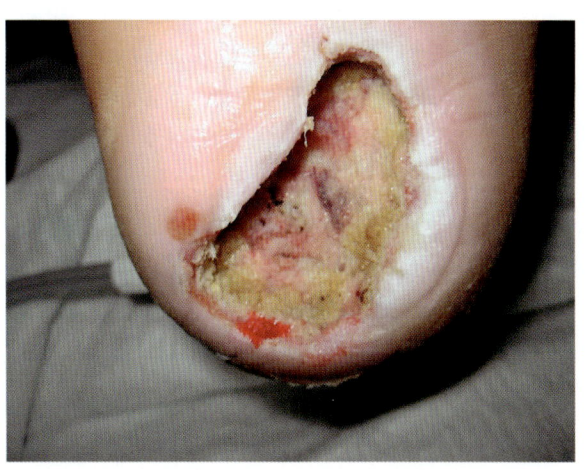

图12.14-4 经过清创以及负压吸引装置治疗后第一次换药时创面情况,可见创面清洁,少量渗血以及肉芽组织生长

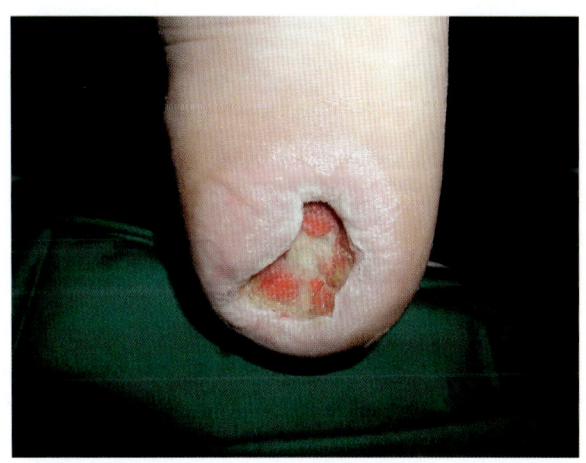

图12.14-5 经过3周彻底清创以及负压吸引装置治疗后,创面大部分可见肉芽组织生长

## 目前状况

切除所有坏死组织后,存在以下情况:
- 4 cm × 5 cm 皮肤软组织缺损(图12.14-5)。
- 跟骨外露部分表面仍有少量血供不足的脂肪组织覆盖。
- 创面培养结果示金黄色葡萄球菌以及表皮葡萄球菌阳性。

## 诊疗计划

### 面临的问题

- 治疗的理想目标是什么？
- 有哪些治疗方案可供选择？
- 需要哪种类型组织覆盖创面，带血供组织还是无血供组织？
- 如何选择时机？一期治疗还是分期治疗？
- 是否需要抗生素治疗？

### 治疗选择及计划

从长远来看，患者需要能够穿戴普通鞋行走，因此，创面覆盖应选择耐磨的健康软组织。患者目前一般情况不佳，开放创面伴多次腹部手术引起的菌血症以及营养不良及贫血。创面处理的疗效与严重营养不良以及贫血的治疗密切相关。

术前并不一定需要抗生素治疗，因为轻度的创面感染不是皮瓣手术的禁忌证。但是患者的一般情况以及营养状况会影响皮瓣覆盖的时机以及何时开始治疗性抗生素治疗。

考虑到缺损的大小，二期愈合将需要很长的时间并且效果不确定。开放创面若有缺血组织（如撕脱肌腱，骨外露或者内植物），则不能通过植皮覆盖，创面缺损的大小本身并不是决定采用植皮或者皮瓣覆盖的关键因素。

该患者采用皮瓣覆盖术的相关适应证：

- 门诊收治患者。
- 受区为负重区域，需要健康、有感觉并且耐磨的软组织覆盖。
- 跟骨周围的健康组织缺损。

可供选择的皮瓣：

- 筋膜皮瓣：基于足底内侧动脉的足内侧皮瓣（见 10.5.2）。该区域耐磨并且感觉神经在皮瓣转移后仍保留。供区为非负重区（足弓处），可用中厚皮植皮覆盖（术后可能会留下瘢痕）。
- 游离皮瓣：该方法的绝对适应证是大面积的骨缺损需要软组织覆盖。在这个病例中，选择游离皮瓣较为复杂，但是可以作为备用方案。
- 肌瓣：在此病例中，若缺少皮肤覆盖，将会失去一定抗机械摩擦力以及必要感觉，除非游离皮瓣的皮神经与周围的皮神经相连。这类皮瓣另一个缺点是外形比较臃肿，会影响患者正常穿鞋走路。

## 处理措施

利用便携式多普勒仪可探查到患者左小腿胫前动脉以及在内侧足弓处的足底内侧动脉。在修整创面皮缘后，以足内侧区域为中心按足跟处缺损部位设计皮瓣，筋膜皮瓣在切取时应保留足底的深筋膜，从皮瓣远端开始逆行切取，在踇展肌与趾短屈肌之间分离见足底内侧动脉穿支（图 12.14-6），在提起皮瓣时，确认足底内侧神经在皮瓣内。在分离皮瓣的皮肤后，需要将其切断。然后，切口向内踝部延伸并注意仔细分离胫后动脉（图 12.14-7）。为了扩大皮瓣的旋转范围，可切断踇展肌的起点。在供区及受区（足内侧区域）皮下建立隧道从而将皮瓣从隧道中通过覆盖创面（图 12.14-8）。供区由网状中厚皮植皮覆盖。

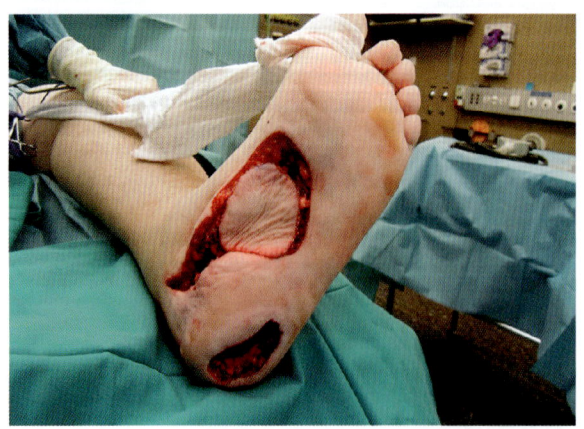

图 12.14-6 术中切开皮瓣周围皮肤后的足底内侧动脉皮瓣外观

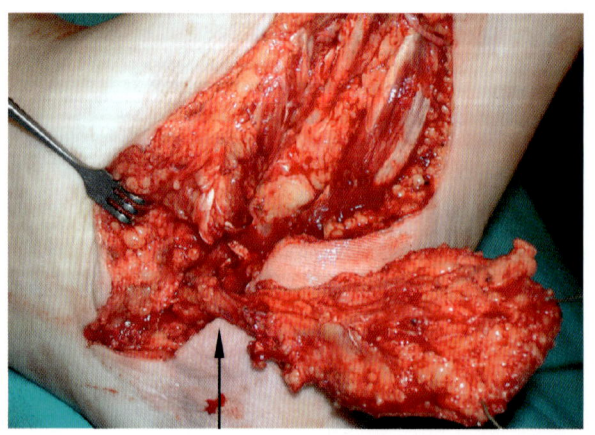

图 12.14-7 分离皮瓣近端的神经血管蒂部（箭头）

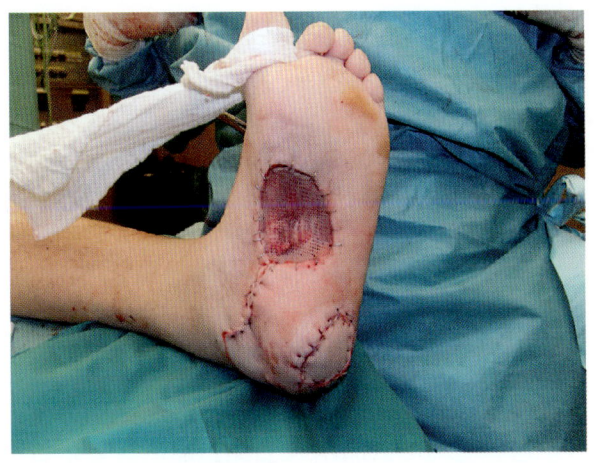

图 12.14 – 8　皮瓣切取覆盖创面后,供区网状中厚皮植皮覆盖,皮瓣未见静脉淤血

## 预后及随访

术后 1 年,患者已经在足跟处拥有良好的保护性感觉,行走时无疼痛。皮瓣外形合适,供区植皮处均成活(图 12.14 – 9)。

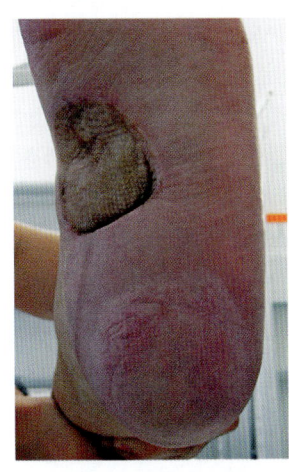

图 12.14 – 9　术后 1 年随访,皮瓣外形可,质地光滑,与周围皮肤外形接近。然而供区植皮处可见稍有臃肿

## 诊疗要点

- 修复创面前,需对患者的总体情况以及局部创面条件进行评估,尤其需要对患者的营养状况以及血管条件进行仔细评估。另外,手术的时机以及皮瓣的类型需要根据患者不同的局部条件以及患者的期望来选择(如需要达到有感觉以及负重的目的)。
- 选择的手术方式应该能最大程度满足患者的要求而不是选择最简单的手术方式。
- 无论是否可行,尽量采用质地类似的组织覆盖。
- 在植皮处的边缘可见有肥厚的组织形成,其主要原因是皮缘对合不佳以及中厚皮的挛缩所致。如果这种情况发生在非负重的区域,不会有太大问题。使用对侧(无毛发生长且张力一定的皮肤)中厚皮植皮会克服这些问题。

## 12.15　技术等级 Ⅲ:病例 4

作者　Jörg Grünert,Rafael Jakubietz

### 病史

- 54 岁,女性患者,白种人。
- 设施经理。
- 单身。
- 吸烟。
- 肥胖(BMI 31)。
- 无其他疾病史。

该患者踝部曾遭受闭合性损伤(未发现骨折)并用夹板固定 2 周。患者逐渐出现踝后方压疮并造成全层皮肤坏死以及跟腱外露。压疮采用 2 天 1 次湿敷料及干敷料交替换药并用短腿石膏固定。在患者来修复科就诊时,体检发现:

- 后踝部 3 cm×4 cm 大小全层皮肤缺损。
- 跟腱外露且部分出现干燥。
- 创面周围皮肤变硬。
- 未见感染迹象。
- 足部感觉及血运可,动脉搏动(足背动脉)可扪及。

**创面初步处理**:全麻下对患者创面进行彻底清创,切除 20% 的跟腱外侧部分表面腱性组织,然后用大量液体冲洗。细菌培养结果阴性,采用湿敷料同干敷料交替换药。

### 目前状况

皮肤软组织缺损大小 4 cm × 5 cm(图 12.15 – 1)。剩余跟腱组织完全外露。

### 诊疗计划

#### 面临的问题

- 修复的理想目标是什么?

- 剩余跟腱组织可保留吗？
- 软组织缺损的创面在确定修复方案前应该如何处理？
- 创面应该在什么时机采用何种方法修复？

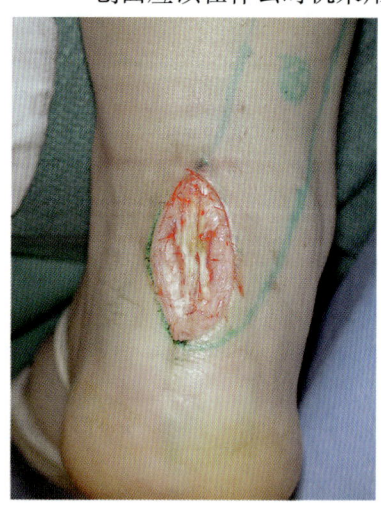

图 12.15－1 清创后见软组织缺损以及跟腱外露

### 治疗选择及计划

治疗需要达到以下3个目的：

1. 剩余肌腱组织需要被保留且需要50%左右的腱性组织才能够满足日常活动及负重的要求。

2. 因为踝关节需要在术后有一定活动度，需要有一定韧性的软组织覆盖创面。用于覆盖的软组织需要有一定柔韧性且能为剩余的跟腱提供充分的保护。外形不能过于臃肿而影响患者正常穿鞋。转移的软组织需要能够抵抗穿鞋带来的长时间摩擦，同时能提供肌腱滑动的空间。

3. 软组织覆盖后不能影响足部的血运以及感觉。

慢性创面表面通常伴有大量细菌生长。如果尝试用软组织覆盖活动性感染的创面大都会以失败告终。降低创面细菌感染主要依靠彻底的清创。为了能提供清洁的创面，可以用负压吸引装置来降低创面表面的细菌繁殖量（见 9.3）。此外，湿干敷料交替换药也可以达到同样的目的，然而其过程较痛苦，并且耗费人力及时间。

在创面最终覆盖前，需要细菌培养阴性，重建前还需要充分的清创以及大量的液体反复冲洗。

肌腱外露的软组织重建方式有：
- 带蒂或游离皮瓣。
- 带蒂穿支皮瓣（见 10.4）。
- 筋膜皮瓣或肌瓣。

伴肌腱外露的软组织缺损创面需要用血供丰富的组织重建才能同时达到覆盖创面以及不影响肌腱滑动的目的。

因此，植皮不适合这类创面的覆盖，因其不能在缺血组织上成活且容易黏附在肌腱上造成肌腱粘连。

局部或岛状皮瓣较适合该类创面且操作简便。肌瓣较臃肿，易与下方的肌腱粘连且需要植皮覆盖在其表面，术后皮肤缺乏感觉且无法抵抗机械摩擦。

筋膜皮瓣可以满足以上提到的所有要求，而且，筋膜皮瓣属于同种类型移植（皮肤与缺损处相似）。筋膜皮瓣可抵抗机械摩擦且内层筋膜可以为肌腱提供滑动空间，不易与其粘连。筋膜皮瓣可进一步改良成穿支皮瓣。后者仅需单根靠近缺损处的穿支供血（见 10.4）。这一点是至关重要的，尤其是需要皮瓣进行大角度的旋转时。鉴于缺损部位的大小及方向，局部旋转皮瓣以及"螺旋桨"皮瓣均可用于覆盖创面（见 10.4.3）。皮瓣附近的肌肉及神经可被保留。如果术前没有探及合适的穿支或者术中无法确定穿支，腓肠神经营养皮瓣可作为备选方案（见 10.5.2, 12.13）。然而，腓肠神经营养皮瓣将会牺牲腓肠神经导致足外侧感觉缺失（腓肠神经感觉支配区域）。

总的来说，吻合血管的组织转移是一种常用的治疗方案，但是技术要求较高，费时且会造成供区一定程度的损伤。因此，该方案一般作为备选。

### 处理措施

首次清创后4周，排除感染后，进行重建手术。术前利用便携式多普勒仪器检查，确定腓动脉靠近跟腱部位的主要穿支点，并将其作为皮瓣的旋转点（"螺旋桨"皮瓣的旋转点，图 12.15－2）。以近端到皮瓣蒂部及蒂部到创面远端边缘的距离作为皮瓣的长度（图 12.15－2）（见 10.4.3）。对于某些部位，需要在松止血带的情况下进行反复的清创及冲洗，以便于清楚创面内组织血运情况。皮瓣切取时应先将切口靠近术前确定穿支血管的内侧。在深筋膜下探查见穿支血管并仔细分离（图 12.15－3），可利用超声多普勒观察穿支的血流。因为皮瓣以穿支血管作为旋转点,任何错误的判断都会导致皮瓣长度不够。在整个皮瓣切取后(图12.15-4),应仔细分离其穿支动脉及伴行静脉从而保证在蒂部扭转时穿支动脉也能对其供血。这样皮瓣就可自由旋转180°覆盖创面,能完全按照创面缺损的形状缝合皮瓣(图12.15-5,图12.15-6)。缝合皮瓣时预防可能的蒂部卡压。供区由网状中厚植皮覆盖(图12.15-7)(见10.2)。不应环形包扎小腿,应将皮瓣暴露以便观察血运。用夹板固定踝关节可防止皮瓣受压。2周后创面愈合后可适当行走。

## 预后及随访

出院后患者康复良好,在4个月随访时,该患者踝关节活动已逐步恢复,且外观满意(图12.15-8)。

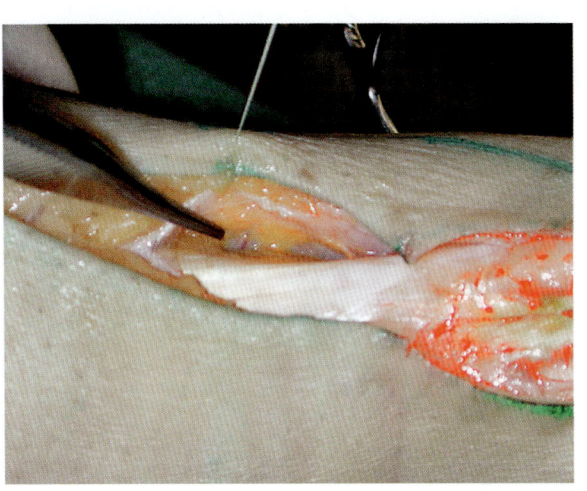

图12.15-3 穿支血管(镊子尖部所指)

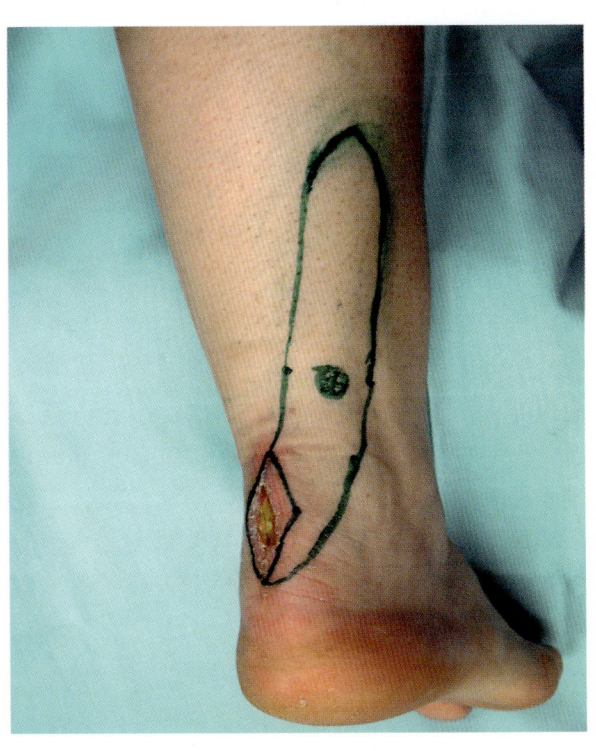

图12.15-2 术前通过多普勒定位穿支血管并根据其位置设计皮瓣

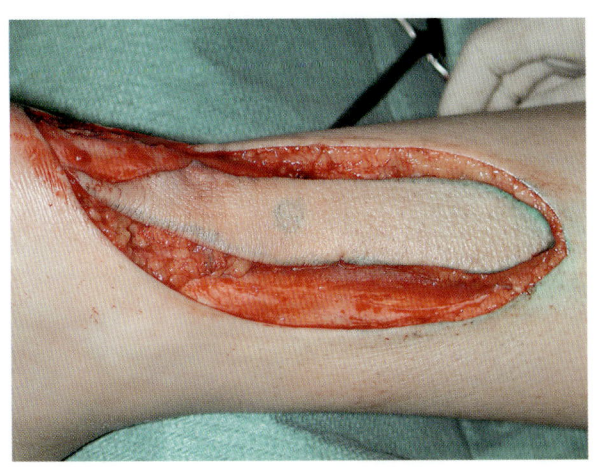

图12.15-4 皮瓣完全切取后

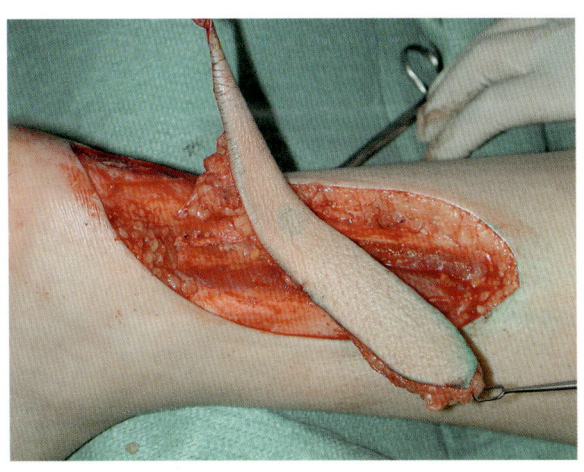

图12.15-5 顺时针螺旋桨式旋转皮瓣

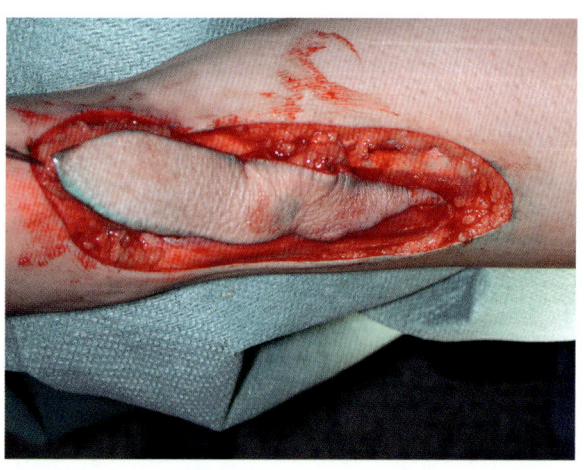

图 12.15-6 皮瓣旋转 180°以后。应避免血管蒂因扭转造成的张力过大

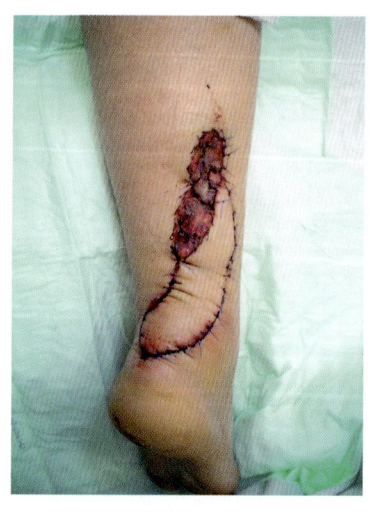

图 12.15-7 术后 5 d 照片,用植皮覆盖皮瓣旋转时的缺损部位,目的是避免缝合时张力过高

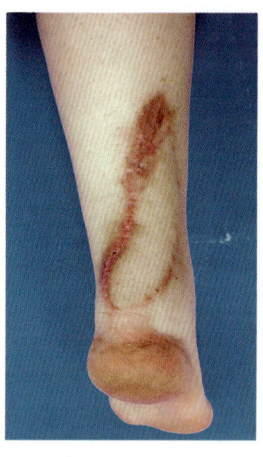

图 12.15-8 4 个月随访,皮瓣外形满意,未见臃肿,但是周围可见部分瘢痕愈合

- 消瘦(168 cm,50 kg,BMI 17.7)。
- 无其他疾病史。
- 十分注重外观。

患者 10 年前曾遭受胸椎骨折,造成胸 10 平面以下截瘫。患者每天需要在轮椅上坐至少 14 h。大约受伤 7 年后,患者在尾骨部位逐渐形成小面积的浅表压疮,接受胶体溶液敷料覆盖创面等保守治疗。患者当时不愿接受外科手术清除慢性压疮及瘢痕组织。直到 1 年前,患者的家庭医生最终说服她前来就诊。

患者初次就诊时,修复科医生查体见:
- 发热(38.7℃)。
- 由骶骨至尾骨部位直径达 8 cm 圆形创面,伴异味及骨外露,根据渗出物诊断为 4 度溃疡(图 12.16-1)。

## 诊疗要点

- 筋膜穿支皮瓣应是外科医生处理皮肤软组织缺损(尤其在肢体部位)的常规手段之一。
- 有多种类型的穿支皮瓣可供选择,选择的依据在于创面的位置以及创面的外形。

## 12.16 技术等级 Ⅲ:病例 5

作者 *Mirjam Zweifel–Schlatter*

## 病史

- 32 岁,女性患者,白种人。
- 全职银行会计。
- 单身。
- 胸 10 平面截瘫。

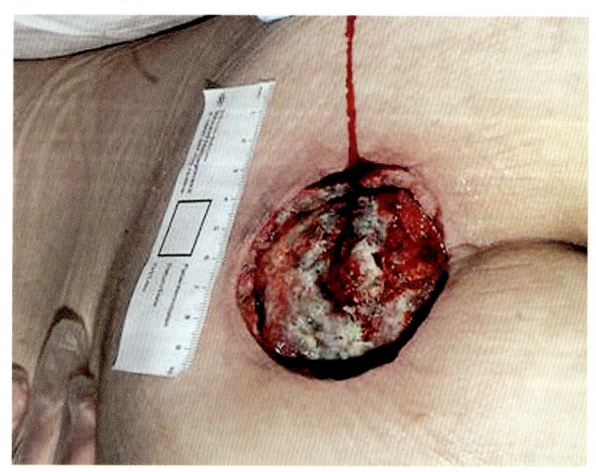

图 12.16-1 年轻截瘫患者褥疮伴有骶尾骨骨髓炎,营养不良及贫血

· 臀部及创面部位感觉缺失。

实验室检查：血红蛋白 10.2 g/dL，白细胞 15 000，C 反应蛋白 180 mg/L，白蛋白 22 g/L，显示慢性感染及营养不良。

**创面初步处理**：患者入院后行创面清创及培养。经过 2 次清创，软化且有骨髓炎的尾骨被切除。剩余的骶骨取活检进行组织学及微生物检查，结果证实骨髓炎并指导抗生素治疗。

## 目前状况

经过反复清创后，目前情况：
· 骶骨部位皮肤软组织缺损直径达 10 cm 伴骨外露。
· 尾骨已切除。
· 未见直肠窦道（经内镜检查后排除）。

需要指出的是对创面大小的评估不应以创面边缘为界。患者的一般情况显示：
· 营养不良，例如：低蛋白血症以及蛋白质缺乏。
· 由慢性感染导致的慢性贫血。

## 诊疗计划

### 面临的问题
· 如何重建软组织缺损，可使患者长期坐轮椅且能重返工作？
· 如何根除剩余骶骨的骨髓炎？

### 治疗选择及计划

在此病例中，软组织缺损需要一种能将其覆盖并能在坐位时承受患者重量的软组织修复。稳定且持久的软组织覆盖只能在充分治疗患者骨髓炎后使用。治疗骨髓炎以及软组织缺损是不可独立的，用于覆盖的软组织在持续窦道渗出的情况下难以完全存活。成功的重建依赖良好的创面愈合能力。因此，治疗患者目前的营养不良非常重要。所以建议患者采用分期治疗。

采用分期治疗的原因：
· 患者存在影响创面愈合的高危因素。在创面修复前，处理患者营养不良是首要问题，否则会同时影响受区及供区的愈合。

· 对于骶骨骨髓炎的治疗：需根据活检部位的细菌培养给予合理的抗生素治疗，任何感染病原菌都应考虑其中。
· 抗生素需要在带血供的皮瓣覆盖下才能充分到达骨髓炎的部位。

对褥疮进行彻底清创后，可见一大面积创面。骶骨的松质骨部分可见大量渗出。为了能改善创面，推荐首先使用盐水纱布覆盖而不是负压吸引装置，直到渗出消失。然后，开始使用负压吸引装置覆盖，可以降低换药的频率并促进肉芽组织生长。

当创面变得"干净"且营养状况改善后，可制订进一步治疗方案，必须同时确保安全地覆盖缺损创面以及对其下方感染的骶骨进行根除。

血供丰富的肌肉瓣可以提供良好的血运且较筋膜皮瓣可以给感染的部位提供更多的氧气以及抗生素浓度。但是，目前尚缺乏对比研究证实这个假说。肌肉瓣的体积较大，可以填塞腔隙消灭死腔。但肌肉的抗压能力不强，用于重建时过于臃肿（有时会错误的将其考虑为能为尾骨的承重部位提供额外的软组织垫），影响重建的效果。肌肉瓣可以很好地填塞腔隙，但是在此褥疮病例中，由于缺损部位下方骨质较平坦，不需要填塞腔隙或死腔。

局部筋膜皮瓣，因其拥有良好的抗压能力且血运丰富，是覆盖骶骨部位软组织缺损的良好选择。

下一步需要考虑的是皮瓣设计，需要考虑哪些设计会导致瘢痕出现在承重部位，因为长时间坐在轮椅车上时，瘢痕很难愈合。此外，最好在设计时预留第二块皮瓣，以免第一次手术失败后有补救措施。

在这个病例中，我们选择了单侧臀部旋转皮瓣（见 10.4.2）。该皮瓣由臀上动脉营养，可旋转后覆盖到骶骨创面，并且瘢痕不会出现在承重区域，这是一点是其优于带蒂穿支皮瓣的地方（见 10.4.3）。尽管穿支皮瓣切取损伤小，但术后瘢痕仍然横跨臀部。旋转皮瓣不带肌肉组织，因此旋转更加方便。为了预防复发，尤其在这类年轻的截瘫患者，这种旋转皮瓣可以做第二次旋转，可以覆盖更远的创面。

作为补救的措施，同侧的臀大肌肌肉瓣，以及对侧的臀部供区可备选。

### 处理措施

首次清创及负压吸引治疗2周后(见9.3),创面底部可见新鲜的肉芽组织覆盖,提示患者的创面自身愈合能力正在改善,同样说明高蛋白饮料正逐渐改善患者营养不良的状态。骨组织活检提示大肠埃希菌生长。患者取俯卧位,首先清除创面边缘的组织以及骶骨表面的肉芽(图12.16 – 2)。再根据清创后的创面大小,设计一个面积较大的局部旋转皮瓣(见10.4.2),皮瓣的切口设计为一个从髂后上棘边缘到大转子侧方的弧形切口。

这样的皮瓣设计可以确保在无张力下将皮瓣旋转至缺损处,避免内侧过度牵拉皮瓣(会影响皮瓣血运,图12.16 – 3)。由于皮瓣在切取时没有带肌肉筋膜,皮瓣的弹性较好,而带肌肉则会影响皮瓣的选择角度(图12.16 – 4)。

术后应根据药敏结果立即进行抗生素治疗。术后5周内应避免皮瓣受压,可用气垫床护理。在术后3周时间内,髋部屈曲应小于30°以防止皮瓣牵拉。

可请理疗师帮助患者术后康复,为患者的轮椅进行调整,设计了一个特殊的支撑垫。

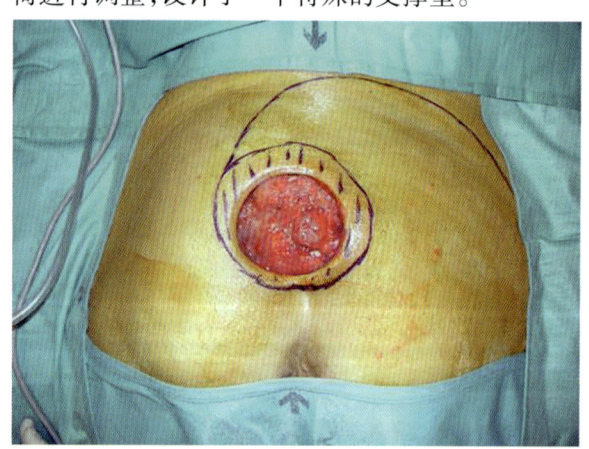

图12.16 – 2 经过2周反复清创以及负压吸引及营养状况改善治疗,创面清洁且可见大量肉芽组织生长。由记号笔标注皮下创面边缘,在将皮瓣切取前先进行扩创。注意设计的大弧度皮瓣切口,为了使皮瓣可以更容易旋转至创面

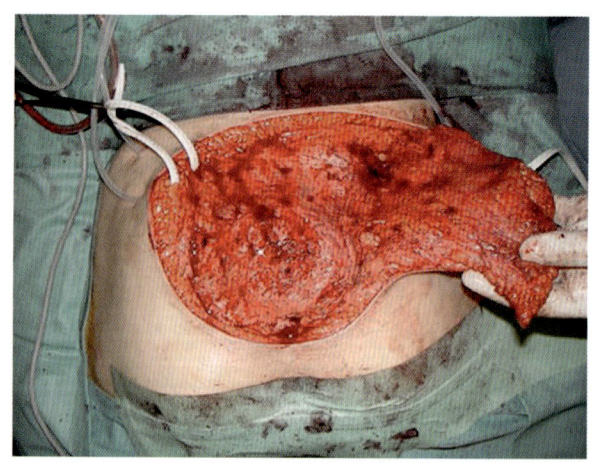

图12.16 – 3 切取后的旋转皮瓣,皮瓣未保留肌肉的筋膜层

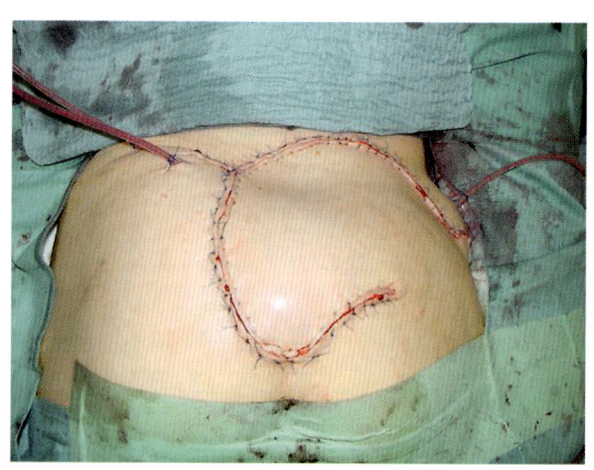

图12.16 – 4 最后将皮瓣覆盖至创面与周围组织无张力缝合

### 预后及随访

采用上述措施,患者术后康复顺利(图12.16 – 5)。在术后4年随访时,患者骶尾部的皮瓣生长良好,没有褥疮及骨髓炎复发表现。该患者已经将之前的全职工作时间减少以便能在空余时间做适当的休息并能离开轮椅进行其他活动。该患者拥有较强上进心且具有良好的依从性,这些优点对她降低复发率都有很大帮助。

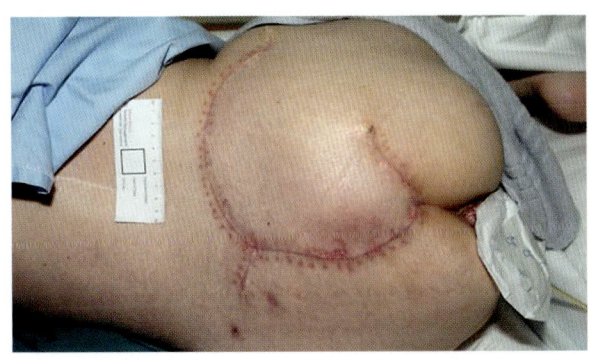

图 12.16 – 5 患者术后 3 周可见皮瓣存活且与周围组织愈合良好

## 诊疗要点

- 对于骶骨部位的褥疮合并骨髓炎患者的治疗需要以彻底的清创以及不断改善创面条件为基础。
- 在进行修复手术前需要充分改善患者的营养状况。
- 筋膜皮瓣通常可以满足覆盖该区域缺损的特殊要求。
- 通过局部旋转皮瓣覆盖承重区域的软组织缺损可以提供具有良好耐受力及功能的软组织重建。仔细的皮瓣设计以及无张力缝合是成功的关键。
- 为了避免反复的褥疮发生，提高远期的疗效，无论患者处于虚弱、瘫痪状况，还是创伤后长时间卧床造成的褥疮，良好的依从性以及良好的教育程度是成功的前提条件。

## 12.17 技术等级Ⅳ：病例 1

作者 Maxime Servaes, Yves Harder

### 病史

- 25 岁男性。
- 飞行机械师。
- 爱好运动。
- 吸烟。
- 无其他基础疾病史。

患者因驾驶摩托车高速撞上保护栏而受伤。救援人员花费了近 1 h 才将患者解救出来。

创伤急诊检查结果：

- Glasgow 昏迷评分 15/15。
- 双小腿外伤，其他查体阴性。

右小腿体格检查和辅助检查：

- 严重肿胀，力线成角 45°。
- 腓肠肌淤紫。
- 足"袜套样"感觉障碍。
- 足部皮温低，苍白，远端搏动未及。
- 在小腿中段，有一前内侧伤口，面积 12 cm×6 cm，皮肤顺行撕脱。
- 胫腓骨移位、粉碎性骨折（Gustilo ⅢC 型）（图 12.17 – 1）。

左小腿体格检查和辅助检查：

- 小腿前内侧有 2 处小伤口。
- 无血管神经损伤表现。
- 胫腓骨移位、粉碎性骨折（Gustilo Ⅱ 型）（图 12.17 – 2）。
- 大腿有一 3 cm×4 cm 的创面。

麻醉下纠正右小腿力线后，远端血管搏动迅速恢复。患者于急诊行双小腿清创髓内钉固定术。右小腿行前内、前外侧深筋膜切开术，松解 4 个筋膜间室（见 11.1）。术中见后内侧骨折处有搏动性出血，探查示胫后动脉破裂。血管外科医生会诊后行小隐静脉移植修复。术中见小腿中段的撕脱皮肤瓣有活性，故原位回植。因小腿肿胀，双腿有部分创面无法直接缝合。术后血管造影确认 3 条主干血管通畅。

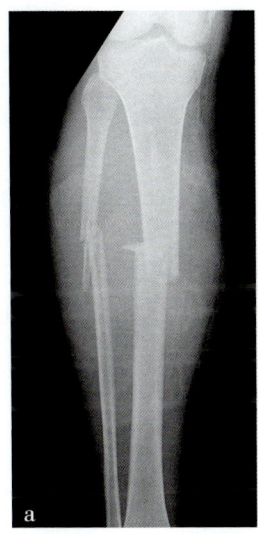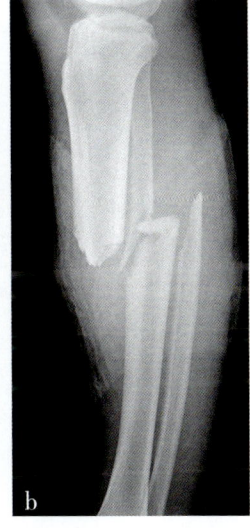

图 12.17 – 1 右小腿受伤后的 X 线片，为 Gustilo ⅢC 型骨折
a. 正位 X 线片
b. 侧位 X 线片

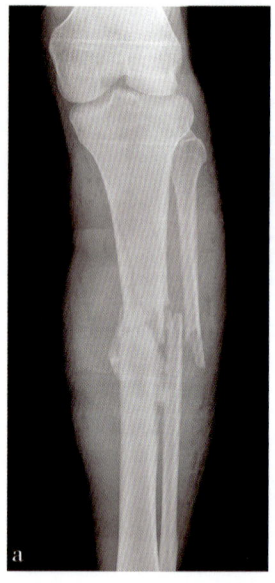
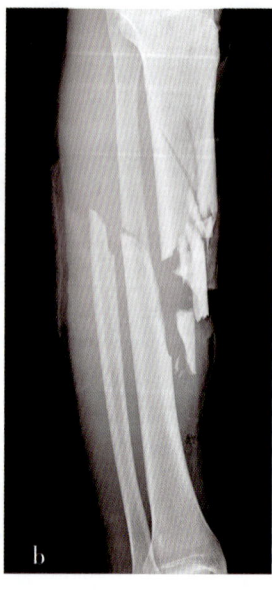

图12.17-2 左小腿受伤后的X线片,为Gustilo Ⅱ型骨折。
a. 正位X线片
b. 侧位X线片

**创面初步处理**:术后2 d,患者右小腿进行了第二次清创冲洗。内侧的筋膜切口通过减张弹性血管环(elastiic vessel loops)部分闭合(见10.1)。较大的创面通过VSD覆盖,每3 d更换1次(见9.3)。1周后患者又进行了一次清创,去除了坏死皮肤瓣(见7)。术后12 d,外侧的筋膜切口予以关闭。

## 目前状况

伤后15 d,患者至整形外科就诊。查体示右小腿前内侧软组织缺损,创面干洁,有大量肉芽组织,但缺损中心胫骨外露伴坏死(图12.17-3)。X线示右胫骨固定牢靠(图12.17-4)。肉芽组织的细菌培养示混合细菌感染,包括绿脓杆菌、链球菌、α-溶血性链球菌以及凝固酶阴性金黄色葡萄球菌,对常规抗生素敏感。根据感染科会诊意见,予环丙沙星和头孢他啶联合应用。

## 诊疗计划

### 面临的问题

哪种创面覆盖方法并发症最低(如骨不连,感染)?

如何确定软组织覆盖的合适时间?

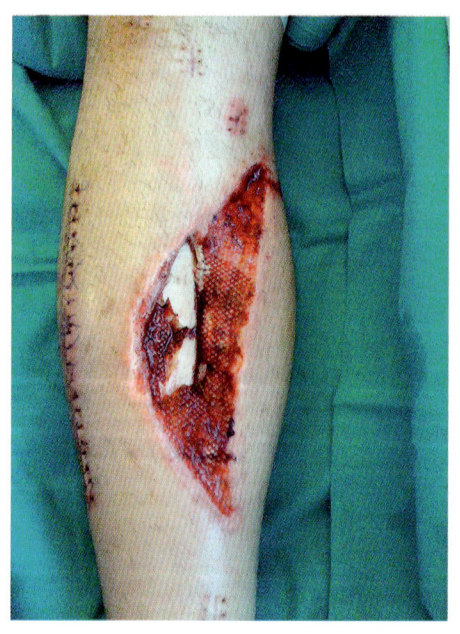

图12.17-3 伤后2周右小腿大体照,软组织缺损面积15 cm×6 cm,胫骨外露面积5 cm×2 cm

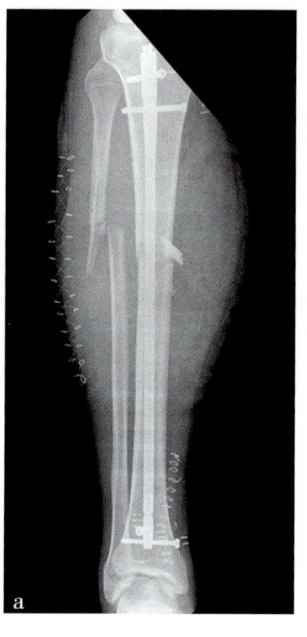
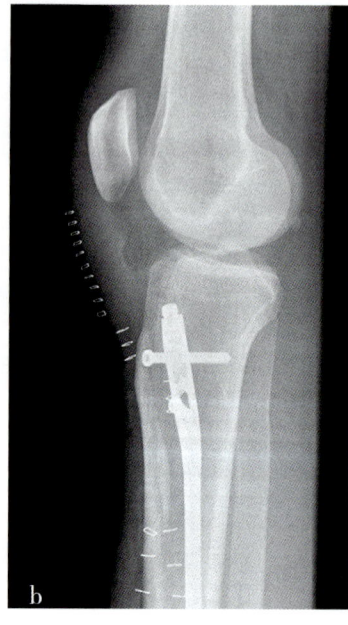

图12.17-4 伤后15 d右小腿X线片。Gustilo ⅢC型骨折固定牢靠。
a. 正位X线片
b. 侧位X线片

### 治疗选择及计划

由于存在软组织缺损，本患者无法行延期创面直接缝合。通过换药或VSD等促进创面愈合的方式也不适合，因为肉芽组织无法在没有骨膜覆盖的外露骨上生长。同时，还增加了骨髓炎的风险，影响骨折愈合。

对于一定面积的软组织缺损伴骨外露的年轻患者，需要用带血运的组织瓣覆盖。此时需要考虑三方面问题：
- 皮瓣的来源。
- 皮瓣的组成。
- 修复的时机。

由血管损伤和骨筋膜室综合征可见，患者受伤时外力作用较大。不难想象骨折周围软组织，如肌肉和皮下组织，也受到相当大的外力损伤。因此，在选择软组织修复时需要认真考虑。

局部旋转皮瓣，如比目鱼肌瓣、腓肠肌瓣，在这种下肢高能量损伤中应用并发症的发生率较高。游离肌瓣也不合适，因为患者的骨缺损不需要填塞，也不存在严重的感染。此外，肌瓣需要皮肤瓣或植皮覆盖，前者组织瓣较厚，后者皮瓣的颜色和纹理与供区不符（见10.2）。由于软组织缺损仅限于皮肤，游离的筋膜皮瓣可以很好的修复缺损，如游离上臂外侧皮瓣（见10.6）。根据组织修复相近原则，供区的皮瓣颜色和质地应与受区相似。游离皮瓣可以在损伤区域外进行血管吻合（见10.3.3），故该患者较适合。

一般来说，除了游离皮瓣，皮瓣失败率在伤后3~5 d和4~6周较高，这与受伤区域的炎性反应程度相关（见10.3）。因此，许多医生建议立即行皮瓣修复术，或延期到4~6周后。

### 处理措施

5周后，利用非优势侧（左侧）上臂外侧皮瓣修复患者软组织缺损。术前再次血管造影确认小腿远端的胫前动脉、腓动脉以及修复后的胫后动脉通畅，为血管吻合作参考。

首先，利用便携式多普勒根据创面设计上臂皮瓣，皮瓣大小为15 cm×6 cm。皮瓣的中心位于后桡侧副动脉的穿支血管（图12.17-5）。接下来，在筋膜下平面切取上臂外侧皮瓣。同时，另一组医生游离胫前动脉及其伴行静脉。然后皮瓣于受区血管通过端—端吻合。最后，修剪皮瓣并覆盖受区创面，皮瓣蒂部附近的皮肤不缝合以避免血管卡压。供区创面直接缝合。1周后局麻下缝合剩余创面。

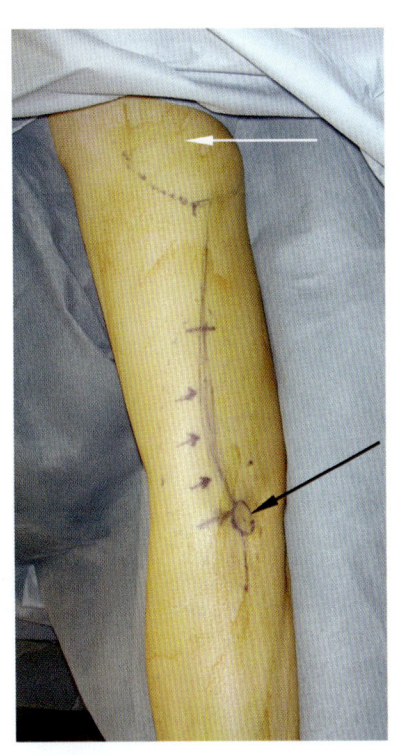

图12.17-5 上臂外侧皮瓣的解剖标志。白色箭头为三角肌，蓝线为肌间隔，黑箭头为外侧髁。根据多普勒定位穿支动脉的位置

### 预后及随访

皮瓣术后愈合良好，供区无并发症。术后5 d患者体位可由平卧逐渐转为坐位。二期创面缝合后，患者并开始功能锻炼。患者依从性较好，锻炼较积极。右下肢肿胀较明显，通过皮瓣淋巴回流及弹力袜改善。

皮瓣术后4周，即伤后10周，X线片上可见胫骨骨折处出现部分愈合，患者开始部分负重（10 kg）。伤后3个月骨折完全愈合（图12.17-6），患者开始完全负重。皮瓣于受区愈合良好，皮瓣厚度、质地以及色泽与受区较匹配（图12.17-7）。供区功能无影响。患者开始康复训练以弥补肌肉的废用性萎缩。

### 诊疗要点

- 本病例提示早期综合性治疗方案的重要性。尽管患者骨折愈合良好,无感染发生,但由于早期没有综合性治疗方案,患者的创面愈合延迟,并发症的风险增大。

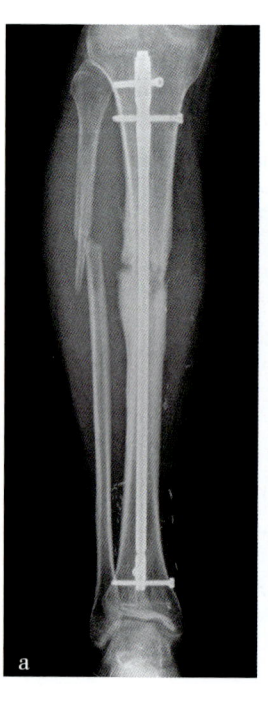
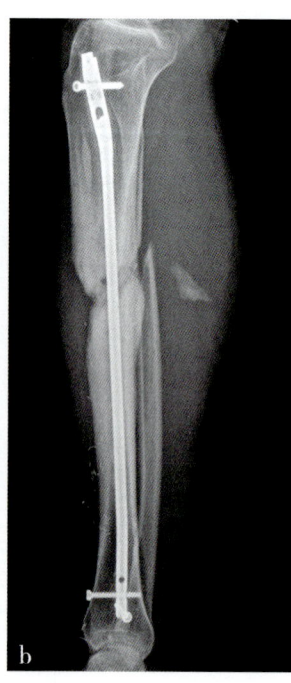

图 12.17-6 伤后 6 个月右小腿的 X 线片,可见骨折已愈合
a. 正位 X 线片
b. 侧位 X 线片

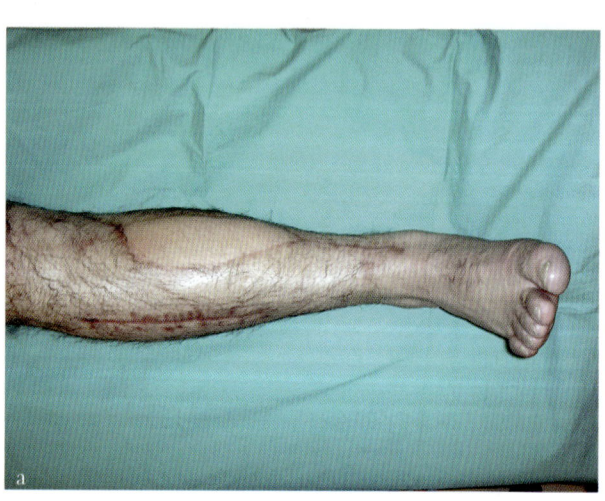
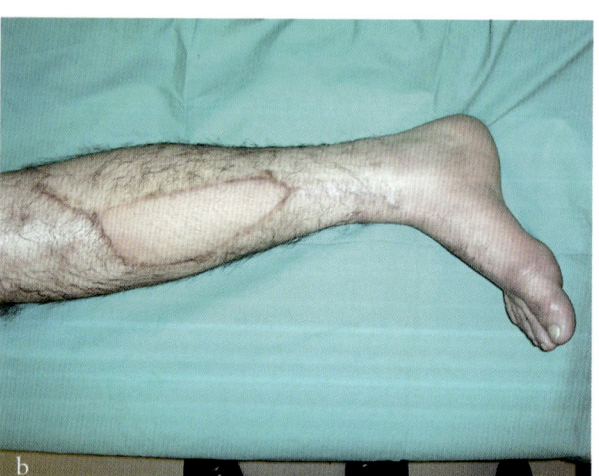

图 12.17-7 术后 6 个月,皮瓣和供区愈合良好,皮瓣厚度、质地及色泽均满意
a. 前侧
b. 内侧

## 12.18 技术等级 Ⅳ：病例 2

作者 Stefan Langer

### 病史

- 69 岁男性。
- 退休人员。
- 已婚。
- 无吸烟史。
- 高血压史。

患者因骑自行车与机动车相撞后受伤，小腿用夹板固定后送往创伤中心。经初步检查后，患者一般情况可，神志清，右小腿疼痛。专科查体结果：

- 小腿轴线畸形。
- 小腿远端淤紫，皮肤覆盖完整。
- 足背及内踝后搏动可及。
- 足底感觉正常。
- 闭合胫腓骨远端骨折（42 - B3.3）。

经 2 d 卧床休息，抬高患肢后，行胫骨切复内固定术。术后患者肢体肿胀，予抗炎（二代头孢）治疗 7 d。为预防血栓，患者又给予皮下肝素治疗。

术后早期患者恢复良好。术后 3 d，右小腿局部皮肤颜色发紫，后发展为皮肤坏死。术后 2 周，患者来到综合性医院进一步治疗。

查体示在手术切口的内侧有一 4 cm × 6 cm，界限清楚的全厚皮肤坏死（图 12.18 - 1）。

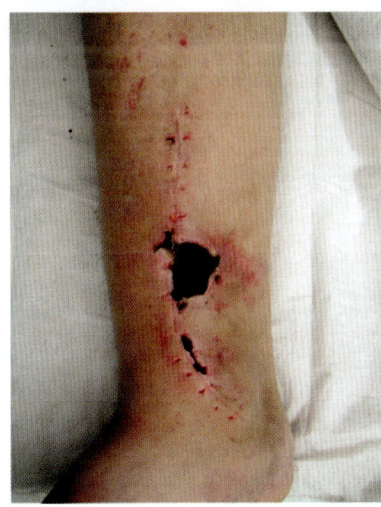

图 12.18 - 1　手术切口附近皮肤坏死

**创面初步处理**：首先对坏死皮肤进行彻底清创。清创后出现了接骨板外露。

### 目前状况

经过彻底清创冲洗后，软组织缺损创面较术前增大，达到 4 cm × 8 cm。同时，接骨板外露，但局部干洁，X 线片证实接骨板固定无松动（图 12.18 - 2）。创伤科医生会诊后建议不需要更换内植物，但局部需要植骨来促进骨愈合。

### 诊疗计划

#### 面临的问题

- 治疗的理想效果是什么？
- 最终治疗选择是什么？
- 缺损如何修复？

#### 治疗选择及计划

这类骨折的理想结果是 6 个月内骨折完全愈合，无明显后遗症。但踝关节需要一段较长的时间恢复正常的活动范围。

软组织的缺损造成了接骨板的外露。由于外露的骨与接骨板无法提供良好的血运，利用 VSD 促进肉芽生长来修复创面的方法很难成功（见 9.3）。因此，这类软组织缺损需要用皮瓣来覆盖。

皮瓣的选择有多种。局部皮瓣是一种选择（见 10.4），但该患者创面较远，肌瓣（腓肠肌或比目鱼肌）无法覆盖（见 10.5）。筋膜皮瓣，如腓肠神经皮瓣是另一个选择。游离皮瓣也能够修复该创面，如上臂外侧皮瓣、前臂桡侧皮瓣以及股外侧皮瓣等，但要求医生具有良好的显微外科基础。

对于该患者而言，考虑局部创伤较重，局部随意皮瓣或筋膜皮瓣风险较高。因此，游离皮瓣是较好的选择，尤其是股外侧皮瓣。综合考虑手术医生的经验，患者的损伤部位，蒂部长度，供受区的血管条件，皮瓣的厚度、色泽、纹理、弹性，以及供区的损伤（直接闭合或是植皮），股前外侧皮瓣是一种比较理想的皮瓣。由于没有骨缺损，如骨性空腔，不需要肌肉瓣或肌皮瓣覆盖。其他一些更复杂的皮瓣，如游离肌瓣也不适合，因为臃肿的肌瓣会阻碍踝关节活动,或是影响穿鞋。

## 处理措施

清创后,根据创面大小设计股前外侧皮瓣(图 12.18-3)。皮瓣由旋股外侧动脉的降支供养,予胫后动脉吻合。术后卧床休息 5 d,预防性抗凝治疗。5 d 后可由平卧逐渐转为坐位(见 10.7)。2 周后逐渐开始负重。

## 预后及随访

皮瓣术后愈合良好。术后 3 个月骨折愈合(图 12.18-4),下肢活动无明显受限,无疼痛。皮瓣与受区周围组织整合良好,皮瓣质地及色泽匹配优良(图 12.18-5)。但下肢会在晚上有一些肿胀,穿弹力袜后会改善。

## 诊疗要点

· 当创面情况相对稳定,要注意周围组织的情况。有些伤口早期愈合良好,但并不适合做局部转移。

· 记住最简单的方案不一定是最好方案,要对各种修复方法有整体的认识。

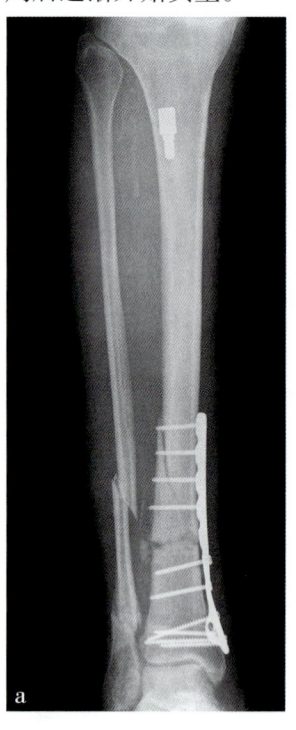
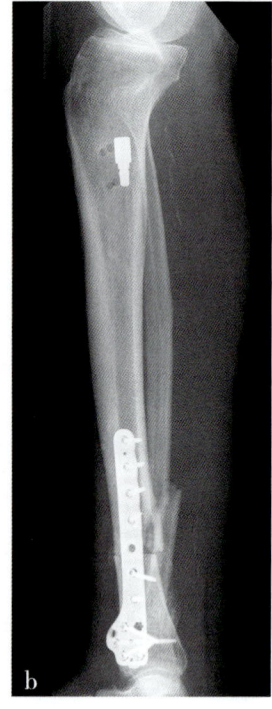

图 12.18-2 右小腿骨折固定 15 d 的 X 线片。骨折固定较好。
a. 正位 X 线片
b. 侧位 X 线片

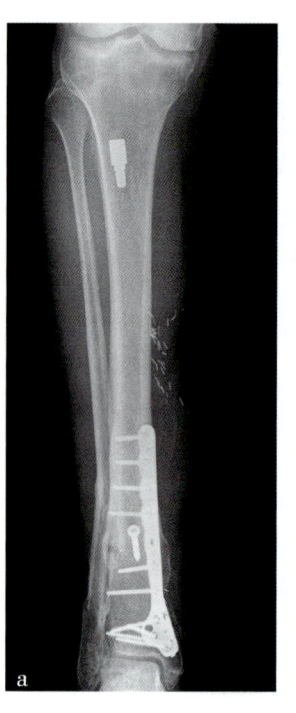
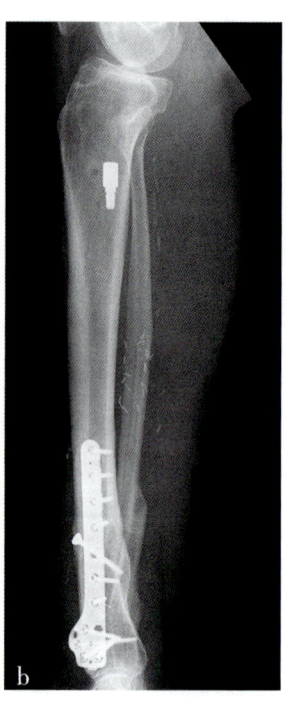

图 12.18-4 皮瓣术后 3 个月,右小腿 X 线片示骨折愈合良好,有骨痂形成
a. 正位 X 线片
b. 侧位 X 线片

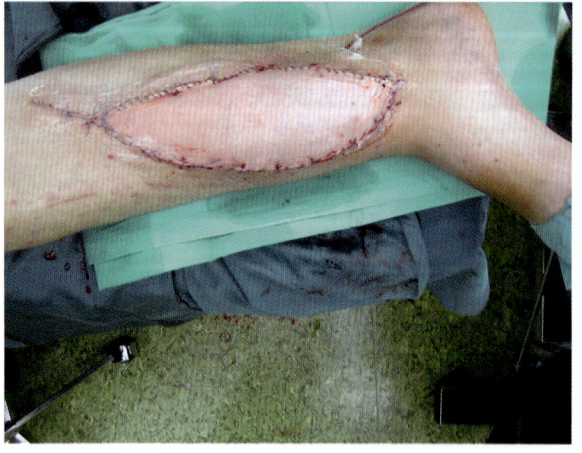

图 12.18-3 皮瓣术后充盈较好。轻度肿胀

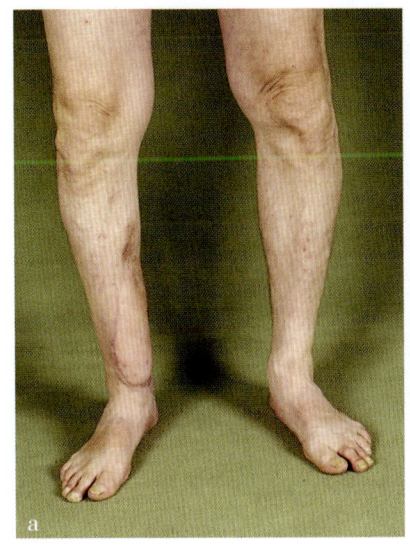
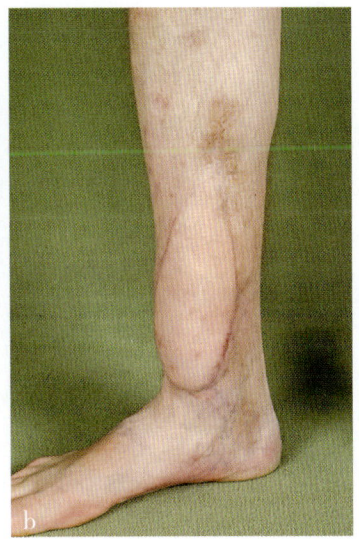
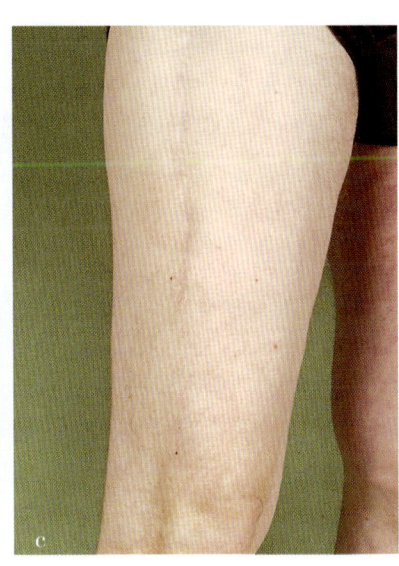

图 12.18－5　皮瓣愈合良好
a. 总体观
b. 内侧观可见皮瓣轻度肿胀
c. 供区瘢痕较轻

## 12.19　技术等级 Ⅳ：病例 3

作者　Urs Hug，Elmar Fritsche

### 病史

- 48 岁，女性患者，白人。
- 保安员。
- 离异。
- 不吸烟。
- 无其他基础疾病。

患者以中等速度骑行摩托车时与一辆卡车相撞。左腿严重开放伤伴明显畸形，临时给予干净绷带、短腿夹板固定，开通静脉补液，镇痛治疗，以及脊柱固定保护。患者早期被转往地方医院，随后在伤后 2 h 内即刻转入一级创伤中心。

在创伤室，临床检查和摄片发现脊柱、胸部、骨盆以及腹部正常。左髋摄片提示股骨大转子骨折，小腿短缩、外旋。

左下肢体检发现小腿远端 1/3 外侧和后侧开放伤，面积 8 cm×6 cm，仅皮桥相隔（图 12.19－1）。无明显皮肤缺失，骨折暴露。远端搏动可触及，但是外侧感觉缺失，足背外侧感觉减退，对应腓肠神经皮支支配区域。

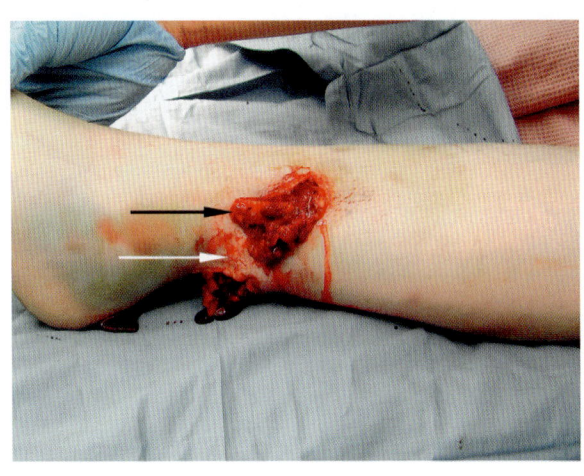

图 12.19－1　入院时外观。小腿远端 1/3 区域外后侧开放性伤口，仅皮桥相隔（白色箭头）。近端腓骨断端穿破皮肤（黑色箭头）

足底感觉完好，无明显运动神经功能障碍，摄片示胫骨多段骨折，近膝关节，同时伴 Gustilo ⅢB 型腓骨远端骨折（图 12.19－2）。

急诊行外支架固定术（图 12.19－3），彻底清创，反复脉冲冲洗和手术刀刮洗直到创面边缘可见活动性出血（见 7.2）。应用持续负压吸引装置（见 9.3）。同时，近端股骨骨折行动力髋螺钉固定。

**创面初步处理：**伤后 2 d 和 5 d，反复清创，去除坏死组织。伤后 9 d，去除外固定支架，改行非扩髓胫骨髓内钉和腓骨接骨板内固定术（图12.19-4）。由于皮肤坏死和软组织不断累及，最终覆盖被推迟，继续行创面负压吸引治疗。伤后15 d、17 d以及20 d，患者接受第三次清创手术以清除坏死组织。此外，患者根据药敏实验结果接受系统性抗生素治疗。

## 目前状况

最终，皮肤软组织缺损累及小腿远端一圈，胫腓骨、腓骨接骨板内植物、小腿剩余肌腱以及胫前神经血管束外露。小腿前外侧肌群以及跟腱有失活坏死可能（图12.19-5）。

## 诊疗计划

### 面临的问题

- 患者理想的治疗效果如何？
- 最终治疗选择是什么？
- 除了缺损皮肤重建，是否还需要其他进一步重建？
- 软组织缺损覆盖的手术选择？
- 软组织缺损覆盖的时间选择？

最终手术治疗目的是保存肢体、运动和感觉。患者需要接受多次手术治疗，恢复时间漫长。

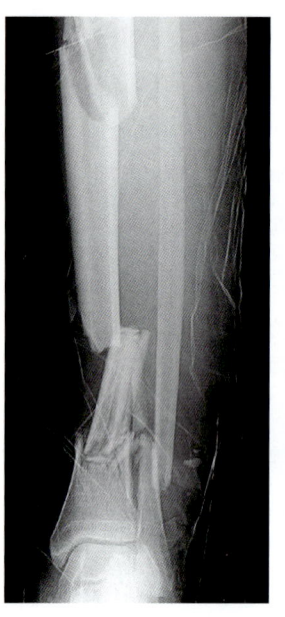
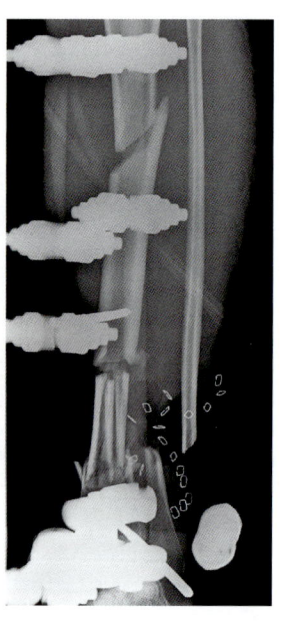
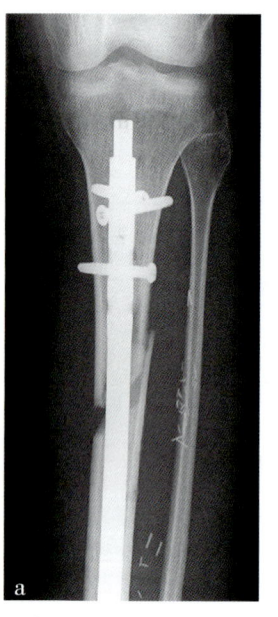
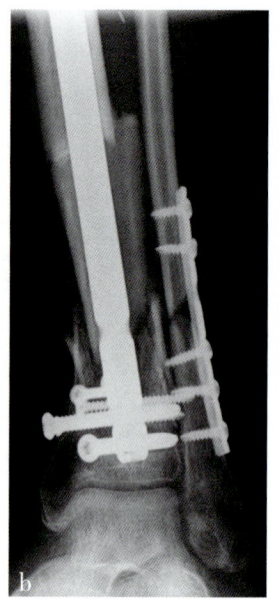

图12.19-2 正位摄片：左下肢多段骨折（Gustilo ⅢA型骨折）

图12.19-3 临时外固定支架固定后正位摄片

图12.19-4 胫腓骨内固定术后正位摄片。
a. 近端小腿
b. 远端小腿

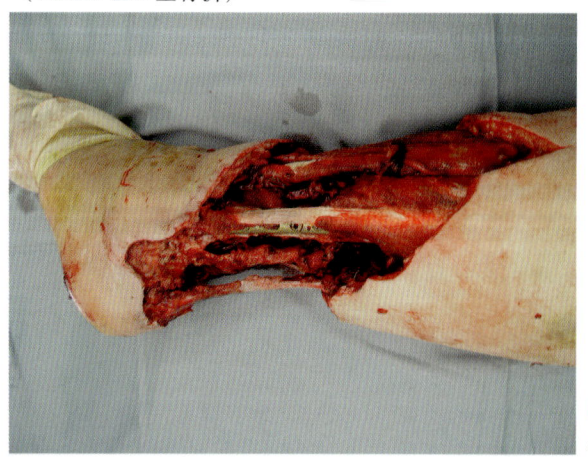

图12.19-5 彻底清创后大面积环形软组织缺损，骨、内植物、剩余肌腱、胫前血管神经束外露

### 治疗选择及计划

下肢广泛创伤引起的大面积软组织缺损,通常使用游离皮瓣覆盖治疗,尤其是小腿远端,往往缺乏合适的选择。游离肌皮瓣可以填充死腔;筋膜皮瓣相比,其切取面积有限。术前详细检查肢体血运——包括血管造影(即血管造影、CT 血管造影、MR 血管造影),以便完整的评估受区血管情况(胫前、胫后动脉及伴行静脉)(图 12.19 - 6)。

### 处理措施

软组织缺损覆盖计划使用游离背阔肌皮瓣和中厚皮移植。术中,经过精确测定,发现单独应用背阔肌皮瓣不能完全覆盖缺损。因此,加入下 1/3 前锯肌以加大皮瓣面积(图 12.19 - 7),其血供由胸背动脉前锯肌支支配。

因此,早期计划的背阔肌皮瓣转变为嵌合皮瓣,即 2 个游离皮瓣由同一血管蒂支配(见10.6)。在这个病例中,肩胛下动静脉蒂保证了皮瓣的血供(图 12.19 - 8)。选择胫前动脉及一伴行静脉为受区血管,显微镜下行端—端吻合。较大的背阔肌皮瓣覆盖前外和后侧的软组织缺损,较小的前锯肌皮瓣覆盖内侧的皮肤软组织缺损。肌皮瓣血运良好,随后在大腿区取皮,中厚网状植皮覆盖皮瓣表面。

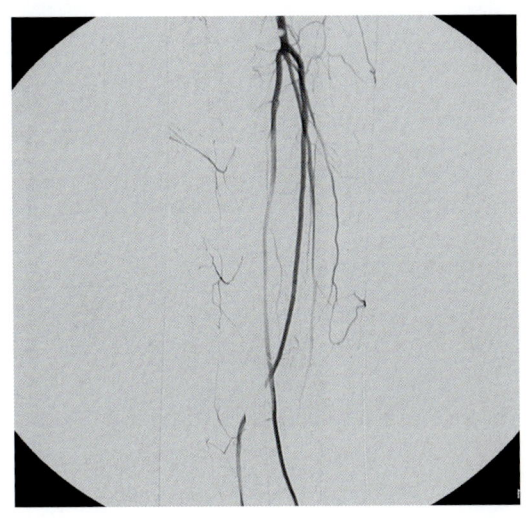

图 12.19 - 6　血管造影示小腿血管通畅

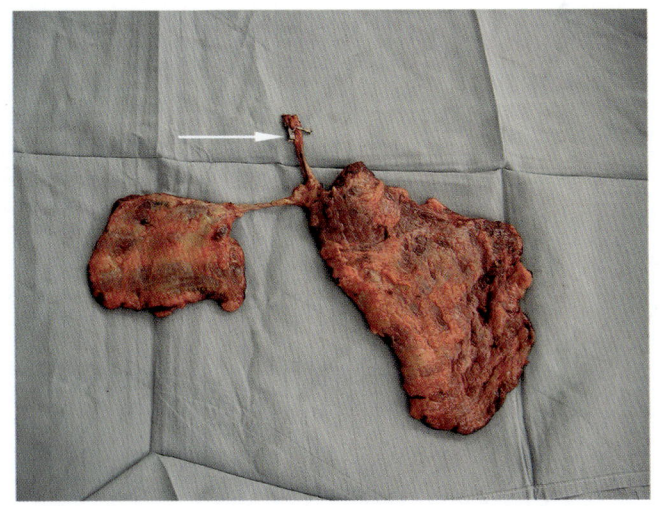

图 12.19 - 7　嵌合皮瓣由下 1/3 前锯肌(左)和背阔肌(右)组成。蒂部包括肩胛下动静脉(箭头)

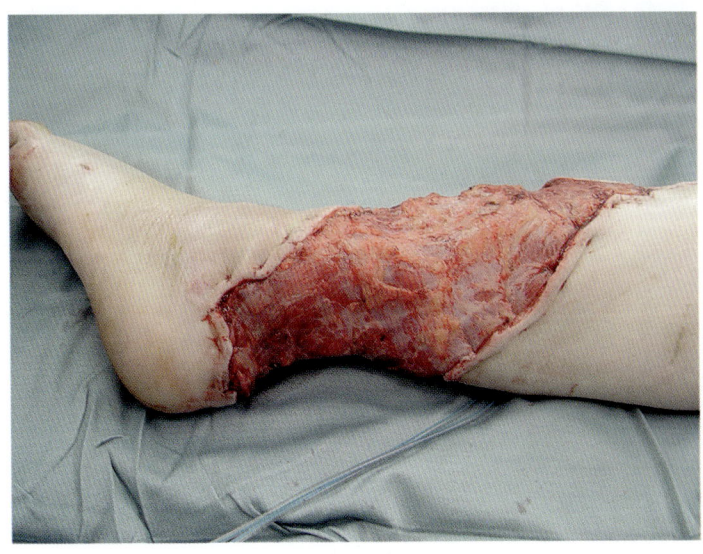

图 12.19 - 8　术中皮瓣覆盖后和中厚皮植皮前外观

## 预后及随访

术后 2 周,手术清除供区血肿以及切除坏死跟腱非常必要,肌腱切除后剩余缺损使用游离中厚皮移植修复,伤口最终愈合完全。随后,医院康复治疗为门诊理疗。13 周起完全负重练习,虽然胫骨有延迟愈合。术后 5 个月,皮瓣外观、质地以及色泽良好(图 12.19-9),骨折愈合(图 12.19-10)。目前,患者踝关节功能良好,背伸和跖屈为 0°~40°(活动范围 E/F 0°~0°~40°);膝关节恢复正常活动(活动范围 E/F 10°~0°~110°)(图 12.19-11)。供区表现为翼状肩胛,由于前锯肌切取和胸长神经损伤引起(图 12.19-12),对日常生活中肩关节的活动无明显限制。

## 诊疗要点

- 节段性或粉碎性骨折通常伴有大量软组织缺损,即使损伤的程度没有最先充分表现出来。
- 坏死组织必须清创,与所得的软组织缺损的大小无关。

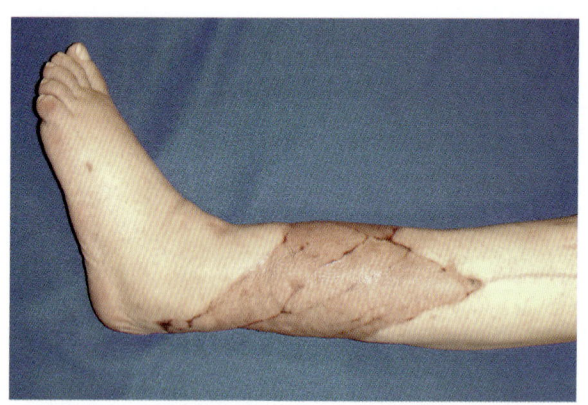

图 12.19-9 随访 5 个月皮瓣示外观、质地和色泽良好。植皮交界区见增生性瘢痕

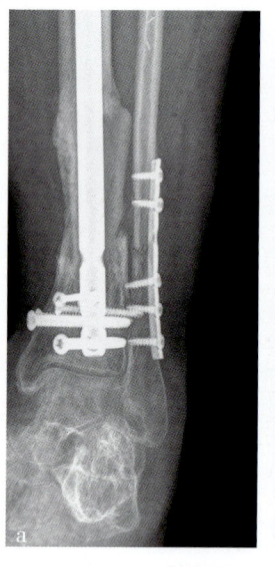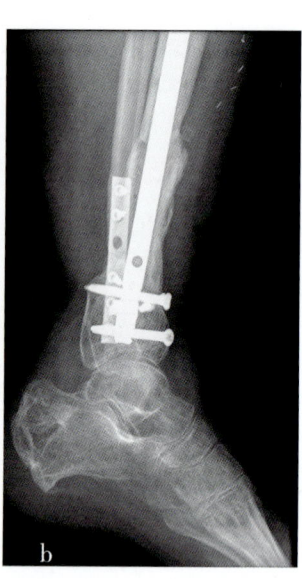

图 12.19-10 摄片示骨折愈合。可见大范围废用性骨质疏松
a. 正位
b. 侧位

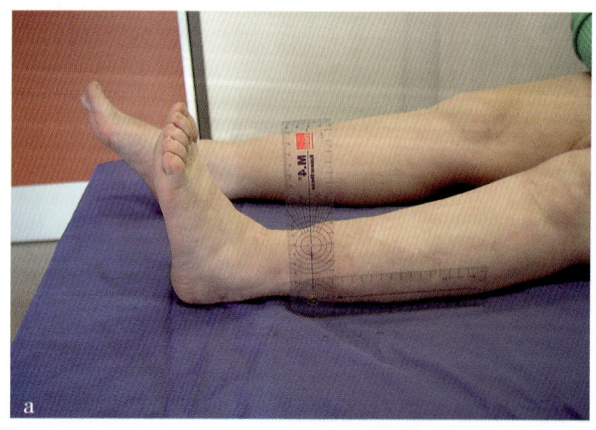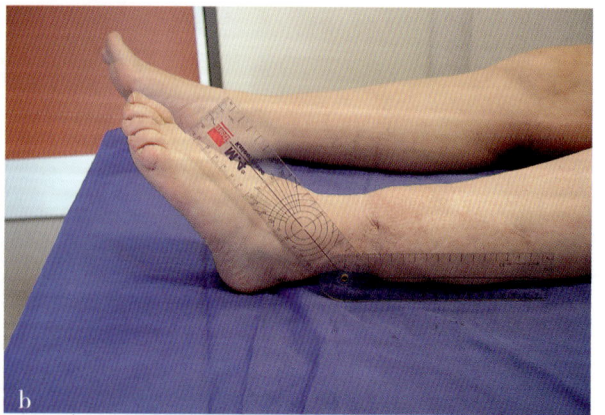

图 12.19-11 随访 2 年踝关节和膝关节活动度
a. 左踝关节背伸 0°
b. 左踝关节跖屈 40°(活动范围 0°~0°~40°)

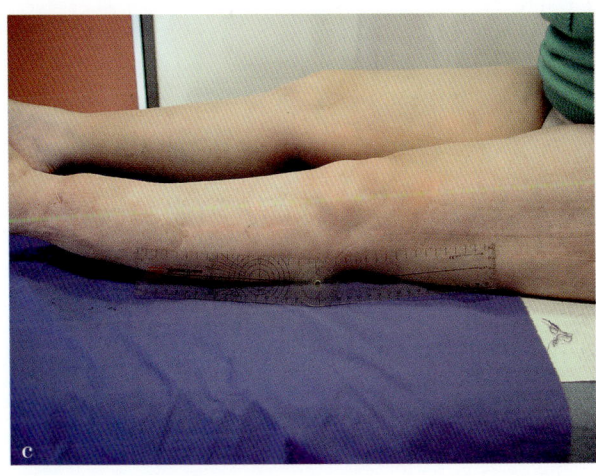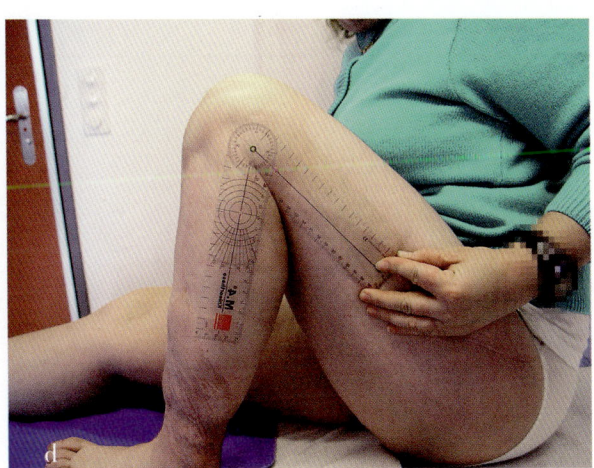

图 12.19 – 11(续)
c. 左膝关节伸直 10°
d. 左膝关节屈曲 110°(活动范围 10°~0°~110°)

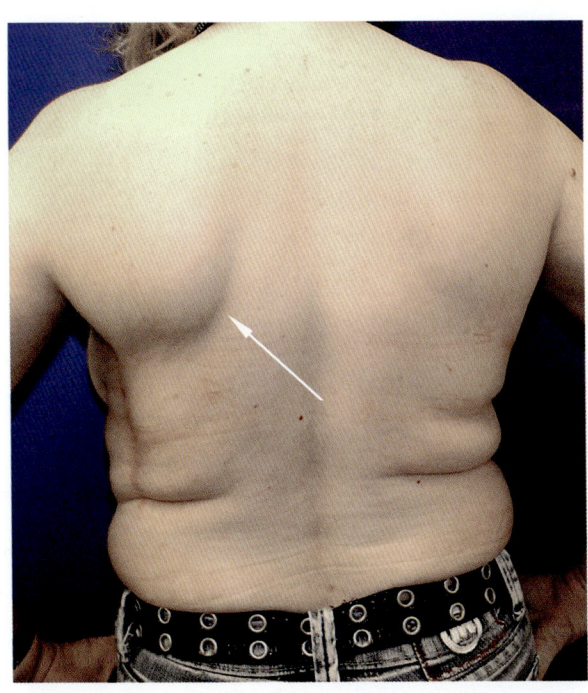

图 12.19 – 12 术后 5 个月供区外观,左侧可见明显翼状肩胛(箭头)

## 12.20 技术等级Ⅳ：病例4

作者 Themistocles S Protopsaltis, L Scott Levin

### 病史

- 27 岁，男性，非洲裔美国人。
- 失业。
- 优势手为右手。
- 单身。
- 吸烟。
- 无其他基础疾病。

患者双侧前臂被低速手枪子弹射中。救护人员首先使用湿盐水纱布覆盖创面，随即夹板固定双侧前臂。

急诊检查如下：
- 意识清晰。
- 腹部、胸部、骨盆、脊柱和下肢未受伤。
- 双侧前臂枪伤。
- 双手血运好。

左前臂检查发现：
- 枪伤入口位于前臂远端掌侧。
- 枪伤出口位于前臂中1/3桡背侧。
- 多普勒示桡动脉搏动可触及，尺动脉搏动强。
- 正中神经、尺神经运动感觉正常。
- 桡神经浅支支配区域感觉减退。
- 拇长伸、伸肌总腱和腕伸肌腱运动良好。
- 掌侧屈肌腱暴露。
- 桡骨远端粉碎性关节外骨折（22 - A3），伴大量子弹碎片留存（图 12.20 - 1），Gustilo ⅢA 型骨折。

右前臂检查发现：
- 枪伤入口在前臂中部尺背侧。
- 枪伤出口在前臂近端到中段掌侧。
- 桡神经、尺神经和正中神经运动感觉正常。
- 无明显骨折。

该病例将不讨论右上肢处理情况。

急诊行双上肢清创冲洗。切除污染皮下组织和皮肤边缘，直到出现正常组织。

左前臂清创细节：
- 切除部分失活肱桡肌。
- 对连续但有挫伤的桡神经浅支神经松解。
- 清理子弹碎片，将骨折碎片从软组织中剥离。

**创面初步处理**：经过早期清创，外固定支架固定桡骨，维持前臂的长度和走向，虽然桡骨骨缺损5~6 cm（图 12.20 - 2，图 12.20 - 3）。左前臂创面清创持续负压吸引治疗（见 9.3），敷料留一个窗口以观察术后桡动脉和尺动脉搏动情况。48 h 后，再次对开放性骨折进行清创处理。

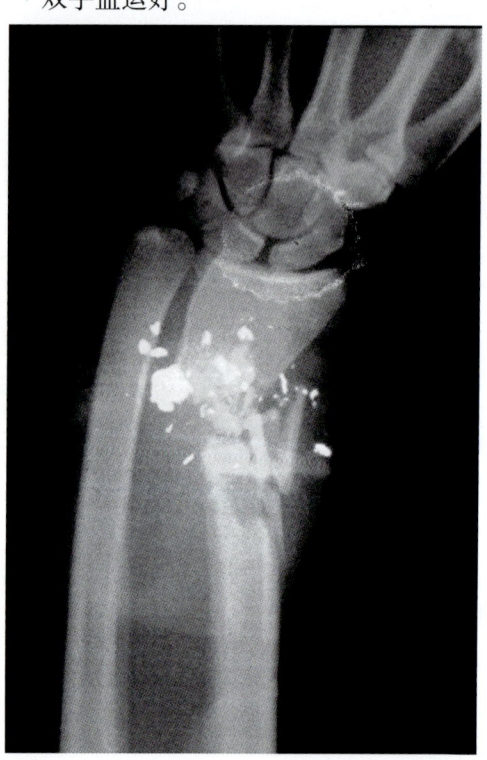

图 12.20 - 1　左前臂正位摄片。枪伤引起桡骨远端干骺端复杂骨折（22 - A3），子弹碎片散布软组织中

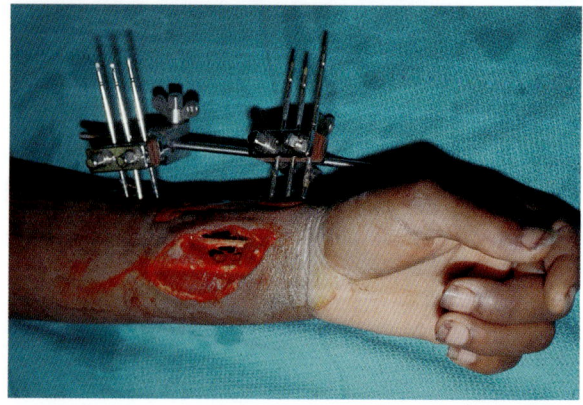

图 12.20 - 2　左上肢彻底清创，外固定支架固定维持缺损桡骨的临时稳定。桡掌侧肌腱外露可见

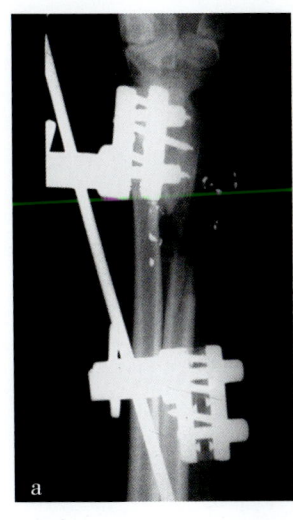
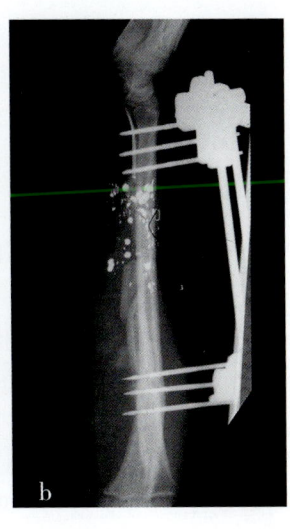

图 12.20 – 3 摄片示左前臂清创后节段性骨缺损,桡侧外固定支架
a. 正位
b. 侧位

## 目前状况

左前臂:
- 大段骨缺损,约 6 cm 左右。
- 前臂掌侧可见外露的桡动脉和屈肌腱。
- 背侧软组织创面约 15 cm×7 cm,掌侧创面约 6 cm×3 cm。
- 桡神经连续性存在,但有挫伤。
- 桡动脉和正中神经完整。

## 诊疗计划

### 面临的问题

采用何种皮瓣既能恢复骨连续性,又能覆盖创面?

### 治疗选择及计划

如果大段骨缺损和皮肤缺损能够修复,则能恢复手的功能。治疗最终目的是重建左前臂骨缺损和软组织缺损,以恢复手的解剖结构,促进功能康复。要求恢复尺桡骨关节联系,以重建腕关节运动功能,包括旋内与旋外。

在治疗方案的选择中,要求术者在合适的时间内选择合适的方案,并不一定要求最简单的方法(见 8.2)。同样的,以相同的组织修复相同的组织缺损(见 8.1)。

长骨缺损的处理选择包括常规骨移植、骨移植替代物、迁移成骨和带血供骨移植。大于 6 cm 的长骨缺损,带血供骨移植最有优势。此外,前臂掌侧和背侧均有软组织缺损,腓骨瓣既有皮肤组织,又能够提供带血供骨组织以重建长骨缺损,填充死腔,提供完整的软组织覆盖。

髂嵴、肩胛骨或桡骨游离皮瓣是不太理想的选择,其供区并发症大。

对于固定开放、污染的桡骨骨折,外支架固定是临时固定的首选方案。外固定支架便于进行多次清创,并允许在后期行准确的固定。

准确的固定合并带血供游离腓骨移植优选接骨板内固定,仅在特殊情况下使用髓内钉,单独或合并外固定支架使用。

针对这一特殊病例,不恰当的治疗方案有:
- 创面二期愈合——肌腱和神经血管束外露。
- 二期缝合创面——有软组织缺损。
- 利用周围组织覆盖血管、肌腱和骨——周围软组织不够松弛,活性也会受到影响。
- 损伤区域的局部皮瓣(见 10.3.3)——使用该区域的皮瓣有一定危险,且不能覆盖大面积、污染的开放性骨折,而且需要重建骨的缺损。
- 移植部分桡骨——因为桡骨大范围损伤,其移植骨的活性有待观察。

### 处理措施

最终治疗中,切取了右侧下肢的游离腓骨骨皮瓣。切取的腓骨瓣包括一个皮肤瓣,尺寸恰当

(图 12.20 - 4)、能覆盖掌侧软组织缺损(见图 12.20 - 2)。大腿应用止血带止血,在显微镜的操作下,切取腓骨,以腓动脉和 2 条伴行静脉为血管蒂(图 12.20 - 5)。

拆除外固定支架,受区再次清创。测量桡骨骨缺损,使用牵开器分开骨折近端和远端,以维持准确的桡骨长度(图 12.20 - 6),同时通过摄片确认(图 12.20 - 7)。

将游离腓骨置入桡骨缺损中后,释放牵开器,维持桡骨远端和近端之间恰当的压力。长动力加压接骨板塑形后固定桡骨(图 12.20 - 8)。移植骨通过 1 枚双皮质螺钉固定。应用专业显微外科技术,腓动脉和 2 条伴行静脉通过端—端吻合分别吻合桡动脉、1 条伴行静脉和头静脉(图 12.20 - 9)。术中摄片示植入骨对线齐,解剖恢复下尺桡关节位置,接骨板和螺钉位置恰当(图 12.20 - 10)。植入式多普勒置于动静脉吻合口周围,持续术后监测。皮瓣覆盖软组织缺损,缝合创面,留置引流(图 12.20 - 11)。

右下肢供区予以中厚皮植皮修复。左上肢行后方长臂夹板固定保护,同时开窗监测皮瓣血运情况(见 2.10.7)。右下肢行后方长腿夹板保护固定以维持踝关节中立位,保护植皮供区。

气管插管和镇静后患者转入 ICU 密切观察。术后缓释阿司匹林治疗 2 周。

### 预后及随访

患者术后稳定。9 d 后患者出院。术后 4 d 患者开始右下肢负重练习,在步行靴保护下进行(图 12.20 - 12)。左上肢长臂石膏固定直到骨折愈合,通过摄片证实移植腓骨在桡骨远端和近端愈合(图 12.20 - 13)。

患者前臂旋后运动对称(图 12.20 - 14a),旋前运动左侧稍受限(左 50°,右 65°)(图 12.20 - 14b)。腕关节屈曲 40°,伸直 30°(图 12.20 - 14c,d)。术后 9 个月,右前臂创面愈合,功能正常(图 12.20 - 15)。

### 诊疗要点

· 对于任何缺损,术者都需要确切评估损失的结构和组织,以明确哪些部分需要重建。在这个病例中,需要重建皮肤和骨组织。要遵循以相同的组织修复相同的组织缺损的原则。

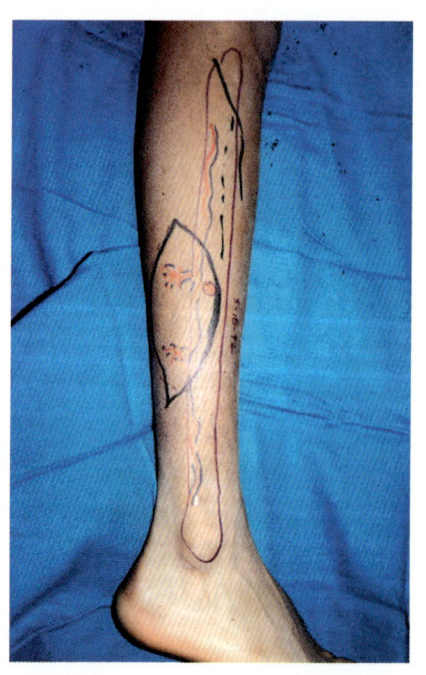

图 12.20 - 4　下肢皮肤手术切口,以切取腓骨和皮瓣(即腓骨骨皮瓣瓣)来覆盖前臂软组织缺损

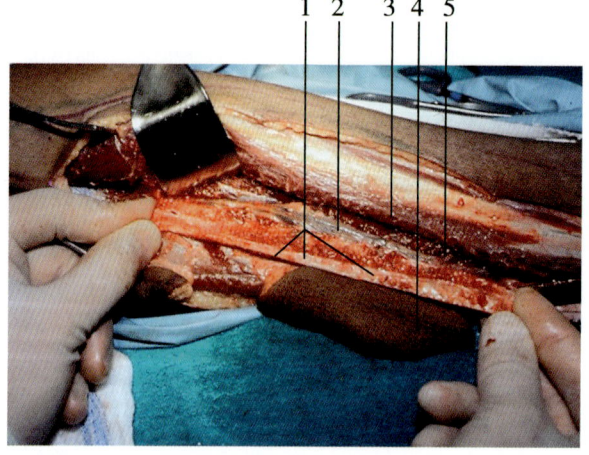

图 12.20 - 5　切取以腓动脉及伴行静脉为蒂的腓骨骨皮瓣。
1 近端和远端截骨后腓骨干
2 腓动脉及伴行静脉
3 腓骨肌
4 皮瓣
5 拇长屈肌

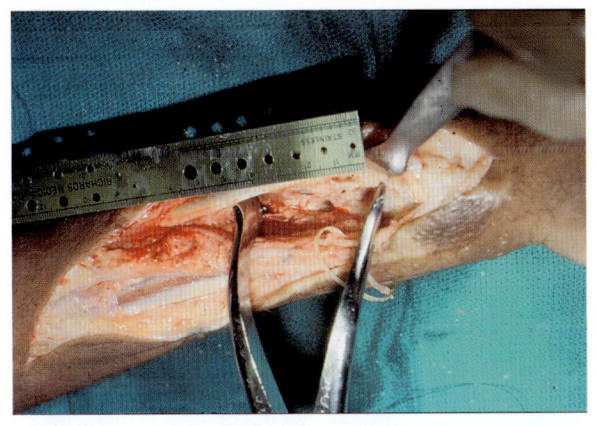

图 12.20 – 6　左前臂再次清创，测量桡骨远端骨缺损，扩张器维持

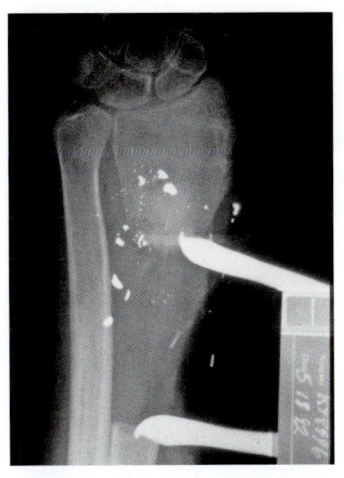

图 12.20 – 7　桡骨远端正位摄片，扩张器维持以准确测量桡骨缺损长度（6 cm），维持下尺桡关节和腕关节正确的位置

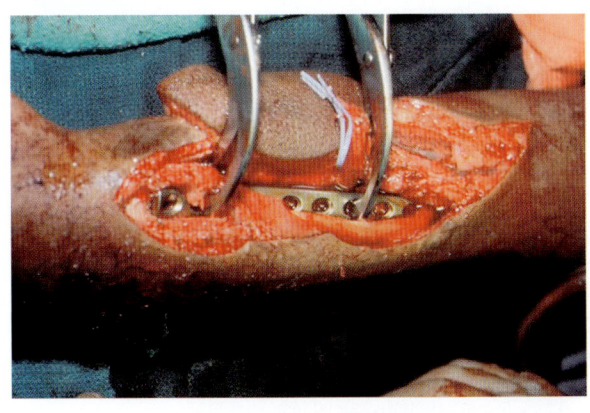

图 12.20 – 8　腓骨瓣置入缺损的桡骨远端，动力加压接骨板纵向固定

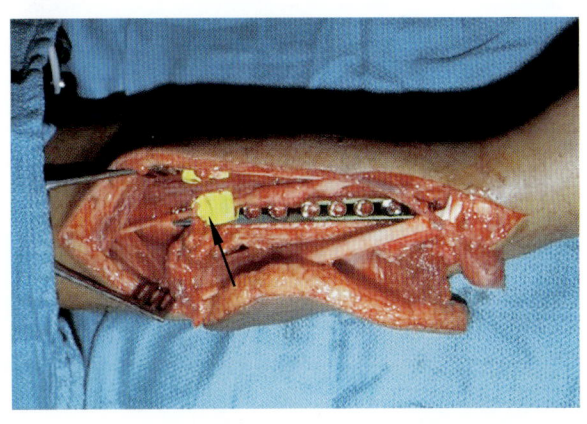

图 12.20 – 9　显微镜下，腓动脉（箭头）和 2 条伴行静脉分别端—端吻合受区血管

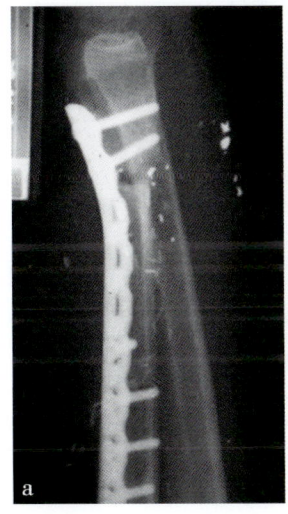 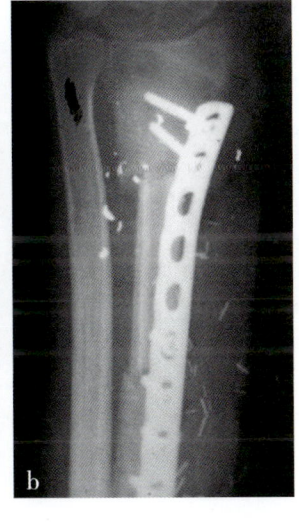

图 12.20 – 10　术中摄片示动力加压接骨板固定植入腓骨与桡骨。断端对线齐
a. 正位
b. 侧位

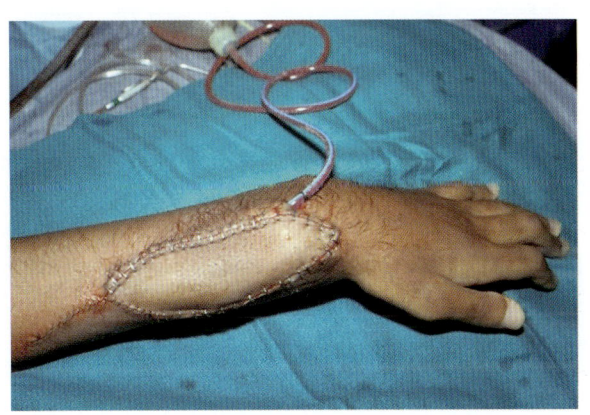

图 12.20 – 11　皮瓣覆盖前臂桡背侧软组织缺损，缝合创面，留置引流

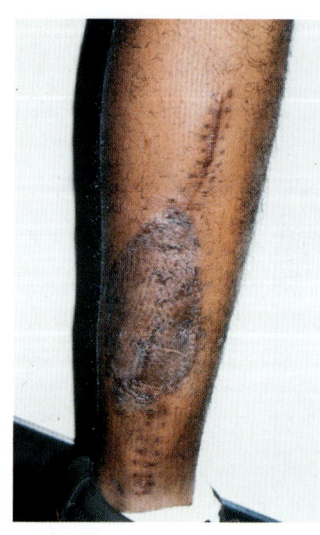

图 12.20 – 12 小腿供区植皮处愈合。色素沉着，无明显瘢痕增生。术后4 d 患者开始右下肢负重练习，在步行靴保护下进行

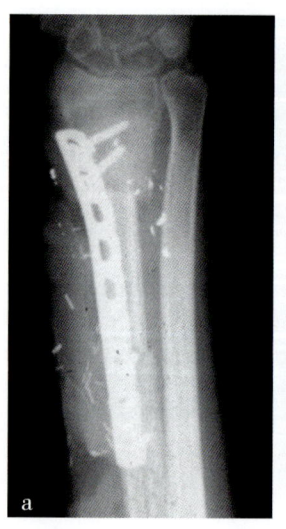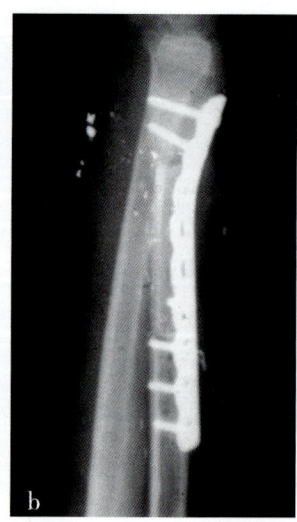

图 12.20 – 13 术后 3 个月左前臂摄片证实移植腓骨在桡骨远端和近端愈合
a. 正位
b. 侧位

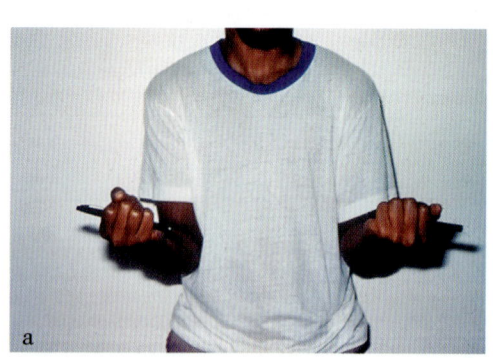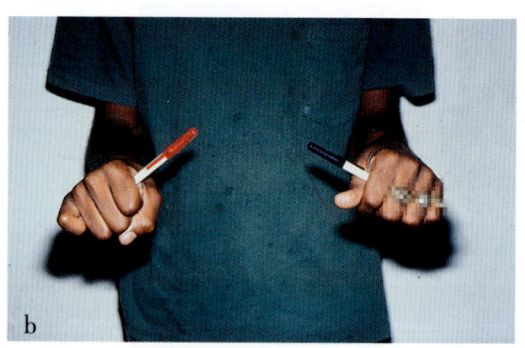

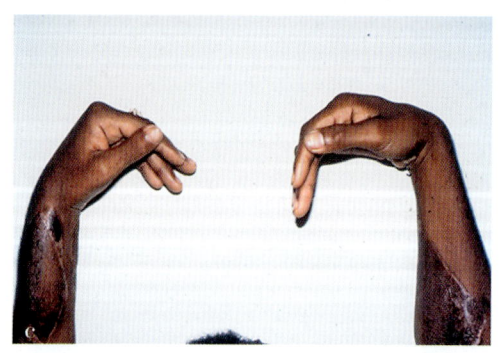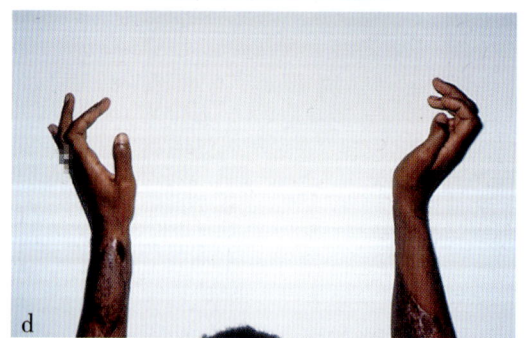

图 12.20 – 14 术后 3 个月随访患者功能照
a. 旋后
b. 旋前
c. 屈曲
d. 伸直

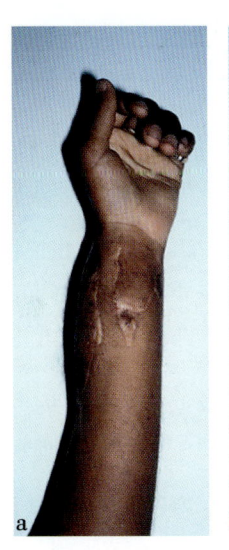 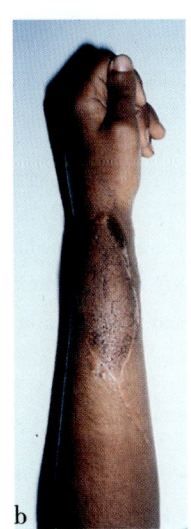 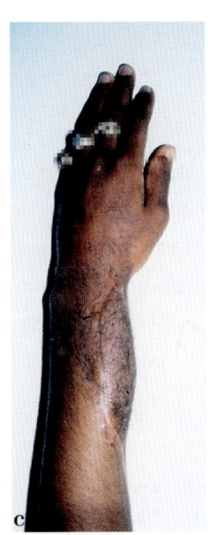 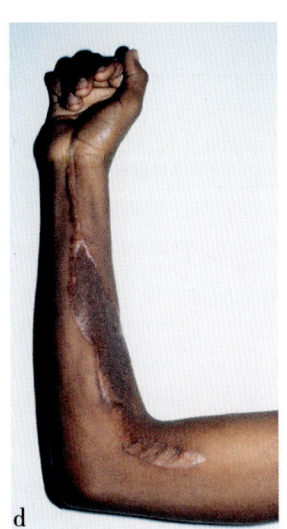 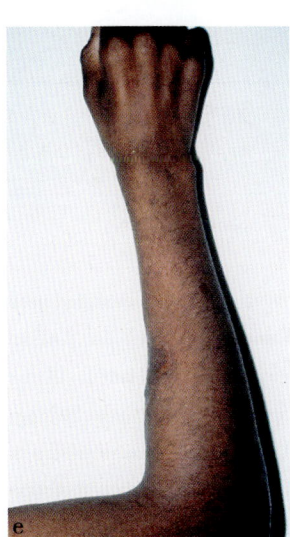

图 12.20 – 15　术后 9 个月随访患者双上肢伤口愈合

a. 左上肢掌侧外观,游离腓骨瓣愈合,外形臃肿
b. 左上肢外侧外观
c. 左上肢背侧外观
d. 右上肢掌侧外观,色素沉着,中厚皮植皮愈合
e. 右上肢背侧外观

# 附录

## Chapter 1.2

Fig 1.2 – 1a – b modified according to: **Langer K**(1861) Zur Anatomie und Physiologie der Haut I. Über die Spaltbarkeit der Cutis. Sitzungsbericht der Mathematisch – naturwissenschaftlichen Classe der Kaiserlichen Academie der Wissenschaften, 45, 233.

## Chapter 1.3

Fig 1.3 – 2a courtesy of Yves Harder, Munich.

Fig 1.3 – 4a courtesy of Yves Harder, Munich.

Fig 1.3 – 5a courtesy of Yves Harder, Munich.

Fig 1.3 – 7a – c courtesy of David A Voglas, Columbia.

Fig 1.3 – 8 courtesy of David A Voglas, Columbia.

Fig 1.3 – 9a – b courtesy of David A Voglas, Columbia.

## Chapter 2.2

Fig 2.2 – 2a – b modified according to both:
**Suami H, Taylor GI, Pan WR** (2003)
Angiosome territories of the nerves of the lower limbs. *Plastic and Reconstructive Surgery*; 112 (7): 1794, Lippincott Williams & Wilkins, Wolters Kluwer Health.

**Morris S, Tang M, Geddes, CR** (2006)
Vascular anatomical basis of perforator skin flaps. *Cirugía Plástica Ibero – Latinoamericana*[online]; 32(4): 233, Sociedad Española de Cirugía Plástica, Reparadora y Estética (SECPRE), Madrid.

Fig 2.2 – 3 modified according to:
**McCarthy JG** (1990) *Plastic Surgery*. 1st ed.
Philadelphia: W. B. Saunders, 282.

Fig 2.2 – 4a, 2.2 – 4c – e courtesy of Yves Harder, Munich.

## Chapter 3.1

Fig 3.1 – 2 modified according to:
**Järvinen TA, Järvinen TL, Kääriäinen M, et al** (2005)
Muscle Injuries: biology and treatment. *American Journal of Spotrs Medicine*; 33 (5): 748, The American Orthopaedic Society for Sports Medicine, SAGE Publicaitons.

Fig 3.1 – 4 courtesy of Colonel (ret) Roman Hayda, Providence, Rhode Island.

Fig 3.1 – 5 courtesy of David A Volgas, Columbia.

## Chapter 3.2

Fig 3.2 – 1 modified according to: **Bellamy RF, Zajtchuk R** (1991) The physics and biophysics of wound ballistics. *Jenkins DP, Zajtchuk R (eds) Conventional warfare: Ballistic, blast, and burn injuries*. Washington, DC: US Government Printing Office, 118.

Fig 3.2 – 2 modified according to: **Bellamy RF, Zajtchuk R**(1991) The physics and biophysics of wound ballistics. *Jenkins DP, Zajtchuk R (eds) Conventional warfare: Ballistic, blast, and burn injuries*. Washington, DC: US Government Printing Office, 140.

Fig 3.2 – 3 modified according to: **Bellamy RF, Zajtchuk R** (1991) The physics and biophysics of wound ballistics. *Jenkins DP, Zajtchuk R (eds) Conventional warfare: Ballistic, blast, and burn injuries*. Washington, DC: US Government Printing Office, 124.

Fig 3.2 – 4 modified according to: *Emergency War Surgery: 3rd United States Revision of the Emergency War Surgery NATO Handbook*, 2004, Department of Defense, 17.

Fig 3.2 – 6 courtesy of Colonel (ret) Robert Granville, Fort Lauderdale, Florida.

## Chapter 3.3

Fig 3.3 – 1 modified according to: a sketch by Heather Ficke.

Fig 3.3 – 2, 3.3 – 3 courtesy of David A Volgas, Columbia.

## Chapter 4.1

Fig 4.1 – 1a – b modified according to: **Monaco JL, Lawrence WT** (2003) Acute wound healing: an overview. *Clinics in Plastic Surgery*; 30(1): 2, Review, Elsevier Science (USA).

Fig 4.1 – 2a – c, 4.1 – 3a – c modified according to: **Bruch HP**, **Trentz O** (2001) *Berchtold Chirurgie*. 4th ed. München Jena: Urban & Fischer, 201.

## Chapter 4.2

Fig 4.2 – 1 to 4.2 – 3 courtesy of Jonny Huard, University of Pittsburgh, Pennsylvania.

## Chapter 4.3

Fig 4.3 – 5a courtesy of Berton A Rahn, Davos.

Fig 4.3 – 5b courtesy of Stefan M Perren, Davos.

## Chapter 5.1

Fig 5.1 – 1a – b courtesy of David A Volgas, Columbia.

Fig 5.1 – 2a – b courtesy of David A Volgas, Columbia.

Fig 5.1 – 5a – c courtesy of Alexander N Serov, Lausanne.

## Chapter 5.3

Fig 5.3 – 2a – h courtesy of Yves Harder, Munich.

Fig 5.3 – 2i – j courtesy of Jörn A Lohmeyer, Munich.

## Chapter 6.2

Fig 6.2 – 1 modified according to: **Südkamp NP** (2007) Soft – tissue injury: pathophysiology, evaluation, and classification. *Rüedi TP*, *Buckley RE*, *Moran CG* (eds), *AO Principles of Fracture Management*. 2nd ed. Stuttgart New York: Georg Thieme Verlag, 95.

## Chapter 7.1

Fig 7.1 – 2, 7.1 – 3 courtesy of David A Volgas, Columbia.

Fig 7.1 – 6 courtesy of David A Volgas, Columbia.

## Chapter 7.2

Fig 7.2 – 1a – h courtesy of Yves Harder, Munich.

## Chapter 8.2

Fig 8.2 – 1 modified according to **Aston SJ**, **Beasley RW**, **Thorne CHM** (1997) *Grabb and Smith's Plastic Surgery*. 5th ed. Philadelphia: Lippincott – Raven, 14.

Fig 8.2 – 2a – b modified according to **Wong CJ**, **Niranjan N** (2008) Reconstructive stages as an alternative to the reconstructive ladder. *Plastic and Reconstructive Surgery*; 121(5): 362 – 363, Lippincott Williams & Wilkins, Wolters Kluwer Health.

## Chapter 9.2

Fig 9.2 – 1a – d courtesy of David A Volgas, Columbia.

## Chapter 9.3

Fig 9.3 – 1a – d courtesy of David A Volgas, Columbia.

## Chapter 10.1

Fig 10.1 – 12a – h courtesy of Yves Harder, Munich.

## Chapter 10.2

Fig 10.2 – 2, 10.2 – 3 courtesy of Yves Harder, Munich.

Fig 10.2 – 5a – e courtesy of Dominique Erni, Küssnacht.

## Chapter 10.3

Fig 10.3 – 1a – b modified according to: **Masquelet AC**, **Gilbert A** (1995) *An Atlas of flaps in limb reconstruction*. 1st ed. London: Martin Dunitz.

Fig 10.3 – 2a – e modified according to both: **Masquelet AC**, **Gilbert A** (1995) *An Atlas of flaps in limb reconstruction*. 1st ed. London: Martin Dunitz. **Mathes SJ**, **Nahai F** (1981) Classification of the vascular anatomy of muscles: experimental and clinical correlation. *Plastic and Reconstructive Surgery*; 67 (2): 178, Lippincott Williams & Wilkins, Wolters Kluwer Health.

## Chapter 10.4

Fig 10.4 – 1a – e, 10.4 – 2a – c modified according to: **Aston SJ Beasley RW**, **Thorne CHM** (1997) *Grabb and Smith's Plastic Surgery*. 5th ed. Philadelphia: Lippincott – Raven, 25.

Fig 10.4 – 3a – e, 10.4 – 4a – f, 10.4 – 5a – f modified according to: **Aston SJ**, **Beasley RW**, **Thorne CHM** (1997) *Grabb and Smith's Plastic Surgery*. 5th ed. Philadelphia: Lippincott – Raven, 22.

Fig 10.4 – 6a – f courtesy of Thomas Fischer, Berne.

Fig 10.4 – 7a – e modified according to: **Aston SJ, Beasley RW, Thorne CHM** (1997) *Grabb and Smith's Plastic Surgery.* 5th ed. Philadelphia: Lippincott – Raven, 20.

Fig 10.4 – 7f – h courtesy of Hans-Günther Machens, Munich.

Fig 10.4 – 8a – b modified according to: **Aston SJ, Beasley RW, Thorne CHM** (1997) *Grabb and Smith's Plastic Surgery.* 5th ed. Philadelphia: Lippincott – Raven, 24.

Fig 10.4 – 9 modified according to: **Cormack CC, Lamberty BGH** (1986) *The arterial anatomy of skin flaps.* 1st ed. Edinburgh: Churchill Livingstone, 65.

Fig 10.4 – 11 modified according to: a sketch by Jörg Grünert, St. Gallen.

## Chapter 10.5

Fig 10.5 – 1a – h to 10.5 – 7a – i modified according to: **Masquelet AC, Gilbert A** (1995) *An Atlas of flaps in limb reconstruction.* 1st ed. London: Martin Dunitz.

## Chapter 10.6

Fig10.6 – 2, 10.6 – 3a – b, 10.6 – 8, 10.6 – 9a – c courtesy of Yves Harder, Munich.

Fig 10.6 – 5a – b, 10.6 – 6 courtesy of Dominique Erni, Küssnacht.

## Chapter 11.1

Fig 11.1 – 4 modified according to: **Marieb EN, Hoehn K** (2007) *Human Anatomy and Physiology.* 7th ed. San Francisco: Pearson Benjamin Cummings, 498.

## Chapter 11.2

Fig 11.2 – 3a – b modified according to: **Cierny G III DiPasquale D** (2006) Treatment of Chronic Infection. *Journal of the American Academy of Orthopaedic Surgeons*; 14(10): S108, American Academy of Orthopaedic Surgeons.

## Chapter 11.3

Fig 11.3 – 1a – b, 11.3 – 2, 11.3 – 3, 11.3 – 4a, 11.3 – 12 courtesy of Yves Harder, Munich.

Fig 11.3 – 4b courtesy of Reto Wettstein, Solothurn.

## Chapter 11.4

Fig 11.4 – 3, 11.4 – 4 courtesy of Yves Harder, Munich.

## Front and back cover

Front cover photograph courtesy of David A Volgas, Columbia.

Back cover photographs (top to bottom):
Fig 1 courtesy of David A Volgas, Columbia.
Fig 2 courtesy of Yves Harder, Munich.
Fig 3 courtesy of David A Volgas, Columbia.
Fig 4 courtesy of Yves Harder, Munich.
Fig 5 courtesy of Yves Harder, Munich.

**Surgical videos/animation of this book available online:**

**Videos 1.3**
Instruments

**Video 7.1 – 1**
Debridement

**Video 7.2 – 1**
Irrigation

**Video 9.3 – 1**
Negative-pressure wound therapy

**Video 10.1 – 1**
Suture techniques

**Video 10.2 – 1**
Split-thickness skin graft

**Video 10.5 – 1**
Sural flap

**Video 10.5 – 2**
Gastrocnemius flap

**Video 10.5 – 3**
Soleus flap

**Animation 11.1 – 1**
Compartment syndrome

**System requirements:**

| | WINDOWS | MAC | TABLET |
|---|---|---|---|
| **Recommended Browser(s)** ** | Microsotf Internet Explorer 8.0 or later, Firefox 3.x | Firefox 3.x, Safari 4.x | HIML5 mobile browser. iPad-Safari. Opera Mobile-Tablet PCs preferred. |
| | ** all browsers should have JavaScript enabled | | |
| **Flash Player Plug-in** | Flash Poayer 9 or Higher* *Mac users: ATI Rage 128 GPU does not support full-screen mode with hardware scaling | | Tablet PCs with Android OS support Flash 10.1 |
| **Minimum Hardware Configurations** | Intel® Pentium® II 450 MHz, AMD Athlon™ 600 MHz or faster processor (or equivalent) 512MB of RAM | PrwerPC® G3 500 MHz or faster processor Intel Core™ Duo 1.33 GHz or faster processor 512MB of RAM | Minimum CPU powered at 800 MHz 256MB DDR2 of RAM |
| **Recommended for optimal usage experience** | Monitor resolutions: • Normal (4:3) 1024 × 768 or Higher • Widescreen (16:9) 1280 × 720 or Higher • WIdescreen (16:10) 1440 × 900 or Higher DSL/Cable internet connection at a minimum speed of 384.0 Kbps or faster WiFi 802.11 b/g preferred. | | 7-inch and 10-inch tablets on maximum resolution. WiFi connection is required |

图书在版编目（CIP）数据

创伤骨科软组织治疗手册/[美]伏特加，[德]哈德主编；柴益民，张长青主译．—济南：山东科学技术出版社，2013.10（2020.7重印）

ISBN 978-7-5331-7003-5

Ⅰ．①创… Ⅱ．①伏…②哈…③柴…④张… Ⅲ．①骨损伤—软组织损伤—诊疗—手册 Ⅳ．① R683-62

中国版本图书馆 CIP 数据核字（2013）第 192803 号

Copyright © of the original English language edition 2011 by AO Foundation, Davos, Swizerland.
Original title:"Manual of Soft-Tissue Management in Orthopaedic Trauma",by David A Volgas/Yves Harder.
The simplified Chinese language edition © 2013 Shandong Science and Technology Press Co.,Ltd.
图字：15-2012-267

# 创伤骨科软组织治疗手册
CHUANGSHANG GUKE RUANZUZHI ZHILIAO SHOUCE

主　　编：David A Volgas　Yves Harder
主　　译：柴益民　张长青
责任编辑：李志坚
装帧设计：魏　然

---

主管单位：山东出版传媒股份有限公司
出 版 者：山东科学技术出版社
　　　　　地址：济南市市中区英雄山路 189 号
　　　　　邮编：250002　电话：（0531）82098088
　　　　　网址：www.lkj.com.cn
　　　　　电子邮件：sdkj@sdcbcm.com
发 行 者：山东科学技术出版社
　　　　　地址：济南市市中区英雄山路 189 号
　　　　　邮编：250002　电话：（0531）82098071
印 刷 者：山东临沂新华印刷物流集团有限责任公司
　　　　　地址：山东省临沂市高新技术产业开发区新华路东段
　　　　　邮编：276017　电话：（0539）2925659

规格：16 开（184mm×260mm）
印张：18.5　字数：370 千
版次：2013 年 10 月第 1 版　2020 年 7 月第 5 次印刷
定价：200.00 元